Evidence-based Botulinum Toxin Therapy

Optimization of Rehabilitation for Upper and Lower Limb Spasticity

알기쉬운

보툴리눔 톡신 재활치료

의사, 치료사를 위한
상지 · 하지 경직에 대한 실전 가이드

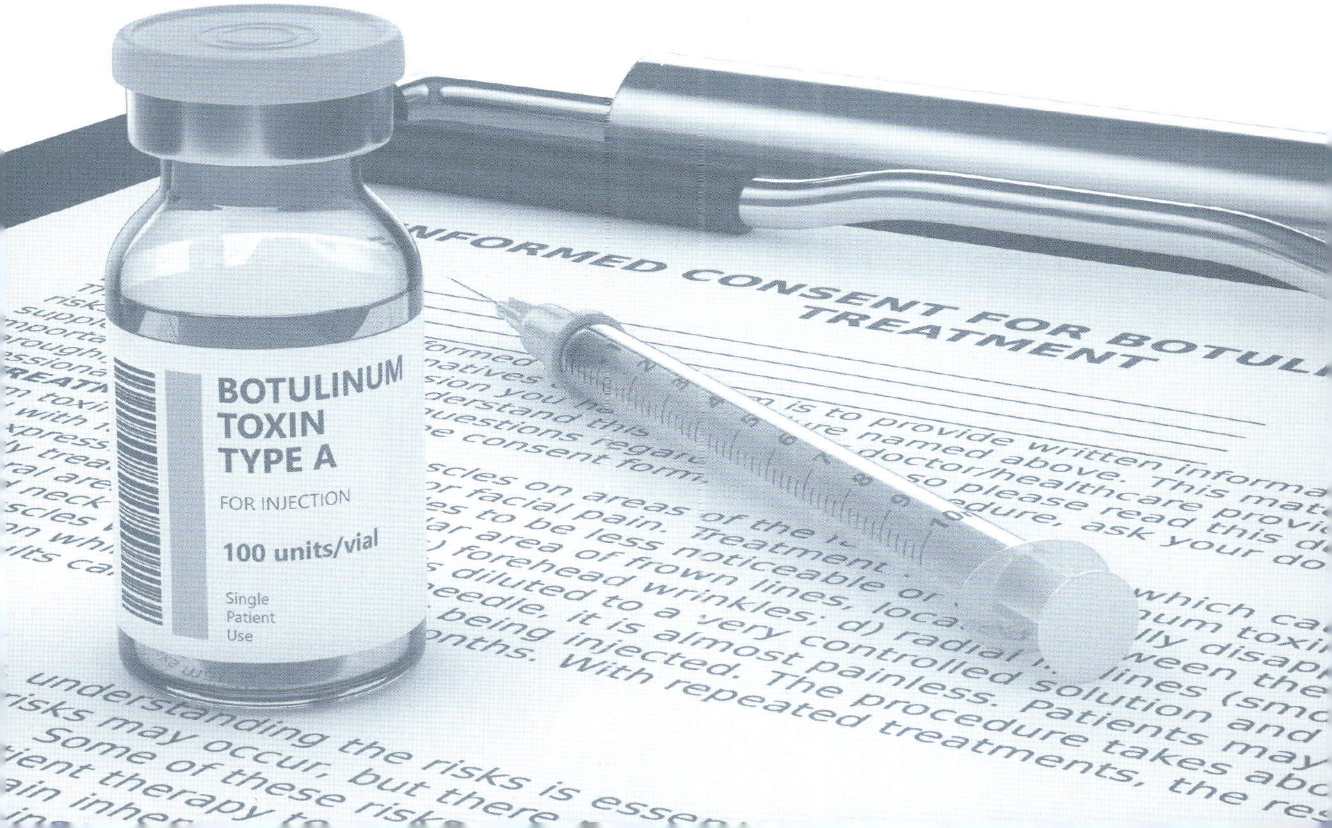

주 의

이 분야의 지식과 기술은 끊임없이 변화하고 있습니다. 기술이 발전됨에 따라 연구나 치료 방법에 적정한 변경이 필요하게 되기도 합니다. 독자 여러분께는, 의료에 대한 최신 정보와 제약회사로부터 제공되는 약제의 권장용량, 투여방법, 투여기간, 금기사항 등에 관한 최신 정보에 대해 충분히 확인할 것을 권장합니다.

출판자

EVIDENCE NI MOTODUKU BOTULINUM CHIRYO
—JOSI · KASI KEISYUKU NI TAISURU REHABILITATION NO SAITEKIKA
NO TAMENI
Supervised by Masahiro Abo
Edited by Hiroyoshi Hara, Tadashi Takahashi

한국어판 감수에 즈음하여(일산을 내려오며)

일본 최초의 노벨 문학상을 받은 가와바타 야스나리의 설국의 첫 구절은 한국어로 번역하여도 명문장입니다.

"国境の長いトンネルを抜けると雪国であった。夜の底が白くなった。信号所に汽車が止まった。

국경의 긴 터널을 빠져나오자, 설국이었다. 밤의 밑바닥이 하얘졌다. 신호소에 기차가 멈춰 섰다

형용사와 부사와 같은 수식어가 절제된 문장이지만, 이로 인해 밤과 눈의 고유의 빛깔이 너무나 선명하게 대조되고 있습니다.

The train came out of the long tunnel into the snow country. The earth lay white under the night sky. The train pulled up at a signal stop.

영어에는 한국어와 일본어에 있는 조사가 없기 때문에, 더욱 간결합니다. 특히 두번째 문장은 원래 일본어 문장 보다도 "the white earth"와 "the night sky"가 분명하게 대비되고 있어 하이쿠처럼 절제된 단어로 번역된 영어 문장이 서구인에게 공감을 이끌어 낼 수 있었습니다.

번역은 한 언어의 고유의 의미와 뜻을 충분히 지닌 채, 다른 언어와 비슷한 단어를 조합하여, 그 의미를 전달하는 것이기 때문에, 두 언어에 정통한 사람이라고 하더라도 두 언어 체계가 다를 경우, 번역이라는 작업은 어려운 일입니다. 그래서 불경을 중국어르 번역을 하였던 쿠마라지바(鳩摩羅什)가 번역의 어려움에 대해서 "범문(梵文)을 중국어로 바꾸면 그 아름다운 문채(文彩)를 잃는다. 아무리 큰 뜻을 터득하더라도 문장의 양식이 아주 동떨어지기 때문에 마치 밥을 씹어서 남에게 주는 것과 같다." 라고 말하였던 것입니다.

일본어와 한국어가 같은 한자를 사용하고, 문장의 형태와 문법이 비슷하지만, 문자 체계와 음운 체계가 다르고 외래어 특히 영어로 된 의학용어의 사용과 번역에 있어 한국과 일본양국의 방식이 다른 점, 그리고 한국어 문장에는 존재하지 않는 일본 특유의 문장 구조(~の~の), 그리고 최종 번역자이며 감수자인 제가 일본어에 능숙하지 않는 점이, 이번 번역 작업에 힘든 일이였습니다.

이 책의 번역에 있어 정한 원칙은 첫째, 최대한 한국의 독자에 맞추어 한국어 구조에 맞추어 의역을 하였으며, 둘째, 영어로 된 의학 용어의 번역이 일본과 한국이 다를 때, 예를 들어 'spasticity'의 일본 의학용어인 '경축(痙縮)' 을 한국 의학 용어인으르 '경직(痙直)' 으로 바꾸고 옆

에 의학용어를 기술하였으며, 가독성에 맞추어 한글 의학 용어 옆에 영어 원어를 같이 기술하였습니다. 셋째, 일본어의 외래어 표기 방식인, 가타카나 발음이 한국인이 발음을 잘 이해를 못하는 경우가 많기 때문에, 이 경우에도 영어 원문을 표기하였습니다. 마지막으로 이 책의 마지막인 제6장 "ボツリヌス治療と介護負担軽減"은 일본의 의료제도와 관련된 내용으로 한국에서는 시행되지 않는 제도이지만, 한국 독자들이 일본의 의료제도를 이해할 수 있도록 이번 번역에서 제외하지 않고 실었습니다.

한편, 저는 의사 가운으로도 사람을 만나지만, 검도복을 입고도 사람을 만나고 있습니다. 한일간 검도 교류를 하던 중에 일본에서 물리치료사로 현업에서 근무하고 재일교포 다카하시 선생이 "エビデンスに基ヅクボツリヌ治療"에 대한 책자를 발간하게 된 것을 알게 되었습니다. 제가 다카하시 선생에게 재활의학과 전문의임을 밝히고 다카하기시 선생으로부터 책자의 한국어 번역에 대한 허락을 얻게 되어, 이 책을 발간하게 되었습니다. 이 모든 것이 검도라는 넓은 바다에서 만난 고수들 덕택에 가능한 일이었습니다.

무엇이던지 첫발을 떼기가 어렵지만, 한 번 시작하면 멀리 갈 수 있습니다. 한국어 번역본의 발간이 첫걸음이 되어 앞으로도 다카하시 선생님을 비롯한 일본의 여러 선생님과 우리는 검도뿐만 아니라, 재활의학의 학문적 교류를 통하여, 서로 이해를 넓혀가고, 발전을 도모하는 긴 여정을 함께 할 것이라 믿습니다.

먼저, 이 책의 한국어 발간을 허락한 다카하시 선생님, 일본에 검도 수련갈 때마다 응원해 주시고 배려해 주시는 손경익 회장님, 대부분의 번역을 도맡아 해준 고려대학교 검우회 백승화 형님, 항상 나와 검도수련을 같이하는 홍익대학교 검우회, 저에게 항상 큰 가르침을 주시는 연세대학교 검우회 문성빈 사범님, 이주석 회장님 및 동료 검우에게 깊은 감사드립니다. 어려운 한국의 의료 출판 현실에도 기꺼이 한국어판 제작을 맡아 주신, 코리아메드북스 최우석 사장님, 결혼 준비하느라 경황이 없는 가운데도 기꺼이 시간을 내어주어 초벌 감수를 해준 박여은 선생님에게 감사의 뜻을 전합니다.

마지막으로 뿌리는 다르지만 기꺼이 나의 가족이 되어준, 국민건강보험 일산병원의 재활의학과 전문의로 근무하고 있는 동료, 이장우, 전하라, 홍승빈, 이하림, 방명환 선생님에게 감사드리며, 일산 병원에서 같이 근무하면서 저에게 너무나 많은 가르침을 주신 신경과 김종헌 선생님, 제가 모든 의혹과 집착을 버리고 一山에서 내려가게 해 주신, 저의 마지막이자 제일 큰 선생님이신 김성우 전 국민건강보험 일산병원장님에게 감사드립니다.

2024년 11월 어느 상쾌한 가을 아침에
국민건강보험 일산병원 재활의학과 전문의 김형섭

韓国語版監修の文 (一山を下る)

日本で初めてノーベル文学賞を受賞した川端康成氏の『雪国』の最初の一節は韓国語に翻訳しても優れた文章です。

"国境の長いトンネルを抜けると雪国であった。夜の底が白くなった。信号所に汽車が止まった。

形容詞や副詞を控えめに使った表現ですが、夜と雪の固有の色合いの間には、非常に鋭い対比があります。

"The train came out of the long tunnel into the snow country. The earth lay white under the night sky. The train pulled up at a signal stop."

英語には韓国語や日本語にある助詞がないため、より簡潔です。特に二文目は、もともとの日本語の文章よりも"the white earth"と"the night sky"が明確に対比されており、俳句のように節制された単語に翻訳された英語の文章が、西欧人の共感を引き出すことができました。

翻訳は、ある言語の固有の意味やニュアンスを持ちつつ、他の言語に類似した単語を組み合わせて、その意味を伝える作業です。そのため、たとえ二つの言語に精通していても、言語体系が異なる場合、翻訳作業は非常に難しくなります。たとえば、お経を中国語に翻訳した鳩摩羅什(クマーラジーヴァ)は、翻訳の難しさについて「梵文を中国語に変えれば、その美しい文彩を失う。どんなに大きな意味を悟ったとしても、文章の様式が非常にかけ離れているので、まるでご飯を噛んで人にあげるようなものだ」と語っています。

日本語と韓国語は同じ漢字を使用し、文法が似ていますが、文字体系や音韻体系が異なるため、特に外来語、例えば英語の医学用語において、両国での使用方法が異なります。また、韓国語には存在しない日本特有の文章構造（例: ～の）があり、さらに最終的な翻訳者である私が日本語に完全に精通していない点も、今回の翻訳作業の難しさに拍車をかけました。

本書の翻訳において定めた原則は、第一に、できる限り韓国の読者に合わせて、韓国語の構造に従い意訳すること。第二に、英語の医学用語の翻訳が日本と韓国で異なる場合、例えば、「spasticity」の日本医学月語である「痙縮」を韓国医学用語である「痙直」に変え、横に英語医学用語を記載しました。また、可読性を考慮し、ハングル医学用語の横に英語の原語も併記しました。第三に、カタカナの発音が韓国人には理解しにくい場合、英語の原文も記載しました。最後に、第6章「ボツリヌス治療と介護負担軽減」は、日本の医療制度に関する内容で、韓国ではまだ施行されていない制度についても韓国の読者に理解してもらうため、翻訳から除外せず掲載しました。

一方、私は医師としての仕事をこなしつつ、剣道の稽古にも励んでいます。剣道の交流を通じて日本を訪れた際、在日コリアンであり、日本で理学療法士として働く高橋先生が「エビデンスに基づくボツリヌス治療」に関する冊子を発刊することを知りました。私がリハビリ科専門医であることを高橋先生に伝え、高橋先生から韓国語版の翻訳許可を得て、本書を発刊することになりました。このすべては、剣道という広い世界で出会った方々のおかげで可能となりました。

何事も第一歩を踏み出すのは困難ですが、一度始めると遠くまで進むことができます。今回の韓国語翻訳本の発刊がその第一歩となり、今後も高橋先生をはじめ、日本の多くの方々と剣道のみならず、リハビリ医学を通じた学問的な交流を続け、理解を深め、発展していく長い道のりを共に歩んでいけると信じています。

この韓国語版発刊を許可してくださった高橋先生、日本での剣道修練の際にいつも応援し配慮してくださるソン・ギョンイク会長、翻訳を引き受けてくださった高麗大学剣友会のペク・スンファ先輩、いつも剣道修練を共にする弘益大学剣友会の皆さん、そして延世大学剣友会のムン・ソンビン師範、イ・ジュソク会長および同僚剣友の皆さんに深く感謝いたします。厳しい韓国の医療出版の現実にもかかわらず、韓国語版の制作を許可してくださった、高麗医学出版社のチェ·ウソク社長、結婚準備で多忙な中、喜んで時間を割いて監修をしてくださったパク・ヨウン先生に、心から感謝の意を表します。

最後に根は違いますが、喜んで私の家族になってくれた、国民健康保険一山病院のリハビリ医学科専門医として勤務している同僚、イ·ジャンウ、チョン·ハラ、ホン·スンビン、イ·ハリム、バン·ミョンファン先生に感謝し、一山病院で一緒に勤めながら私にあまりにも多くの教えをくださった神経科キムジョンホン先生, 私がすべての未練と執着を捨てて一山から下りさせてくれた私の最後で一番大きな先生であるキム·ソンウ前国民健康保険一山病院長に感謝します。

2024年11月、最初の校正を終えたある日の朝に
国民健康保険一山病院リハビリ医学科専門医
キム·ヒョンソプ (金亨燮)

감수에 즈음하여

재활 의료의 세계에 있어서, 2000 년은 "회복기 재활"과 "간병보험"이라고 하는 두 개의 시스템이 생겨난 해로, 이는 의료 서비스와 간병에 큰 변화를 주었습니다. 재활의학의 중요성이 높아지는 것이 필연이 되어 기쁜 한편, 발병으로부터의 시간이 지남에 따라 의료보험에서 간병보험의 영역으로 재활의료의 방향성이 분명해져 뇌졸중 후유증 중 가장 많은 마비는, 발병으로부터 시간이 경과하면 개선이 어려워, 보상 동작이 중요하다는 개념이 도입되었고, 게다가 2025년을 정점으로 고령자가 계속 증가하므로 연령이 위험인자인 뇌졸중은 증가하고 뇌졸중 후유증으로 고통받는 사람들이 많아져 간병에 대한 요구도가 증가할 수밖에 없을 것으로 예상이 됩니다. 뇌질환 재활의료를 전문으로 하는 대학 말단 직원인 본인에게도, 이는 머리를 감싸고 고민하는 시기이기도 했습니다.

그러한 가운데 2000년에 걸쳐 복잡한 뇌기능 영상의 진보가 있어, 이를 기반으로 하는 재활치료를 할 수 있게 되었습니다. 대표적인 것이, 이제 해외에서 효용성이 보고되고 있는 반복성 경두개 자기자극(repetitive transcranial magnetic stimulation)입니다. 그리고 뇌졸중 후유증의 중증, 중등도 마비에 대한 광명은, 2010년 10월 말에 상 · 하지 경직에 대해 보험에 등재된 보툴리눔 독소 요법이라고 해도 과언이 아닙니다. 두 치료법 모두 지금까지 나아지지 않을 것으로 여겨졌던 마비를 개선하거나, 간병인 부담을 줄이는 것이 입증되었습니다. 보틀리눔 독소 치료법은, 많은 질환에 대하여 보험수가로 등재가 인정되어 왔으나, 여덟 번째 적응증으로 보험에 등재된 상 · 하지 경직이 허가된 지 약 11년이 되었습니다. 저 역시 많은 환자에게 시행을 했고, "뇌졸중 후 상지 경직에 대한 보툴리눔 독소 요법 승인 후, 10년이라는 시점에서 생각하는 것: 보툴리눔 독소 요법의 최적화를 위한 제언"[1]에서, 뇌졸중 상 · 하지 마비의 치료전략으로 네가지 보툴리눔 독소 요법에 필요한 것으로서,

① 현실적인 치료목표의 공유, ② 재활치료와의 병행, ③ 충분한 양의 치료, ④ 지속적인 보툴리눔 독소 치료를 권고할 수 있었습니다. 이 기간 동안 상지 경직에 대해서는 240단위으로부터 최대 400단위까지 투여되었습니다. 또한 새로운 A형 보툴리눔 독소 제제가 보험수가에 등재되어 이 약의 상한선은 상지 400단위, 하지 400단위로 800단위까지 양이 늘어나 새로운 국면도 맞이하고 있습니다. 이 책은 임상 현장 제일선에서 일하고 있는 재활의학과 전문의, 물리치료사, 작업치료사 등이 작성한 것입니다. 상하지 경직에 대한 재활치료의 최적화를 위해서, 기초부터 임상까지 폭넓은 재활 의료를 생각하는데 있어서 매우 도움이 되는 살아있는 실용적인 에센스가 담긴 바이블이 된다고 확신합니다. 마지막으로, 이 책을 작성함에 있어 많은 노력을 기울인 미부노사토 클리닉 뉴로 재활의학 센터 개설 준비실의 하라 히로미 선생님, 도쿄도 보건의료공사 에바라병원의 다카하시 타다시 선생님 및 미와출판사 편집실의 노자와 사토시 님에게 깊은 감사를 드립니다.

1) 안보 마사히로(安保雅博): 뇌졸중 후 상지경직에 대한 보툴리눔 독소 요법 승인으로부터 10년이라는 시점에서 생각하는 것: 보툴리눔 독소 요법의 최적화를 위한 제언. *JSTS 2021* 2 : 3-8 2021.

2022년 3월

安保雅博

서문

보툴리눔 독소 치료의 역사는 1977년 미국 안과의사 Scott이 A형 보툴리눔 독소를 사시 치료제로서 투여한 것으로 시작된다. 일본에서의 A형 보툴리눔 독소의 치료 경험은 1993년 2월에 눈꺼풀 경직에 대하여 테이쿄(帝京)대학 안과학 교실에서, 그리고 1993년 5월에 한쪽 안면 경직 및 경직 사경에 대하여 교토대학 신경과학 교실을 비롯한 11개 시설에서 개시되었다. 거기서부터 일본의 A형 보툴리눔 독소를 이용한 경직 연구와 치료의 발걸음이 시작되었다고 할 수 있다. 보툴리눔 독소 제제인 Onabotulinum toxin A: Botox®(그락소스미스클라인 주식회사)는 1996년 안검 경직 적응 승인으로 시작하여, 현재까지 11개 대상 질환명에 대한 보험 적용을 받는 약재로 되어 있다.

뇌졸중으로 대표되는 중추신경질환 발병 후에 생기는 상지경직과 하지경직에 대한 Botox®의 보험 적용은 2010년 10월에 승인되어 오늘날까지 뇌졸중 등의 경직 진료와 치료에는 빠질 수 없는 약재가 되고 있다. 그전까지는 효과적인 경직 치료가 어려웠고, 운동마비의 회복을 효과적으로 진행하는 데에 장벽이 있었지만, Botox®의 경직 치료 도입에 의해 큰 전진을 얻을 수 있게 되었다. 또한 2020년에는 Incobotulinum toxin A: Xeomin®(테이진파마 주식회사)도 상지 경직의 보험 적용, 하지 경직은 2021년에 보험 적용이 되고 있다. 그러나 상지 · 하지 경직의 치료에 있어서 다른 A형 보툴리눔 독소 제제의 대상 질환과 근본적으로 다른 점은 약제 투여와 함께 재활 치료가 필요하다는 점이다. 재활 치료 개입을 병행함으로써 비로소 약제 투여에 의해 얻을 수 있는 경직 경감 효과를, 운동마비나 일상동작수행의 개선으로 이어질 수 있기 때문이다. 경직 경감을 도모해도, 경직에 의해 발생하고 있던 근육을 포함한 연부조직의 단축이나 변성 · 변형(구축)에 대해서는 적극적인 재활 치료의 지속적 개입 없이는 개선을 이끌어내기가 어렵다. 게다가, 뇌졸중 발병 후 회복 과정의 어떤 시기에서, 마비된 경직 근육에 약제가 투여되는지에 따라서, 재활을 통한 경직 감소효과도 달라진다. 약제 투여를 받았지만, 그러한 재활 치료 개입이 없었던 뇌졸중 후 경직 환자에게서는 "효과가 없었다"라는 낙담의 언사가 나오는 경우도 적지 않으며, 뇌졸중 하지마비환자에게 흔히 생기는 내반첨족(equinovarus)에는 보통 하지 보조기가 처방되고 사용되는 경우가 많다. 그러나 보툴리눔 독소 치료와 재활 치료의 병행에 의해, 하지보조기 사용으로부터 벗어날 수 있는 치료 성적도 보고되어 있어, 하지보조기의 처방에도 고려되어야 한다.

이 책에서는 이러한 배경에서, 약제 투여와 재활치료를 어떻게 조합하여 나가는 것이 최적의 방법이 될 지에 초점을 맞추어 기초적인 지견으로부터 실제 임상까지 조감한 내용으로서 편집을 목표로 했다. 매우 큰 치료 효과를 기대할 수 있는 약제인 만큼, 사용에 앞서 그 작용기전을 포함한 지식이 적지 않게 존재한다. 게다가 적절한 재활치료의 제공이 필수적이다.

제1장에서는, 뇌졸중 등에 의한 경직에 대한 보툴리눔 독소 치료를 실시할 때, 반드시 알아야 할 경직의 병태 이해와 보툴리눔 독소 제제의 기초, 주사, 반복 투여의 필요성을 포함한 치료 계

획에 대하여 기획하였다. 일본에서의 보툴리눔 독소 치료의 역사를 여신 카지류 고(梶龍兒) 선생님에도 집필을 요청했다.

제2장에서는 치료의 개시에 있어서 알아 두고 싶은 지식으로서, 경직 발생 후의 관절 가동영역 제한의 병태 및 통증 기전에 대해, 기초 지식을 심화시킬 목적으로 집필했다. 또한 보행 생체역학과 근육활동, 그리고 보툴리눔 독소 치료에 병용하는 재활치료 기기와 기구, 치료팀 구성에 대해 해설하였다.

제3장에서는 보툴리눔 독소 치료에 병용되는 재활 기술로서 현재까지 보고되어 있는 문헌의 검토하여 정리하였다. 스트레칭이나 전기자극치료, 로봇 등 그 구체적인 개입 프로그램을 조감하여 정리하였다.

제4장과 제5장은 상지와 하지 경직에 대한 보툴리늄 독소 치료와 병행하는 물리치료와 작업치료에 대한, 보다 구체적이고 임상적인 평가와 치료에 대한 내용으로 구성되어 있다.

제6장에서는 경직 환자를 지역 재택 간병하고 있는 가족의 간호 부담 경감으로 연결되는 관점에서의 대응법 다루었다. 또한 칼럼에는 보틀리눔 독소 치료의 인지도를 높이기 위한, 현재까지 실적 있는 활동을 하고 있는 단체를 소개했다.

이 책을 읽어 주시는 것으로, 보툴리눔 독소 치료는 주사 뿐만 아니라, 재활을 병행함으로써, 치료 효과를 올릴 수 있는 친숙한 치료법이 되고 있음을 이해할 수 있어야 하며, 경직 치료를 하고 있는 모든 의료종사자가 경직의 병태와 보툴리눔 독소 치료, 재활 치료를 이해함으로써, 경직에 의해 발생하는 마비 상 · 하지의 기능 저하와, 일상동작수행 및 삶의 질(QOL)의 저하, 간호 부담의 증가로 이어지는 악순환을 끊는 것으로 연결되는 안내서가 되는 내용으로 되어있다.

뇌졸중 등에 의해 생기는 경직에 대한 보툴리눔 독소 치료의 중요성을, 많은 의사와 치료사가 이해하고, 직종의 벽을 넘어, 더 나아가 의료와 간호의 벽을 넘어 공유될 수 있기를 바란다. 뇌졸중에 의해 생기는 운동마비, 경직, 구축이라는 3대 장애(impairment)를 개선시켜, 후유증으로 고생하는 환자들을 구하는 데 조금이나마 도움이 된다면, 편자로서는 숙원을 이루는 것이다.

이 책을 기획함에 있어, 보툴리눔 독소 치료에 있어서 일본에서 선구적인 실적을 가진 동경자혜회(東京慈恵会)의과대학 재활의학과 교수인 아보 마사히로(安保雅博) 선생님에게 감수를 부탁드렸다. 정확한 지적과 가르침을 주신 것에 대해 깊은 감사의 말씀을 드린다. 또한 귀찮은 여러가지 부탁에 성실히 응하여 주신 주식회사 미와출판(三輪書店) 제1편집실의 노자와 사토시(野沢聡)씨께도 진심으로 감사의 말씀을 드린다.

2022년 3월

하라 히로미(原　寛美), 타카하시 타다시(髙橋忠志)

집필자 일람

감수(監修)

安保雅博 아보 마사히로:	東京慈恵会(도쿄지케이카이) 의과대학 부속병원 부원장. 東京慈恵会의과대학 재활의학강좌 주임교수

편집(編集)

原　寛美 하라 히로미:	미부노사토 클리닉 뉴로 재활 센터 開設準備室 실장
髙橋忠志 타카하시 타다시:	荏原病院(에바라병원) 재활의학과 주임

집필(집필순) 執筆(執筆順)

原　寛美 하라 히로미:	미부노사토 클리닉 뉴로 재활 센터 開設準備室 실장
向井洋平 무카이 요헤이:	국립정신 · 신경의료연구센터병원 뇌신경내과진료부 의장
梶　龍兒 카지 류야:	우타노병원 원장
原　貴敏 하라 타카토시:	국립정신 · 신경의료연구센터 NCNP병원 신체재활부 부장
和田義敬 와다 요시타카:	후지타 의과대학 의학부 재활의학강좌 조교
川手信行 가와테 노부유키:	쇼와대학 재활의학강좌 주임교수
竹川 徹 타케가와 토오루:	東京慈恵会 의과대학 재활의학 강좌 준교수
沖田 実 오키타 미노루:	나가사키대학 생명의과학역(보건학계) 나가사키대학 대학원 의치약학종합연구과 물리치료학 분야 교수
坂本淳哉 사카모토 준야:	나가사키대학 생명의과학역(보건학계) 나가사키대학 대학원 의치약학 종합연구과 물리치료학 분야 준교수
唐渡弘起 가라와타리 히로키:	아이노도 뇌신경외과병원 재활부 주임
大畑光司 오바타 코지:	교토대학 대학원 의학연구과 인간건강과학전공 강사
髙橋忠志 타카하시 타다시:	에바라병원 재활의학과 주임
栗田慎也 쿠리타 신야:	오쿠보병원 재활의학과 주임大
尾花正義 오바나 마사요시:	에바라병원 재활의학과 부장
島本祐輔 시마모토 유스케:	킷푸가하라병원 재활부 副부장
髙橋あき 타카하시 아키:	에바라병원 재활의학과 주임
勝谷将史 카츠야 마사시:	니시노미야협립재활병원 재활의학과 부장
室谷嘉一 무로타니 요이치:	도호쿠의과약과대학병원 졸업 연손가락원센터 副센터장 · 준교수
小磯　寛 고이소 히로시:	에바라병원 재활의학과 주임

목차

제3장 보툴리눔 독소 치료와 재활 치료

제4장 하지에 대한 보툴리눔 독소 요법

제5장 상지에 대한 보툴리눔의 독소 요법

제6장 보툴리눔 독소 치료와 간병 부담

본서에서 통일하고 있는 용어

통일된 용어	바탕이 된 용어
BoNT-A	A형 보툴리눔 독소 제제, A형 보툴리눔 제제, Botulinum toxin type A, Botulinum neurotoxin A
OnabotulinumtoxinA	오나보툴리눔 톡신A
IncobotulinumtoxinA	인코보툴리눔 톡신A
AbobotulinumtoxinA	아보보툴리눔 톡신 A
Botox®	BOTOX, 보톡스
Xeomin®	XEOMIN, 제오민
Dysport®	디스포트
ADL	activities of daily living
ARAT	Action Research Arm Test
BRS	Brunnstrom recovery stage
CI요법	constraint induced movement therapy
FIM	Functional Independence Measure
FMA	Fugl-Meyer Assessment
FRT	Functional Reach Test
MAS	Modified Ashworth Scale
MTS	Modified Tardieu Scale
QOL	Quality of life
RCT	randomized controlled trial
ROM	range of motion, 관절 가동 영역
rTMS	repetitive transcranial magnetic stimulation
TMS	transcranial magnetic stimulation
TUG	Timed Up and Go test
6MWT	6분 보행 테스트, 6 minute walk test
10MWT	10m 보행 테스트, 10 m walk test

근육목록

상지의 주요 근육

한자 이름	한글 이름	영어 이름
大胸筋	대흉근	Pectoralis Major
広背筋／大円筋	광배근 / 대원근	Latissimus Dorsi / Teres Major
三角筋	삼각근	Deltoid
上腕二頭筋	상완이두근	Biceps Brachii
腕橈骨筋	완요골근	Brachioradialis
上腕三頭筋	상완삼두근	Triceps Brachii
上腕筋	상완근	Brachialis
尺側手根屈筋	척측수근굴근	Flexor Carpi Ulnaris
橈側手根屈筋	요측수근굴근	Flexor Carpi Radialis
円回内筋	원회내근	Pronator Teres
浅指屈筋	천지굴근	Flexor Digitorum Superficialis
深指屈筋	심지굴근	Flexor Digitorum Profundus
長母指屈筋	장모지굴근	Flexor Pollicis Longus
総指伸筋	총지신근	Extensor Digitorum
母趾内転筋	모지내전근	Adductor Pollicis
虫様筋	충양근	Lumbricals

하지의 주요 근육

한자 이름	한글 이름	영어 이름
大腿四頭筋	대퇴 사두근	Quadriceps femoris
腸腰筋	장요근	Iliopsoas
長内転筋	장내전근	Adductor longus
短内転筋	단내전근	Adductor brevis
大内転筋	대내전근	Adductor magnus
大腿直筋	대퇴 직근	Rectus femoris
内側廣筋	내측광근	Vastus medialis
外側廣筋	외측광근	Vastus lateralis
中間廣筋	중간광근	Vastus intermedius
大腿二頭筋	대퇴 이두근	Biceps femoris
半腱様筋	반건양근	Semitendinosus
半膜様筋	반막양근	Semimembranosus
腓腹筋	비복근	Gastrocnemius
比目魚筋	가자미근	Soleus
前脛骨筋	전경골근	Tibialis anterior
長趾伸筋	장지신근	Extensor digitorum longus
後脛骨筋	후경골근	Tibialis posterior
長拇指屈筋	장무지굴근	Flexor hallucis longus
長指屈筋	장지굴근	Flexor digitorum longus
短趾屈筋	단지굴근	Flexor digitorum brevis

제 1 장

경직과 보툴리눔 독소 치료의 기초

1-1

경직의 병태와 보툴리눔 독소 치료

하라 히로미(原 寛美)

경직(spasticity)은, 뇌졸중, 외상성 뇌손상, 뇌성마비, 척수손상, 저산소뇌증, 다발성경화증, 신경변성질환 등의 중추신경질환을 원인으로 발병하는, 안정시 및 능동운동 시에 생기는 근육 긴장의 이상 항진 상태를 가리키며, 건반사항진 및 긴장성 신장반사의 속도 의존성 증가를 특징으로 하는 운동장애로[1] 상위운동신경원 증후군의 하나이다[2,3]. 현재, **표 1**에 나타내는 3개의 A형 보툴리눔 독소제제(BONT-A) 브랜드가 개발되어 있어 국소적인 경직 치료가 가능하게 되었다[4]. 3개의 제제는 각각 역가가 다르므로, 문헌상에서 제시되는 투여량과 치료 효과는 사용 브랜드에 따라 다르다는 것에 유의할 필요가 있다. 일본에서 2010년 10월부터 상지 경직과 하지 경직에 대하여, A형 보툴리눔 독소 제제 (Botox®, 2020년에는 Xeomin®)의 투여가 보험 수가로 등재되었다. 그로 인해, 종래에는 예를 들어 경직이 있는 상 · 하지에 보조기 착용이나, 항경직제의 경구 투여, 페놀 신경차단술, 바클로펜 척수강내 투여 등의 제한된 경직 치료의 방법을 사용했으나, 일상 진료 속에서 효과적으로 국소성의 경직 치료가 가능하게 되었다. 이와 동시에, 경직에 대한 병태와 증상의 분석, 치료효과가 널리 연구되고 있다. 또한 BONT-A 투여와 맞춘 재활치료의 실시가 중요하다는 지견이 점차 밝혀지고 있다[5,6]. 게다가 경직의 평가와 BONT-A 투여의 치료에 관한 최신 가이드라인도 명확해지고 있다[7-9].

이에 뇌졸중으로 대표되는 중추신경질환의 재활치료에 종사하는 의사와 치료사에게 있어서는, 개입이 기대되는 새로운 영역이 되었다. 이 글에서는 뇌졸중 후 경직(poststroke spasticity: PSS)[10]을 중심으로, 재활치료의 임상으로 이어지는 경직의 병태와 발병 기전, 그에 대한 보툴리눔 독소 치료에 대하여 설명하고자 한다.

표 1 A형 보툴리눔 독소 제제의 3개 브랜드[4]

제품명	상품명	발매
OnabotulinumtoxinA	Botox®	Allergan(Irvine, CA, USA)
AbobotulinumtoxinA	Dysport®	Ipsen(Boulogne–Billancourt, France)
IncobotulinumtoxinA	Xeomin®	Merz(Frankfurt am Main, Germany)

1 경직의 병태・생리

1) 경직의 정의, 병태와 발현 기전

경직(spasticity)이란, 다음에 기술하는 두 가지의 신장반사로 대표되는 척수반사의 흥분성 변화에 의한 비정상적인 근육 긴장이 초래하는 임상 증상이다. 안정시의 위상성 신장반사(phasic stretch reflex)의 항진과, 수동적 근신장시 긴장성 신장반사(tonic stretch reflex)가 속도 의존성으로 항진된 병태이다.

표 2는 여러 사람들의 경직의 정의를 나타낸 것이다. 이 중에서 널리 지지되어 인용도 되고 있는 정의는 Lance에 의한 것으로 경직을 특징하는 기술은 다음과 같다[1].

"Spasticity is a motor disorder characterized by a velocity-dependent increase in tonic stretch reflexes(muscle tone)with exaggerated tendon jerks, resulting from hyperexcitability of the stretch reflex, as one component of the upper motor neuron syndrome."[경직은 상위운동신경원 증후군의 한 요소이며, 신장반사 항진의 결과로서 발생하는 운동장애로, 과장된 건 반사(tendon jerk)를 동반하는 긴장성 신장반사(근긴장)의 속도 의존성 증가를 특징으로 한다]. 이 설명 속에는 경직을 평가하는 데 필수적인 내용이 포함되어 있다. 그것은 상위운동신경원 증후군, 반사의 항진, 그리고 긴장성 신장반사의 속도 의존성 항진이라는 세 가지이다.

2) 상위운동신경원 증후군(표 3)

상위운동신경원 증후군(upper motor neuron syndrome)은, 대뇌피질(cerebral cortex)로부터 하행하는 운동로(motor passway),

표 2 경직의 다양한 정의

Denny-Brown D(1961)[12]	관절을 수동적으로 굽히거나 펼 때, 펴기 시작할 때 저항이 최대가 되고, 그 후 신전의 지속으로 저항이 감소하는 접이식 나이프와 유사한 현상을 보인다. 신장속도에 비례하여 수축도 강해지고, 건(tendon)을 급속히 늘리면, 근육은 가장 빠르게 수축한다. (건반사 항진)
Sanger TD(2003)[11]	경직은 다음과 같은 특징이 있는 근긴장 항진을 말한다. ① 신장 속도가 증가함에 따라 근긴장이 증가하며 관절운동 방향(굴곡과 신전)에 따라 달라지는 수동운동에 대한 저항, ② 어떤 역치(자극치)의 속도 혹은 관절가동 영역을 넘어선 급속한 수동적 운동에 대한 저항
Pandyan AD(2005)[3]	상위운동신경원 증후군의 하나이며, 수동 운동에 대한 속도 의존적(velocity dependent)인 근저항의 증대
Lance JW(1980)[1]	상위운동신경원 증후군의 한 요소이며, 신장반사 항진의 결과로서 발생하는 심부건반사항진 및 긴장성신장반사(근긴장)의 속도 의존성 증가를 특징으로 하는 운동 장애
Mayer NH(2003)[2]	상위운동신경원 증후군의 손상에 의해 발생하는 근골격계의 변화와 함께, 간헐적 또는 지속적으로 불수의 활동을 보이는, 감각-운동 제어의 이상
Burke D(2013)[13]	안정시에 근긴장항진과 심부건반사항진(deep tendon reflex)에 의해 임상적으로 정의되는 상태

표 3 상위운동신경원 증후군의 특징적인 소견[14,16)]

양성징후	음성징후
• 경직(협의) 근긴장의 증가 심부건반사 항진 신장반사의 타근육으로의 파급 간대성 경련(clonus) • 경직성 자세의 이상 • 병적 공동운동(pathologic symmetric movement) • 병적 동시 수축(pathologic muscle co-contraction) • 굴근 반사의 항진(increased deep tendon reflex) Babinski 반사	• 협응력(coordination)의 저하 • 근력 저하 · 마비 근출력 저하 · 동작의 느림, 개별 근육의 선택적 활동의 장애 **비신경성 변화** • 근점탄성(viscoelasticity) 증가 근경직(muscle stiffness), 구축(contracture), 섬유화(fibrosis), 근위축(atrophy)

(문헌 14, 16 인용)

감각운동 네트워크(sensory-motor network)인 피질척수로(corticospinal tract) · 피질망사체척수로(corticoreticulospinal tract), 적핵척수로(rubrospinal tract), 전정척수로(vestibulospinal tract) 등의 일부에 손상이 생긴 경우에 발생하는 다양한 운동장애 증상을 종합한 총칭이다[2)]. 상위운동신경원 증후군을 포함하는 병변이란, 대뇌피질(cerebral cortex), 방선관(corona radiata), 내포(internal capsule), 대뇌교각(cerebropontine angle), 뇌간부(brain stem), 척수(spinal cord)에서의 운동로(motor passway)와 신경 네트워크 수준에서 발생한다. 증상은 "양성징후(positive sign)"와 "음성징후(negative sign)", 그리고 "비신경성 변화"의 세 가지 변화로 나누어져 있다(**표 3**)[15,17)].

양성징후는 근육의 과활동에 의해 나타나는 다양한 운동 장애와 근골격의 이상이다. 음성징후는 상위운동신경원 증후군으로부터의 운동 지령이 감소와 약화함으로써, 근활동이 감소하고, 운동 능력이 저하되는 증상이다[17)].

양성징후에는 신장자극에 과민한 현상으로서 심부건반사의 항진, 신장반사의 타근육으로의 파급, 간대성 경련, 경직성 자세 이상, 병적 동시 수축이 포함된다. 게다가, 자극에 의한 굴근반사 항진과 병적 공동 운동도 포함된다. 음성징후에는, 운동마비, 근력 저하, 속도 저하, 교치성의 장애, 운동 제어의 장애, 지구력의 저하 등이 포함된다. 간대성 근경련(clonus)의 기원은 불분명하지만, 심부건반사의 항진, 위상성 신장반사의 항진과 동일한 기전이라 생각된다[15)]. 양성징후, 음성징후 모두 사지의 가동성과 능동적 움직임을 제약하고, 결국 일상생활에서의 환자의 사지 사용을 방해하는 것으로 이어진다.

비신경성의 변화란, 운동마비 발병 후에 초래되는 부동화(immobilization)에 의한 근육의 특성 변화이며, 근점탄성(muscle visucoelasticity)의 변화, 구축(contracture), 섬유화(fibrosis), 위축(atrophy)등이 생긴다. 중추신경계의 손상으로 인한 근육의 구조적 변화가 경직의 병태를 더욱 악화시킨다는 것

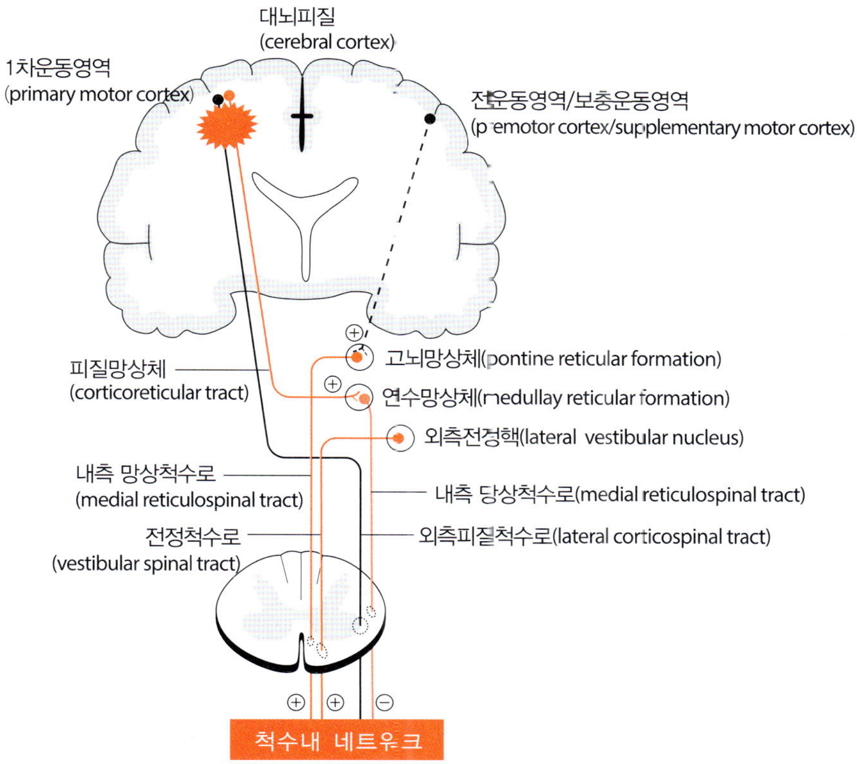

그림1 뇌졸중 발병 후의 척수반사 흥분성 변화 기전[19]

이 증명되고 있다[15,17].

3) 척수반사의 흥분성 변화

뇌졸중 발병으로 인한 운동마비가 생긴 경우에, 마비가 된 상하지에서의 건반사는 초기에는 감소하지만, 발병 후의 시간적 경과 속에서 점차 심부건반사의 항진된다. 이것은 척수반사의 흥분성 변화가 발병이 후에 점차 발생되기 때문이다. 척수반사는 척수보다 상위중추로부터의 억제성 입력과 흥분성 입력의 균형, 척수 내의 개재뉴런(interneuron)의 활동에 의해, 그 흥분성이 조절저되고 있다. 그러나, 뇌졸중 등 중추신경질환에 의해 상위로부터의 조절 기전이이 손상되었을 경우에는, 척수반사의 흥분성은 점차 변화한다[15]. 이러한 변화는 가소성 기전의 하나라고도 설명되고 있어, 운동마비의 회복으로 연결되는 기전이기도 하지만, 한편으로는 과도한 척수반사의 흥분성 기전으로 발전하여 경직으로 이어진다고 설명하고 있다[18].

그림 1은 Li에 의해 제시되고 있는 척수반사의 조정 기전을 나타낸 것이다[19]. 척수반사회로(감각신경, 개재뉴런, 척수운동신경, 운동신경)의 흥분성은, 척수보다 상위중추로부터의 흥분과 억제의 조절하는 신호에 의해 조정되고 있다. 비장애인에서는 하행하는 망상척수로(reticulospinal tract: RST)와 전정척수로(vestibular spinal tract: VST)가, 척수반사의 흥분과 억제하행로 조정의 균형을 조정하고 있다.

그 중에서, **그림 1**의 오른쪽의 배측 망상척수로(dorsal reticular spinal tract)는 피질척수로(corticospinal tract: CST)와 함께 척수 측삭을 하행하여, 척수반사에 대한 억제계의 조정을 담당하고 있다. 이 계는, 피질척수로 주행에 근접하는 피질망사모양체의 신경회로로서 병소측의 1차 운동영역(primary motor cortex)로부터 입력을 받고 있다.

한편, **그림 1**의 좌측을 하행하는 내측 망상척수로(medial reticulospinal tract: MRST)와 전정척수로(vestibular spinal tract)는 건측 대뇌의 전운동영역(premotorarea: PM)와 보충운동영역(supplementary motorarea: SMA)로부터의 입력을 받아, 척수전각(anterior horn)으로 하행하고, 척수반사에 대해서는 흥분성 입력을 제공하고 있다.

한쪽의 대뇌피질(cortex)이나 피질하(subcortex)의 뇌졸중 병변에서는 해부학적으로 근접한 피질척수로(CST)와 피질망상체로(corticoreticular tract) 양쪽에 손상이 발생하게 되며, 그 결과, 연수(medula)의 억제 중추에 대한 피질로부터의 조정이 상실되어, 외측 망상척수로(lateral reticulospinal tract: LRST)로부터의 척수반사의 억제가 저하된다. 그 결과, 손상측 대뇌피질의 제어로부터 벗어난 내측 망상척수로와 전정척수로의 일방적으로 활성화되어, 척수반사의 과잉 흥분상태가 야기된다. 이 기전을 망상척수로의 과잉흥분상태(reticulospinal hyperexcitability)라고 설명되어지고 있다[19].

4) 위상성 신장반사(phasic stretch reflex)와 긴장성 신장반사(tonic stretch reflex)

신장반사(stretch reflex)에는 위상성 신장반사(phasic stretch reflex)와 긴장성 신장반사(tonic stretch reflex)가 구별된다. 전자는, 급격(phasic)한 신장에 의해 민감하게 반응하는 신장반사이며, 햄머로 건이나 근을 때릴 때 생기는 빠른 근신장으로 유발되는 것이다. 이 위상성 신장반사의 항진에 의한 증상으로 심부건반사의 항진과, 신장반사의 다른 근육으로의 파급, 간대성 경련(clonus)을 들 수 있다. 간대성 근경련은 근육의 신장에 즈음하여 생기는 규칙적이고 리드미컬하고, 간간히 지속되는 간헐적인 근수축이지만, 원인은 명확하지 않다[15].

그에 반해 긴장성 신장반사는 관절을 수동적이고 지속적(tonic)으로 움직일 때 저항으로 평가되어지는 근활동으로, 긴장성 신장반사는 느린 신장 운동에서는 저항이 낮지만, 속도가 올라가면 저항이 따라 올라가며, 이것이 긴장성 신장반사의 특징적 소견이다. 상위운동신경 증후군에서는 신장 속도가 느려도 저항이 생기고, 또 그것을 발생시키는 신장 속도의 역치값이 낮아진다. 그와 동시에 속도의존성, 즉 신장 속도가 증가하면 거기에 따라 반사적인 저항이 강해지는 것이 특징이다. 경직에서는, 위상성 신장반사와 긴장성 신장반사가 함께 이상 항진이 관찰된다.

상위운동신경 증후군에서는 근육을 수동적으로 신장하여 유지했을 때, 신장을 시작할 때는에는 근활동이 높아지고, 근활동이 근전도에서 크게 측정된다. 신장이 정지할 때에는 근활동은, 근전도상에서는 감소하지만, 지속적으로 유지된다. 이런 현상은 긴장성 신장반사에 의해 나타나는 것이다[20].

그림 2에는, 뇌졸중 후의 상지경직에 있어서 주먹 쥐기(grip) 시의 천지굴근(flexor digitorum superficialis: FDS)과 총지신근(extensor digitorum communis: EDC)의 표면 근전도이다. 주먹을 쥘 때 길항근

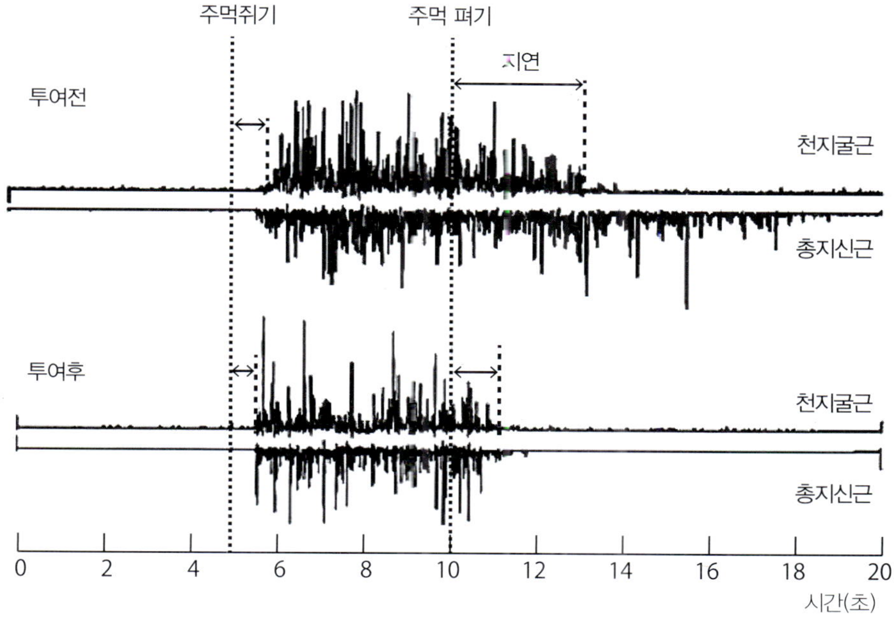

그림 2 뇌졸중후 상지경직의 표면근전도 (BoNT-A 투여전후)[21]

(antagonist)인 총지신근에도 비정상적인 근활동이 발생하고 있다는 점과, 주먹을 편 한 후에도, 근활동이 지속된다. 이러한 비정상적인 근육 활동도 긴장성 신장반사에 의해 발생한 것으로 여겨진다. 천지굴근으로 BONT-A 투여 후에는, 천지굴근뿐만 아니라 총지신근에서도 이상 근활동이 억제되고 있어, 비정상적인 근활동 지연도 감소하고 있는 것으로 여겨진다[21].

② 부적절한 신경가소성과 근육의 변화에 의한 경직의 발현 기전

1) 부적절한 신경가소성으로 인한 경직의 발현

뇌졸중이나 척수손상의 급성 발병 후의 운동마비 상하지에서는 근긴장은 저하를 보이다가 점차 심부건반사가 항진을 나타내어, 수동으로 근육을 신장 시의 근긴장은 높아져, 경직이 나타나게 된다. 이러한 마비 부위에서의 근긴장의 항진은 중추신경계에서의 가소적 변화의 발현이며, 운동마비 회복의 이정표(milestone)라고 여겨지고 있다. 조기부터의 효과적인 재활치료의 개입으로 운동마비의 회복이 진행되면, 환측 근육에서의 근긴장의 항진은 정상화된다. 그러나 그러한 회복이 진행되지 않는 경우 근긴장의 비정상적인 항진이 진행되어, 경직으로 진행한다. 운동마비의 회복과 경직의 진행은 그 모두에 다른 가소적 변화에 의해 발생한다고 여겨진다[19].

척수반사는 척수보다 상위 중추로부터의 억제성과 흥분성 입력의 균형과, 척수내의 개자뉴런의 활동에 의해 조정되고 있다. 흥분성이 높아지는 원인으로는 상위중추의 장애로

의해 척수반사를 조절할 수 없는 조절 이상이 있다. 급성기에는, 건반사가 약해져 있다, 서서히 심부건반사의 항진과 근긴장의 고조를 볼 수 있는데, 이는 척수에서의 흥분성 변화가 발생하고 있기 때문이다. 이는, 중추신경계의 회복 과정에 있어서, 하행하는 운동로의 재배열 등의 신경 가소성에 의한 재조직화(재편성)의 원인으로 지적되고 있다[22]. 잔존하는 운동로의 측아현상(sprouting) 등에 의해, 적절하지 않은 운동계로의 신경 결합 등이 일어나, 결과적으로 부적절한 가소적 변화(maladaptation/abnormal neuroplasticity)에 의해 발생하는 것으로 여겨진다[22].

중추신경 손상시에 발생하는 척수반사의 흥분성의 변화와, 경직의 발현에 관련된 병태생리로서는, **표 4**에 나타난 바와 같은 근신장반사회로에 대한 제어기구의 변화의 관여가 지적되고 있다[23]. 신장반사회로의 제어기전에서의 변화에는 척수로의 구심성 입력과 척수 내에서의 시냅스 변화와 이에 따른 운동신경의 출력이 연관되어 있다. 그 배경에는 뇌졸중 후에 척수 레벨에서의 척수 개재뉴런에 의한 비정상적인 시냅스의 증가와 연관되어 발생하고 있다고 알려져 있다[24]. 이 척수 내의 비정상적인 시냅스의 증가에 의해, 상위 중추로부터의 운동 신호가 차단되는 것이다.

2) 근육 과활동으로서의 경직 설명 (Gracies JM, 2005)

상위운동신경원 증후군에서는 양성징후, 음성징후 외에, 운동마비에 의한 근육의 부동화(immobilization)가 동반되어 있다. 부동화의 결과로, 근경직, 구축, 근육의 섬유화, 근위축 등, 신경의 가소적 변화와는 다른 비신경성 변화가 일어나게 된다. 위에서 설명한 양성징후의 하나로서 근긴장 증가와 더불어, 근육의 점탄성 증가에 의한 상승적 기전이, 근 긴장을 증가시키는 또 하나의 요인이 되는 것이 밝혀진 바 있다.

즉, 뇌졸중과 같은 중추신경 질환의 발병 이후 서서히 나타나는 중추신경의 잘못된 신경 가소성에 의한 것뿐만 아니라, 발병 직후부터, 진행하는 마비가 된 근육을 중심으로 한 연부조직 변화에 의해 경직이 발생한다고

표 4 경직의 발현에 관련된 신경기구의 변화[23]

1. 근육 신장반사 회로의 제어기구	
활성계	**억제계**
γ 운동뉴런의 활동성 항진 α 운동뉴런의 과흥분성 • 근방추(muscle spindle)의 감수성 상승 • Ia군 신경 섬유의 발아 현상(Ia sensory fiber sprouting) • 시냅스 후막의 감수성(post synaptic sensitivity) 증대	Ia 군 섬유 시냅스전 억제(presynaptic inhibition)의 감소 상반성 억제(reciprocal inhibition)의 저하 반회 억제(recurrent inhibition)의 저하 Ib 억제의 저하
2. 척수 상위로부터의 조절 경로	
A : 활성계	**B : 억제계**
전정척수로(vestibulospinal tract) 내측망모양체경로(medial reticulospinal tract)	피질망모양체로(corticoreticular tract) 배측망모양체척수로(ventral reticulospinal tract)

여겨진다[25,26].

3) Gracies에 의한 근육 과활동의 설명

뇌졸중 등의 중추신경 손상 시에는 능동운동이 저해된 운동마비와, 능동운동 지시가 없는 상황에서도 근육을 이완시킬 수 없는 근육 과활동상태(muscle overactivity)의 두가지 증상이 병존하고 있다. 운동마비는 발병 직후에 신경손상의 증상으로 확인되지만, 후자의 근육 과활동의 증상은 발병 직후의 시간 경과와 함께 서서히 진전된다. Gracies는 경직성 마비에 있어서 근육 과활동 상태를, **표 5**에 나타낸 3가지로 분류하여 기재하고 있다[25]. 이 가운데 최초의 경직은 건에 해머로 두드릴 때 신장 속도가 빠를수록 그 반응이 증대하는 위상성 신장반사의 항진을 가리킨다. 이 건반사 항진만으로는, 일상생활동작 수행에 대한 영향은 없다고 Gracies는 설명하고 있다. 경직성 마비에서의 근육 과활동이 일상생활동작 수행에 영향을 주는 것은 경직성 근긴장증(spastic dystonia)와 경직성 동시수축(spastic co-contraction)의 병태라고 설명하고 있다.

Gracies가 말하는 경직성 근이긴장증(spastic dystonia)란, 안정 상태에서도 지속적이고 과도한 긴장성의 근육 활동이다. 이는 긴장성 신장반사가 항진되어 있는 병태라고 설명되고 있다. 신장 정도와 시간에 반응하여 근을 이완시킬 수 없는 상태에서 수동운동 시의 저항이 증대되는 중요한 요인이 된다. 병변측의 근육을 지속적으로 스트레칭하는 것으로 근활동을 감약시킬 수 있다.

상위운동신경원 증후군으로 부터 능동운동 신호가 주동근으로 전달되면, 주동근은 수축을 하고, 길항근에 있어서는 신장이 발생하게 된다(**그림 3**). 경직성 동시수축(spastic co-contraction)이란, 주동근(agonist)의 능동적 운동 시에 생기는 길항근(antagonist)의 과도한 근육 활동으로 정의 될 수 있다. 경직성 동시수축은, 경직성 마비에 있어서의 능동운동을 제한하는 중요한 요인이지만, 비가역적은 아니다[26].

4) 마비된 근육구축과 근육 과활동 (overactivity) (그림 4, 5, 6)

그림 4에서는 Gracies에 의한 경직성 마비의 발현 기전을 설명하고 있다. 마비된 근육에서의 구축(contracture)은 발병 직후부터 다음과 같은 경과와 기전으로 생긴다. 발병 후 고정된 자세 등의 부동화에 의해, 최초 몇시간 내, 마비된 근육에서 근육의 단축(shortening)과 결합조직에는 지방의 축적이

표 5 근육 과활동(muscle overactivity)의 여러 증상[25]

종류	유인과 특성	일상생활동작 수행시 영향
경직(spasticity)	위상성 신장(phasic stretch) 반사의 항진, 안정시	−
경직성 근긴장이상 (spastic dystonia)	긴장성 신장(tonic stretch) 반사의 항진, 안정시	+
경직성 동시 수축 (spastic co−contraction)	능동운동시에 길항근의 긴장성 신장이 가해질때 생김	+

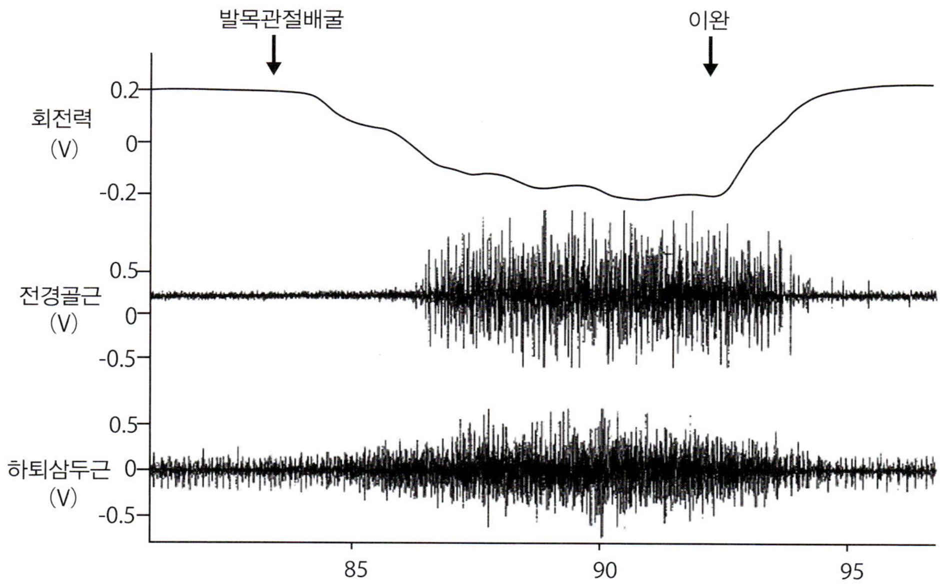

그림3 경직성 동시수축의 근활동[26)]

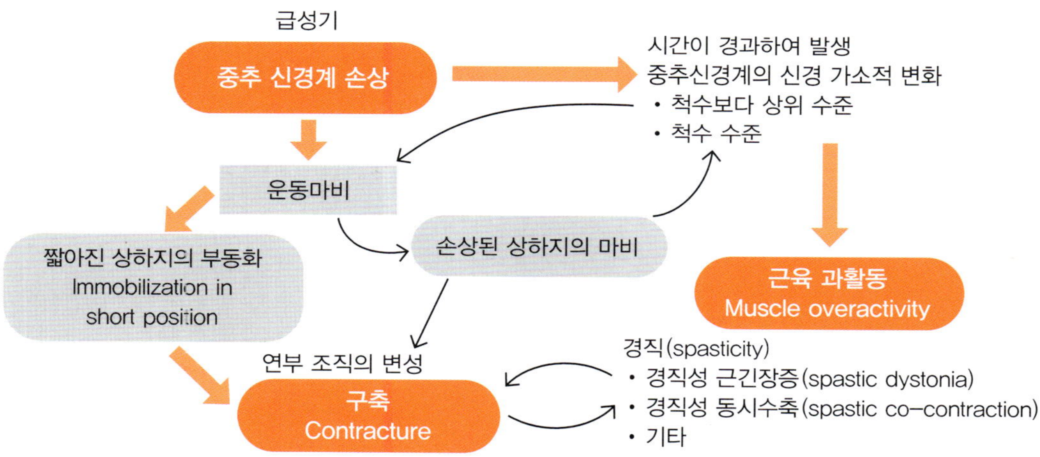

그림4 경직성 마비의 병태생리[25)]

일어나고, 신전성(distensibility)이 저하되는 근특성의 변용이 시작된다. 그 결과, 마비된 근육에서는, 경직이 증대되어, 신전성이 감소된다. 부동화와 구축에 빠진 근육은 결합조직이 증대되고, 근육의 유동성(compliance)이 저하된다. 이로 인해, 일정한 신장력에 대한 근방추(muscle spindle)의 자극과 감수성을 증대시켜, 신전성을 상실한 근육에서 근방추에 대한 장력이 보다 크게 전달되게 된다. 이 근방추의 민감도의 증가는 마비로 인해 움직이지 않고 짧아진 근육에서 관찰되고 있으며, 최종적으로 신장반사가 항진하여, 신장 자극

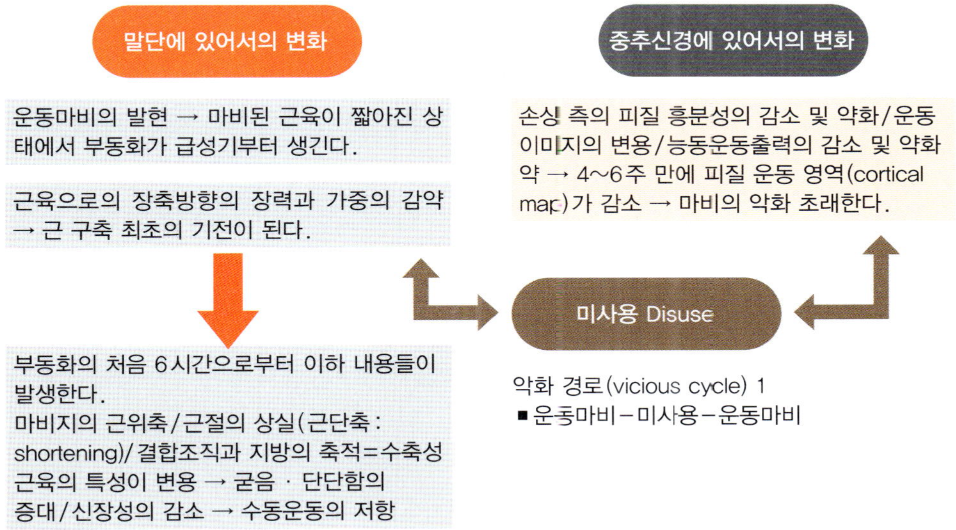

그림5 뇌졸중에서의 경직 발현 기전과 개입 1[26)]

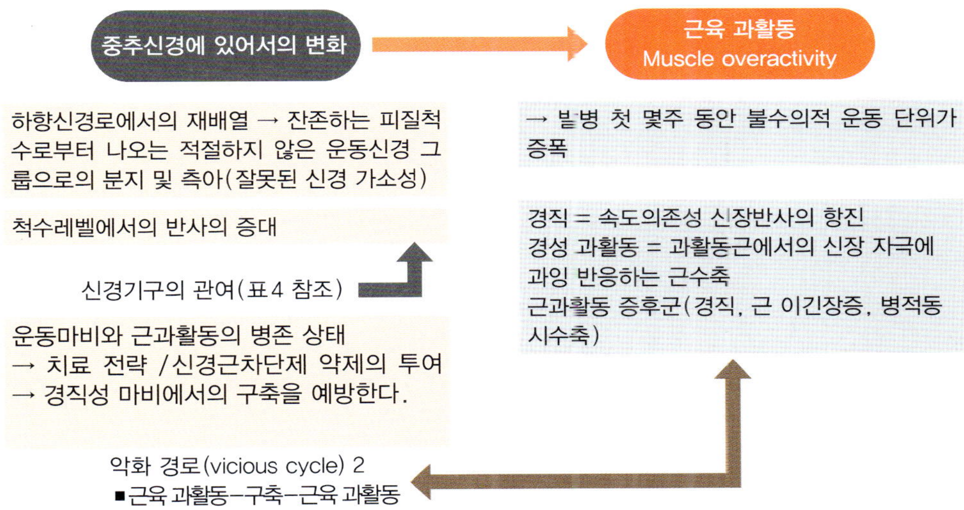

그림6 뇌졸중에서의 경축 발현 기전과 개입 2[26)]

에 과민한 근육 과활동이 발생하게 된다.

이것에 의해, 능동운동과 수동운동에 저항성이 생기고, 구축이 진행된다. 게다가 이러한 물리적 배경뿐만 아니라, 마비된 근육은 근섬유의 유전자 전이에 의해 근육에 유해한 분자 수준에서의 정성적 정량적 변화가 생긴다는 것이 밝혀지고 있다.[27-29)] 또한, 근육에서의 단백합성 감소와, 근육이 늘어난 상태에서 부동화(immobilization)가 발생함으로써 폐용성 위축(disuse atrophy)과 관련된 유전자 발현이 증가하는 것도 밝혀지고 있다[30)].

마비된 근육 구축은 근긴장이 커지고 신

장(stretch)자극에 대한 감수성이 항진된 상태(stretch-sensitive)이며, '경직성 근병증(myopathy)'라고 해야 할 병태로 진행한다. 이는 운동마비 초기의 신경학적 이상으로 인해 이차적으로 진행한 것이며, 엄밀한 의미에서 비신경성 근육의 장애라고 생각할 수 있다. 그러나 Gracies는 이 '경직성 근병증'에 관해서도, 본질적으로는 피할 수 있는 병태라고 지적하고 있다.

구축은 경직성 마비에 있어서 신체의 변형으로 이어지는 최초의 요인이 되고, 구축근에 있어서의 근방추의 감수성 증대에 의해, 마비된 상하지에서, 수동적 · 능동적 운동을 더욱 크게 제한하게 된다.

이와 같이, Gracies는 경직을 악화시키는 요인으로서 ① 중추신경계의 잘못된 가소적 변화(조절 이상)과 ② 발병 직후부터 생기는 근육의 부동화(immobilization), ③ 마비된 팔다리의 미사용(disuse)을 들었다. 뒤의 두 가지의 요인에 대해서는 재활의 조기 치료 개입이 가능하며, 예방할 수 있다고 지적하였다.

이처럼 뇌졸중 후에 생기는 세가지 기능 장애(impairment)로서 운동마비, 근육 구축, 근육 과활동으로 발생하는 뇌졸중 후 경직(post-stroke spasticity)을 진단 · 평가하여 치료할 것이 필요하다.[26]

5) 경직에 대한 치료전략

(1) 근육 과활동으로 시작되는 악순환으로의 개입

발병 후 마비된 상하지의 부동화는 근육의 구축을 일으키고, 마비 근육의 미사용은 운동계통의 또다른 기능 장애를 야기한다. 경직은 중추신경 손상의 마비 환자에 있어서의 세번째 기능 장애가 되는데, 척수부터 상위 중추와 척수 레벨에서 진행하다 부적절한 신경가소성에 의해 야기된다. 근육의 과활동은 신장에 대한 과민한 반응을 서서히 증강시켜 근육 구축을 진행시키고, 이로 인해 또 다른 경직 근육 과활동을 악화시키는, 악순환에 빠지게 된다(**그림 5, 6**). 구축은 신장 자극에 대한 과도한 반응을 일으키는 요인 중 하나이기도 하지만, 그것은 반대로 구축의 악화로 이어진다. 때문에, 경직 치료로서는 운동마비, 구축, 경직의 주요 세가지 증상에 대한 개별적인 치료 전략을 세우고, 악순환을 끊는 개입이 필수적이다(**그림 7**).

우선 근육 과활동에 빠져 있는 개별 근육별로 경직 감소 치료를 실시한다. 근육 과활동이 적은 근육에 집중된 운동요법을 실시하여 마비-불사용-마비의 악순환을 끊음과 동시에, 단축되어 과도한 근육 과활동을 보이는 길항근에 대해서는 적극적인 스트레칭과 거기에 국소성 경직 치료약제의 선택적 투여(BONT-A 투여) 등을 병행하여 과활동-구축-과활동의 악순환을 끊어 내게 된다[26].

(2) 척수 개재뉴런(spinal interneuron)과 BONT-A의 중추 작용

또한, 아래에 기술된 뇌졸중 운동마비 회복의 두번째 단계로 대표되는 회복기의 경직근으로의 BONT-A 투여는 말초에서의 근이완 작용과 함께, 척수레벨에서의 시냅스의 가소적 변화를 초래하는 중추성 작용이 밝혀져 있다[31].

신장반사에 관여하는 것은 구심성 신경(Ⅰa 군, II 군)과 척수개재뉴런, 알파운동뉴런(α motor neuron)과 감마운동뉴런(γ motor neuron)이다. 개재뉴런에는 렌쇼 세

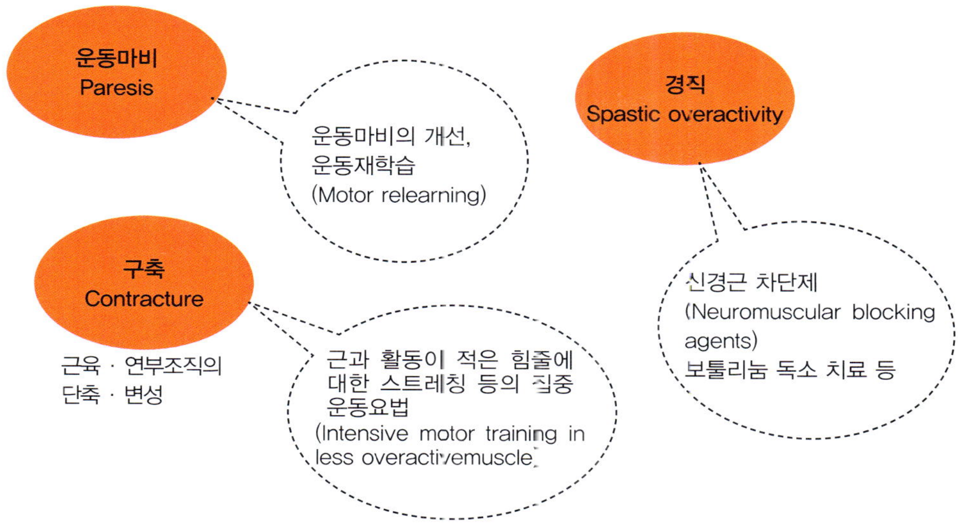
운동마비
Paresis
운동마비의 개선,
운동재학습
(Motor relearning)
경직
Spastic overactivity
신경근 차단제
(Neuromuscular blocking agents)
보툴리눔 독소 치료 등
구축
Contracture
근육 · 연부조직의
단축 · 변성
근과 활동이 적은 힘줄에
대한 스트레칭 등의 집중
운동요법
(Intensive motor training in less overactivemuscle)

그림 7 뇌졸중의 3가지 기능 장애(impairment)와 그에 대한 개별 치료 · 재활[26]

포(Renshaw, 1941)과 Ia 억제 개재뉴런, 기타 개재뉴런이 있다[32].

α 운동뉴런의 흥분 시에는 축삭돌기(axon)로부터 렌쇼 세포를 경유하여 원래의 α 운동뉴런이나 다른 α 운동뉴런을 억제한다. 이것이 반회 억제(recurrent inhibition)이며, 렌쇼 세포는 척수에 있어서 억제성 개재뉴런(inhibitory interneron)이다. 그러나 한편에서는 다른 렌쇼 세포나, 다른 억제성 개재뉴런과 시냅스 결합하여 탈억제(disinhibition)하는 것에 의해, 반회 활성(recurrent facilitation)을 일으키는 것도 특징이다[33](그림 8). BONT-A의 투여 전후에 H파를 이용하여 렌쇼 세포에 의한 억제작용을 측정한 연구에 의하면, 뇌졸중 후의 경직근인 가자미근(gastrocnemius)에 BONT-A 투여 후, 1개월 후, 공동근인 외측광근(vastus lateralis)에서 H파 측정에서 저하를 확인할 수 있었다[34]. 이것은 가자미근을 지배하는 경골신경(tibial nerve)를 통해 BONT-A이 이동하여, 외측광근의 운동뉴런과 시냅스 결합하는 렌쇼 세포에 의한 반회 억제를 차단되었음을 의미한다. 즉 BONT-A가 역행성 축삭 수송(retrograde axonal transport)에 의해, 척수의 시냅스 전달에 영향을 미치고 있음것을 증명하고 있다. 척수 레벨의 렌쇼 세포에 의한 억제의 감소는 보툴리눔 독소가 투여된 근육의 알파운동뉴런의 역행성 축삭 수송으로 척수 레벨로 이동하여, 운동뉴런 말단과 렌쇼 세포와의 사이에서 콜린 작용 억제를 일으키고 있어, 직접적인 중추작용으로 여겨지고 있다. 또한 투여후 반회 억제 저하 정도와, 뇌졸중 발병 후 기간을 도식화하면, 발병 후 BONT-A의 투여 시점이 빠를 수록, 억제 저하 정도가 큰 것으로 나타나고 있다[34](그림 9).

이는 BONT-A 투여가 발병으로부터 늦지 않는 것이, 척수 레벨의 반사회로에 미치는 영향 효과가 크다는 것을 시사하고 있다.

뇌졸중 후 경직이 발생하여 운동마비의 회복이 진행되지 않는 배경에는 척수 레벨에서 비정상적인 개재뉴런의 시냅스의 증식(hyperplasia)이 발생하며, 이로 인해 상위

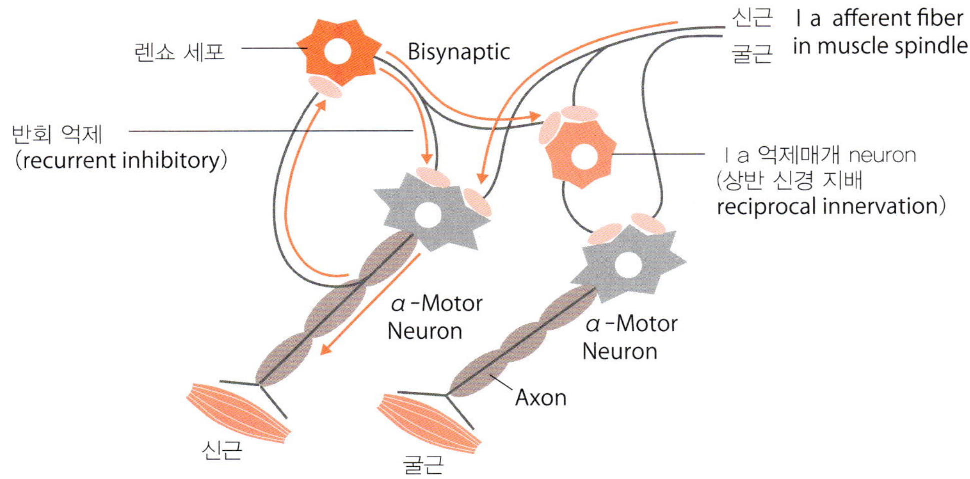

그림8 렌쇼 세포(Renshaw cell, 1941)

(문헌 33에 의해 인용)

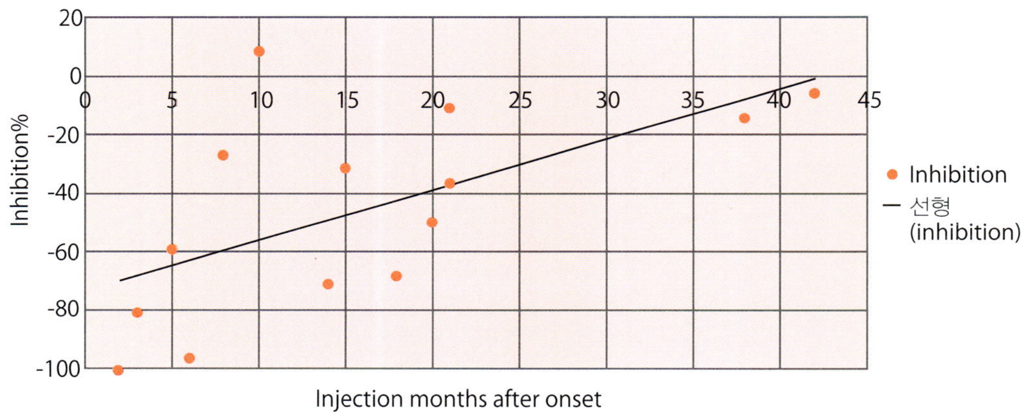

그림9 BoNT-A 투여 후 반회 억제 변화(저하)와 뇌졸중 발병 후 기간의 관계[34)]

Change in inhibition 1 month after BoNT−A (Recurrent inhibition (RI) : postBoNT−A − RI preBoNT−A/RI preBoNT−A) × 100%.

(문헌 34에서 개정하여 인용)

중추로부터의 하행하는 신경 회로가 척수 전각(anterior horn)에서 하위 운동뉴런의 집합체로 접근할 수 없게 되는 것을 생각할 수 있다. 투여된 BONT-A의 역행성 축삭 수송(retrograde axonal transport)으로, 척수 레벨의 개재뉴런의 재조직화와 함께, 운동마비 회복을 위한 과제 지향적 재활 훈련을 병행하면, 하행 신경 회로는 척수 레벨에서 하위 운동뉴런의 집합체에 접근하기 쉬워질 가능성이 있다[24)].

③ 뇌졸중 후 운동마비 회복 단계(stage) 이론과 경직의 발현 시기

뇌졸중 후 운동마비의 회복에 대하여, Swayer 등은 급성기, 3개월, 6개월 이후의 3개로 단계로 나눈 회복 기전을 주장하고 있다[35,36](그림 10).

1) 뇌졸중 운동마비 회복의 단계 이론

뇌졸중 운동마비 회복 기전으로서, 급성기는 잔존하는 피질척수로의 흥분성에 의한 1단계 회복, 3개월 전후에서는 피질간 네트워크의 흥분성에 의한 2단계 회복, 다시 6개월 이후도 지속되는 기전으로서, 새롭게 확립한 신경 네트워크에서의 시냅스 전달 효율의 향상이라는 3단계 회복 기전이 있다고 되어 있다.

1단계 회복의 피질척수로의 흥분성에 근거한 회복은 급성기로부터 급속히 감쇠(decrement)하여 3개월까지는 소실되고 만다. 급성기에서 3개월 동안 잔존하는 피질척수로의 흥분성이 감퇴(decline)하는 배경의 하나로는 손상 피질 척수로에서의 급성기에서 생겨 진행되는 왈러 변성(Wallerian degeneration)을 들 수 있다.

2단계 회복은 발병으로부터 3개월을 정점으로 한 시기로 피질간에 억제(disinhibition)가 해제되어 새로운 네트워크의 흥분성(intracortical excitability)에 의해 새로운 네트워크가 재구축된다. 피질간 GABA-A 등이 관여하는 억제계 뉴런의 기능저하는 급성기부터 일어나고 있지만, 그것이 기능회복으로 이어지는 새로운 네트워크 형성의 시기가 3개월 전후로 된다. 이 시기에 대체 출력으로서의 피질 네트워크의 재조직화(reorganization)가 구축되어, 잔존하고 있는 피질척수로의 기능을 최대한으로 끌어내는 중추계통으로서 기능한다.

즉, 대뇌에서의 조직적 재구축이 이루어지는 시기가 된다. 그리고 이 탈억제의 기전은 역시 6개월내로 소실되기 때문에, 분리 운동(isolated movement)을 이끌어내는 등의 재

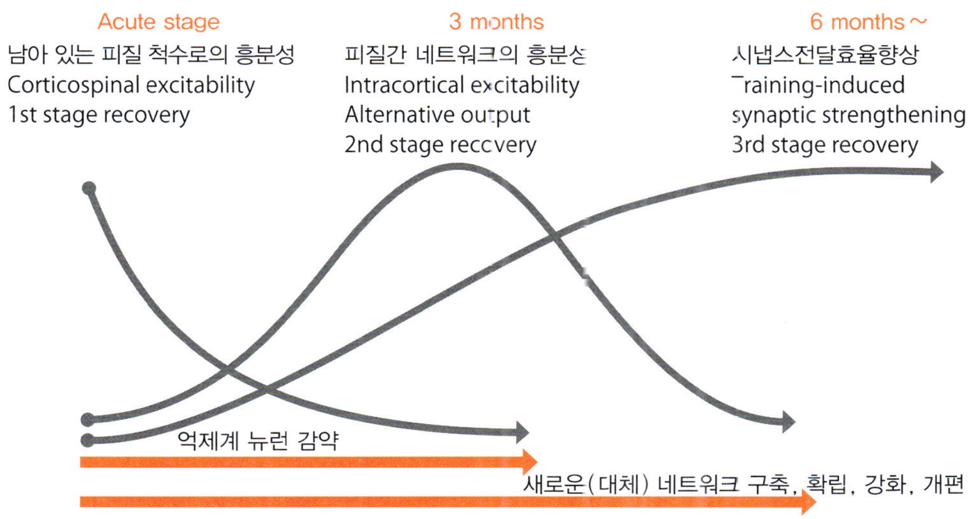

그림 10 운동마비 회복 단계이론(Motor Output Reorganization after Stroke) [35,36]

조직화를 촉구하는 재활 프로그램을 이 시기까지 집약하여 성과를 이끌어 내는 것이 필요하다. 6개월 이후에도 지속되는 3단계 회복은, 재활훈련의 계속에 의해, 새롭게 확립되고 있는 네트워크에 있어서 시냅스의 전달 효율 향상을 도모하고, 능동운동의 속도, 민첩성, 지구력 등을 높여가는 과정이 된다.

2) 뇌졸중 후 2단계에서의 경직의 발현

그러나 전술한 피질 간의 억제의 해제가 회복으로 이어지는 2단계에는 부적절한 가소성(maladaptive plasticity)라고 칭해지는 바람직하지 않은 신경가소성이 형성되는 시기가 되기도 한다. 대표적인 증상 중 하나가 뇌졸중 후 경직(poststroke spasticity)의 발현이다. 보툴리눔 독소 주입으로 경직을 감소시키면, 건측 대뇌반구에서의 피질간 억제 기능이 손상 전 수준까지 회복된다고 보고되고 있다[37]. 따라서 2단계에서는 경직이 임상적으로 드러나는 시기이며, 경직의 조기 진단과 경직으로의 조기 치료 개입이 요구되는 시기라고 할 수 있다.

4 뇌졸중에 있어서의 경직 발현 시기와 빈도

뇌졸중 후 생기는 경직의 발생 빈도와 경과에 관한 체계적 고찰에서는, 발현 빈도 33%에서 78%에 이르며, 뇌졸중 후 1주부터 발생하는 것이 밝혀지고 있다[38]. 경직의 발생과 경과에 관한 다른 연구에서는 뇌졸중 환자 전체 중에서는 발병 후 10일까지 4%, 1개월에 27%, 6개월에 23%의 경직 발생이 일어난다고 보고하고 있다[39]. 뇌졸중 편마비 환자를 대상으로 한 연구에서는, 48시간에 10%, 10일에 20%, 3개월에 42%, 6개월에 42%의 경직발생 빈도를 보고하고 있다[40]. 상지 경직에서는 3개월까지 33%, 6개월에 43%, 1년에서는 47%의 경직의 발현이 있었으며, 중증 경직은 17%였던 것으로 보고하고 있다[41]. 이와 같이, 급성기로부터 수 주간에 걸쳐 경직은 발생하고 있으며, 3개월 전후에 평균적으로 30~40% 전후의 경직의 발현하고, 6개월에서 1년까지 발현 빈도는 서서히 증가한다는 보고가 다수를 차지하고 있다. 앞에서 서술한 뇌졸중 회복 단계에 있어서 2단계까지는 운동마비가 있는 상하지에서 경직이 발생한다. 또 뇌졸중의 중증도와 마비의 중증도는 경직 발생의 예측 인자가 되며, 심한 경우에는 발병 후 며칠 사이에 급속하게 경직이 발생하기도 한다[42].

따라서, 뇌졸중 후 경직의 진행과 만성화를 예방하는 재활의 개입과, 시기를 놓치지 않고 경직근육에 대한 BONT-A 투여의 적절한 시기가 중요하다[10,43].

5 임상에서 경직 평가 방법

1) 경직의 임상적 평가

경직의 치료를 검증하기 위해서는 임상적 타당성 있는 평가법이 요구된다.

표 6에는 평가의 일례를 나타내었다[10]. 경직의 임상 평가에는, 자세와 상하지 위치와 연관된 여러 검사(관절 가동 영역, 능동 및 수동 운동, 신장반사의 감수성, 건반사, MAS, Tardieu Scale)로 진행한다. 경직으로 인한

표 6 경직의 임상적 평가의 흐름[10)]

진찰의 단계	관찰항목	평가항목
객관적 관찰	안정시의 지위와 자세에 따른 변화	안정시 이상자세가 지속되는 근수축(dystoria), 구축 지위에 의존하는 자세변화–동적 근긴장
능동운동	사지의 가동성, 자동적 운동 보행시의 특성은 상지 · 체간의 변화	능동성–근력, 협조성, 동시 수축, 구축, 다른 이상 운동, 공동 운동, 능동운동 시의 통증과 불쾌감
수동운동	수동적 관절가동 영역, 근력, 근긴장 속도 의존성 걸리는 각도, 간대성 근경련(clonus)	경직, 강직(rigidity), 구축, 간대성 근경련(clonus) 수동운동 시의 통증과 불쾌감
기능적 평가	기능적 평가 · 태스크 평가(정식화된 평가법, 일상생활 동작의 관찰)	복수의 기능장애(경직, 마비, 근력 저하)가 신체 활동에 미치는 영향

(문헌 10에서 인용)

표 7 경직으로 인한 상지 통증 점수: The Spasticity-Associated Arm Pain Scale(SAAPS)[45)]

항목	관절운동
1	팔꿈치 관절 90° 굴곡위에서의 마비측 견관절 외전
2	팔꿈치 관절 90° 굴곡위에서의 마비측 견관절 외회전
3	팔꿈치 관절 신전/굴곡
4	수관절 신전
5	손가락 펴기

점수	평가
0	통증 없음
1	최대 5번의 반복으로 통증이 있음
2	최종 가동역에서의 통증
3	약간의 운동으로 인한 통증

상지 통증 점수(The Spasticity-Associated Arm Pain Scale: SAAPS)은 표 7에 나타내었다[45)]. 또한 하지기능평가에는 Disability Assessment Scale(DAS)이 하지 경직 치료 계획을 추진하는 데는 유용하다고 여겨진다[46)].

2) Modified Ashworth Scale (MAS)

안정시 관절의 수동 운동시의 저항량을 단계화하는 평가법인 Modified Ashworth Scale(MAS)이 임상적으로 널리 사용되는 경직 평가법이다[47)](표 8). 이것은 1964년 Ashworth에 의해 5단계의 평가법으로 만들어졌고, 그 후 Bohannon 등에 의해 6단계로 수정된 평가법이다. MAS 1+이상이 통상, BONT-A 투여의 시점이라고도 한다[48)]. MAS 평가 시의 수동의 신장 속도는 "rapid passive stretch"라고 되어 있음에 유의해야 한다[49)]. 상지 경직의 평가법으로서의 MAS의 신뢰성과 타당성이 밝혀지고 있다. 근전도를 이용한 신경생리학적 검사법과 비교하면, MAS에 의한 경직 평가법의 민감도(sensitivity)는 0.5이며, 특이도(specificity)는 0.92여서 민감도가 떨어지는 것에 유의해야 한다[50)]. 근전도와 같은 전기생리학적 방법이 경직의 치료와 평가에 있어서는 객관적인 측면에서 조금 더 유용하다고 여겨진다[51)].

이 책 다른 장에서 기술되어 있는 경직 환자의 보행에 있어서의 Gait Judge System®

표 8 경직의 평가 척도: Modified Ashworth Scale (MAS) [47]

스코아	평가
1	근 긴장의 증가가 관찰되지 않는다.
2	굴곡 · 신전의 끝에서 약간의 저항을 느끼는 가벼운 근긴장의 항진이 있다
1+	명백히 지속되는 저항감을 느끼게 되며 걸림이 있고, 관절 가동 범위 ½ 이하에서 가벼운 근긴장 항진이 관찰된다.
2	보다 뚜렷한 근긴장 항진을 전 관절 가동 영역에서 느껴진다. 그러나 운동은 용이하게 가능하다.
3	상당한 근육 긴장 항진이 있다. 수동 운동은 어렵다
4	관절이 굳어 굴곡 · 신전은 어렵다.

에 의한 하지 표면 근전도(surface EMG) 평가도 유용하다고 말할 수 있다.

3) Tardieu Scale

경직의 평가에서 대상근 수동 신장 시에는 신장 속도와 대상근의 구축(단축) 정도를 평가할 필요가 있다. 1954년 Tardieu가 근육의 신장 속도를 가미한 Tardieu Scale을 발표하였으며[52], 프랑스어로 논문을 발표하였기 때문에 처음에는 큰 주목을 받지 못했지만, 그 후 경직과 구축의 감별 방법으로서 Tardieu Scale의 유용성이 재평가되었다[53].

Tardieu Scale은 MAS에 비교하여, 수동 운동 시 근육의 경직을 정량적 평가가 가능할 뿐만 아니라, 속도 의존성의 증상과 관절 가동 영역, 간대성 근경련(clonus)을 평가할 수 있는 장점이 있다고 지적되고 있다[54].

경직근의 단축, 구축과 경직을 보다 정확하게 평가하기 위해, Gracies는 수정 Tardieu Scale(modified tardieu scale)를 이용한 새로운 경직의 정량적 평가법을 제안하였다[55]. 수정 Tardieu Scale은 정상의 수동적 관절 각도(XVN), 최대 느린 속도에서 신장시 수동적 관절 각도(XVN), 최대 급속 신장시 수동적 관절 각도(XV1), 주동근(主動筋)의 자동운동에 의한 관절 각도(XVA), 15회 연속한 주동근 자동운동에 의한 관절 각도(XVA15)의 다섯 가지 매개변수의 평가를 대상근별로 실시한다. 이들 측정값을 이용하여

- 대상근의 단축계수(coefficients of shortening): $(X_N - XV_1)/X_N$
- 경직 계수(spasticity): $(XV_1 - XV_3)/XV_1$
- 근력저하 계수(weakness): $(XV_1 - X_A)/XV_1$
- 피로 계수(fatigability): $(X_A - XA_{15})/X_A$

를 산출하고, 경직근의 특성을 정량화한다.

그림 11에 하퇴근으로의 BONT-A 투여 전후의 뇌졸중 편마비 경직의 예에서, Gracies가 제안한 MTS에서 평가한 비복근 발목관절 배굴각도의 추이를 그래프화 했다(자체 실험의 예).

BONT-A(Botox®)투여의 경직 치료에 의해 XV_3가 XV_1에 근접하여 경직 치료 효과를 확인함과 동시에, XV_1이 XV_N간에는 여전히 간격이 있음을 파악할 수 있다. 결과적으로 1차 BONT-A 투여로는 구축과 경직 치료는 불충분하며, 12주후의 재투여가 필요하며, 나아가 뇌졸중 후 빠른 시점에서 BONT-A 투여하는 것이 효과적이라는 것을 시사하며, 임상에서 본 평가법이 유용성이 있을 것으로 여겨진다.

보툴리눔 독소 치료 및 재활치료를 병행한 효과에 관한 체계적 고찰(systematic review)에서, 경직의 치료 효과 판정법의 사용빈도는 MAS 다음으로 Tardieu Scale가 뒤를 잇고 있다[7]. 특히 유럽권에서 경직 치료의 논문에

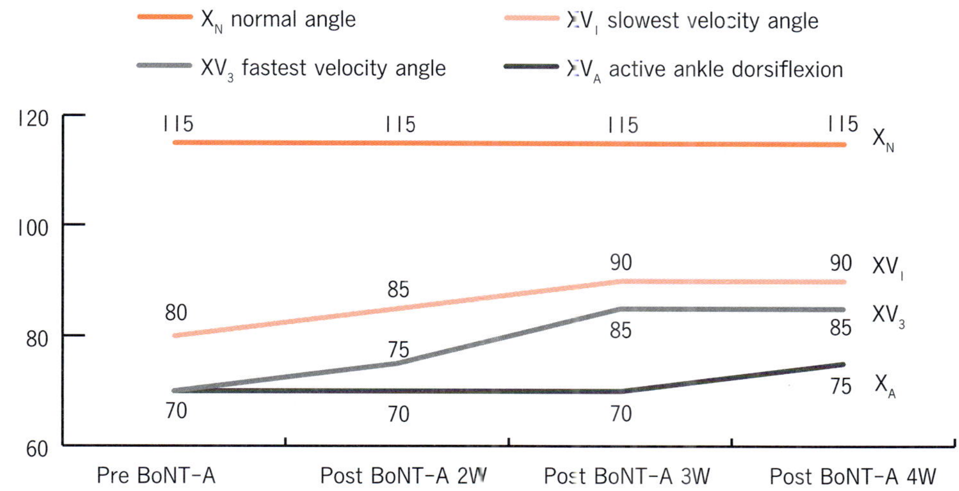

그림 11 BoNT-A 투여 전 · 후 발목관절 배굴가동 영역
(MTS의 Gracies에 의한 평가법의 사용, 자체 시험 예)

는 널리 채용되고 있으며, 일본에서도 MTS 평가법의 신뢰성과 유용성을 지지하는 보고가 이어지고 있다[56].

6 뇌졸중 후 상 · 하지 경직에 보툴리눔 독소의 조기 개입과 투여의 실제

1) 보툴리눔 독소의 조기 개입의 효과

뇌졸중 후에 생기는 경직은 근육 과활동과 구축의 촉진 인자가 되어, 마비가 된 상 · 하지의 기능 회복을 저해한다. 그 때문에, 경직에 대한 조기 보툴리눔 독소 투여의 무작위 대조시험(Randomized controlled trial: RCT) 연구가 최근 많이 보고되고 있다.

중증 상지마비(Action Research Arm Test: ARAT에서 점수 2 이하의 군)의 뇌졸중 환자군에 대해, 발병 후 6주 이내에 BoNT-A(Onabotulinumtoxin A)를 투여(투여 부위와 단위수는 표 9)하고, RCT에서 의 효과 검증을 실시하고 있다[57](그림 12). 치료군에는 평균 발병 후 18±9.3일 사이에 BoNT-A가 투여되었다. 결과는 팔꿈치 관절과 손목 관절의 경직의 진전과 구축의 진행, 조기에 경직 치료를 위한 보조기 사용 필요성이 유의미하게 적어지고 있는 것으로 보고되고 있어, 경직과 구축의 진행을 예방하는 효

표 9 뇌졸중 후 상마비 경축에 대한 발병 후 조기 Onabotulinum toxinA 투여(평균 발병 후 18일 ± 9.3일의 효과 검증[57]

대상근	용량(단위수)	희석 용량
상완이두근	40U	0.8cc
상완근	40U	0.8cc
천지굴근	25U	0.5cc
심지굴근	25U	0.5cc
척측수근굴근	15U	0.3cc
요측수근굴근	15U	0.3cc

(문헌 57에서 인용)

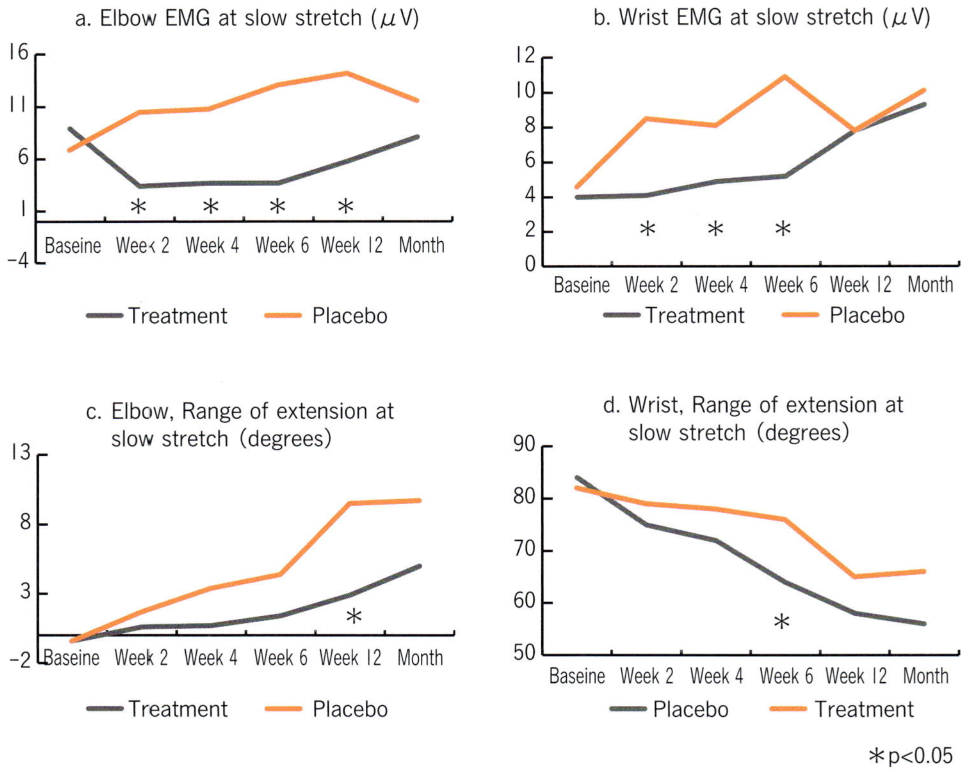

그림12 조기 보툴리눔 독소 제제 투여에 의한 경직 및 구축 경감 효과[57]

(문헌 57에서 개변하여 인용)

과가 분명하였다.

또 조기 투여가 경직 경감뿐만 아니라, 재투여 시기를 늦출 수 있음을 밝힌 RCT가 보고되고 있다(ONTIME Pilot Study). 발병 후 평균 5.86주에 상지경직(MAS 2 이상)에 BONT-A를 투여한 치료군에서는 MAS의 개선이 장기적으로 지속되어, 재투여 시기를 늦출 수 있음이 밝혀졌다[58].

BONT-A의 조기 투여의 장기적인 코호트 연구로서, 발병으로부터 90일이내 투여군과 90일 초과 투여군 간의 경직 진행평가의 분석이 보고되었다. 결과는 90일 초과 투여군의 MAS는 4주와 12주 시점에서, 90일 이내 투여군의 24주를 상회하고 있다는 것이 밝혀졌다. 투여 후 1개월과 3개월후의 경직을 억제하기 위해서는, 발병 3개월 이내의 투여가 선택되어야 한다고 결론내고 있다[59].

또한 후향적 연구이지만, 뇌졸중 발병으로부터 평균 6.4주에 BONT-A를 투여한 조기 투여군에서는 지연 투여군(발병후 평균 49.6주)에 비해, 재투여를 요하는 기간은 유의미하게 늘어나고 있으며(23.1주 vs 14.6주), 조기에 고용량의 BONT-A를 투여하는 것의 유용성이 보고되고 있다[58].

근육 과활동으로서의 경직과 구축은 뇌졸중후의 운동마비와 견줄 수 있는 중요한 기능장애이지만, 조기에 BONT-A의 선택적 투여에 의한 국소 경직치료가 유용한 것으로 밝혀지고 있다. 경직의 치료와 더불어, 어떤 재활 치료가 필요할 것에 관해서는 이 책의 다른 항을 참조하기 바란다. 경직 치료와 병행한, 운동마비 회복을 위한 운동 재학습(motcr relearing)의 재활치료를 효과적으로 진행하는 것이 바람직한 회복으로 이끌 수 있다[19].

2) A형 보툴리눔 독소 제제 투여하는 근육의 선택과 투여량

경직근에 대한 BONT-A의 투여량에 관하여 증거가 되는 데이터는 현재로서는 아직 브족한 것으로 지적되고 있다[60]. 그 때문에 표준적인 투여근과 투여량의 문헌상의 보고를 참고하여 경직의 중증도, 임상평가를 바탕으로 투여량을 결정한다. **표 10, 11**은 상지 및 하지 경직에 대하여, 일본에서의 투여 근육과 평균적 투여량을 2012년부터 2013년까지 조사하여 기무라(木村) 등이 정리한 결과이다. 이 시기 BONT-A의 투여는 상지는 상한 240단위, 하지는 상한 300단위, 상 · 하지 동시 투여의 상한 360단위였다[61]. **표 12**는 이탈리아에서 뇌졸중 후 경직에 대한 Onabotulinum toxin A의 상지 상한 250단위, 하지 상한 300단위 중에서, 대상근에 대한 표

표 10 일본의 보툴리눔 치료 현황(상지)[61]

투여 빈도가 높은 조합(상지)	투여 회수	투여량 PM	투여량 BB	투여량 FCR	투여량 FCU	투여량 FDS	투여량 FDP	투여량 FPL	투여량 AP
BB+FCR+FCU+FDS+FDP	17		43.5	46	45	43.5	42.4		
FCR+FCU+FDS+FDP	12			50.8	49.2	51.3	51.3		
FDS+FPL+AP	10					49		36	25
PM+BB+FCR+FCU+FDS	6	41.7	58.3	33.3	28.3	45			
FCR+FCU+FDS+FDP+FDL	7			51.4	48.6	46.4	48.6	33.6	
BB+FDS+FDP+FPL	5		77			60	60	27	
FCR+FCU+FDS+FDP+FPL+AP	5			50	50	50	50	20	20
BB+FCR+FCU+FDS	5		64	34	34	43			
PM+BB+FCR+FCU+FDS+FDP+FPL	4	20.6	32.5	20.6	20.6	51.9	46.9	23.1	

* PM: 대흉근(pectoralis major), BB: 상완이두근(biceps brachii), FCR: 요측수근굴근(flexor carpi radialis), FCU: 척측수근굴근(flexor carpi ulnaris), FDS: 천지굴근(flexor digitorum superficialis), FDP: 심지굴근(flexor digitorum profundus), FPL: 장모지굴근(flexor pollicis longus) , AP: 모지내전근(adductor pollicis)

표 11 일본의 보툴리눔 치료 현황(하지)[61]

투여 빈도가 높은 조합(하지)	투여회수	투여량 GC	투여량 SOL	투여량 TP	투여량 FDL	투여량 TA
GC+SOL+TP+FDL	48	112	87.5	50.1	35.4	
GC+SOL+TP	38	123	73.5	61.3		
GC+TP+FDL	10	90		62.5	47.5	
TP+FDL	9			73.3	62.2	
GC+SOL+TP+TA	8	104	45.3	75.3		62.5
GC+SOL	4	162	75			

GC: 비복근(gastrocnemius), SOL: 가자미근(gastrocnemius), TP: 후경골근(tibialis posterior), FDL: 장지굴근(flexor digitorum longus), TA: 전경골근(tibialis anterior)

표 12 이탈리아에서의 뇌졸중 후 상지경축 · 하지경축에 대한 Onabotulinum toxin A의 표준적 투여량[62]

부위	투여량	부위	투여량	부위	투여량
대흉근 (pectoralis major)	75U	천지굴근(flexor digitorum superficialis)	55U	내측 햄스트링 (medial hamstrings)	100U
광배근 (latissimus dorsi)	75U	심지굴근(flexor digitorum profundus)	55U	외측 햄스트링 (lateral hamstrings)	80U
견갑하근 (inraspinatus)	50U	장모지굴근(flexor pollicis longus)	35U	대퇴사두근(quadriceps)	100U
대원근(teres major)	35U	모지내전근(adductor pollicis)	20U	비복근(gastrocnemius)	75U
상완이두근 (biceps brachii)	75U	단모지굴근(flexor hallucis brevis)	20U	가자미근(soleus)	75U
완요골근 (brachioradialis)	50U	충양근lumbricals)	35U	전경골근 (tibialis anterior)	60U
상완근 (brachialis)	70U	장내전근 (adductor longus)	75U	후경골근 (tibialis posterior)	75U
원회내근 (pronator teres)	40U	대내전근 (adductor magnus)	90U	장모지신근(extensor hallucis longus)	50U
방형회내근	30U	박근(gracilis)	60U	장모지굴근 (flexor pollicis longus)	45U
척측수근굴근 (flexor carpi ulnaris)	50U	장요근(Iliopsoas)	75U	장지굴근(flexor digitorum longus)	55U
요측수근굴근 (flexor carpi radialis)	50U	대퇴직근 (rectus femoris)	75U	단지굴근(flexor digitorum brevis)	30U

(문헌 62에서 개정하여 인용)

준적인 투여량의 조사 결과이다[62]. **표 13, 14**는 IAB(Interdisciplinary Working Group for Movement Disorders)라는 국제적인 워킹 그룹에서 보고한 경직 치료의 가이드라인에 따른 상지경직과 하지 경직에 대한 투여의 정리이다[8]. 실투여 데이터베이스를 바탕으로, 선택근의 투여 빈도(%)와 평균적인 BONT-A 투여량이 제시되어 있다. Onabotulinum toxin A와 Incobotulinum toxin A가 대상이며, 다른 브랜드 제제의 혼재 사용인 것, 또 각국에서 상한 단위수는 다르다는 점에 유의해야 하며, 또, 이 보고에서는 원인 질환은 기재되어 있지 않지만 투여근의 선택 빈도와 투여량은 참고가 되는 보고이다.

* * *

뇌졸중 후 경직에 대한 보튤리늄 독소 치료의 도입은 뇌졸중 재활치료의 역사를 다시 쓸 수 있는 매우 유망한 치료 선택지가 되고 있다. 경직의 원인, 병태를 정확하게 이해하고 임상에서 평가를 실시하여, 적절한 시기에 BONT-A를 투여하고 재활훈련을 병행해야 한다. 뇌졸중 후 경직에 보튤리늄 독소 치료의 목적은 만성화된 경직과 구축을 방지하는 것과, 재활치료와 병행하여 운동마비의 회복으로 연결되는 바람직한 신경가소성을 끌어내는 것이다. 그리고 뇌졸중 후 경직은 조기부터의 적절한 재활치료가 개시되고, 또한 3단계 회복까지 계속되어 운동마비의 회복이

표 13 상지 경직의 평균적 투여량[11)]

(Target muscle Average: 6.5 ± 2.7, Dose Average: 386.8 ± 167.2MU, 60-900MU)

Target muscle	Typical dose (mean MU)	Target muscle usage %	Target muscle	Typical dose (mean MU)	Target muscle usage %
대흉근 (pectoralis major)	58.5±24.1	50	원회내근(pronator teres)	42.0±6.2	25
광배근(latissimus dorsi) /대원근(teres major)	64.4±21.0	34	척측수근신근 (extensor carpi ulnaris)	65.0±30.0	5
삼각근(deltoid)	58.6±16.6	18	요측수근신근 (extensor carpi radialis)	70.0±42.4	3
상완이두근 (biceps brachii)	63.5±23.4	79	천지굴근 (flexor digitorum superficialis)	74.9±31.7	88
완요골근 (brachioradialis)	43.7±12.4	34	심지굴근 (flexor digitorum profundus)	75.7±32.5	76
상완삼두근(triceps)	53.3±19.3	30	장모지굴근 (flexor pollicis longus)	39.4±10.8	40
상완근(brachialis)	45.7±9.8	9	총지신근(extensor digitorum)	70.0±14.1	3
척측수근굴근 (flexor carpi ulnaris)	61.7±21.4	74	모지내전근(adductor pollicis)	47.3±18.0	28
요측수근굴근 (flexor carpi radialis)	52.5±20.3	30	충양근(lumbricals)	45.6±9.2	23

표 14 하지 경직에 대한 평균적 투여량[11)]

(Target muscle Average: 4.3 ± 1.4, Dose Average: 270.4 ± 95.7MU, 40-400MU)

Target muscle	Typical dose (mean MU)	Target muscle usage %	Target muscle	Typical dose (mean MU)	Target muscle usage %
장요근(Iliopsoas)	50.0±14.1	8	후경골근 (tibialis posterior)	71.8±25.6	68
내전근군 (adductor group)	83.3±36.7	24	전경골근 (tibialis anterior)	50.0±14.1	8
대퇴사두근(quadriceps)	63.3±29.4	24	단지굴근 (flexor digitorum brevis)	88.0±47.3	40
햄스트링(hamstrings)	65.0±25.2	16	장지굴근 (flexor digitorum longus)	60.0±16.3	16
외측 비복근 (lateral gastrocnemius)	56.5±20.3	68	장모지신근 (extensor hallucis longus)	52.5±21.2	32
내측 비복근 (medial gastrocnemius)	52.7±10.1	44	장모지굴근 (flexor hallucis longus)	68.6±254	28
가자미근(soleus)	53.3±19.7	48			

양호하면 경직의 가시화를 막는 것이 가능하다는 사실도 밝혀지고 있다. 증거가 되는 수많은 문헌이 나오고 있으며, 새로운 식견을 섭렵하여 가는 작업도 게을리해서는 안된다고 생각된다.

문헌

1) Lance JW: Symposium Synopsis. In Feldman RG et al (eds): Spasticity: disordered motor control. Year Book Medical Publishers, Chicago, 1980, pp485-494.

2) Mayer NH, EsquenaziA: Muscle overactivity and movement dysfunction in the upper motoneuron syndrome. *Phys Med Rehabil Clin N Am* **14**：855-883. 2003.

3) Pandyan AD, Gregoric M, Barnes MP, et al: Spasticity: Clinical perceptions, neurological realities and meaningful measurement. *Disabil Rehabil* **27**: 2-6, 2005.

4) Albanese A:Terminology for preparations of botulinum neurotoxins: what a difference a name makes. *JAMA* **305**: 89-90 2011.

5) Hara T, Momosaki R, Niimi M, et al: Botulinum Toxin Therapy Combined with Rehabilitation for Stroke: A Systematic Review of Effect on Motor Function. *Toxins (Basel)* **11**: 707, 2019.

6) OpoKa K, Filip M, Mirek E, et al: The use of combined therapy in the treatment of lower limb spasticity among the patients after stroke -a review of literature. *Med Rehabil* **23**: 36-41. 2019.

7) Francisco GE, Wissel J, Platz T, Li S: Post-Stroke Spasticity. *Clinical Pathways in Stroke Rehabilitation* **15**: 149-173, 2021.

8) Dressler D, Altavista MC, Altenmueller E, et al: Consensus guidelines for botulinum toxin therapy: general algorithms and dosing tables for dystonia and spasticity. *J Neural Transm (Vienna)* **128**: 321-335, 2021.

9) 日本脳卒中学会　脳卒中治療ガイドライン委員会編：脳卒中治療ガイドライン2021. 協和企画, 2021, pp268-270,

10) Francisco GE Wissel J Platz T, et al: Post-stroke spasticity. *Clinical Pathways in Stroke Rehabilitation* **15**: 149-173, 2021.

11) Sanger T, Delgadc M, Spira D, Hallett M, Mink J: Classification and definition of disorders causing hypertonia in childhood. *Pediatrics* **111**: 89-97, 2003.

12) Denny-Brown D: The cerebral control of movement. *Liverpool University Press*, 1966.

13) Burke D, Wissel J, Donnan GA: Pathophysiology of spasticity in stroke. *Neurology* **80** (Suppl 2):S20-26, 2013.

14) 正門由久：上肢・下肢痙縮に対するボツリヌス治療の現状と課題. 日本ボツリヌス治療学会第2回学術集会, 特別講演, 2015.10. 2.

15) 正門由久：痙縮の病態生理. *Jpn J Rehabil Med* **50**: 505- 510, 2013.

16) Mayer NH: Clinicophysiologic concepts of spasticity and motor dysfunction in adults with an upper motoneuron lesion. *Muscle Nerve Suppl* **6**: S1-13, 1997.

17) Gracies JM: Pathophysiology of impairment in patients with spasticity and use of stretch as a treatment of spastic hypertonia. *Phys Med Rehabil Clin N Am* **12**:747-768,2001.

18) Li S, Chen YT, Francisco GR, et al: A Unifying Pathophysiological Account for Post-stroke Spasticity and Disordered Motor Control. *Front Neurol* **10**: 2019. doi: 10.3389/fneur.2019.00468.

19) Li S：Spasticity, motor recovery, and neural plasticity after stroke, *Front Neurol* **8**: 120, 2017. doi: 10.3389/fneur.2017.00120.

20) 高橋宣成：痙縮の定義をめぐる混乱. *Jpn J Rehabil Med* **53**：642-649, 2016.

21) Chang S-H, Durand-Sanchez A, DiTommaso C, Li S: Interlimb interactions during bilateral voluntary elbow flexion tasks in chronic hemiparetic stroke. *Physiol Rep* **1**, 2013. doi: 10.1002/phy2.10.

22) Gracies JM: Pathophysiology of impairment in patients with spasticity and use of stretch as a treatment of spastic hypertonia. *Phys Med Rehabil Clin N Am* **12**: 747-768, 2001.

23) 日本神経治療学会治療指針作成委員会編集：標準的神経治療：ボツリヌス治療：痙縮のボツリヌス治療. 神経治療 **30**：487-489, 2013.

24) Kaji R: Direct central action of intramuscularly injected botulinum toxin; is it harmful or beneficial? *J Physiol* **591**: 749-749, 2013.

25) Gracies JM: Pathophysiology of spastic paresis. I: Paresis and soft tissue change. *Muscle Nerve* **31**: 535-551. 2005.

26) Gracies JM: Pathophysiology of spastic paresis. II: Emergence of muscle over activity. *Muscle Nerve* **31**: 552-571, 2005.

27) Gioux M, Petit J: Effects of immobilizing the cat peroneus longus muscle on the activity of its own spindles. *J Appl Physiol* **75**: 2629-2635, 1993.

28) Giger JM, Bodell PW, Zeng M, Baldwin KM, Haddad F: Rapid muscle atrophy response to unloading: pretranslational processes involving MHC and actin. *J Appl Physiol* **107**: 1204-1212, 2009.

29) Baptista IL, Leal ML, Artioli GG, Aoki MS, Fiamoncini J, Turri AO, et al: Leucine attenuates skeletal muscle wasting via inhibition of ubiquitin ligases. *Muscle Nerve* **41**:800-808, 2010.

30) Kelleher AR, Gordon BS, Kimball SR, Jefferson LS: Changes in REDD1, REDD2, and atrogene mRNA expression are prevented in skeletal muscle fixed in a stretched position during hindlimb immobilization. *Physiol Rep* **2**: e00246, 2014.

31) Krishnan RV. Botulinum toxin: from spasticity reliever to a neuromotor re-learning tool. *Int J Neurosci* **115**: 1451-1467, 2005.

32) 鈴木俊明：脊髄の運動制御. 関西理学 **5**：1-9, 2005.

33) 田中聞一：固縮と痙縮；その基礎と臨床. 医学書院,

1975.
34) Marchand-Pauvert V, Aymard C, Giboin LS, Dominici F, Rossi A, Mazzocchio R: Beyond muscular effects: depression of spinal recurrent inhibition after botulinum neurotoxin A. *J Physiol* **591**: 1017-1029, 2013.
35) Swayne OBC, Rothwell JC, Ward NS, et al: Stages of Motor Output Reorganization after Hemispheric Stroke Suggested by Longitudinal Studies of Cortical Physiology. *Cereb Cortex* **18**:1909-1922, 2008.
36) 原寛美：脳卒中運動麻痺回復可塑性理論とステージ理論に依拠したリハビリテーション. 脳外誌 **21**：516-526, 2012.
37) Huynh W, Krishnan AV, Cindy SY et al: Botulinum toxin modulates cortical maladaptation in post-stroke spasticity. *Muscle Nerve* **48**：93-99, 2013.
38) Burridge JH, Wood DE, Hermens HJ, et al: Theoretical and methodological considerations in the measurement of spasticity. *Disabil Rehabil* **27**: 69-80, 2005.
39) Allison R, Shenton L, Bamforth K, et al: Incidence, Time Course and Predictors of Impairments Relating to Caring for The Profoundly Affected arm After Stroke: A Systematic Review. *Phisother Res Int* **21**: 210-227, 2016.
40) De Jong LD, Hoonhorst MH, Stuive I, et al: Arm motor control as predictor for hypertonia after stroke: a prospective cohort study. *Arch Phys Med Rehabili* **92**: 1411-1417, 2011.
41) Kong Kh, Lee J, Chua KS：Occurrence and temporal evolution of upper limb spasticity in stroke patients admitted to a rehabilitation unit. *Arch Phys Med Rehabili* **93**: 143-148, 2012.
42) Lundstrom E, Smith A, Terent A, et al: Time-course and determinants of spasticity during the first six months following first-event stroke. *J Rehabili Med* **42**: 296-301, 2010.
43) Allison R, Shenton L, Bamforth K, et al: Incidence, time course and predictors of impairments relating caring for the profoundly affected arm after stroke: a systematic review. *Physiother Res Int* **21**: 210-227, 2016.
44) Wissel J, Schelosky LD, Scott J, et al: Early development of spasticity following stroke: a prospective, observational trial. *J Neurol* **257**:1067-1072, 2010.
45) Fheodoroff K, Kossmehl P, Wissel J: Validity and reliability of the spasticity-associated arm pain scale. *J Pain Manag Med* **3**: 127, 2017.
46) Mehrholz J, Wagner K, Rutte K, et al: Predictive validity and responsiveness of the functional ambulation category in hemiparetic patients after stroke. *Arch Phys Med Rehabil* **88**:1314-1319, 2007.
47) Bohannon RW, Smith MB: Interrater reliability of a modified Ashworth scale of muscle spasticity. *Phys Ther* **67**: 206-207, 1987.
48) Hesse S, Mach H, Fröhlich S, et al: An early botulinum toxin A treatment in subacute stroke patients may prevent a disabling finger flexor stiffness six months later: a randomized controlled trial. *Clin Rehabil* **26**:237-245, 2012.
49) Picelli A, Santamano A, Cosma M, et al: Early Botulinum Toxin Type A Injection for Post-Stroke Spasticity: A Longitudinal Cohort Study. *Toxins* **13**: 374, 2021. doi.org/10.3390/toxins13060374.
50) Meseguer-Henarejos AB, SăNchez-Meca J, López-Pina JA, et al: Inter-and intra-rater reliability of the modified Ashworth scale: a systematic review and meta-analysis. *Eur J Phys Rehabil Med* **54**: 576-590, 2018.
51) Jones P, Rotte C, Pandyan A: An investigation into the agreement between clinical, biomechanical and neurophysiological measures of spasticity. *Clin Rehabil* **22**: 1105-1115, 2008.
52) Tardieu G, Shentoub S, Delarue R: A la recherche d'une technique de mesure de la spasticite. *Rev Neurol* **91**: 143-144. 1954.
53) Patrick E, Ada L. The Tardieu Scale differentiates contracture from spasticity whereas the Ashworth Scale is confounded by it. *Clin Rehabil* **20**:173-182. 2006.
54) Haugh A, Pandyan A, Johnson G: A systematic review of the Tardieu scale for the measurement of spasticity. *Disabil Rehabil* **28**: 899-907, 2006.
55) Gracies JM: Coefficients of impairment in deforming spastic paresis. *Ann Phys Reha Med* **58**: 173-178, 2015.
56) 竹内伸行，田中栄里，桑原岳哉ほか：Modified Tardieu Scaleの臨床的有用性の検討；脳血管障害片麻痺患者における足関節底屈筋の評価. 理学療法学 **33**: 53-61, 2006.
57) Lindsay C, Ispoglou S, Helliwell B, et al: Can the early use of botulinum toxin in post stroke spasticity reduce contracture development? A randomised controlled trial. *Clin Rehabil* **35**: 399-409, 2021.
58) Rosales R, Balcaitien J, Berard H, et al: Early AbobotulinumtoxinA (Dysport®) in Post-Stroke Adult Upper Limb Spasticity: ONTIME Pilot Study. *Toxins* **10**:253, 2018.
59) Woo J, Mas MF, Zhang J, et al：Real-world analysis of botulinum toxin (BoNT) injections in post-stroke spasticity: Higher doses of BoNT and longer intervals in the early-start group. *J Neurol Sci* **425**: 117449, 2021.
60) Wissel J, Bensmail D, Ferreira JJ, et al：Safety and efficacy of incobotulinumtoxinA doses up to 800 U in limb spasticity: the TOWER study. *Neurology* **88**: 1321-1328, 2017.
61) 木村彰男ほか：上下肢痙縮を有する脳卒中後の片麻痺患者を対象としたA型ボツリヌス毒素製剤投与状況の調査. *Jpn J Rehabil Med* **52**: 421-430, 2015.
62) Sandrini G, Baricich A, Cisari C, et al：Management of spasticity with onabotulinumtoxinA: practical guidance based on the Italian real-life post-stroke spasticity survey. *Functional Neurology* **33**: 37-43, 2018.

1-2
보툴리눔 독소 치료의 기초

무카이 요헤이(向井洋平), 카지 타츠아(梶　龍兒)

보툴리눔 독소는 그람 양성 혐기성균의 Clostridium Botulinum에 의해 생산되는 독소로 항원성에서 개의 혈청형(A~H)로 분류된다. 모두 운동신경 종말에 작용하여, 운동신경 종말로부터의 신경전달물질(아세틸콜린)의 방출을 저해하고, 근육의 이완을 발생시킨다. 예로부터 식중독의 원인으로 많은 사람과 가축의 목숨을 앗아갔지만, 1970년대 안과의사였던 Scott이 A형 보툴리눔 독소에 의한 사시의 치료를 보고했다.[1] 이것이 보툴리눔 독소를 의료용으로 전용한 최초의 보고이며, 1980년대 이후에는 구미 여러 국가에서 급속히 보툴리눔 독소의 의료 응용이 확산되었다. 현재, 보툴리눔 독소 제제는 전 세계 70개국 이상에서 사용되며, 안검경직, 한쪽 안면 경련, 경직성 사경(spasmotic torticollis), 경직, 사시, 편두통, 다한증, 미간의 표정근, 식도 이완불능증, 과긴장성 방광 등의 수많은 질환에 효과가 있는 것으로 인식되고 있다. 현재 A형(Botox®, Xeomin®, Dysport®)과 B형(NeuroBloc®/MyoBloc®)이 의료에 응용되고 있다.

일본에서는 1997년에 A형 보툴리눔 독소 제제 Botox®의 판매가 개시되었다. 그러나, 보험 적용으로 사용할 수 있는 대상 질환이 안검경직, 한쪽 안면 경직, 경직성 사경에 국한되는 상황이 오래 지속되었다. 이 세 질환은 유병률이 그다지 높지 않고, 환자는 일부의 의료 기관에 집중하는 경향이 있었다. 그 후, 2008년에 '2세 이상 소아 뇌성마비 환자의 하지 경직에 따른 첨족', 2010년에 '성인의 상 · 하지 경직'이 적응 질환에 더해짐으로써 보험 적용으로 보툴리눔 독소 제재가 사용되는 빈도는 증가하고 있으며, 향후 급격히 증가할 가능성이 있다.

이 책에서는 보툴리눔 독소 제제의 작용 기전과 특성 및 보툴리눔 독소 제제를 사용하는데 도움이 되는 지식을 소개한다.

❶ 보툴리눔 독소

보툴리눔 독소에 관련한 보고는 기초 분야에서 임상 분야까지 다수 있지만, 보툴리눔 독소와 구성 성분을 나타내는 용어는 통일되어 있지 않다. 그래서, 이 글에서는 다음과 같이 용어를 정의해 둔다. 특별한 설명이 없는 한, 보툴리눔 독소(botulinum neurotoxin: BONT)는 복합체 독소와 신경독소 성분의 양쪽을 포함하는 표현으로 한다.

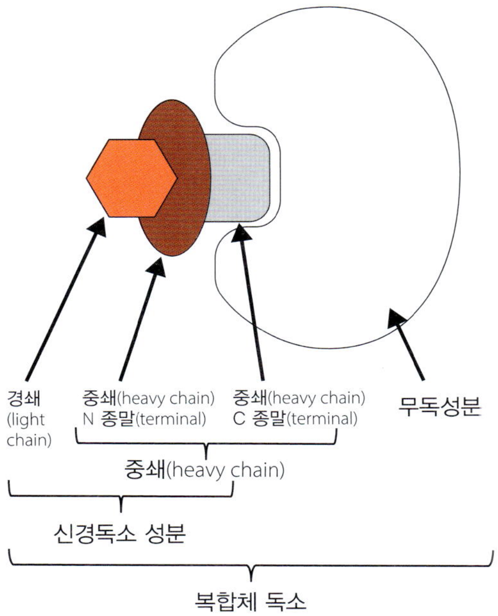

그림 1 보툴리눔 독소 구조의 모식도

1) 복합체 독소 (progenitor toxin)

복합체 독소(progenitor toxin)란, 신경독소 성분(neurotoxin: NTX)과 무독 성분으로 구성된 세균독소(**그림 1**)이다. 보툴리눔균이 생산하는 것은 이 복합체 독소이다. 약알카리 조건하에서 신경독소 성분과 무독 성분은 해리(解離)하는 것으로 알려져 있다.

2) 신경독소 성분

독성, 즉 근 이완 작용을 가진 단백으로, 구조상 경쇄(light chain: LC)와 중쇄(heavy chain: HC)로 나뉜다. 신경독소성 분만을 얻기 위해서는 보툴리눔균이 생산한 보툴리눔 독소를 처리하여 무독 성분을 제거하거나, 유전자 변형 단백으로서 신경독소 성분만을 발현시키는 방법을 생각할 수 있다.

3) 무독성분

적혈구 응집 활성을 나타내는 적혈구 응집소(hemagglutinin: HA)와 적혈구 응집 활성을 나타내지 않는 non-toxic non-hemagglutinin(NTNH)이 주요 구성 성분의 단백이다. 의료 목적으로 근육주사로 투여할 경우, 무독 성분이 없어도 근 이완 작용은 얻을 수 있다.

4) 보툴리눔 독소 제제

복합체 독소 혹은 신경독소 성분을 정제·희석 등의 과정을 거쳐 제제화한 것이다. 즉, 보툴리눔 독소 제제에는 무독 성분을 함유하는 복합체 독소 제제와, 무독 성분을 포함하지 않는 NTX 제제가 있다. 거의 모든 보툴리눔 독소 제제는 복합체 독소 제제에 포함되고, 시판되고 있는 상품으로는 Xeomin®만이 NTX 제제이다.

❷ 신경독소 성분

신경독소 성분은 분자량 약 5만의 경쇄와 분자량 약 10만 개의 중쇄로 이루어지며, 중쇄는 또한, 분자량 약 5만 정도의 중쇄 N 말단(HCN)과 중쇄 C말단(HCC)으로 나뉜다. 이것들은 각각 고유의 역할이 있다고 생각된다. 신경 종말에서 아세틸콜린이 개구 분비될 때에, 개구부에서 보툴리눔 독소는 침입하고, 시냅스 소포 내의 수용체에 중쇄 C 말단이 결합한다. 그 후, 중쇄 N 말단을 통해 세포질 내에 침입하고, 중쇄 N 말단에서 분리된 경쇄가 SNARE 단백의 일부를 절단한다(**그림 2**).

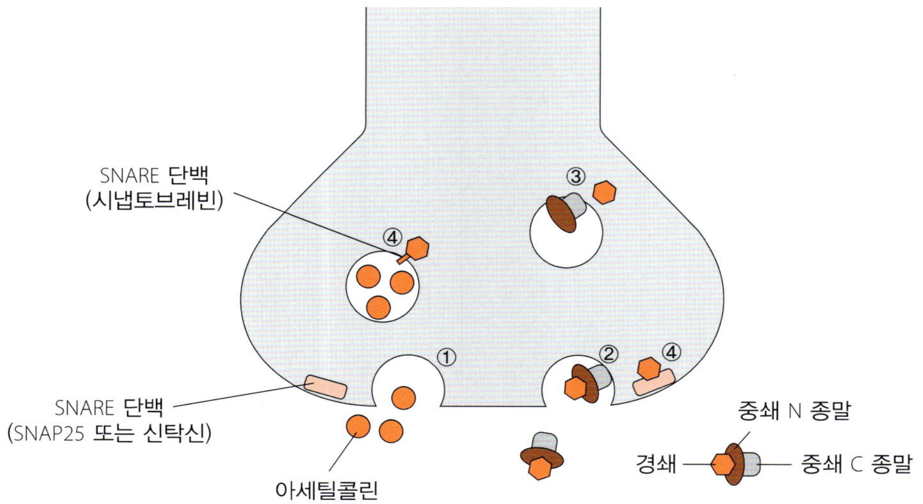

그림 2 신경독소성분작용기전

① 아세틸콜린이 시냅스 소포를 통해 운동신경 종말에서 방출된다. ② 시냅스 소포의 개구부로부터 신경독소 성분이 침입, 중쇄 C 말단이 시냅스 소포 내의 수용체에 결합한다. ③ 중쇄 N 말단을 통해 경쇄가 세포질 내로 침입한다. ④ 경쇄가 SNARE 단백을 절단한다(SNAP25는 A, C, F형 독소에 의해, 신탁신은 C형 독소에 의해, 시냅스타민은 B, D, F, G형 독소에 의해 각각 일부가 절단된다).

SNARE 단백에는 시냅스 소포에 존재하는 시냅토브레빈(synaptobrevin)과, 세포막에 존재하는 SNAP25 및 신탁신(syntaxin)이 있으며, 시냅스 소포가 세포막에 결합하기 위해 필요하다. SNARE 단백의 일부가 절단되면 아세틸콜린이 방출될 수 없게 되어, 신경근 접합부에서의 정보 전달이 차단되며, 지배근에 이완성 마비가 생긴다.

3 무독 성분

무독 성분을 구성하는 요소로서, HA와 NTNH가 있다. 무독 성분은 **그림 1**과 같이 HCC 부분을 덮도록 결합되어 있다고 생각되고 있으며[2], 신경독소성 부분과 무독 성분이 분리하지 않는 한 수용체에 결합할 수 없고, 신경세포질 내로 받아들여지지도 않는다. 따라서, 무독 성분을 제외한 보툴리눔 독소 제제는 빠르게 신경 종말로 흡수되어, 효과 발현까지의시간이나 확산 범위에 영향을 주지 않을까라고, 항상 지적되어 왔다. 무독 성분을 함유한 A형 보툴리눔 독소 제제(Botox®)와 포함되지 않는 A형 보툴리눔 독소 제제(Xeomin®)의 확산 범위를 비교한 보고가 있지만, 동물실험에서의 전기생리학적[3] 및 조직학적 비교[4], 사람을 대상으로 한 EDB(extensor digitorum brevis) 검사에 의한 비교[5,6], 임상 사용에 의한 비교[7]의 어느 쪽에서도 양자의 차이는 없었다는 보고가 대부분이다. [EDB 검사에 대해서는 후술하는 '보툴리눔독소 제제에 의한 치료에 반응하지 않는 증례'의 항(p.31)을 참조]

복합체 독소의 크기는 분자당 M독소로 300kDa, L독소에서 500kDa, LL독소로 900kDa(단 LL독소 1분자는 NTX2분자를 포

표 1 보툴리눔 독소 제제 비교 [10]

항목	Botox	Dysport	Xeomin	NeuroBloc/MyoBloc
제제명	Botox	Dysport	Xeomin	NeuroBloc/MyoBloc
일본명	보톡스®	미출시	제오민®	나보록®
독소형	A형 Hall주	A형	A형 Hall주	B형
제형	분말	분말	분말	용액
보관조건	8℃ 이하	8℃ 이하	25℃ 이하	8℃ 이하
보관기간	36개월	24개월	36개월	24개월
표적부위	SNAP25	SNAP25	SNAP25	VAMP
용액 pH	7.4	7.4	7.4	5.6
안정화	진공건조	동결건조	진공건조	낮은 pH에 의한 안정화
첨가물	HSA 500μg/100단위 NaCl 900μg/100단위	HSA 125μg/500단우 유당 2500μg/500단위	HSA 1mg/100단위 쇼당 4.7mg/100단위	HSA 0.5mg/mL 숙신산나트륨 0.01M NaCl 0.1M
사람에 대한 생물활성 (Botox = 1)	1	1~1/6	1	1/40
용해 후 사용 가능 시간	4시간	8시간	24시간	희석 후 4시간

(문헌 10에서 개정해서 인용)

함한다)이며, NTX가 150kDa인 것을 고려하면, 무독 성분이 차지하는 비율은 꽤 크다고 할 수 있다. 단백질이 증가하면 항원성이 증가할 가능성이 있어, 실제로 무독 성분, 특히 HA에 의해 중화항체가 생산되기 쉬워진다는 보고가 있다[8]. 다만, 토끼를 이용한 동물 실험에서는, 무독 성분을 가지지 않는 NTX는 중화항체가 유도되기 어려웠다는 보고[9]가 있는 한편, 사람에 있어서 항체의 생산 용이성에 관하여, LL 독소와 NTX 사이에 분명한 차이가 있다는 보고는 아직 되지 않고 있다.

4 보툴리눔 독소 제제

해외에서는 A형 보툴리눔 독소 제제로서 Botox®, Xeomin®, Dysport®이 유통되고 있다. Xeomin®만 NTX 제제이고, 나머지는 복합체 독소제제이다. 일본에서는 Botox®와 Xeomin®을 사용할 수 있다. B형 보툴리눔 독소제제로는 유일하게 NeuroBloc®/MyoBloc®가 있으며, 2011년 일본에서도 경직성 사경이 보험적용이 되어 사용할 수 있게 되었다. 또한, NeuroBloc®와 MyoBloc®는 발매되고 있는 지역마다 이름이 다르지만 같은 것이다(일본명 : 나블럭®).

표 1에 각 제제의 비교표를 나타낸다. 보툴리눔 독소의 1단위는 마우스의 복강 내에 투여했을 때에 약 50%의 확률로 죽음에 이르게 할 수 있는 양이라고 규정되어 있지만, 사람에 대한 생물활성은 제제에 따라 다르다. 특히 A형 보툴리눔 독소 제제와 B형 보툴리눔 독소 제제의 차이는 크며, 사람에서 같은 치료 효과를 얻기 위해서는 NeuroBloc®/MyoBloc®는 Botox®의 약 40배의 단위수가 필요하다. 전술한 바와 같이 A형 독소는 SNAP25를, B형 독소는 VAMP를 절단하기 때문에 마우스(쥐)와 사람에서는 독소형에 대한 감수성에 차이가 있는 것이 가장 큰 원인이라고 생각된다.

A형 보툴리눔 독소 제제 사이에서도 Botox®와 Xeomin®은 사람에 대한 생물활성이 거의 같지만, Dysport®의 생물활성은 Botox®와 다르다고 하는 보고가 많다. Botox®와 Xeomin®이 함께 A형 보툴리눔균 Hall주의 독소로부터 제조되는 데 반해, Dysport®는 다른 균를 사용하고 있을 가능성이 있으며, 이것이 생물활성의 차이를 일으키는 원인일지도 모른다.

캐나다 · 중국 · 한국 등의 제약회사도 보툴리눔 독소 제제를 판매하고 있지만[11], 그 효과나 안전성에 관해서는 보고가 적고, 불확실한 점이 많다.

5 B형 보툴리눔 독소 제제

다기관 무작위 시험에 의한 NeuroBloc®/MyoBloc®와 Botox®의 경직성사경 환자를 대상으로 한 비교에서는 Toronto Western Spasmodic Torticollis Rating Scale(TWSTRS)에 따른 평가에서 치료 효과에 양자의 차이가 없었다고 한다[12]. 한편으로, 연하장애와 입마름은 Botox®가 유의미하게 많다(dysphagia: Botox® 19% vs NeuroBloc®/MyoBloc® 48%, $p = 0.0005$; dry mouth : Botox® 41% vs NeuroBloc®/MyoBloc® 80%, $p < 0.0001$)라고 하며, 다른 보고에서도 연하장애나 구갈이 많다고 지적되고 있다[13]. 이러한 부작용의 보고는 Botox®가 보다 주위로 확산되기 쉽고, 또한 자율신경에 대한 작용이 강하다는 것을 보여준다. 후자의 부작용에 대해서는 침흘림(sialorrhea)이나 다한증의 치료에 응용할 수 있는 성질이라고도 할 수 있다. 효과 지속시간에 관해서는 Botox® 쪽이 NeuroBloc®/MyoBloc®보다 지속시간이 길다(Botox® 14 weeks, NeuroBloc®/MyoBloc®12.1 weeks, $p=0.033$)는 보고[12]도, 같은 정도(Botox®13.1 vs. NeuroBloc®/MyoBloc®13.7 weeks, $P=0.833$)라고 하는 보고[14]도 있다. 또 Botox®와의 비교는 아니지만, NeuroBloc/MyoBloc®의 효과가 16주 정도나 지속되었다고 하는 보고[13,15]도 있다. 단, B형 보툴리눔 독소가 A형 보툴리눔 독소보다도 효과가 빨리 소실된다는 의견이 많다.

제제는 용액으로 판매되고 있으며, 생리식염수에 용해하는 번거로움 없이 바로 사용할 수 있지만, 용액의 pH가 낮아 주사시에 통증을 느낄 가능성이 지적되고 있다[16]. 한편, 실제로 사용해 보면, 특별히 통증이 문제되지 않았다는 의견도 있다[17]. 반면에 필자들의 임상적 경험으로는 Botox®와 비교하여 '베는 듯한 통증'을 호소하는 환자를 많이 관찰할 수 있었다.

그 밖에 B형 보툴리눔 독소 제제는 A형 보

툴리눔 독소 제제에 비해 항체가 생기기 쉽고[12,18], 약제비용이 Botox®에 비해 저렴하다.

A형 보툴리눔 독소 제제가 치료적 효과가 없었던 환자에게, NeuroBloc/MyoBloc® 은 효과가 있었다는 보고가 있다[13]. 일본에서는 현재 경직성 사경에만 적용되며, Botox® 에 효과가 없는 환자(secondary non-responder)가 적응증이 된다.

⑥ 보툴리눔 독소 제제에 의한 치료에 반응하지 않는 증례

처음부터 효과가 없는 환자(primary non-responder)와 처음에는 효과가 있었는데 서서히 듣지 않게 되는 환자(secondary non-responder)가 있다. 보툴리눔 독소 치료에 관한 전문서적이나 특집에서는 자주 다루어지고 있으므로 이 글에서는 간결하게 적는 것으로 하되, 원인으로서 주로 다음과 같은 것을 생각할 수 있다.

- 투여량이 너무 적다.
- 투여 부위가 적절하지 않다.
- 보툴리눔 독소에 대한 중화항체의 존재
- 체표주사가 곤란하거나 위험한 심부근이 경직의 원인근이다.
- 질환 특유의 원인[(안검경직에서의 안검개방실행증(apraxia of lid opening)의 합병, 근긴장이상에서의 두더지 때리기 현상(whack-a-mole sign) 등)]
- 관절이나 뼈의 변형, 구축의 합병
- 환자의 심리적 요인

보툴리눔 독소에 대한 중화항체는 일본에서는 판매원에게 의뢰하면 측정할 수 있다. 단, 환자의 혈청이 15 mL 정도 필요하며(즉 30 mL 정도의 채혈이 필요), 국외에 의뢰하는 검사, 항체가 있어도 항체값이 낮으면 음성으로 나올 수 있는(위음성의 가능성) 등의 문제가 있다.

그래서 임상현장에서 실제로 근 이완 효과를 확인하는 방법으로서, 전두근(frontalis) 검사나 EDB(extensor digitorum brevis) 검사가 있다.

전두근(앞이마근) 검사란, 소량의 보툴리눔 독소제제를 한쪽 앞이마근에 주사하여, 이마의 주름이 사라지는지 여부를 좌우로 비교하는 방법이다. 통상적인 주사 도구 한 벌이 있으면 실시 가능하며, 특별한 장치도 필요로 하지 않아 간편하지만, 이마의 주름이라는 일상생활에서도 눈에 띄는 부위로 판단하는 취지를 환자에게 충분히 설명해 둘 필요가 있다. EDB 검사는 소량의 보툴리눔 독소를 단지신근에 주사하여, 비골신경자극으로 얻을 수 있는 단지신근의 복합근육활동전위(compound muscle action potential: CMAP)이 주사 전과 비교하여 저하되는지를 조사하는 방법이다[9]. 전도속도를 측정할 필요는 없고, 발목 한 곳에서의 자극으로 진폭만을 측정하면 보툴리눔 독소 제제가 효과가 있는지 여부를 판단할 수 있다. 단, 단지신근(extensor digitorum brevis)에 둔 기록 전극이 약간 어긋난 것만으로 진동폭이 크게 변화하는 경우가 있기 때문에, 표식이나 피부의 특징을 표시하여 전극을 고정하거나, 혹은 기록 전극의 위치를 옮기면서 여러 번 측정하여 대략적인 경향을 파악하는 등의 연구를 하는 편이 좋을 것 같다고 생각된다. 해외 문헌에서는 Botox® 4~16 단위를 비장애인의 단지신근에 투여하면 단지신근의 CMAP 진폭은 평균하여 주사 전의 40% 정도로 저하된다[5,6,20]. 비장애인을 대상으로 한 실험 예에서도, 10단위의 Botox®투여로, CMAP 진폭이 평균적으로 주사전의 40% 정도 저하되었다는 결과를 얻었지만, 개인차가 꽤 있었다(±20% 정도)[21].

전두근 검사도, 단지신근 검사도, 주사로부터 효과 판정까지 일주일 정도 기간을 둘 필요가 있지만, 실제로 본인의 근이완 효과를 보는 것도 유효한 방법이다. 또한, 항체 확인 목적으로 Botox®사용은 보험 적용이 안되기 때문에, 통상적인 치료 목적으로 시험검사에 사용한 이외의 나머지를 사용하게 된다.

7 보툴리눔 독소 제제의 냉장 혹은 냉동 저장에 의한 활성의 변화

현재 일본에서 사용할 수 있는 보툴리눔 독소 제제는 생리식염수에 용해 이후 4시간 이내 사용하는 것으로 정해져 있으며, 첨부 문서에도 그렇게 명기되어 있다. 사용한 나머지는 보존할 수 없어, 당연하지만 다른 환자에 사용할 수도 없는 이상, 폐기하는 수밖에 없다. 고가의 약제여서 '아깝다'고 느끼는 것은 해외에서도 마찬가지인 듯, 보툴리눔 독소제제를 생리식염수로 조정 후 보존이 가능한지를 검토한 연구가 여럿 있다.

용해 후 Botox®를 -20℃ 혹은 4℃에서 2주간 보존하고, 각각 4명의 자원봉사자를 피험자로 한 단지신근 시험 검사에서 조정 직후의 Botox®와 비교한 연구에서는, 활성 저하는 통계학적 유의차가 없는 것으로 나타났다[22].

한편, 합계 8명의 피험자로는 통계학적으로 지나치게 적다고 하여, 32명을 대상으로 4℃에서 1~4주동안 보존한 조정 후의 Botox®와 새 제품 Botox®를 단지 신근 시험 검사로 비교한 연구에서는, 4℃에서 1~4주간 보존한 조정 후의 Botox®에서 활성의 저하가 확인되었다[23]. 이외에도, 냉장 혹은 냉동 보존에 따른 활성의 변화를 검토한 여러 보고서가 나왔다. 대체로 동물 실험이나 전기생리검사를 통해 엄밀하게 조사하면 활성이 저하되거나[24], 효과 지속 시간이 짧아지거나[25]한다. 그러나 임상 사용에서는[26-29], 주로 미용성형 영역으로부터의 보고가 되지만, 보존해도 치료 효과는 저하하지 않는다는 것이 결론이다.

그렇지만, 일본에서는 생리식염수로 용해 후의 Botox®의 냉장 혹은 냉동에 의한 보존은 인정되지 않고 있다.

8 보툴리눔 독소 제재에 의한 경직의 치료

일본에서는 2010년 10월 말 성인의 상·하지 경직에 Botox®의 적응증이 추가되었다. 또, 2020년 12월에는 Xeomin®이 상·하지 경직을 적응증으로서 발매되었다. 경직이란, 건반사 항진을 수반하는, 근긴장의 속도 의존성 항진이 특징인 운동장애로 정의되고 있다[30]. 상위운동신경원 증후군 장애로 생기고, 골격근의 연축, 바빈스키 징후, 접이칼(clasp knife) 현상, 구축, 근육 길이의 단축 등이 보인다. 뇌혈관 장애, 뇌성마비, 뇌와 척수 외상, 허혈성 뇌증, 다발성 경화증 등 원인이 되는 질환·외상은 많이 존재하고, 또 경직의 분포와 표현형도 다양하다.

- 경직의 원인 질환·외상에 관한 제한이 없으며,
- 주사 근육에 대해서는 첨부 문서에도 몇 가

지 근육이 예시되어 있지만, 그 외의 근육에도 투여가 가능이라는 특징을 들 수 있으며, 의사의 재량권이 큰 폭으로 인정받았다고도 할 수 있다.

한편,

- 전신성의 신경근 접합부 장애를 가진 환자(중증근무력증, 램버트 이튼 증후군 등), 근위축성측삭경화증 환자,
- 본 약제의 성분에 대하여 과민증의 병력이 있는 환자,
- 임산부이거나 임신했을 가능성이 있는 여성 및 수유부

에 대한 투여의 안전성은 확립되어 있지 않으며, 금기사항이다.

일본에서는 승인 전의 제3상 시험으로서 상지의 경직[31]과 하지의 경직[32]에 대하여, 다기관 이중맹검 무작위 시험이 실시되었다. 상지에서 환자는 고용량군(엄지에 경직이 있는 경우는 Botox® 합계 200단위, 엄지에 경직이 없는 경우는 총 240단위 사용)과 저용량군(엄지에 경직이 있는 경우는 합계 150단위, 엄지에 경직이 없는 경우는 합계 120단위를 사용) 및 플라시보 대조군에 배정되었으며, 하지에서는 합계 300단위 투여군과 플라시보 대조군에 배정되었다. 상 · 하지 모두 Botox®는 정해진 근육에, 정해진 양을 정해진 부위에 1회만 투여되었다.

상지경직에 대한 치료효과는 Modified Ashworth Scale(MAS)[33], Disability Assessment Scale(DAS)[34]로 의사, 피험자, 물리치료사/작업치료사가 평가하였으며, 하지경직에 대한 치료효과는 MAS, 보행 패턴 해석, 보행 속도의 평가 항목으로 의사 · 피험자 · 물리치료사/작업치료사가 평가하였다. 상지 고용량 군 Botox®투여 군은 MAS가 투여 전부터의 변화를 나타내는 시간 곡선하 면적(area under the curve: AUC)이 대조군과 비교하여 유의미한 개선이 있고, 다른 평가항목에서도 개선이 나타났으나, 저용량 군에서는 통계학적으로 유의미한 개선은 인정되지 않았다고 한다. 하지 Botox®투여 군에서는 MAS에 대해 AUC의 개선이 확인되고 있다.

상지[35], 하지[36] 모두 Botox® 최초 투여 후는 오픈라벨 시험으로서 피험자에게 최대 3회까지 반복 투여하면서, 48주까지의 경과하였다. 이 보고서는 상지, 하지 모두 반복투여에 의해 MAS는 더욱 개선되고, 또한 부작용 발현 빈도는 반복투여에서 증가하지 않았다. 일 회 투여보다드 반복투여의 효과가 높은 이유로서 보툴리눔 독소에 의해 관절의 가동성이 개선되어 재활치료가 보다 원활하게 실시할 수 있게 된 점, 하지에 관해서는 치료 전에 보상성의 보행 양식을 습득하다가, 보툴리눔 독소 투여 후에 정상에 가까운 보행패턴을 재학습할 필요가 있었던 점 등이 생각되고 있다.

해외의 보고에서는 경직 치료에 보툴리눔 독소 제제는 유효하다는 것이 대부분이며, 증례 수도 많다. 2008년에 American Academy of Neurology가 내놓은 가이드라인[37]에 의하면,

- 성인에서는 근긴장의 저하나 수동적 기능 개선의 목적에서는 치료의 방법 중 하나로 보툴리눔 독소 제제의 주사를 검토해야 한다. 또한 능동적 기능 개선을 위해서는 검토해도 좋다.
- 보툴리눔 독소 제제를 주사할 때, 침근전도나 전기자극이 적절한 근육 선택에 도움이 되는지에 관하여는 정보량이 부족하다.
- 뇌성마비 소아의 내반첨족에 대하여는 치

료의 방법으로 보툴리눔 독소 제제의 주사를 검토해야 한다.

- 하지내전근군(hip adductors)의 연장술을 받은 소아에서는 하지내전근군의 경직이나 통증의 대책으로서 검토해도 좋다.
- 소아의 상지 경직에 대해서는 치료의 선택으로 보툴리눔 독소 제제의 주사를 검토해도 좋다.

라고 되어있다. 이것들에 대하여 다음에 몇 가지 보충한다.

1) 침근전도(needle EMG)와 전기자극에 대하여

보툴리눔 독소는 운동신경 종말로부터 흡수되므로, 신경근 접합부의 밀집 부위를 찾아 거기에 보툴리눔 독소 제제를 주사하면, 이론적으로는 가장 큰 효과를 거둘 수 있을 것이다. 그러나 보툴리눔 독소에는,

- 보툴리눔 독소 제제는 근육주사 후에 주위로 확산한다.
- 보툴리눔 독소는 아세틸콜린을 방출한 시냅스 소포 개구부에서 신경 내로 침입하므로, 활동성이 높은 운동신경 종말일수록 우선적으로 보툴리눔 독소를 흡수한다.
- 보툴리눔 독소가 근방추(muscle spindle)에 미치는 작용도 경직의 치료상 중요하지만, 근방추와 종판(end plate) 영역의 위치는 일치하지 않는다.

라는 성질이 있기 때문에, 실제로는 엄밀하게 주사부위를 찾지 않아도, 근복(muscle belly)에 분산하여 주사한다면 충분한 효과를 얻을 수 있다고 생각한다.

한편, 침근전도나 초음파에 의한 유도는 효과가 있다고 생각한다. 보툴리눔 독소 제제의 주사에는 침근전도에 관한 전문적 지식이나 경험은 거의 필요 없고, 스피커에서 들려오는 소리를 듣는 것만으로 충분하다. 즉,

- 침전극이 표적 근육 내에 있으면, 스피커에서 "짧은 소리(brief sound)", 또렷한 소리가 난다[38].
- 표적 근육을 수축시키는 동작(예: 천지·심지굴근(flexor digitorum superficialis, profundus)이면 손가락을 구부리는 동작, 후경골근(tibialis posterior)이면 저굴(plantarflexion) 그리고 내번(inversion)을 할 때, 소리가 커지게 되면 목적하는 근육에 들어 있을 가능성이 높다.
- 표적 근육과 다른 근육을 움직일 때 소리가 커진다면, 침은 표적 근육에 들어가 있지 않다.

의 원칙을 알고 있으면, 근전도 유도하 주사는 어려운 시술이 아니다.

표적 근육을 능동적으로 수축할 수 없는 환자라도, 근육의 긴장이 상시 있는 환자라면 침전극을 찌르면 스피커로부터 소리는 들려오기 때문에, 표적 근육의 식별은 가능하다. 익숙해지면, 예를 들어 천지굴근이나 심지굴근에 주사하는 경우, 제2,3 손가락의 약화 없이 4,5 손가락만 근육을 이완시킬 수 있다.

주사부위에 대해서는 근전도 가이드북[39]이 참고가 된다. 주사 바늘을 통해 전기자극을 가하는 것으로, 표적 근육을 식별하는 기능이 부여된 근전도 기계도 발매되고 있다(뉴로파크n1® 일본광전공업주식회사).

초음파 유도하에서는 실제 근육 활동의 평가는 할 수 없지만, 모니터 상에서 주사 바늘이 표적 근육 내에 있는지를 시각적으로 확인할 수 있고, 또 혈관이나 신경을 피할 수 있기 때문에, 후경골근과 같은 심부근에서도 안전한 주사가 가능해진다.

2) 소아의 경직 사례에 대하여

장기적인 보툴리눔 독소 제제의 사용이 미치는 부정적인 영향에 대해서는 불분명한 점이 많다. 반대로 말하자면, 해외에서 널리 사용되고 있음에도 불구하고, 아직 장기 사용으로 인한 심각한 부작용의 보고는 없어, 안전성은 높다고 생각할 수 있다. 소아의 경직 치료 사례에서는 사지의 경직에 대해서는 재활치료와 병행하여 수술 요법이든, 보툴리눔 독소 치료이든, 조기에 치료를 개시하면, 이차적인 뼈 · 관절 변형을 피할 수 있는 가능성이 있고[40], 나아가서는 정상적인 성장에 가까워지는 효과도 기대할 수 있다는 점이 중요하다.

또한, 뇌성마비 중에서 불수의운동형은 경험적으로 보툴리눔 독소의 효과가 강하게 나타나기 쉽다고 알고 있다. 만약 불수의운동형 뇌성마비 환자에게 투여하는 경우, 소아 · 성인을 불문하고, 통상 사용하는 양보다도 소량부터 시작하는 것이 안전하다고 여겨진다.

그런데, 보툴리눔 독소 제제를 이용한 경직치료에 관한 대규모 시험에서는 일본의 성인 경직에 대한 제3상 시험도 포함해, 시험의 성질상 환자는 균일한 군으로 투여 부위와 투입량은 미리 고정되어 있는 것이 대부분이다. 실제의 임상현장에서는 증상에 따라 투여 부위나 투입량을 조절함으로써, 효과와 안전성이 더욱 향상될 수 있다. 전술한 바와 같이, 일본에서는 성인 경직의 원인 질환이나 증상에 제한이 없이 사용할 수 있으며, 또한 치료 목적도 일상동작수행이 거의 자립적인 환자의 기능 향상으로부터 누워만 있는 환자의 간병 부담 경감까지 폭넓게 생각할 수 있는 이상, 치료 대상이 될 수 있는 환자군은 다양하다. 어떤 증례에, 어디에, 얼마나, 어떻게 투여하면 효과가 최대가 되는 가, 또 약물, 정형외과적 치료법, 바클로펜 척수강내 주입요법 등 다른 치료법과의 구분(혹은 병용) 등, 검토해야 할 과제는 산적해 있어, 향후 국내에서 치료 증례를 거듭해 나가는 것이 중요하다.

9 보툴리눔 독소에 의한 치료의 실제

안검경직, 한쪽 안면경직, 경직성 사경에 관하여는 일본어 서적도 몇권 출판되어 있어, 지면 사정상 이 글에서는 생략한다.

경직에 관해서는 증례마다 체격, 연령, 의식상태, 일상동작수행, 원인 질환, 발병으로 부터의 경과시간, 증상의 분포와 정도, 보툴리눔 독소 주사 전후에 재활치료를 실시할 수 있는지 여부 등, 조건이 다르다. 치료하는 의사들은 이러한 조건들을 고려하면서, 자신들의 재량으르 투여 부위나 투입량을 결정할 필요가 있으며, 거기에는 의사의 개인차가 발생할 수 있다. 또한, 같은 증례에 동일하게 투여해도 효과에 차이가 생길 수도 있어(환자측의 개인차), 주사부위나 투여량에 절대적인 정답은 없다고 할 수 있다. 이런 것들을 토대로, 이하에 기술한 치료의 실제는, 의견의 하나로 생각해 주셨으면 한다. 보툴리눔 독소 제제로 경직을 치료함에 있어서,

① 문제가 있는 근육은 어느 것인가?
② 경직에 의한 일상동작수행이나 기능의 장애가 있는가?
③ 그것은 보툴리눔 독소에 의한 치료로 개선할 수 있는가?

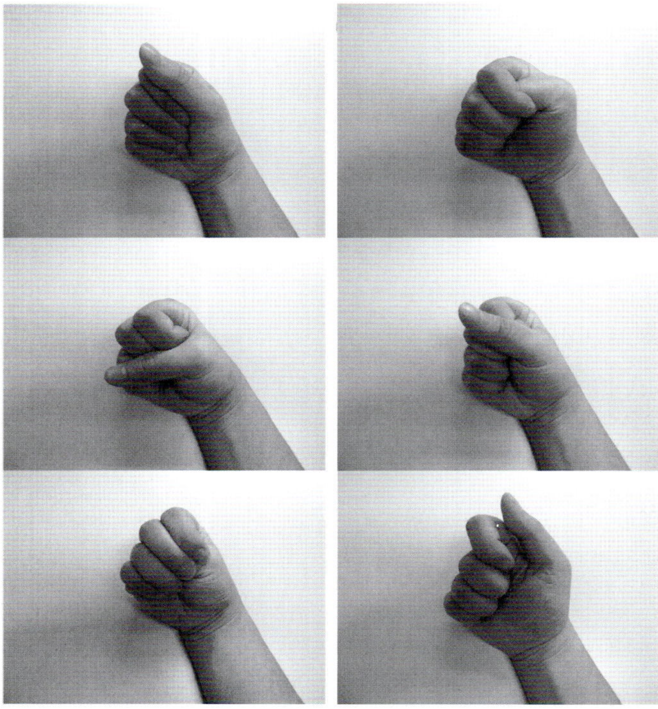

그림 3 경직에 수반되는 주먹 변형

④ 개선한다면, 도달 목표는 어느 정도를 예상할 수 있을까?

를 주사 전에 검토한다. 미리 사지의 근육을 중심으로 그 작용이나 해부를 알아둘 필요는 있지만, 경직으로 취할 수 있는 이상자세는 패턴화되어 있으며 그 원인이 되고 있는 근육을 찾는 것은 그다지 어렵지 않다. 문제는 어느 근육에 어느 만큼 독소 제제를 투여하느냐이다. 경직이 있기 때문에 일단 치료를 한다가 아니라, 치료에 의해 일상동작수행이나 간병 등에서 어떠한 이익을 얻을 수 있는 것이 아니면 치료의 의미가 없다.

성인의 상하지 경직에 대한 A형 보툴리눔 독소 제제는 투여 상한이 정해져 있다. Botox®는 400단위가 상한이다. Xeomin®은 합계 800단위가 상한이지만, 상지 400단위, 하지 400단위가 상한으로 정해져 있으며, 예를 들면 상지에 600단위, 하지에 200단위로 한 투여법은 실시할 수 없다. 환자, 혹은 간병인이 무엇에 어려움을 겪고 있는지를 잘 이해하고 치료 전략을 세울 필요가 있다.

손의 치료를 예로 들면, **그림 3**(사진은 전부 비장애인에 의한 재현)과 같은 경직에 수반되는 주먹은 일상 진료에서 자주 마주치지만, 정작 보툴리눔 독소 제제로 치료하게 되면 어려움을 느끼는 경우가 많을 것으로 생각된다. 치료 대상근 후보를 **표 2**에 나타낸다.

근육에 주사하는 보툴리눔 독소 제제의 단위수가 같을 경우, 주사액량이 많은 쪽이 마비가 발생할 범위는 넓어진다[41]. 팔꿈치로부터 원위부의 근육은 작고, 또 밀집되어 있기 때문에, 목적근 이외로의 확산을 막기 위해서

표2 주먹 변형의 치료 대상이 될 수 있는 근육

근육	주요 기능	증례a	증례b	증례c	증례d	증례e	증례f
요측수근굴근 (Flexor carpi radialis)	손목의 굴곡 및 요골 편위	○	○	○	○	○	○
척측수근굴근 (Flexor carpi ulnaris)	손목의 굴곡 및 척골 편위	○	○	○	○	○	○
천지굴근(Flexor digitorum superficialis)	제2~5지의 PIP 관절 굴곡	○	○	○	○	○	○
심지굴근(Flexor digitorum profundus)	제2~5지의 DIP 관절 굴곡		○	○	○	○	○
충양근 (Lumbrical muscle)	제2~5지의 MP 관절 굴곡, DIP 관절 및 PIP 관절의 신전	○	○	○	○	○	○
모지내전근 (Adductor pollicis)	엄지의 내전		○			○	
모지대립근 (Opponens pollicis)	엄지의 대립, CMC 관절의 굴곡	○		○	○	○	
단모지굴근 (Flexor pollicis brevis)	엄지 PIP 관절의 굴곡	○	○	○			
장모지굴근 (Flexor pollicis longus)	엄지 DIP 관절 및 PIP 관절의 굴곡		○				

는 농도를 진하게 조정한 보툴리눔 독소 주사액을 소량 사용하는 것이 적절하다고 생각된다. 실제로는, 식염수 1 mL당, Botox®를 혹은 Xeomin®을 100~200 단위 용해하여 사용하는 것이 좋다고 생각된다.

1) 증례 a: 60대 남성, 뇌경색 후의 오른쪽 마비

경직에 의해 손가락은 거의 움직이지 않아, 기능적으로 사용하지 않고 있다. 그러나 강한 근수축에 수반되는 통증, 제1손가락이 제2손가락을 압박하여 생기는 통증, 제2~5 손가락의 손톱이 손바닥을 압박하는 통증, 손톱 손질 곤란, 손바닥 청결 유지 곤란, 압박부의 궤양으로부터의 감염 위험 등은, 보툴리눔 독소에 의한 치료를 통해 개선할 수 있을 것이다. 한편, 정교한(dexterity) 운동 능력의 회복은 어렵다. 치료 대상 부위로서 다음을 생각할 수 있다.

- 손목의 굴곡: 요측(radial) 손근육 굴근, 척측(ulnar) 손근육 굴근
- 제2~5 손가락의 굴곡: 중수수지(metacarpophalangeal: MP)관절의 굴곡은 충양근(lumbricals), 근위지(proximal interphalangeal: PIP) 관절의 굴곡은 천지굴근(FDS)에 의해 좌우된다. 원위지관절(distal interphalangeal: DIP 관절의 굴곡은 인정되지 않으므로, 심지굴근(flexor digitorum longus: FDL)은 대상이 되지 않는다.
- 엄지손가락에 의한 제2손가락의 압박: 단

모지굴근(flexor halluces brevis), 모지대립근(opponens pollicis)

충양근에 주사하는 것은 손바닥 면으로 주사하게 되므로, 곤란하다면, 첫 주사에서는 대상으로 하지 않는 것도 방법이다. 우선 천지굴근에 보툴리눔 독소를 투여하고, 제2~5 손가락의 근위지관절의 굴곡을 완화시킬 수 있다면, 충양근에 주사를 놓는 것이 쉬워진다. 손바닥은 통증 감각이 예민하나, 충양근의 위치는 체표로부터 그다지 깊지 않기 때문에, 30G 가는 주사 바늘을 이용하여 주사하는 것은 가능하다.

상지를 대상으로 한 Botox®의 제3상 시험에서 제시된 바와 같이, 용량이 적으면 효과는 얻을 수 없다. 기능적 사용을 할 수 없는 손이어서 치료 후에도 어떠한 동작 능력을 획득하는 것은 어렵다고 생각되기 때문에, 근이완이 강하게 생겨도 특히 불편함은 없다. 따라서 최대 상한까지의 투여도 가능하다고 생각하다.

2) 증례 b, c, d, e

엄지 손가락은 다양한 형태를 취할 수 있다. 주로 치료 대상이 되는 것은 모지대립근(opponens), 모지내전근(adductor pollicis), 장 · 단모지굴근(flexor pollicis longus, brevis) 이다. 각각의 근육의 작용, 즉, 어느 근육이 수축하면 엄지 손가락이 어떻게 움직이는지를 이해하고 있으면, 치료 대상근의 후보를 들 수 있다. 그 후, 촉진이나 침근전도 등을 통해 근육의 긴장 항진을 확인하고, 주사할 근육을 결정한다. 엄지손가락을 움직이는 근육은 작고, 다른 근육과 겹치도록 위치하고 있는 것도 있기 때문에, 침근전도 유도나 초음파 유도 하에서 보툴리눔 독소 제제 투여는 유효하다. 각 근육 모두 5~25단위 정도의 투여를 고려한다.

3) 증례 f: 20대 여성, 뇌성마비

첫째 손가락과 둘째 손가락은 얼마간 움직일 수 있고, 스스로 전기 휠체어를 스스로 작동시키고 있다. 이들 손가락을 약화시키면 일상생활에 불편이 생긴다. 첫째, 둘째 손가락의 근육 이완으로 얻을 수 있는 이점은 특별히 없으며, 제3~5손가락의 천지굴근, 심지굴근, 충양근의 이완으로, 손바닥면의 통증 제거나 청결 유지가 목적이다. 침근전도 가이드에 의해, 제3~5손가락에 국한된 투여가 가능하다. 요측(radial side)으로 확산을 피하기 위해 천지굴근이나 심지굴근으로는 각각 20~30단위 정도까지의 투여로 했다.

* * *

특정 의료기관만이 보툴리눔 독소치료를 하는 상황에서는 적응증이 확대됨에 따라 치료가 가능한 환자 수가 늘어나게 되면 더 이상 대응할 수 없게 될지도 모른다. 또한 누워있거나 의식장애의 환자는 이동 자체가 부담이 될 수 있으므로, 접근이 편리한 많은 의료기관에서 보툴리눔 독소 제제에 의한 치료가 일반화되는 상황이 바람직하다. 비싼 약재 비용, 투여가 곤란한 체표로부터 깊은 부위의 근육, 사용 경험이 별로 없는 '독소'를 투여하는 의사의 불안감 등, 몇 가지 해결해야 할 문제는 있지만, 그것을 보충할 만큼의 이점도 있다. 본래 보툴리눔 독소 제제에 의한 치료는, 자택으로 왕진으로도 시행 가능한 간편함이 최대의 장점이며, 투여 기술도 이른바 보통의 근육 주사여서, 익숙함은 필요하지만,

누구라도 습득할 수 있는 기술이다. 향후의 보급을 기대한다.

문헌

1) Scott AB, Rosenbaum A, Collins CC: Pharmacologic weakening of extramuscles. *Invest Ophthalmol* **12**: 924-927, 1973.
2) Chen F, Kuziemko GM, Amersdorfer P, et al: Antibody mapping to domains of botulinum neurotoxin serotype A in the complexed and uncomplexed forms. *Infect Immun* **65**: 1626-1630, 1997.
3) Sakamoto T, Torii Y, Takahashi M, et al: Quantitative determination of the biological activity of botulinum toxin type A by measuring the compound muscle action potential (CMAP) in rats. *Toxicon* **54**: 857-861, 2009. Epub 2009 Jun 25.
4) Carli L, Montecucco C, Rossetto O: Assay of diffusion of different botulinum neurotoxin type a formulations injected in the mouse leg. *Muscle Nerve* **40**: 374-380, 2009.
5) Jost WH, Kohl A, Brinkmann S, Comes G: Efficacy and tolerability of a botulinum toxin type A free of complexing proteins (NT 201) compared with commercially available botulinum toxin type A (BOTOX) in healthy volunteers. *J Neural Transm* **112**: 905-913, 2005.
6) Wohlfarth K, Müller C, Sassin I, et al: Neurophysiological double-blind trial of a botulinum neurotoxin type a free of complexing proteins. *Clin Neuropharmacol* **30**: 86-94, 2007.
7) Dressler D: Routine use of Xeomin in patients previously treated with Botox: long term results. *Eur J Neurol* **16** Suppl 2: 2-5, 2009.
8) Lee JC, Yokota K, Arimitsu H, et al: Production of anti-neurotoxin antibody is enhanced by two subcomponents, HA1 and HA3b, of Clostridium botulinum type B 16S toxin-haemagglutinin. *Microbiology* **151**(Pt 11): 3739-3747, 2005.
9) Blumel J, Frevert J, Schwaier A: Comparative antigenicity of three preparations of botulinum neurotoxin type A in the rabbit. *Neurotox Res* **9**: 238 (abstract), 2006.
10) Dressler D: Botulinum toxin for treatment of dystonia. *Eur J Neurol* **17** Suppl 1: 88-96, 2010.
11) 梶龍兒総監修：シリーズボツリヌス治療の実際　ボツリヌス治療総論；ボツリヌス毒素製剤の基礎知識．診断と治療社，2009，pp55.
12) Comella CL, Jankovic J, Shannon KM, et al: Comparison of botulinum toxin serotypes A and B for the treatment of cervical dystonia, *Neurology* **65**:1423-1429, 2005.
13) Brin MF, Lew MF, Adler CH, et al: Safety and efficacy of NeuroBloc (botulinum toxin type B) in type A-resistant cervical dystonia, *Neurology* **53**:1431-1438, 1999.
14) Pappert EJ, Germanson T: Myobloc/Neurobloc European Cervical Dystonia Study Group. Botulinum toxin type B vs. type A in toxin-naïve patients with cervical dystonia: Randomized, double-blind, noninferiority trial. *Mov Disord* **23**: 510-517, 2008.
15) Brashear A, Lew MF, Dykstra DD et al: Safety and efficacy of NeuroBloc (botulinum toxin type B) in type A-responsive cervical dystonia. *Neurology* **53**: 1439-1446, 1999.
16) 前掲11)，pp38-50.
17) 前掲11)，pp51-54.
18) Dressler D, Hallett M: Immunological aspects of Botox, Dysport and Myobloc/NeuroBloc. *Eur J Neurol* **13** Suppl 1: 11-15, 2006.
19) Kessler KR, Benecke R: The EBD test; a clinical test for the detection of antibodies to botulinum toxin type A. *Mov Disord* **12**: 95-99, 1997.
20) Wohlfarth K, Imke S, Florian W, et al: Biological activity of two botulinum toxin type A complex (Dysport and Botox) in volunteers A double-blind, randomized, dose-ranging study. *L Neurol* **255**: 1932-1939, 2008.
21) Mukai Y, Shimatani Y, Sako W, et al: Comparison between botulinum neurotoxin type A2 and type A1 by electrophysiological study in healthy individuals. *Toxicon* **81**: 32-36, 2014.
22) Sloop RR, Cole BA, Escutin RO: Reconstituted botulinum toxin type A does not lose potency in humans if it is refrozen or refrigerated for 2 weeks before use. *Neurology* **48**: 249-253, 1997.
23) Paik NJ, Seo K, Eun HC: Reduced potency after refrigerated storage of botulitum toxin A: human extensor digitorum brevis muscle study. *Mov Disord* **21**: 1759-1763, 2006.
24) Gartlan MG, Hoffman HT: Crystalline preparation of botulinum toxin type A (Botox): degradation in potency with storage. *Otolaryngol Head Neck Surg* **108**: 135-140, 1993.
25) Jabor MA, Kaushik R, Shayani P, et al: Efficacy of reconstituted and stored botulinum toxin type A: an electrophysiologic and visual study in the auricular muscle of the rabbit. *Plast Reconstr Surg* **111**: 2419-26; discussion 2427-2431, 2003.
26) Hexsel DM, De Almeida AT, Rutowitsch M, et al: Multicenter, double-blind study of the efficacy of injections with botulinum toxin type A reconstituted up to six consecutive weeks before application. *Dermatol Surg* **29**: 523-529; discussion 529, 2003.
27) Lizarralde M, Gutiérrez SH, Venegas A: Clinical efficacy of botulinum toxin type A reconstituted and refrigerated 1 week before its application in external canthus dynamic lines. *Dermatol Surg* **33**: 1328-1333; discussion 1333, 2007.
28) Hui JI, Lee WW: Efficacy of fresh versus refrigerated botulinum toxin in the treatment of lateral periorbital rhytids. *Ophthal Plast Reconstr Surg* **23**: 433-438, 2007.
29) Yang GC, Chiu RJ, Gillman GS: Questioning the need to use Botox within 4 hours of reconstitution: a study of fresh vs 2-week-old Botox. *Arch Facial Plast Surg* **10**: 273-279, 2008.
30) Lance JW: Symposium synopsis. Lance JW, Feldman RG, et al (eds): Spasticity: Disordered motor control. Year Book Medical Publishers, Chicago, 1980, pp485-494.
31) Kaji R, Osako Y, Suyama K, et al: GSK1358820 Spasticity

Study Group; Botulinum toxin type A in post-stroke upper limb spasticity. *Curr Med Res Opin* **26**: 1983-1992, 2010.

32) Kaji R, Osako Y, Suyama K, et al: GSK1358820 Spasticity Study Group: Botulinum toxin type A in post-stroke lower limb spasticity: a multicenter, double-blind, placebo-controlled trial. *J Neurol* **257**: 1330-1337, 2010. Epub 2010 Apr 1.

33) Bohannon RW, Smith MB: Interrater reliability of a Modified Ashworth Scale of Muscle Spasticity. *Phys Ther* **67**: 206-207, 1987.

34) Brashear A, Zafonte R, Corcoran M, et al: Inter- and intrarater reliability of the Ashworth Scale and the Disability Assessment Scale in patients with upper-limb poststroke spasticity. *Arch Phys Med Rehabil* **83**: 1349-1354, 2002.

35) 木村彰男，安保雅博，川手信行，ほか：A型ボツリヌス毒素製剤（Botulinum Toxin Type A）の脳卒中後の上肢痙縮に対する臨床評価；プラセボ対照二重盲検群間比較試験ならびにオープンラベル反復投与試験．*Jpn J Rehabil Med* **47**：626-636，2010.

36) 木村彰男，安保雅博，川手信行，ほか：A型ボツリヌス毒素製剤（Botulinum Toxin Type A）の脳卒中後の下肢痙縮に対する臨床評価；プラセボ対照二重盲検群間比較試験ならびにオープンラベル反復投与試験．*Jpn J Rehabil Med* **47**：714-727，2010.

37) Simpson DM, Gracies JM, Graham HK, et al: Assessment; Botulinum neurotoxin for the treatment of spasticity (an evidence-based review); report of the Therapeutics and Technology Assessment Subcommittee of the American Academy of Neurology. *Neurology* **70**: 1691-1698, 2008.

38) 笠原隆，正門由久，梶龍兒総監修：シリーズボツリヌス治療の実際　神経疾患のボツリヌス治療．診断と治療社，2010，pp65-80.

39) A.O.ペロット著，栢森良二訳：筋電図のための解剖ガイド　四肢・体幹　第3版．西村書店，1997.

40) 目崎高広，梶龍兒：ジストニアとボツリヌス治療　改訂第2版．診断と治療社，2005, p248.

41) Hsu TSJ, Dover JS, Arndt KA: Effect of volume and concentration on the diffusion of botulinum exotoxin A. *Arch Dermatol* **140**: 1351-1354, 2004.

1-3

보툴리눔 독소 치료의 주사 기술과 주의점(초음파, 근전도 유도)

하라 타카토시(原 貴敏)

BONT-A는 용량 의존성의 성질이 있으며, 각 근육 내에 주사량이 그 효과에 영향을 준다고 되어 있다. 그러나, 또 한 가지 중요한 것은, 근육 내에 적절히 주입되고 있는가? 하는 점이다. 근육은 특성에 따라 해부학적으로 다른 형태를 하고 있고, 또 피하지방의 두께는, 개인차가 있는 것을 고려하여, 경직과 구축이 있는 상하지에, 임상적으로 개별 환자에게 동일하게 주사할 수 있는지가 중요한 포인트이다.

이 책에서는 실제로 주사에 필요한 지식이나, 주사와 관련된 근거에 대해 해설한다.

❶ 주사 방법과 각 주의점

주사에 관해서는, 주로 해부학적 표지, 근전도(electromyography: EMG), 신경근 전기 자극 장치(electrical stimulation: ES), 초음파(ultrasound: US)를 이용하는 방법이 있다. 그 장점과 단점을 표 1에 정리했다. 아래, 각각에 대해 상세한 내용을 기술한다.

1) 해부학적 표지

기기를 사용하지 않고 뼈의 표식과 근육의 촉진에 의해, 표적 근육을 정하는 수법이다. 근육 내의 신경종판(end plate)의 위치는 해부학적으로 정해져 있으며, 또한 어느 정도 표준화되어 있다. 표적 근육의 자동 혹은 수동 운동에 의해, 체표면으로부터 표적 근육의 운동을 확인하고, 같은 부위에 주사를 행한다. 상지 전완부에 가늘고 밀집된 부위에 주사할 때는, 인접한 근육에 실수로 주사할 가

표 1 주사 방법별로 본 장점과 단점

	해부학 표지	근전도(EMG) 전기자극 장치(ES)	초음파 장치
장점	간편 주사 시간이 짧다.	해부학 표지보다 정확성이 높다.	해부학 표지보다 정확성이 높다. EMG에 비해 비침습적 혈관이나 신경을 피해서 투여할 수 있다. 주사 모습을 실시간으로 확인할 수 있다.
단점	정밀도 · 정확성	시간이 걸린다. 동일 구획 내의 기타 근활동과 혼동할 가능성이 있다. 난이도 높다. 환자부담 크다.	기술 습득까지 시간이 필요하다. 혼자서 시행하기는 어렵다.

능성이 있다. 때문에 근육의 3차원적인 해부학적 위치를 충분히 이해할 필요가 있다. 또 마비나 경직에 의해 근육의 위축이 있는 경우에는, 근육의 운동을 촉진하고 식별하는 것이 어려울 수도 있다.

한편, 후술하는 기기를 이용한 주사에서는, 표적근에 따라 측와위(sidelying position)나 배와위(supine position)를 요하는 경우도 있다. 또한 예를 들어 팔꿈치 관절의 경직이 고도인 경우, 전완근에 기기를 이용한 주사는 혼자서는 어렵고, 조력자가 필요하다. 그리고, 통증에 대한 역치가 낮은 환자에 대해서는, 근육의 결정에 고통과 시간을 요하는 손기술은 선호되지 않는다.

그러므로, 모든 주사에 완벽한 손기술이 요구된다고도 할 수 없기 때문에, 해부학적 표지를 이용한 주사 방법은, 뇌졸중 후 상 · 하지 경직 환자에 대하여, 익혀 두지 않으면 되는 필수적인 방법이기도 하다.

2) 근전도(EMG)

근전도는 근육이 미약한 전기장의 변화를 검출하는 장치로, 신경근 질환의 진단에도 사용된다. 침전극을 근육 내에 삽입함으로써, 청각적 혹은 시각적으로 대상근을 특정할 수 있다. 삽입 부위는 해부학적 표지를 이용하여 행한다. 침전극이 경직이 있는 근육내로 진행되면, 불수의 운동단위 활동전위(motor unit action potential: MUAP)가 검출된다. 침전극이 표적근에 정확하게 삽입되어 있으면, 능동적 혹은 수동적으로 근육을 움직였을 때, 근활동의 증폭을 확인할 수 있다.

장점은 근육 활동을 실시간으로 관찰할 수 있는 것, 또 손기술이 비교적 간편하다는 것이다. 과거의 보고에 의하면, Cordivari는 과거에 근전도 유도없이 보툴리눔 독소 주사를 시행했을 때 효과가 없었던 경직성 사경 증례를 대상으로 근전도 유도하 주사를 실시했을 때 모든 증례에서 개선이 있었다고 한다[1].

한편, 단점은 작은 근육에서는 주위 근육의 근활동이 혼재할 가능성이 있다. 따라서 침전극이 표적근에 확실하게 있다고 확신할 수 없다[2]. Sheean 등은 근전도에서의 근육 식별은 환자 자신의 능동적인 근육 활동이 아니므로, 동일한 구획 내의 다른 근육의 활동과 혼동될 가능성이 있어 목표하고 있는 올바른 근육의 식별은 난이도를 요하며, 정확성이 부족하다고 한다[3]. 또한 신경종판의 주사가 효과를 끌어내는 데에 유효하다고 알려져 있으며, 이 신경종판을 특정하려면 근육 내에서 침전극을 움직이는 조작이 필요하다[4].

때문에 해부학적 표지를 이용한 주사와 비교하여 시간이 많이 소요된다. 또한 이 침 조작이 환자에게 고통을 줄 가능성도 있어, 통증에 대한 역치가 낮은 환자에게는 적합하지 않다. 따라서, 반드시 일반적인 절차로 실시할 필요는 없다고 생각한다.

3) 전기자극(Electrical stimulation, ES)

근육에 대한 전기자극치료에서 사용하는 것과 같이 표면으로부터, 혹은 침전극을 통해 자극을 전달하고 표적근을 식별하는 방법이다(**그림 1**). 주로 1Hz 간격으로, 5mAp 정도의 자극을 가하면 근육의 수축을 얻을 수 있다. 표적근의 도출 시의 자극 부위는 대략 표준적인 해부학적 표지에 준하여 선택된다.

낮은 자극 강도로 근수축을 도출할 수 있는 경우는, 침전극의 선단이 신경종판에 근접하고 있다는 것을 의미한다.

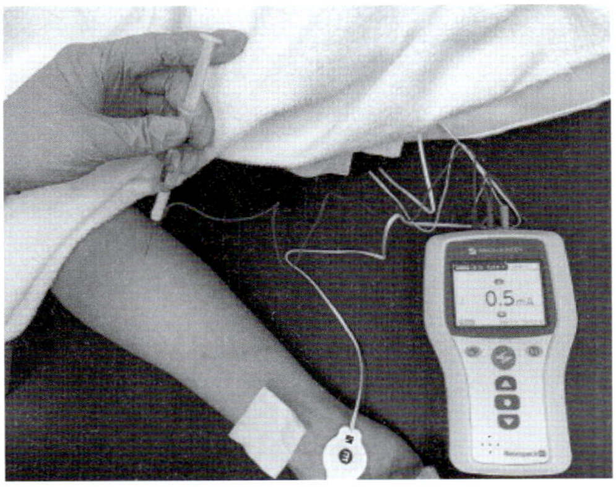

그림 1 전기자극기를 이용한 주사 상황(전기자극기는 MEM-8301 사용)

이 기법의 장점은 시각적으로 수축근의 활동을 확인하면서 목표를 식별할 수 있다는 점이다. 한편 작은 근육에 대해서나 표적근이 다른 근육과 근접해 있는 경우에는 자극에 의해 다른 근육 구획에 자극이 전파될 가능성이 있다. 또, 근육을 검색할 때에 침전극을 근육 내에서 움직일 때 수시로 전파되는 전기자극이 환자에게 불쾌감을 줄 가능성이 있다. 때문에 정확한 방법의 습득에는 시간을 요한다.

4) 초음파(Ultrasound, US)

초음파 장치는 다양한 질환의 진단, 치료 용도에 사용되고 있다. 기기는 일반적인 대형 제품에서부터 현재는 태블릿 형태나 포터블 형식의 초음파 장치도 있다(**그림 2**). 휴대할 수 있는 형식의 것은 환자의 이동이나 체위 변환이 어려운 환자에게 유익하다. 초음파 탐침자(probe)는 주파수가 높을수록 해상도는 향상되지만 투사 거리가 짧아지기 때문에, 심부의 관찰이 어려워진다. 그래서 일반적으로 표재 조직은 고주파 탐침자로, 심부 조직은 저주파 탐침자로 관찰하는 것이 적절하다. 장요근(iliopsoas), 후경골근(tibialis posterior), 견갑하근(subscapularis) 등은 BONT-A가 대상으로 하는 근육 중에서도 심부에 위치하기 때문에, 이들의 식별에는 저주파를 이용하는 것이 적절하다. 초음파 유도하에서 주사법의 장점은 아래와 같다.

(1) 근육의 상태를 확인할 수 있다

뒤에 언급하겠지만, 근육에 따라서는 장기간의 경직이나 부동에 수반하여, 섬유화를 보이고 있는 근육도 있다. 또 근육에 따라서는

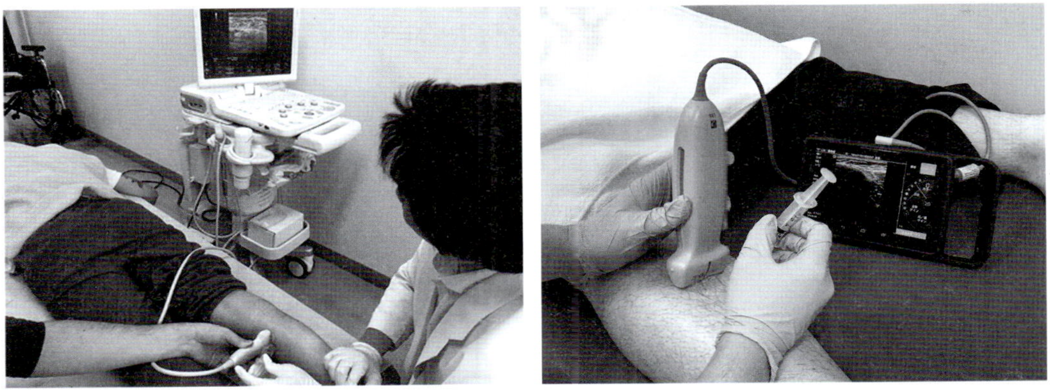

그림 2 초음파를 이용한 주사 상황

마비로 인한 근위축을 수반할 가능성도 있다. 때문에 해부학 위치와 비교하여, 근육의 위치나 볼륨은 각각의 환자에 따라 다르다. 예를 들어 **그림 3**에 나타난 바와 같이, 종아리 근육 평가에서는 환자마다 피하지방의 두께, 비복근의 두께, 에코의 밝기는 다양하다.

(2) 인접 근육과의 관계성을 파악할 수 있다

초음파 유도 하에서는 보툴리눔 독소 용해액이 주입되는 곳을 실시간으로 확인할 수 있다. 또한, 인접 근육과의 위치 관계를 확인할 수 있으므로, 주사를 필요로 하지 않는 근육을 확실하게 피할 수 있으며 한 번의 바늘 삽입으로 여러 근육에 주사도 가능하다.

예를 들어, **그림 3**에 나타낸 비복근과 가자미근은 한번 바늘 삽입으로 2개의 근육에 주사할 수 있다. 또, 견갑하근 · 대원근(teres major)이나, 후경골근 · 장지굴근(flexor digitorum longus)에서도 마찬가지이다(**그림 4,5**). 한 번의 바늘 삽입에 의해, 여러 근육에

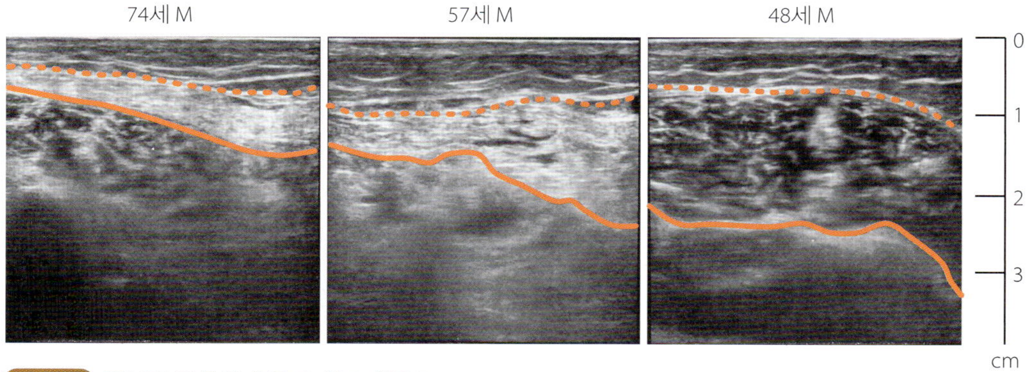

그림 3 종아리 외측의 초음파 에코 횡단도

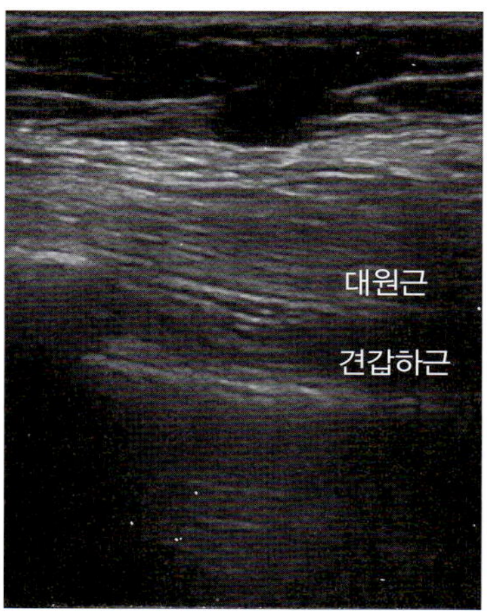

그림 4 견갑하근 · 대원근의 초음파 에코 소견

상지 90°굴곡위에서 액와 측방에서 탐침자를 대고 있다

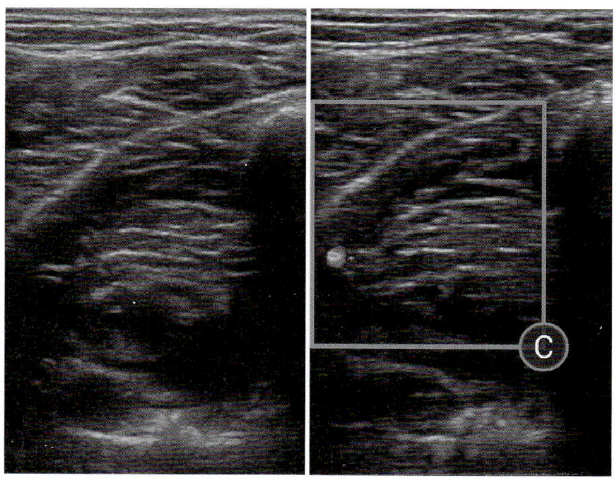

그림 5 후경골근 · 장지굴근의 초음파 에코 소견

피검자는 앙와위(supine position)에서 종아리 내측으로 탐침자를 대고 있다. 좌: 일반적인 초음파 소견. 우: 도플러 초음파 소견. 후경골동맥을 식별할 수 있다(화살표).

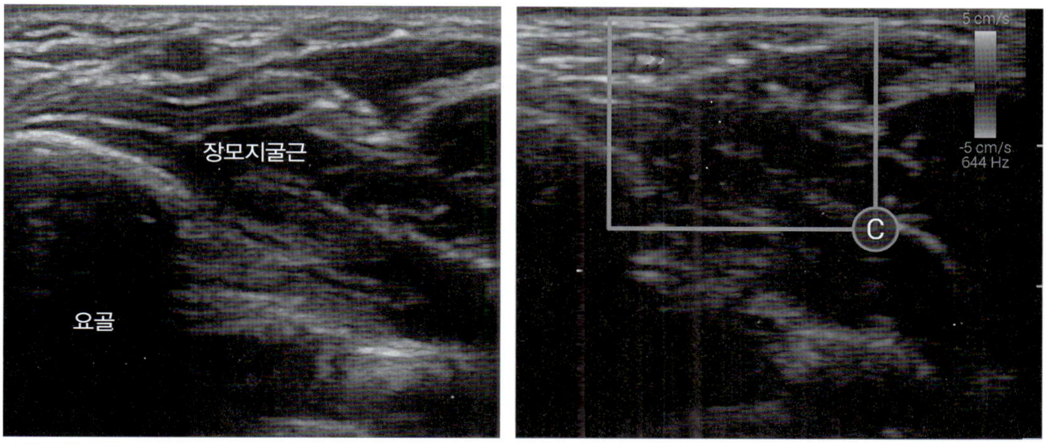

그림 6 장모지굴근의 초음파 소견
좌: 일반적인 초음파 소견, 우: 도플러 초음파 소견. 요골동맥을 식별할 수 있다(화살표)

주사할 수 있는 것은, 주사 시간의 단축과 환자에 대한 침습의 경감으로 연결된다.

(3) 혈관이나 신경과의 위치 관계를 파악하는 것으로 유해 현상을 경감할 수 있다

표적 근육이 혈관, 신경과 근접하고 있는 경우에는 이들을 피해서 주사할 필요가 있다. 예를 들어 **그림 5**에 나타낸 바와 같이, 후경골근, 장지굴근에 주사할 때에는 후경골동맥이 근접해 있다. 또 장모지굴근(flexor pollicis longus)에 주사할 경우, 요골동맥을 피할 필요가 있다(**그림 6**).

위에서 기술한 바와 같이, 주사에 있어서는 다양한 기기를 이용하여 주사하는 것이 효과적이라고 생각하지만, 장점 · 단점이나 개별 환자의 특성에 맞추어 이용을 선택하는 것이 바람직하다. 필자 자신은 초음파를 사용할 것을 권장하고 있다. 이것은, 유일하게 실시간으로 주사액의 주입과 근육의 상태를 확인할 수 있기 때문이다. 또, 후술하고 있는 이유에서 초음파를 이용한 주사가 가장 높은 증거 수준에 있다고 생각한다.

2 주사방법에 관한 근거중심 의학(Evidence-based Medicine)

표적 근육 결정에 관한 몇 가지 보고에 의하면, 우선 Molloy 등은 국소 근긴장이상(focal dystonia) 환자의 전완근에 BONT-A로 근전도없이 표적근을 식별한 결과, 그 정확성은 37%였다고 한다[5]. 뇌성마비 환자의 상하지 경직에 대한 BONT-A에 관한 보고에서는, 해부학적 표지를 이용한 방법에서 근적중률은 상완이두근에서 66%, 모지내전근에서 35%, 원회내근(pronator teres)에서 22%, 척측수근굴근(flexor carpi ulnaris)에서 16%, 요측수근굴근(flexor carpi radialis)에서 13%었다고 한다[6]. 또 하지에 있어서는, 비복근 · 가자미근에 대한 적중률은 78%로 높았으나, 후경골근에 대한 적중율은 11%였다고 한다. Picelli 등의 보고에 의하면, 뇌졸중 후 상지 경직 환자를 대상으로 한 연구에서 정밀도는 척측수근굴근 36.6%, 요측수근굴근 41.5%, 천지굴근에서 61%, 심지굴근에

표 2 주사 방법별로 검증한 유효성의 이전 보고

연구	질환	디자인	시술부위	시술방법	인원	아웃컴
Ploumi et al.	편측마비(뇌혈관질환, 두부 외상, 척수 손상, 뇌성마비 등)	무작위 비교	상·하지	EMG vs 비EMG	27명 (EMG 15명, 비EMG 12명)	EMG 사용군이 경직의 유의한 감소
Mayer et al.	뇌혈관질환, 두부 외상	무작위 비교	팔꿈치	EMG vs ES	36명	EMG와 ES군에서 유의한 차이 없음
Picelli et al.	뇌졸중	무작위 비교	상지(손목 관절, 손가락 관절)	US vs ES vs 해부학적 표지	60명 (각 20명)	US, ES 모두 해부학적 표지보다 경직, 관절가동성의 개선 유의함
Santamato et al.	뇌졸중	무작위 비교	상지(손목 관절, 손가락 관절)	US vs 해부학적 표지	30명 (각 15명)	US군이 유의한 경직 감소를 나타냄
Turna et al.	뇌졸중	무작위 비교	하지(복부 근육, 히프 근육, 후면 대퇴 근육)	ES vs US	40명 (각 20명)	양군 모두 경직 개선과 보행 속도 개선을 보였으나, 2회 투여 후 3개월 후 유의한 차이 없음

서 65.9%였다고 한다. 또 초음파를 이용한 근육 평가에서는 손목 관절근(평균 0.49 cm) 쪽이 손가락근(1.58 cm)에 비해 유의하게 얇은 경향을 보였다고 한다[7].

이러한 보고로부터, 심부 근육 또는 해부학적 표지만으로는 식별하기 어려운 근육에 대해서는 근전도, 전기자극, 초음파를 사용하여 정확한 위치를 파악하는 것이 유익하다고 생각되어진다.

한편, 주사 방법별로 그 유효성을 검증한 보고가 몇 개 있다(**표 2**). Ploumis 등은 편마비 환자의 상하지에 대한 주사 검증에서 근전도 사용군과 비사용군을 비교하여, 사용군, 비사용군 모두 유의한 경직의 감소를 보였으며, 사용군 쪽이 비사용군보다 경직 감소가 유의하고, 또한 modified Barthel Index의 개선이 유의하다고 하고 있다[8]. Mayer 등은 31명의 상지 경직 환자를 대상으로 근전도군과 신경자극군으로 나누어 그 효과를 비교했다. 팔꿈치 관절을 대상으로 MAS, Tardieu Scale의 일부 중에 Tardieu catch angle을 모두 주사 전후로 유의한 개선을 보였지만, 근전도와 신경자극 간에 유효성에 차이는 없다고 했다[9]. Picelli 등은 뇌졸중 환자를 대상으로 초음파, 신경자극, 해부학적 표지 간에 그 유효성에 차이가 있는지 검증했다. 그 결과, 초음파와 신경자극, 두가지 모두 해부학적 표지와 비교하여 MAS, Tardieu Scale 모두 관절가동 범위의 유의한 개선을 보였으며 한편 초음파, 신경자극 간에는 유효성에 차이는 없

었다고 했다[10].

Santamato 등은 뇌졸중 환자를 대상으로 초음파와 해부학적 표지 간의 유효성에 차이가 있는지를 검증하였으며, Picelli 등과 마찬가지로 두 군 모두 유의한 경직 감소를 보였으나, 초음파 쪽이 뛰어났다고 한다[11]. Turna 등은, 하지첨족(equinus)에 대한 BONT-A에서 신경자극과 초음파를 비교하였으며, 두 군 모두 경직, 보행 속도의 개선을 인정하지만, 주사 2주 후, 3개월 후 모두 개선에 유의한 차이는 없었다고 한다[12].

여러 보고를 통해 해부학적 표지를 이용하는 것보다 표적 근육 식별을 위해서 기기를 이용하는 쪽이 정확성, 유효성 모두 유의할 가능성이 시사된다. 임상 현장에서는 기기간의 비교에서 아직 충분한 증거가 없다고 생각된다. 따라서, 최종적으로는 임상현장에서 주사 기기의 확보나 주사에 있어서의 환자의 부담 경감 등을 바탕으로 각 표적 근육으로의 주사 방법을 선택하는 것이 바람직하다고 생각된다.

③ 주사법에 관한 최신 지견

만성기 뇌졸중으로 중증의 상하지 경직을 보이고 있는 환자에서는 장기간 상하지 마비에 따른 부동에 의해 이차적인 장애로서 관절의 구축이나 근육의 섬유화가 발생한다[13](그림 7). 그림 7에 나타낸 바와 같이, 환자에 따라 근육의 밝기가 다르며, 근육의 섬유화를 나타내고 있다고 시사되는 소견이 나타나기도 한다.

BONT-A의 작용기전을 고려하면, 근육의 섬유화가 발생한 경우에는 충분한 BONT-A의 효과를 얻지 못할 가능성이 있음을 쉽게 짐작할 수 있다. 따라서 표적 근육의 상태를 객관적으로 평가하는 것은 유익하다. 뇌졸중 후 상·하지 경직을 나타낸 환자에 대한 근육 평가에 관한 보고는 드물다. 왜냐하면, 처음부터 이들 환자들을 대상으로 한 근육 평가에 관한 지표가 존재하지 않기 때문이다.

한편, 주로 신경근질환의 근평가에서 초음파 소견에서의 근육의 밝기와 뼈의 밝기로부

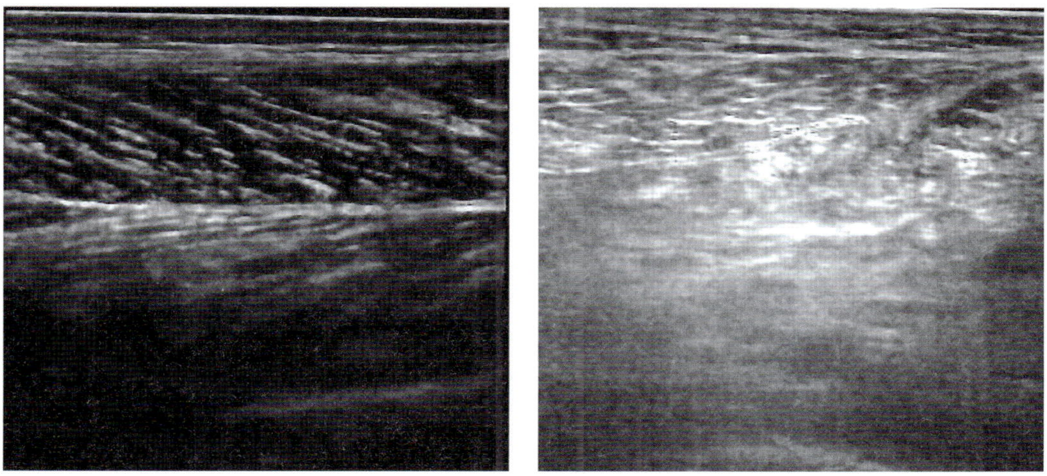

그림 7 초음파 장치를 이용한 종아리 비복근 · 가자미근의 근육 평가 소견
각각의 환자에 따라 근섬유화 정도는 다르다. 왼쪽: HMS-I 수준에서 섬유화는 거의 발생하지 않는다. 오른쪽: HMS-Ⅳ 수준에서 섬유화가 고도이며 비복근, 가자미근의 경계도 불분명하다.

표3 Heckmatt scale(HMS)

	근육의 밝기	뼈의 밝기
Grade Ⅰ	정상	정상
Grade Ⅱ	경미한 상승	명확
Grade Ⅲ	명백한 상승	저하
Grade Ⅳ	고도 상승	완전히 소실

터 평가하는 Heckmatt scale(HMS)을 이용한 보고가 있다[14,15](표 3). 이 보고에 의하면, 내외측 비복근에 총 500U을 주사하여 주사 전과 주사 4주 후의 경직과 HMS를 평가한 결과, 모든 환자에서 MAS, Tardieu Scale, 발목관절 가동 영역의 유의한 개선을 보였다고 한다. 또 HMS별로 분석한 결과, HMS가 높을수록 그 개선이 부족하여 HMS Ⅲ, Ⅳ에서는 경직, 발목관절의 가동 영역 모두 유의한 개선을 확인할 수 없었다고 한다. 즉, 불가역적인 섬유화가 발생한 근육에 대하여 BONT-A의 주사는 효과가 없음을 시사한 셈이다.

우리 연구 그룹에서는 집중적인 입원 재활 치료를 병용하여 같은 검증을 했다[16]. 총 102명의 뇌졸중 환자를 대상으로, BONT-A 전에 초음파를 이용하여 하퇴삼두근(Triceps sure)의 HMS를 평가했다. 모든 증례에서, 입원하여 12일간의 재활 프로그램을 실시했다. 결과로 HMS의 모든 군에서 무릎 관절, 발목관절의 MAS의 유의한 감소를 확인했다(표 4). 덧붙여 HMS Ⅰ~Ⅲ인 군에서는 발목관절 가동 영역의 유의한 개선을 확

표4 HMS를 이용한 근평가와 경직 · 운동기능의 결과[16]

	HMS Ⅰ		HMS Ⅱ		HMS Ⅲ		HMS Ⅳ	
	입원시	퇴원시	입원시	퇴원시	입원시	퇴원시	입원시	퇴원시
BRS 하지 median(IQR)	4(1)	4(1)	4(1)	4(1)	4(1)	4(1)	4(1)	4(1)
MAS 슬관절 median(IQR)	1(0.5)	0(0.5)*	1(0.5)	1(1)*	1.5(1)	1(1.5)*	1.5(1)	1(1.5)*
MAS 족관절 median(IQR)	1.5(1)	1(1)*	1.5(1.5)	1(0.5)*	2(0.5)	1.5(1)*	1.75(0.5)	1 (0.375)*
관절가동 범위 슬관절 굴곡 median(IQR)	0(0)	0(0)	−5(5)	−5(5)	0(1.25)	0(2.5)	0(0)	0(0)
관절가동 범위 족관절 굴곡 median(IQR)	−5 (13.5)	0(2.5)*	−5(10)	5(10)*	−5(10)	0(10)*	−5(3.75)	−5(2.5)
10MWT 초 median(IQR)	13.9 (9.68)	13.8(5.6)	21.38 (18.9)	19.5 (20.3)*	21.6 (23.5)	19.7 (26.4)*	15.0(4.4)	15.9(8.4)
FRT cm median(IQR)	22(5.5)	23.5(3.5)	20(10.1)	24(9)*	20(7.6)	22(7)*	20.1 (13.7)	19.5(13)
TUG 초 median(IQR)	16.6 (12.4)	16.3 (7.3)*	23.2 (24.9)	22.0 (20.13)*	23.2 (19.7)	22.5 (19.8)*	16(6.6)	21.5 (16.6)

FRT : Functional Reach Test, HMS : Heckmatt scale, IQR : interquartile range, MAS : Modified Ashworth Scale, TUG : Timed Up and Go test

*는 입원시와 퇴원시를 비교하여 유의차를 인정한 항목($p < 0.05$)

(문헌 16에서 인용)

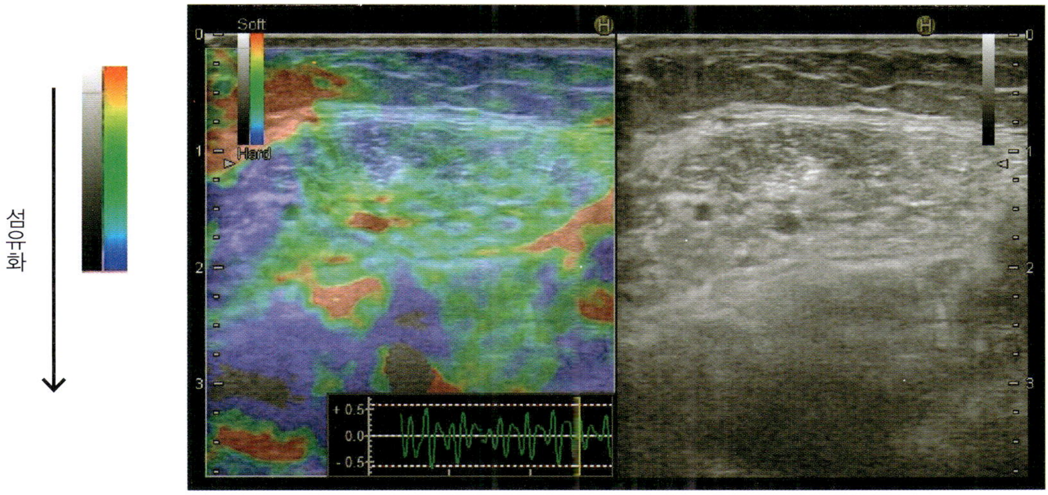

그림 8 탄성초음파(elastography)를 이용한 근육의 형태학적 평가

인했지만, HMS IV 군에서는 개선되지 않았다. 또한 10m 보행 속도, Functional Reach Test (FRT), Timed Up and Go test (TUG)를 통한 보행 능력과 균형 능력을 평가한 결과, HMS II · III의 군에서 10m 보행속도와 FRT의 유의한 개선이 확인되고, HMS I~III 군에서 TUG의 유의한 호전을 확인할 수 있었다.

Picelli 등의 보고와 비교하여, HMS Ⅲ군에서도 개선을 인정하는 결과였다. 이것은 재활치료의 병용에 의한 영향이 시사한다. 그러나, HMS Ⅳ군에 대하여 개선이 확인되지 않았던 점은 마찬가지였다. 따라서 섬유화가 고도인 근육에 대해서는 비록 재활치료를 병용했다고 해도, BONT-A의 충분한 유효성을 얻지 못할 가능성을 시사한다.

또 이러한 결과를 바탕으로 여러 번의 BONT-A 투여에 관한 근거가 향후 얻어질지도 모른다. BONT-A는 3개월로 그 효과가 감소하고 다시 강직이 나타난다고 되어 있다. 그러나 언제까지 몇 회 주사를 하면 되는지, 또는 여러 번 주사 근육에 관련된 증거는 충분하지 않다. 그러므로 근육의 섬유화를 평가함으로써 환자의 장기적인 상하지 마비 관리를 실행할 수 있으며, 아래 사항을 향후 추구할 필요가 있다. 첫째, '어떻게 근육의 섬유화가 생기지 않도록 마비와 경직을 관리할 것인가', 둘째, '근육의 섬유화는 어떤 경과로 진행되는가'에 대하여 세밀한 관찰이 필요하다. 셋째, '근육의 섬유화가 발생했을 경우, 어떻게 관리하고, BONT-A의 주사 여부를 어떻게 판단할 것인가'이다.

이러한 배경에서 최근에는 초음파의 탄성초음파(elastography)를 측정하는 연구도 조금씩 보고되고 있다(그림 8).

탄성초음파는 근육의 섬유화가 어떻게 분포하고 있는지를 시각적으로 확인할 수 있다. 따라서, 동일 근육 내에서 섬유화가 높은 영역을 판별할 수 있기 때문에 이들의 영역을 피하여 BONT-A를 주사하는 것도 가능하다.

최근에는 탄성초음파를 이용하여 BONT-A의 효과를 검증한 보고도 확인되고 있다. Gao 등은 만성기 뇌졸중 7명의 환자를 대상으로 상완이두근에 대하여 BONT-A를 실시하고 동시에 탄성초음파를 이용하여 측정한 횡파전달속도(shear wave velocity)로부터 strain ratio를 산출하여, 개입 전후의 그 변화를 평가했다[17]. 그 결과, BONT-A를 주사한 근육의 strain ratio에 유의한 변화가 인정되었다고 한다. Askin 등은, 48명의 만성기 뇌졸중환자의 상완이두근에 대해 BONT-A를 실시하고, 동일한 검증을 실시하였다. 개입 전후로 MAS의 유의한 감소와 strain ratio의 유의한 개선이 확인되었다고 한다[18]. 또한 MAS와 strain ratio에는 유의한 상관관계가 확인되었다고 하며, 탄성초음파가 표적근의 객관적인 지표뿐만 아니라, BONT-A의 치료 효과의 판정에 이용할 수 있을 가능성이 시사되고 있다[18]. 그러나, 아직도 탄성초음파를 이용한 보고는 부족하며, 향후의 연구가 기대된다.

문헌

1) Cordivari C, Misra VP, Vincent A, et al: Secondary nonresponsiveness to botulinum toxin A in cervical dystonia: the role of electromyogram-guided injections, botulinum toxin A antibody assay, and the extensor digitorum brevis test. *Mov Disord* **21**: 1737-1741, 2006.
2) Walker HW, Lee MY, Bahroo LB, et al: Botulinum toxin injection techniques for the management of adult spasticity. *PM R* **7**: 417-427, 2015.
3) Sheean G, Lannin NA, Turner-Stokes L, et al: Botulinum toxin assessment, intervention and after-care for upper limb hypertonicity in adults: international consensus statement.; Cerebral Palsy Institute. *Eur J Neurol* **17** Suppl 2: 74-93, 2010.
4) Childers MK, Kornegay JN, Aoki R et al: Evaluating end-plate-targeted injections of botulinum toxin type A in a canine model. *Muscle Nerve* **21**: 653–655, 1998.
5) Molloy FM, Shill HA, Kaelin-Lang A, et al: Accuracy of muscle localization without EMG: implications for treatment of limb dystonia. *Neurology* **58**: 805-807, 2002.
6) Chin TY, Nattrass GR, Selber P, et al: Accuracy of intramuscular injection of botulinum toxin A: a comparison between manual needle placement and placement by guided electrical stimulation. *Dev Med Child Neurol* **45** Suppl: 9, 2C03.
7) Picelli A, Roncari L, Baldessarelli S, et al: Accuracy of botulinum toxin type A injection into the forearm muscles of chronic stroke patients with spastic flexed wrist and clenched fist: manual needle placement evaluated using ultrasonography. *J Rehabil Med* **46**: 1042-1045, 2014.
8) Ploumis A, Varvarousis D, Konitsiotis S, et al: Effectiveness of botulinum toxin injection with and without needle electromyographic guidance for the treatment of spasticity in hemiplegic patients: a randomized controlled trial. *Disabil Rehabil* **36**: 313-318, 2014.
9) Mayer NH, Whyte J, Wannstedt G, et al: Comparative impact of 2 botulinum toxin injection techniques for elbow flexor hypertonia. *Arch Phys Med Rehabil* **89**: 982-987, 2008.
10) Picelli A, Lobba D, Midiri A, et al: Botulinum toxin injection into the forearm muscles for wrist and fingers spastic overactivity in adults with chronic stroke: a randomized controlled trial comparing three injection techniques. *Clin Rehabil* **28**: 232-242, 2014.
11) Santamato A, Micello MF, Panza F, et al: Can botulinum toxin type A injection technique influence the clinical outcome of patients with post-stroke upper limb spasticity? A randomized controlled trial comparing manual needle placement and ultrasound-guided injection techniques. *J Neurol Sci* **347**: 39-43, 2014.
12) Turna IF, Erhan B, Gunduz NB, et al: The effects of different injection techniques of botulinum toxin a in post-stroke patients with plantar flexor spasticity. *Acta Neurol Belg* **120**: 639-643, 2020.
13) Pillen S, van Keimpema M, Nievelstein RA, et al: Skeletal muscle ultrasonography: visual versus quantitative evaluation. *Ultrasound Med Biol* **32**: 1315-1321, 2006.
14) Heckmatt JZ, Leeman S, Dubowitz V. Ultrasound imaging in the diagnosis of muscle disease. *J Pediatr* **101**: 656-660, 1982.
15) Picelli A, Bonetti P, Fontana C, et al: Is spastic muscle echo intensity related to the response to botulinum toxin type A in patients with stroke? A cohort study. *Arch Phys Med Rehabil* **93**: 1253-1258, 2012.
16) Hara T, Abo M, Hara H, et al: Effects of botulinum toxin A therapy and multidisciplinary rehabilitation on lower limb spasticity classified by spastic muscle echo intensity in post-stroke patients. *Int J Neurosci* **128**: 412-420, 2018.
17) Gao J, Rubin JM, Chen J, et al: Ultrasound Elastography to Assess Botulinum Toxin A Treatment for Post-stroke Spasticity: A Feasibility Study. *Ultrasound Med Biol* **45**: 1094-1102, 2019.
18) Aşkın A, Kalaycı ÖT, Bayram KB, et al: Strain sonoelastographic evaluation of biceps muscle intrinsic stiffness after botulinum toxin-A injection. *Top Stroke Rehabil* **24**:12-17, 2017.

1-4

경직의 특징과 보툴리눔 독소 투입 분배

(Wernike-Mann 자세, 주먹 변형, 내반첨족, 갈퀴 발가락 등)

와다 요시타카(和田義敬), 카와테 노부유키(川手信行)

1 경직의 특징

경직은 Lance 등[1]인 '상위운동뉴런 장애의 한 징후이며, 건반사 항진을 수반하는 속도 의존성을 특징으로 하는 신장반사의 항진'이라고 정의하는 경우가 많다. 그러나, 경직에 대한 다른 견해를 가진 정의는 많이 나오고 있으며,[2,3] 아직도 통일된 정의는 없는 상태이다. 일반적으로, 경직은 상지는 굴곡하고 하지는 신전하는 패턴의 Wernike-Mann 자세가 연상되기 쉽다.

상위운동뉴런 장애에는 양성징후와 음성징후가 있다.[4] 양성징후에는 심부건 반사의 항진, 간대성 경련(clonus), 경직, 공동운동이 있으며, 음성징후에는 근력 저하, 마비, 교치성의 저하가 있다. 상위운동뉴런 장애의 징후는 하나뿐만 아니라 시간 경과에 따라 근력 저하, 근육 단축, 길항근의 동시수축, 연부조직 변화도 더해진다.

ICF(International Classification of Functioning, Disability and Health)에서는 경직은 심신기능 · 신체구조에 해당한다.[5] 경직에 따른 이차적 합병증인 통증, 궤양, 위생관리, 자기관리(self-care)의 저하, 자존심 · 신체 이미지의 저하 등은 심신기능, 신체구조, 활동, 참가에 해당한다.[5]

Lance 등의 정의는 상위운동신경원 증후군의 양성징후의 좁은 의미의 경직에 해당한다. 이 책에서는 경직을 이차적 합병증의 영향을 포함한 개념으로 해설하겠다.

1) 상지 · 손가락

상지 · 손가락 경직의 특징적인 패턴으로서, 견관절의 내전(adduction) · 내회전(internal rotation), 팔꿈치관절의 굴곡, 전완(forearm)의 회내(pronation), 손목 관절의 굴곡, 손가락의 굴곡(주먹 모양의 변형), 엄지손가락의 내전이 있다(표 1).

상지 · 손가락의 경직은 탈의 동작, 몸단장 등의 자기 관리, 손가락 교치성, 액와 · 팔꿈치 · 손가락의 위생에 관계된다. 치료 목표로는 탈의동작, 타이핑/글씨쓰기, 뻗기(reach) 동작, 파지동작(grasp)의 향상, 위생상태의 개선 등을 들 수 있다.

보툴리눔 독소 치료의 대상이 되는 상지의 자세로 ① 견관절의 내전+팔꿈치 관절의 굴곡+전완의 회내+손목 관절의 굴곡+손가락의 굴곡, ② 팔관절의 굴곡+전완의 회내+손목 관절굴곡+손가락의 굴곡, ③ 손가락 굴곡 패턴이 표시되어 있다[6].

표 1 상지 근육의 작용

작용	근육
견관절의 내전(adduction), 내회전 (internal rotation)	대흉근(pectoralis major), 광배근(latissimus dorsi), 견갑하근(inraspinatus), 대원근(teres major)
팔꿈치 관절의 굴곡	상완이두근(biceps brachii), 상완근(brachialis), 완요골근(brachioradialis)
전완의 회내(pronation)	원회내근(pronator teres), 방형회내근(pronator quadratus)
손목 관절의 굴곡	요측수근굴근(flexor carpi radialis), 척측수지굴근(flexor carpi ulnaris), 천지굴근(flexor digitorum superficialis), 심지굴근(flexor digitorum profundus), 장장근(palmaris longus)
손가락의 굴곡	
MCP	충양근(lumbrical)
PIP	천지굴근(flexor digitorum superficialis)
DIP	심지굴근(flexor digitorum profundus),
엄지의 내전	장모지굴근(flexor pollicis longus), 단모지굴근(Flexor pollicis brevis), 모지내전근(adductor pollicis)

(1) 어깨관절의 내전 · 내회전의 주요 근육(그림 1): 대흉근, 광배근, 견갑하근, 대원근

견관절의 내전 · 내회전은 뻗기 동작, 목욕 · 청결동작 · 탈의 동작의 저해, 통증에 관계된다. 능동운동의 제한뿐만 아니라, 보호자의 간병에서 '팔을 들 수 없어 옷 갈아입기 어렵다', '겨드랑이 닦기가 어렵다'는 식의 호소도 많다. 또한 기립자세(standing position)와 보행 자세의 비대칭성을 초래하여 보행능력 · 균형능력에 영향을 미친다.

(2) 팔꿈치 관절의 굴곡의 주요 근육(그림 2): 상완 이두근, 상완근, 상완요골근

팔꿈치 관절의 굴곡은 뻗기(reach) 동작, 탈의 동작의 저해, 외견상 문제에 관계된다. 기립자세와 보행 시 팔꿈치 관절의 굴곡이 보다 강해지기 쉽고, 외견을 신경 쓰는 경우도 많다. 투여 부위를 선정함에 있어 상완 이두근은 전완의 회외(supination)작용도 있는 점은 유의해야 한다.

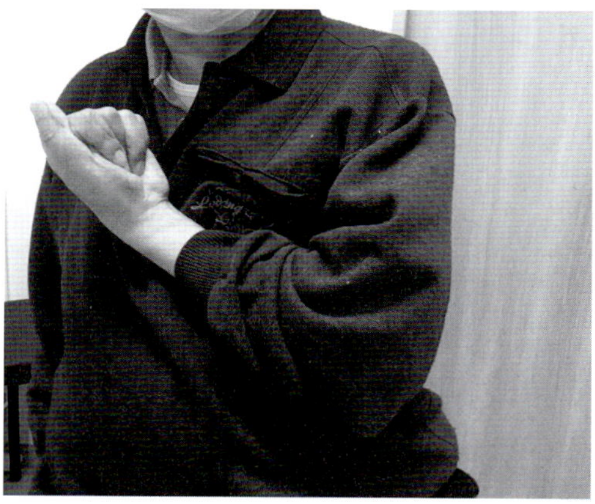

그림 1 견관절의 내전 내회전

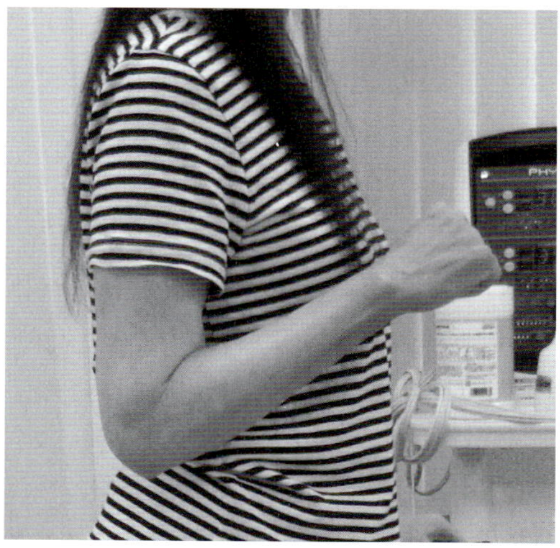

그림 2 팔꿈치 관절의 굴곡

(3) 전완의 회내의 주요 근육 : 원회내근, 방형회내근

전완의 자세는 손의 위치와 기능에 영향을 준다. 뇌졸중 후에는 전완은 회내위(pronation)가 많지만, 회외위(supination)의 경우도 있다. 전완의 회내에 있어서 원회내근이 가장 작용한다.

(4) 손목관절 및 손가락 관절의 굴곡의 주요 근육(그림 3): 천지굴근, 심지굴근, 장장근, 요측수근굴근, 척측수근굴근

손목관절의 굴곡은 손가락 뻗기 · 물건 집기 등의 교치 동작, 손바닥의 위생에 관계된다. 손목관절의 굴곡은 손가락의 뻗기와 협조하고 있다. 손목관절의 굴곡은 요측(radial side)으로 기울어지는 경우가 많다. 그 경우에 요측수근굴근(FCR)에 대한 치료가 바람직하다. 손목관절의 굴곡이 계속되면 이차적으로 수근관 증후군을 일으킬 가능성이 있다.

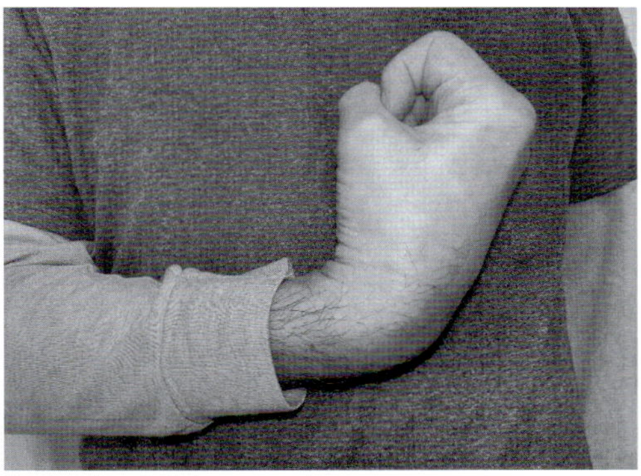

그림 3 손목 관절의 굴곡

(5) 손가락 굴곡/주먹 변형의 주요 근육(그림 4): 천지굴근, 심지굴근, 충양근

손가락이 굴곡지고, 손바닥을 쥔 상태로 된다. 손가락 굴곡, 주먹 형상 변형은 손목 관절의 굴곡과 마찬가지로 손가락의 뻗기 · 물건 집기 등의 동작, 손바닥 위생과 관련된 심각한 경우는 손씻기나 손톱깎기를 할 수 없고, 손톱으로 손바닥 안을 상처를 입히거나 진균의 발생을 초래한다. 제2~5손가락의 원위지절간관절(distal interphalangeal joint: DIP)의 굴곡이 강한 경우는 심지굴근, 제2~5지의 근위지절간관절(proximal interphalangeal joint: PIP)의 굴곡이 강한 경우는 천지굴근, 중수지관절(metacarpophalangeal joint: MP)굴곡이 강한 경우는 충양근의 근긴장항진을 생각한다.

(6) 엄지손가락의 내전의 주요 근육(그림 5): 장모지굴근, 모지내전근, 단모지신근

손가락의 정교한 동작 수행에 엄지손가락의 역할은 중요하다. 손잡이 동작, 쥐는 동작의 대부분에 엄지손가락이 관여한다. 엄지 손가락이 손바닥 안으로 내전되면 물건 집기동작의 저하와 손가락 굴곡의 제한이 생긴다.

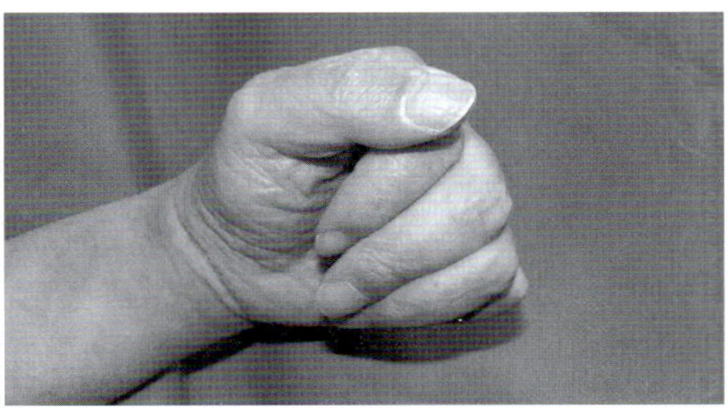

그림 4 손가락의 굴곡/주먹 형상 변형

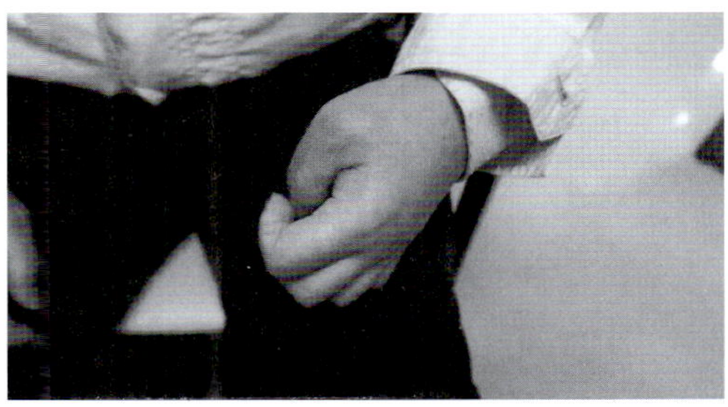

그림 5 엄지 손가락의 내전

표2 하지 근육의 작용

	筋肉
고관절의 내전	대내전근(adductor magnus), 장내전근(adductor longus), 단내전근(adductor brevis)
슬관절의 굴곡	박근(gracilis), 반막양근(semimembranosus), 반건양근(semitendinosus), 대퇴이두근(biceps femoris)
슬관절의 신전	대퇴사두근(quadriceps femoris)
족관절의 내반	후경골근(tibialis posterior), 전경골근(tibialis anterior), 가자미근(soleus)
족관절의 저굴(plantarflex-ion)	비복근(gastrocnemius), 가자미근(soleus)
족지의 굴곡 claw toe mallet toe hammer toe	장지굴근(flexor digitorum longus), 장모지굴근(flexor hallucis longus), 단지굴근(flexor digitorum brevis), 단모지굴근(flexor hallucis brevis) 외재근(장지굴근, 장모지굴근 등) 내재근(단지굴근, 단모지굴근) 내재근 · 외재근의 과활동
모지의 신전	장모지신근 (extensor hallucis longus)

2) 하지 · 발가락

하지 경직의 특징적인 패턴으로서, 고관절 내전, 신전밀기 보행패턴(extension thrust knee pattern), 뻐쩡다리 보행(stiff knee gait), 발관절의 내반첨족(equinovarus), 발가락의 굴곡, 엄지발가락의 뻗침(hitchhiker's toe)이 있다(표 2). 하지의 경직은 기립자세와 보행 자세의 안정에 기여하고 있는 경우도 있어, 경직의 경감만을 목표로 해버리면 결과적으로 낙상의 위험을 높이기 쉽다. 또한 하지 경직 관리에 있어서는 보툴리눔 독소 치료와 함께 보조기 요법도 필요하다.

치료 목표로서는 이동(transfer) 동작의 향상, 이동 능력 향상(보행 거리의 연장, 보행 속도의 향상, 보행 효율의 개선), 균형능력 향상 등을 들 수 있다. 보툴리눔 독소 치료 목적인 하지의 일반적인 자세로서, ① 내반첨족, ② 무릎 뻗침+내반첨족, ③ 첨족 등이 표시되고 있다.[6,7)]

(1) 고관절의 내전의 주요 근육: 대내전근, 장내전근, 단내전근

고관절의 내전에 의해 기립시, 보행, 이동(transfer), 옷갈아 입기 · 청결 동작이 어려워진다. 내전이 중증인 경우, 보호자에 의해 하의/속옷의 탈착, 회음부의 청결을 하기가 어려워진다. 하지의 경직에 대하여는 기립 동작 · 보행에 주목이 집중되지만, 간병인의 관점에서의 경직 치료의 필요성은 충분히 생각되고 있지 않다. 통증과 간병 부담을 줄이기 위한 독소 투여는 필요에 따라 검토해도 좋다.

(2) 신전밀기 보행 패턴(Extension thrust knee pattern)의 주요 근육(그림 6) : 비복근, 가자미근

신전밀기 보행 패턴(extension thrust knee pattern)은 입각기(stance phase)에 무릎이 급격히 과신전하는 상태를 가리키며, 중증이 되면 무릎통증을 호소하여 보행이 곤란해지는 경우가 있다.

다나카(田中) 등[8)]은 신전밀기 보행패턴을 중기 무릎신전군, 초기 무릎신전군으로 나누어 표면근전도를 해석한 결과, 중기 무릎신전군에서는 부하 반응기(loading phase)부터 비복근이 과활동이 되고, 초기 무릎신전군에서는 비복근 등의 근활동이 부족하다는 것을 지적하고 있다. 즉, 신전밀기 보행의

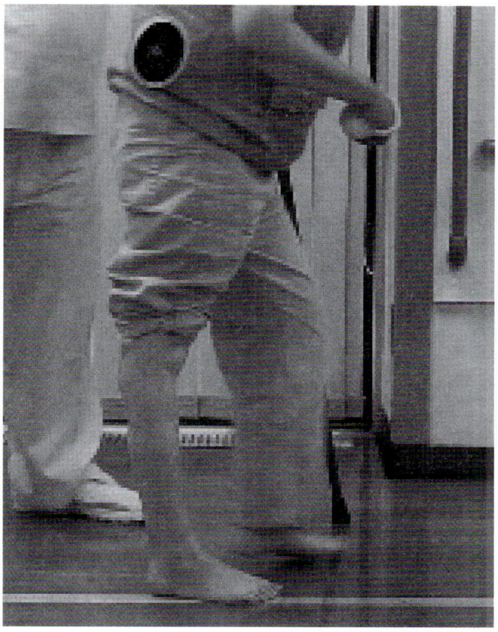

그림 6 신전밀기 보행패턴(Extension thrust knee pattern; back knee)

BONT-A 치료에서 대상이 되는 것은 입각기 중기부터 무릎이 과신전하는 패턴이 많은 것이라고 생각되며, 치료 대상이 되는 근육은 주로 하퇴삼두근(triceps sure)으로 여겨진다. 신전밀기 보행은 한번 형태가 완성되면 교정이 어렵다. 신전밀기 보행은 특히 보툴리눔 독소 치료를 실시하는 경우에는 보조기의 병용이 바람직하며, 경직이 호전됨에 따라 보조기를 수정해서 적용한는 것이 바람직하다.

(3) 뻐쩡다리 보행(Stiff knee gait)의 주요 근육: 대퇴직근, 햄스트링, 하퇴삼두근

뻐쩡다리 보행(뻣뻣한 무릎 보행, Stiff knee gait)는 유각기(swing phase)에서의 최대 무릎굴곡각도의 감소가 원인이 되어, 전유각기(preswing phase)와 초기 유각기(early swing phase)에 무릎이 신전된 상태를 가리킨다. 마비측 유각기에서의 골반거상, 원회전(circumduction)보행, 건측의 발돋움 보행(vaulting gait), 보폭의 감소가 생긴다. 유각기의 무릎 굴곡 각도 제한은 대퇴직근의 경직이 원인으로 여겨져 대퇴직근에 BONT-A를 주사함으로써 유각기의 무릎 굴곡 각도가 증대되는 것으로 보고되고 있다.[9] 그러나 최근 뻐쩡다리 보행에 대한 BONT-A를 해석한 보고[10]에서는 뻐쩡다리 보행의 원인은 대퇴직근의 과활동에 의한 경우 및 말기 입각기(terminal stance)에서 밀어 내기(push-off)가 불충분해서 유각기에 무릎관절이 굴곡되지 않는 경우에도 발생할 수 있어, 일률적으로 대퇴직근에 주사하는 것에는 주의를 해야 한다. 이러한 부적절한 주사를 방지하기 위해서는 표면 근전도 등을 이용하여 경직근을 정하여 주사하는 것이 중요하다. 또한 대퇴사두근에 과도하게 투여하면 입각기에 무릎 꺾임(buckling)이 나타날 가능성이 있어, 투여량이 주의가 필요하다.

(4) 내반첨족의 주요 근육(그림 7): 비복근, 가자미근, 후경골근, 전경골근

뇌졸중의 내반첨족의 주요 문제점은 보행시 발가락 들림(toe clearance)의 저하이다. 그 외에도 골반 후경(pelvic retroversion)과 원회전(circumduction) 등의 보상 동작의 출현, 균형 능력의 저하, 낙상, 족저압 분포의 변화에 의한 제5 중족골 부근의 피부 궤양으로 이어진다. 비복근은 두 관절근육(two joint muscle)이므로 무릎의 굴곡과 신전에 영향을 받는다. 무릎 굴곡 자세에서는 가자미근, 무릎 신전 자세에서는 가자미근과 비복근의 근긴장을 평가할 수 있다.

(5) 발가락의 굴곡의 주요 근육(그림 8): 장지굴근, 장모지굴근, 단지굴근, 단모지굴근

발가락의 굴곡 패턴에는 갈퀴 발가락(claw toe), 망치 발가락(hammer toe), 추 발가락(mallet toe)이 있다. 갈퀴 발가락은 중족지관절(metatarsophalangeal joint: MP) 과신전, PIP관절굴곡, DIP관절굴곡, 망치 발가락은 MP관절과신전, PIP관절굴곡, DIP 관절 신전, 추 발가락은 DIP관절 굴곡으로 정의되어 있다(**그림 9**).

단츠지(檀辻)[12] 등은 이 세 가지 발가락 상태에 관여하는 근육으로서, 갈퀴 발가락은 내재근인 단지굴근, 단모지굴근 보다 장지굴근, 장모지굴근과 같은 외재근 과활동, 망치 발가락은 내재근·외재근 쌍방의 과활동, 추 발가락은 내재근의 과활동이라고 말하고 있으며, 이러한 것들을 볼 때, 발가락의 형상이나 촉진 등을 실시하여 주사할 근육을 결정할 필요가 있다. 뇌졸중의 경우, 긴장성 발가락 굽힘반사(tonic toe flexion reflex)에 의한 갈퀴 발가락이 출현하기 쉬우며, 기립과 보행 시 발가락의 통증을 초래한다.

(6) 엄지발가락의 신전: 주동근; 장모지신근

엄지발가락의 신전은 자발적 바빈스키 징후(spontaneous Babinski sign)으로도 불리며, 바빈스키 반사에서 유래한다. 빈도에 있어서는 드물지만, 엄지발가락이 과신전을 보이면 신발 안에서 엄지가 닿는 것으로 인한 통증이나 발가락의 변형으로 이어진다. 장모

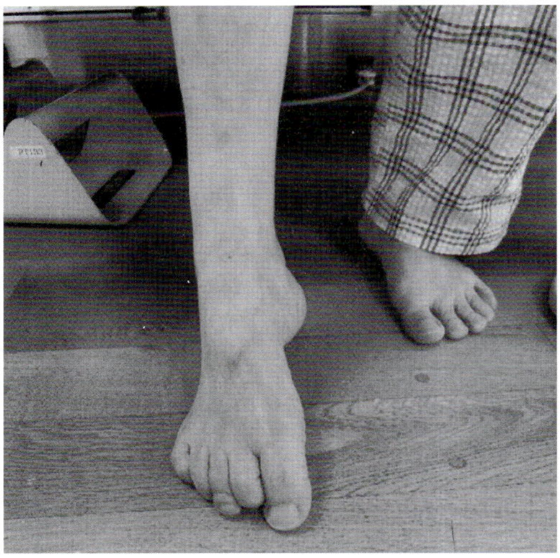

그림 7 내반첨족(equinovarus)

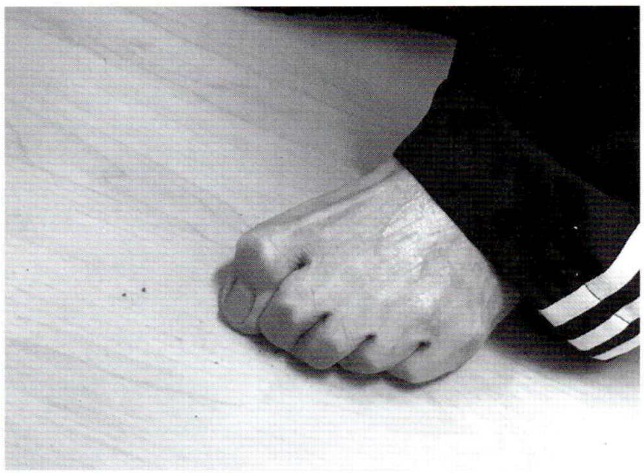

그림 8 발가락의 굴곡

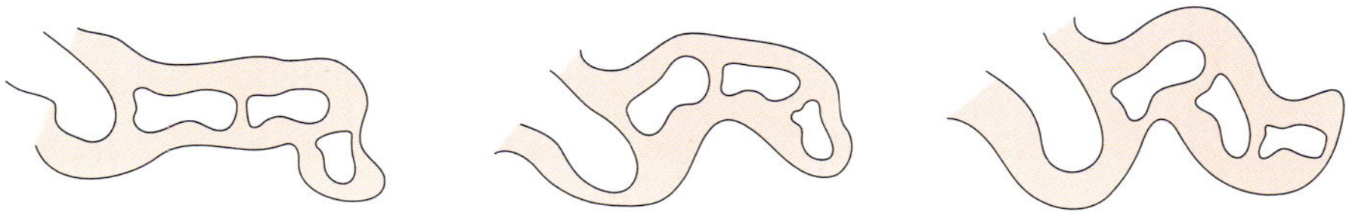

그림 9 발가락 굴곡의 분류[11]

(문헌 11 에서 인용)

지신근의 근긴장이상(dystonia)라고도 생각되어진다.[13)]

❷ A형 보툴리눔 독소 제제의 투여 부위 · 투입량의 선정

A형 보툴리눔 독소 제제의 투여 부위 · 투입량의 선정에는 마비의 평가(BRS, SIAS, FMA), 수동운동의 근긴장(MAS, MTS), 관절가동 영역의 평가가 이루어지는 경우가 많다. 일반적으로 경직의 평가에는 MAS가 이용되고 있다. 그러나 MAS는 안정을 취할 때 수동적인 근긴장을 평가하고 있으며 능동적인 동작시의 근긴장의 평가에는 불충분하다. 근긴장 항진이 반사의 항진에 의한 것인지 연부 조직에 의한 것인지에 대해 검토하지 않으면, 보툴리눔 독소 주입 이후 경직치료의 효과를 예상하기 어렵다. 경직에 대한 평가는 기립 및 보행 등의 동작시의 평가도 중요하며, 필요하다면 근전도나 신경차단술을 사용할 수 있다.

일본에서는 2010년 10월에 성인의 상하지 경직에 대한 A형 보툴리눔 독소 제제의 보험 적용이 인정되었다. 2021년 3월 현재는 Onabotulinumtoxin A(Botox®), Incobotulinumtoxin A(Xeomin®)의 2종류의 A형 보툴리눔 독소 제제가 경직 치료에 이용되고 있으며 2020년 6월부터 Botox®는 상지 400단위, 하지 300단위, 상하지 동시투여 400단위가 승인되었다. 또한 2020년 12월부터 Xeomin®는 상지만 400단위, 2021년 6월브터 하지 400단위, 상하지 800단위가 승인되었다. 상지, 손가락으로의 투여 권장량을 **표 3~6**, 하지의 투여 권장량을 **표 7~8**에 나타낸다. 한정된 투여량 내에서는, 경직을 나타내는 모든 근육에 대한 투여는 어려울 수 있다. 상지 보툴리눔 독소 치료의 대상근은, 상완이두근+요측수근굴근+척측수근굴근+천지굴근+심지굴근, 요측수근굴근+척측수근굴근+천지굴근+심지굴근, 요측수근굴근+척측수근굴근+천지굴근+심지굴근+장모지굴근의 조합이 많다.[14)] 또한 보툴리늄 치료는

표 3 견관절 근육으로의 투여추천량[17)]

	Botox®	Xeomin®
대흉근	75~100U	20~200U
광배근	60~80U	25~100U
견갑하근	50~80U	15~100U
대원근	30~50U	20~100U
소원근	30~50U	30~50U

(U : 단위)

표 4 상완 근육의 투여추천량[17)]

	Botox®	Xeomin®
상완이두근	75~100U	75~100U
상완근	50~75U	50~75U
완요골근	50~60U	50~60U
상완삼두근	75~100U	75~100U

표 5 전완 근육의 투여추천량[17)]

	Botox®	Xeomin®
원회내근	30~40U	30~40U
방형회내근	20~30U	20~30U
천지굴근	25~30U	25~30U
심지굴근	30~40U	30~40U
요측수굴근	30~40U	30~40U
척측수근굴근	30~40U	30~40U
장모지굴근	20~30U	20~30U
장장근*	5~10U (경우에 따라서는 더 이상)	5~10U (경우에 따라서는 더 이상)

* 문헌18에 인용

표 6 손가락 근육의 투여추천량(첨부문서로부터)

	Botox®	Xeomin®
단무지굴근	기재 없음	5~30U
모지내전근	20U	5~30U
모지대립근	기재 없음	5~30U
충양근*	2.5~5U (경우에 따라서는 더 이상)	2.5~5U (경우에 따라서는 더 이상)

*문헌18에 인용

표 7 대퇴근육의 투여추천량[17]

	Botox®	Xeomin®
내전근군(장내전근, 단내전근, 대내전근)	100~200U	100~200U
박근	80~120U	80~120U
반막양근	100~150U	100~150U
반건양근	100~150U	100~150U
대퇴이두근	100~150U	100~150U
대퇴직근	100~150U	100~150U
내측광근	100~150U	100~150U
외측광근	100~150U	100~150U
중간광근	100~150U	100프150U

표 8 하퇴 근육의 투여추천량[17]

	Botox®	Xeomin®
내측 비복근	50~100U	50~100U
외측 비복근	50~100U	50~100U
가자미근	75~100U	75~200U
전경골근	75~120U	75~120U
후경골근	50~80U	50~80U
장모지굴근	40~60U	40~60U
장지굴근	40~60U	40~60U
장모지신근	50~60U	50~60U
단모지굴근	10~20U	10~20U
단지굴근	10~20U	10~20U

일회 투여에 그치지 않고 여러 번 투여를 통해 지속해야 치료 효과를 나타낼 수 있다.[15,16] 치료목표의 설정과 목표의 우선순위로부터 투여부위 투입량을 결정하고 투여마다 적정 수정을 행한다.

1) 예1: 상하지로의 BONT-A 투여 예

치료 목표: 동작시의 팔꿈치 관절 굴곡 완화, 손목 관절/손가락관절 가동 영역의 개선, 내반첨족의 개선, 갈퀴 발가락의 개선에 의한 통증의 경감

	Botox®/Xeomin®	
상완이두근	50U	25U×2q 부위
천지굴근	50U	25U×2 부위
심지굴근	50U	25U×2 부위
요측수근굴근	25U	25U×1 부위
척측수근굴근	25U	25U×1 부위
내측 비복근	50U	25U×2 부위
외측 비복근	50U	25U×2 부위
가자미근	50U	25U×2 부위
후경골근	50U	25U×2 부위
장지굴근	50U	25U×2 부위
합계	400U	

*투여 상한에 관해서, Botox®로는 상지400단위, 하지300단위, 상하지400단위. Xeomin®로는 상지 400단위, 하지 400단위, 상하지 800단위의 주사가 가능

2) 예2: 상지의 경직에 대한 BONT-A 투여 예

치료 목표: 견관절 내전, 팔꿈치 굴곡 자세 · 전완 회내 자세의 개선, 손목 관절 · 손가락 관절가동 영역의 개선, 통증의 경감, 손가락 위생 관리의 개선

	Botox®/Xeomin®	
대흉근	75U	25U×3 부위
상완이두근	50U	25U×2 부위
상완근	25U	25U×1 부위
원회내근	25U	25U×1 부위
천지굴근	50U	25U×2 부위
심지굴근	50U	25U×2 부위
요측수근굴근	50U	25U×2 부위
척측수근굴근	50U	25U×2 부위
장모지굴근	25U	25U×1 부위
합계	400U	

3) 예3: 하지경직에 대한 BONT-A 투여 예

치료목표: 무릎관절 · 발목 관절 가동 범위의 개선, 내반첨족의 개선, 갈퀴 발가락의 개선으로 인한 통증의 경감

	Botox®/Xeomin®	
내측 비복근	75U	25U×3 부위
외측 비복근	75U	25U×3 부위
가자미근	50U	25U×2 부위
후경골근	50U	25U×2 부위
장지굴근	50U	25U×2 부위
합계	300U	

투여 상한에 관해서 Botox®로는 하지 300단위, Xeomin®로는 하지 400단위 주사가 가능

4) 예4: 하지경직에 대한 BONT-A 투여 예

치료 목표: 고관절의 관절 가동 범위(특히 내전)의 개선, 회음부의 청결 개선, 하의 교환을 쉽게 행하도록 한다.

	Botox®/Xeomin®	
우측 내전근군	100U	25U×4 부위
우측 햄스트링	50U	25U×2 부위
좌측 내전근군	100U	25U×4 부위
좌측 햄스트링	50U	25U×2 부위
합계	300U	

투입량 상한에 관해서, Botox®로는 하지 300단위, Xeomin®로는 하지 400단위 주사가 가능

문헌

1) Lance JW: Pathophysiology of spasticity and clinical experience with Baclofen. Lance JW, Feldman RG, et al (eds): Spasticity: Disordered motor control. Year Book Medical Publishers, Chicago, 1980, pp185-204.
2) Pandyan AD, Gregoric M, Barnes MP, et al: Spasticity; clinical perceptions, neurological realities and meaningful measurement. *Disabil Rehabil* **27**: 2-6, 2005.
3) Sanger TD, Delgado MR, Gaebler-Spira D, et al: Task Force on Childhood Motor D. Classification and definition of disorders causing hypertonia in childhood. *Pediatrics* **111**: e89-97, 2003.
4) Mayer NH: Clin cophysiologic concepts of spasticity and motor dysfunction in adults with an upper motoneuron lesion. *Muscle Nerve Suppl* **6**: S1-13, 1997.
5) Ashford S, Fheodoroff K, Jacinto J, et al: Common goal areas in the treatment of upper limb spasticity: a multicentre analysis. *Clin Rehabil* **30**: 617-622, 2016.
6) Simpson DM, Patel AT, Alfaro A, et al: OnabotulinumtoxinA Injection for Poststroke Upper-Limb Spasticity; Guidance for Early Injectors From a Delphi Panel Process. *PM R* **9**: 136-148, 2017.
7) Esquenazi A, Alfaro A, Ayyoub Z, et al: OnabotulinumtoxinA for Lower Limb Spasticity; Guidance From a Delphi Panel Approach. *PM R* **9**: 960-968, 2017.
8) 田中惣治, 山本澄子：片麻痺者の歩行パターンの違いによる歩行時の筋電図・運動力学的特徴. バイオメカニズム23：107-117, 2016.
9) Fatih Tok, Birol Balaban, Evren Yaşar, et al: The effects of onabotulinum toxin A injection into rectus femoris muscle in hemiplegic stroke patients with stiff-knee gait; a placebo-controlled, nonrandomized trial. *Am J Phys Med Rehabil* **91**: 321-326, 2012.

10) Andrea Merlo, Isabella Campanini: Impact of instrumental analysis of stiff knee gait on treatment appropriateness and associated costs in stroke patients. *Gait & Posture* **72**: 195-201, 2019.
11) Helfet AJ, et al: Disorders of the Foot. Lippincott Medical, 1980, pp117-137.
12) 檀辻雅広, 松田淳子, 松尾薫, 他：脳卒中片麻痺患者の歩行時における足趾の形状変化の実態. 理学療法学 **20**：493-498, 1993.
13) Yelnik AP, Colle FM, Bonan IV, et al: Disabling overactivity of the extensor hallucis longus after stroke: clinical expression and efficacy of botulinum toxin type A. *Arch Phys Med Rehabil* **84**: 147-149, 2003.
14) Kimura A, Abo M, Masakado Y, et al: An Investigation into the Clinical Use of Botulinum Toxin Type A to Treat Post-stroke Hem plegic Patients with Upper and/or Lower Limb Spasticity. *The Japanese Journal of Rehabilitation Medicine* **52**: 421-430, 2015.
15) Gordon MF, Brashear A, Elovic E, et al: Repeated dosing of botulinum toxin type A for upper limb spasticity following stroke. *Neurology* **63**: 1971-1973, 2004.
16) Wada Y, Otsuka N, Kawate N, et al: Effect of two doses of botulinum toxin type A on maximum plantar contact area in hemiplegic stroke patients with pes equinovarus. *Jpn J Compr Rehabil Sci* **11**: 85-90, 2020.
17) Royal College of Physicians, et al: Spasticity in adults; management using botulinum toxin. National guidelines. 2018.
18) Wolfgang Jost著, 梶龍兒監訳：ボツリヌス療法アトラス. 医学書院, 2012.

1-5 보툴리눔 독소 치료의 반복 투여 효과 및 치료 계획

타케가와 토오루(竹川 徹)

경직은 뇌졸중 후 환자의 18~38%에서 확인되며[1], 일상동작수행, 사회참가 및 삶의 질(quality of life: QOL)에 대하여 방해가 되는 일이 많다. 여러 가지 동작에는 충분한 관절 가동범위와 근력이 필요하지만, 경직이 있으면 근수축의 제어가 곤란해지고, 매끄러운 관절운동이 어려워진다. 상지 경직은 대상물로의 뻗기 동작, 손가락의 펴기, 물체의 잡기 유지 등의 운동을 저해하고 청결 유지, 식사 동작, 탈의 동작이 어려울 수 있다. 하지 경직은 주로 보행에 영향을 준다.

A형 보툴리눔 독소 제제(BONT-A)는 신경근 접합부에서의 아세틸콜린 방출을 방지함으로써 일시적으로 근활동을 저하시켜, 경직과 근육 긴장을 감소시킨다. 약리 효과는 주사 후 2~4일 후에 시작하여, 약 3주 후에 최대의 효과성과를 발휘하여 약 9~12주간 지속된다.

뇌졸중 후 편마비 환자에 대한 BONT-A는 재활치료와 병용함으로써 보다 큰 개선을 기대할 수 있음을 많이 보여주고 있다. BONT-A는 근래 보급되어, 일본 국내에서도 많은 환자들이 약제를 반복 투여 받고 있다. 특히 경직이 심한 경우에는 첫 치료 후 3~4회는 3개월 정도 투여 간격으로 꾸준히 치료한 후에 계속 치료의 적절성 여부를 검토하고, 그 후에 투입량, 투여 간격을 적절히 조정하는 것이 좋다.

이 책에서는 보툴리눔 독소 제제(BONT)의 반복 투여의 안전성, 유효성 등을 중심으로 정리하였다. 또한 편마비에 대해서 유효하다 여겨지는 반복성 경두개자기자극(repetitive transcranial magnetic stimulation: rTMS) 치료와 보툴리눔 독소 제제와의 병용에 대해서도 다루었다.

❶ 뇌졸중 후의 상지 경직에 대한 반복 투여 효과 및 치료 계획

상지 경직에 대한 BONT-A 반복 투여의 안정성은 높고, 경직에 대한 효과는 적어도 첫 회 투여와 동등하게 갖는다고 할 수 있다. 장애를 경감할 가능성이 높지만, 운동 기능 개선 효과에 대해서는 향후 과제이다. 환자의 요구에 따라서 치료 목표를 설정하는 것은 효과적이다. 또한 장기적으로는 통증을 완화한다. 비용 대비 효과를 고려하고 계속 치료는 효과가 인정된 경우로 하는 것이 바람직하다.

표 1 보툴리눔 독소 반복 투여의 안전성

연구	문헌 번호	증례 예수		단위수	투여회수	결론	유해현상
Shaw et al., 2010	2	333			최고4회	허용 범위가 큼	심각한 유해현상은 약제와 관련될 가능성이 있는 것은 연하장애 1건
오오타 테츠오 (大田 哲生), 2010	3	109		150 또는 240 단위	최대4회	안전성 확인	유해 현상의 발현율은 높지 않았음
Fiore et al., 2012; Santamato et al., 2017	4, 5	20	Incobotulinum-toxinA (Xeomin®)	450단위 이하	12주간격 · 1년간	허용 범위가 큼	부작용은 관찰되지 않음.
Santamato et al., 2017	5	20	Incobotulinum-toxinA (Xeomin®)	최대 840단위	8회 · 2년간	안전성 확인	
Marque et al., 2019	6	330			평균 2.4회 · 1년간		부작용 발현율은 19%, 주사부위의 동통이나 작은 혈종 등의 주사방법에 관한 것이 8%, 근육통이나 일과성의 발열이 8%, 피로감이나 근력저하가 6%, 모두 경미
Francisco et al., 2020	7	197	Onabotulinum-toxinA (Botox®)	5~600 단위	1회 이상 · 2년간		치료에 관련된 유해현상은 14명(2.9%), 심각한 유해현상은 2명(0.4%) 3건
Abo et al., 2020	8	61	Onabotulinum-toxinA (Botox®)	400단위	반복함, 되풀이함.	허용 범위가 양호	

1) 안전성

- 반복 투여했을 때 부작용 발현율은 낮고, 대부분 경미한 것들이다. 복수의 연구에서 반복 투여를 실시했을 때의 유해사건, 안전성에 대해 보고되고 있다(**표 1**). 둘 다 안전성이 높다고 결론지어지고 있다.

2) 경직 경감효과

- 약제를 여러 번 투여했을 때 상지 경직에 대한 효과는 모든 보고에서 첫 회 투여부터 효과를 인정하고 있다.

경직은 모두 MAS로 평가되고 있다. BONT-A의 일회 투여시 인정되는 경직의 감소 효과는, 반복 투여시에는 그것이 지속된다는 것이 여러 연구에서 보고되고 있다(**표 2**).

2회의 BONT-A 투여와 자체 훈련을 지도한 연구[10]에서는 첫번째 투여 후와 두번째 투여 후 경직의 유의한 개선을 보고하고 있으며(**그림 1**), 반복 투여에 의해 새로운 개선을 얻

표 2 보툴리눔 독소 반복 투여의 경직에 대한 경감 효과

연구	문헌번호	증례수	단위수	투여간격	투여회수	병용요법	결론
Gordon et al., 2004	9		200~240 단위	42주 간격	복수 회	–	경직과 지속성에 유의미한 개선
Shaw et al., 2010	2	333	333	3개월마다, 중재군에 재투여	최대 4회 · 12개월간	BoNT–A와 상지 리하빌리테이션의 병용에 따른 중재군과 비교	1개월 후부터 경직과 비교하여 중재군의 무리한 운동 없이 개선됨.
오오타 테츠오, 2010	3	109	109	240단위	12주 간격	최대 4회	수동적 경직이 투여 회수를 거듭할수록 개선
Fiore et al., 2012	4	20	20	IncobotulinumtoxinA (Xeomin®) 160~450 단위	12주 간격	1년간 지속	상지 재활치료와 병용
타케가와 테츠야 외, 2014	10	112	112	OnabotulinumtoxinA (Botox®)	3개월 이상	2회	자발적 트레이닝 지도
Santamato et al., 2017	5	20	20	IncobotulinumtoxinA (Xeomin®) 최대 840 단위 고용량	8회 · 2년간	–	8회 후 경직이 크게 개선됨
Marque et al., 2019	6	330	330	–	평균 2.4회 · 불규칙	–	최대 경직 완화 효과 확인됨
Abo et al., 2020	8		400단위	–	반복	–	경직 완화 효과 확인됨

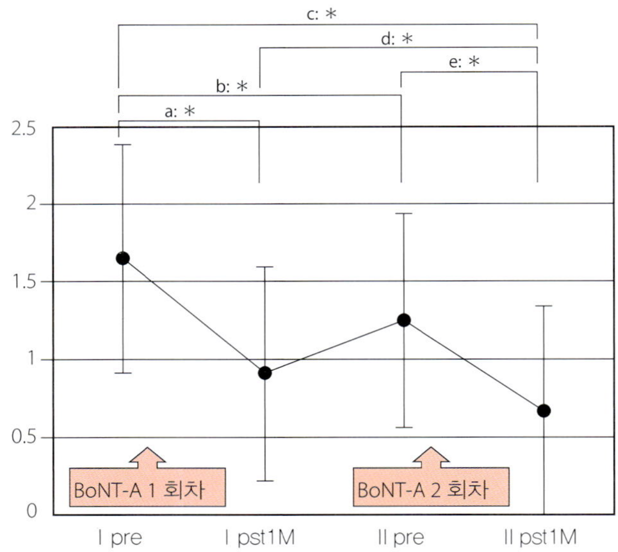

그림 1 손목관절의 MAS 변화

각 지표는 평균값과 표준편차(SD)를 나타낸다. I pre: 최초 투여 전, I post1M: 첫 회 투여 1개월 후, II pre: 두번째 투여 전, II post1M: 두 번째 투여 한 달 후 첫 회 투여 전후 뿐만 아니라, 첫 회 투여 후와 두번째 투여 후 사이에 유의미한 개선이 나타났다. 팔꿈치 관절, 팔뚝, 손가락도 대체로 비슷한 경향을 보였다. *: 다중 비교 조정이 0.05 수준으로 유의미.

을 수 있게 될 가능성이 나타나고 있다.

반복 투여로 경직이 감소함에 따라, 경구 항경직제의 복용이 감소하는 것으로[6] 여겨지며, 국소적으로 작용하는 BONT-A는 졸음, 휘청거림 등 전신성 부작용을 가진 항경직제의 복용을 줄일 수 있다. 또한 지속적인 BONT-A 투여는 BONT-A 사용량을 줄일 수 있는 가능성이 있다.[4]

무작위 할당으로 치료군에게만 최대 4회 약물제를 투여한 Shaw 등에 의한 연구[2]가 있다. 팔꿈치 경직의 유의미한 감소는 3개월째와 12개월째에서는 확인되지 않고, 1개월후에만 확인되었다. 또한 상지 Motricity Index(근력)의 유의미한 개선은 3개월째에 확인되었다[2]. 경직 경감효과는 비교적 조기에 출현하는 데 반해, 상지 근력의 개선 효과는 약제 투여 후 3개월 정도에서 출현할 가능성이 있다고 말할 수 있다.

무작위 할당에 의한 복수 투여의 장기적 경직 경감 효과에 대해서는 향후 추가 검사 검토가 필요하다.

3) 장애의 개선 효과

- 손의 위생 유지, 소매 통과 동작 등의 기본적인 기능적 활동에 대한 장애를 개선한다. 그 효과는 첫 회 투여부터 지속적으로 확인되고 있다.

장애 평가는 Disability Assessment Scale(DAS)에 의한 것이 대부분이다. 이것은 '손의 위생 상태', '통증', '착의 동작', '자세 이상(limb position abnormality)'의 네가지 항목에 대해서 기능 장애도를 각 0~3의 4단계로 점수화해 평가한 것이다.

장애에 대한 효과에 관한 보고를 **표 3**에 정

표 3 보툴리눔 독소 반복 투여로 인한 장애 거선 효과

연구	문헌번호	증례수		단위수	투여간격	투여회수	병용요법	결론
Shaw et al., 2010	2	333			3개월마다	개입군에만 필요에 따라 재투여 · 12개월 후까지 관찰	BoNT-A와 4주간의 재활치료를 병용한 개입군과 재활치료만의 대조군에 무작위로 배당	1개월째와 3개월째에 소매를 꿰기, 손바닥을 깨끗이 하기, 손을 벌리고 손톱을 자르는 등의 특정한 기본적인 기능적 활동 중 하나 이상에서 개선한 비율이 대조군과 비교하여 개입군에서 유의하게 많다. Barthel Index로 평가된 ADL에는 유의차가 없다.
오오타 테츠오, 2010	3	109		240단위	12주간	최대4회		DAS가 개선
Fiore et al., 2012	4	20	IncobotulinumtoxinA (Xeomin®)	160~150 단위	12주마다	1년간 계속	상지에 대한 재활	DAS는 개입 전과 비교하여 첫 회 투여 15일 후, 최종 투여 15일 후 모두 유의하게 감소. 장애는 개선
Santamato et al., 2017	5	20	IncobotulinumtoxinA (Xeomin®)	최대 840 단위의 고용량		3회 · 2년간		개입 전과 비교하여 8번째 투여 30일 후에 DAS는 감소, 임상적으로 유의하게 개선. 첫 회 투여 30일 후와 최종 투여 30일 후 사이에 유의미한 차이가 없었음
Abo et al., 2020	8	124	OnabotulinumtoxinA (Botox®)	400단위		반복투여		DAS와 기능장애도에 관한 전반적인 인상(Clinical Global Impression: CGI)이 개선

리했다. 일본의 보고[3])에서도, 반복 투여에 의한 DAS의 개선이 인정되었다(**그림 2**). 한편, Barthel Index에서 평가된 일상동작수행에는 유의미한 차이를 인정하지 않았다.[2])

4. 운동기능의 개선효과

- 운동 기능은, 투여 후 약 3개월 만에 개선할 수 있는 가능성이 있다.

운동 기능의 평가는, ARAT와 FMA(66점 만점)가 사용되는 경우가 많다. FMA 상지 항목의 Category A는 어깨 · 팔꿈치 · 전완,

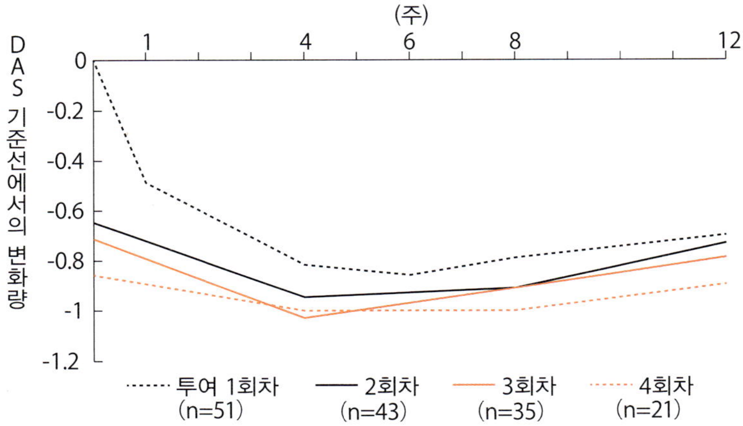

그림 2 DAS의 변화량[3)]

이중맹검기에 240단위를 투여 받은 군만 발췌했다. DAS의 베이스라인으로부터의 변화량을 이중맹검기(흑색점선)와 오픈라벨기(실선과 주황색점선)로 표시했다. 이중맹검기로서 투여 후 12주까지 관찰한 후, 오픈라벨기로서 최대 3회 반복 투여되었다. DAS의 4항목 중 주요 치료목표로 1가지 선택한 주평가항목은 투여 전부터 투여 후 12주까지 플라시보군과 비교하여 유의미한 차이를 확인하였다. 반복 투여에 의해 추가적인 개선을 보였다.

B는 손목 관절, C는 손가락의 기능, D는 상지의 협조성을 평가하고 있다.

BONT-A의 효과를 무작위 할당하여 조사한 연구[2)]에서는 투여 3개월 후에만 치료군에서 상지기능(ARAT 점수)은 개입 전부터 유의미하게($p=0.049$) 개선되었다. 상지 운동기능은 경직의 경감에 따라 투여 후 3개월 정도에서 개선될 가능성이 있다. 상지 근위부에서는 BONT-A를 통해 운동 기능의 개선을 얻을 수 있으며, 상지 운동의 협응력 개선 효과도 마찬가지로 늦게 나타날 가능성이 있다[11)]. 여러 번의 투약으로 운동 기능의 한층 더 개선을 기대할 수 있다(**그림 3**)[10)].

운동기능에 대한 보고를 **표 4**에 정리하였다. 무작위할당에 의한 운동기능개선효과를 나타낸 보고는 많지 않아, 향후의 과제라고 말할 수 있다.

5) 통증의 경감효과

- 1년 정도의 장기적인 반복 투여로, 통증 증상 완화를 얻을 수 있고 불안 · 우울 증상은 개선된다. 수면의 질을 향상시킬 수 있다.

BONT의 통증에 대한 몇 가지 효과가 보고되고 있다(**표 5**). 무작위 할당에 의한 연구[2,12)]에서는, 통증 및 포괄적 QOL척도인 European Quality of Life-5 Dimensions(EQ-5D)의 불안/우울은 12개월 만에 치료군에서 유의미하게 개선되었다.

더불어 BONT는 수면의 질에 좋은 영향을 줄 가능성이 시사되고 있다[14)]. 20회 이상에 걸친 장기적인 BONT-A와 작업요법의 실시가 운동 기능의 회복과는 무관하게, 상지의 경쾌감(증상 완화)을 증가시켜 불면을 감소시키는 가능성에 대해 보고되었다[13)].

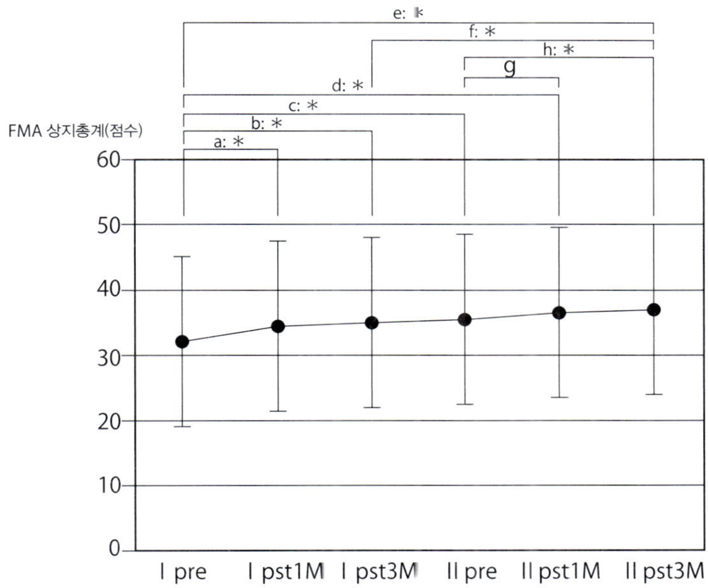

그림3 개입 전, 1 · 3개월 후의 FMA 상지 총계의 변화(73명)[10)]

각 지표는 평균값과 표준편차(SD)를 나타낸다. I pre: 초회 투여 전, I post1M: 초회 투여 1개월 후, I post3M: 첫 회 투여 3개월 후, II pre: 두 번째 투여 전, II post1M: 두 번째 투여 1개월 후, II post3M: 2차 투여 3개월 후.
* 다중비교의 조정이 0.05 수준에서 통계적인 의미.

표4 보툴리눔 독소 반복 투여의 운동 기능에 대한 개선 효과

연구	문헌번호	증례수	투여간격	투여회수	병용방법	결론
Shaw et al., 2010	2	333	3개월마다 재투약 여부를 판단	개입군에서 재투여 · 12개월 후까지	BONT-A와 4주간의 재활치료를 병용한 개입군과 상지로의 재활치료만의 대조군에 무작위로 할당	1개월 후, 3개월 후, 12개월 후에 평가. 3개월 후에만 개입군에서 상지기능(ARAT 점수)은 개입 전부터 유의(p=0.049)로 개선. 상지운동 기능은 1개월 후에 경감한 경축에 늦어져 투여 후 3개월 정도에 개선
다케카와(竹川) 등, 2014	10	112	3개월 이상	2회	자가 훈련을 지도	FMA Category A와 B는 첫 회 투여 전후뿐만 아니라 첫 회 투여 후와 두 번째 투여 후 사이에 유의하게 개선

표 5 보툴리눔 독소 반복 투여의 통증에 대한 경감 효과

연구	문헌번호	증례수	투여간격	투여회수	병용방법	결론
Shaw et al., 2010; Shaw et al., 2011	2, 12	333	3개월마다 필요에 따라 개입군에 약제 투여		BONT−A와 4주간의 재활치료를 병용한 군과 재활치료만을 실시한 군에 무작위로 할당	동통은 1개월째와 3개월째에는 유의차 없음. 12개월째에 개입군에서 유의하게 개선. 포괄적 QOL 척도인 European Quality of Life-5 Dimensions(EQ-5D)의 불안/억지도 동일하게 개선
Marque et al., 2019	6	330		평균 2.4회		개입 전과 비교하여 12개월 후에 안정 시와 관절 운동 시의 동통이 유의하게 감소. 진통제의 복용률이 감소. 경축에 따른 동통에 대한 진통 효과 있음
Hamaguchi et al., 2019	13			20회 이상	작업치료	운동기능의 회복과는 관계없이, 질문표에 의하면 상지의 경쾌감(증상완화)이 증가하여 불면이 감소.

6) 목표 설정의 중요성

• 치료목표를 개인에 맞게 설정하는 것으로 그것은 치료 효과를 증가시킬 수 있다.

만성기의 중증 편마비 환자 330명에게 평균 2.4회 약제 투여하고, 개인 목표와 삶의 질에 관한 개인의 만족도를 1년간 추적 조사한 연구[6)]가 있다. 63%가 쾌적성과 활동성, 36%가 운동 기능을 주된 치료 목표로 삼았다. 만족도는 '손 위생'과 '통증 경감'이 높았다. 또한 '상지기능 개선'의 만족도가 중등도였으나, motricity index(근력)및 frenchay arm test(상지기능)는 '상지 기능의 개선'을 주목표로 선택한 환자가 다른 환자들보다 훨씬 더 많이 나아졌다. 개인에 맞게 치료 목표를 설정함으로써 치료 효과가 향상되고 삶의 질이 개선되었다. 22%의 환자가 '보행 균형 개선'을 목표로 하여 12개월 후에 달성하였으며, 상지로의 치료가 균형 · 보행 능력도 개선될 가능성이 있다[6)].

일본에도 같은 보고[15)]가 있다. 각 항목, 각 회 투여 후의 DAS 개선도는 전체 예를 대상으로서 집계한 경우와 비교하여, 해당 항목을 치료 목표로 한 군에서 컸다(**그림 4**). 개별 환자의 요구에 따른 평가 · 치료의 중요성이 시사되었다[15)]. 또한 이 연구에서는 유일하게 활동을 수반하는 '착의 동작'을 주목표라고 한 군집에서 투여 횟수를 거듭할수록 개선도가 커졌다. 활동의 개선을 목표로 하는 경우 반복 투여가 중요할 가능성이 있으며, 향후의 검토가 필요하다.

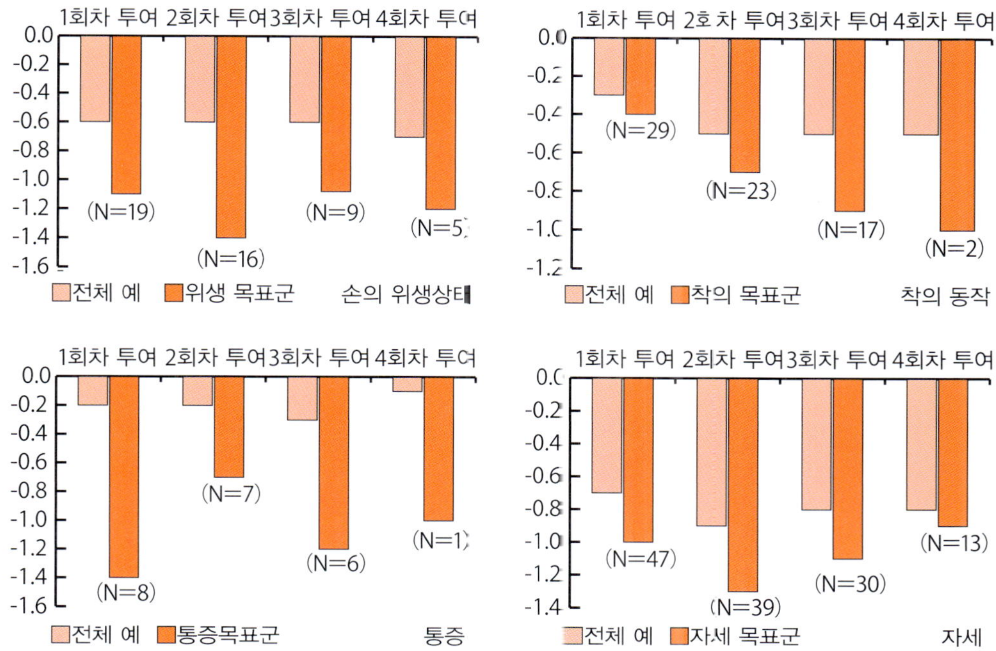

그림 4 투여 후 4주의 DAS 점수 변화량(평균치)[15]

DAS의 평가항목 중 선택된 주요 치료 목표에 따라 105명의 환자를 '손의 위생상태'군 19예, '통증'군 8예, '착의동작(dressing)'군 30예, '자세이상'군 48례의 4군으로 나누었다. 각 회 투여 후 4주시의 DAS의 각 평가항목에서의 점수 변화량(초회 투여 전을 기준선으로 한 개선도)은 전체 예를 대상으로 집계한 경우와 비교하여 해당 항목을 치료 목표로 한 군에서 컸다. 이 결과는 투여 후 8주에서도 비슷한 경향을 보였다.

7) 치료의 비용 대비 효과

- 이미 치료 효과가 있다고 알려진 환자에 대해서는 치료를 지속시키는 것이 비용 대비 효과가 높을 가능성이 있다.

333명의 환자를 무작위로 할당 비교했던 연구[2]에서는 EQ-5D에 의해 평가된 QOL에서 질조정 생존년(quality-adjusted life years: QALYs)을 산출하여 BONT-A를 재활과 병용한 경우의 QALY당 비용 증가분을 재활치료 단독의 경우와 비교하고 있다. 치료군에서 획득된 QALY당 9만3,500파운드(약 1,400만엔)의 비용이 필요하며 비용대비 효과는 높지 않은 것으로 추측[2]되었다.

한편, 치료를 계속하는 것의 비용 대비 효과를 검토한 연구[16]가 있다. 4회까지의 치료가 유효했던 환자에게 4회 이상 Incobotulinum toxin A(Xeomin®)를 사용하여 5년간 추적하였다. 치료의 지속으로 효과를 얻을 수 있을 확률은 '이미 치료 효과가 확인된 환자'의 쪽이 치료 효과가 없는 환자보다 높고, 4회를 초과하여 반복 투여한 경우의 QALY당 의 비용 증가분은 59,911 호주 달러(약 500만엔)있었다. 4회까지의 치료가 유효했던 환자에서는 4회 이상 치료를 계속하는 비용 대비 효과가 높다고 여겨졌다. 무작위 할당을 포함하여 향후 검토가 요망된다.

표 6 보툴리눔 독소 반복 투여의 안전성

연구	문헌번호	증례수		단위수	투여회수	결론	유의사항
오오타 테츠오, 2010; 기무라 아키오 등, 2010	3, 17	120		300 단위	최대4회 48주까지	안전성 확인	부작용 발현 빈도 증가 없음
Gracies et al., 2017	18	345	Abobotulinum-toxinA(Dysport®)	1,500단위	4회까지 1年間	허용 범위가 높음	
Santamato et al., 2017	5	20	Incobotulinum-toxinA(Xeomin®)	최대840단위고용량	8회 2년	안전성이 높음	전반적인 부작용 없음

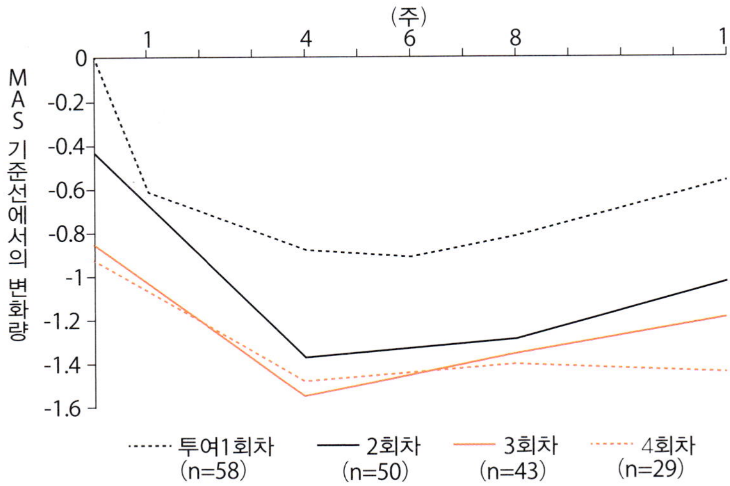

그림 5 발목관절 MAS, 기준선으로부터의 변화량의 추적 관찰[3,17]

이중맹검기에 BONT-A를 투여받은 증례만을 발췌했다. 다리관절에서 MAS의 기준선으로부터의 변화량을 이중 맹검기(흑색점선)와 오픈 라벨기(실선과 주황색 점선)으로 표시했다. 이중 맹검기로서 투여 후 12주까지 관찰한 후, 오픈 라벨기에 최대 3회 반복 투여되었다. MAS의 변화량 평균값은 이중 맹검기와 비교하여 오픈 라벨기의 반복 투여에서 보다 큰 개선이 인정되었다.

❷ 뇌졸중 후의 하지 경직에 대한 반복 투여 효과 및 치료계획

하지 경직에 대한 BONT의 반복 투여에 대해서 안전성과 유효성에 관한 보고는 상지와 비교하면 건수는 적다. 반복 투여에 의한 안전성은 높고, 일회 투여와 적어도 동일하게 유효하다. 반복 투여와 재활 치료를 지속함으로써, 반복 투여를 계속하는 동안 경직을 제어하고, 보행속도 및 걸음걸이가 점차 개선될 가능성이 높다.

1) 안전성

• 하지 경직에 대한 반복 투여의 안전성은 상지 경직에 대한 것만큼이나 높다.

반복 투여에 의한 낙상이나 보행패턴 악화의 명백한 증가는 보고되지 않았다. 반복 투여의 안전성에 관한 보고를 **표 6**에 정리했다.

표7 보툴리눔 독소 반복 투여의 경직에 대한 경감 효과

연구	문헌번호	증례수		투여간격	투여회수	병용방법	결론
오오타 테츠오, 2010; 기무라 아키오 등, 2010	3, 17	120		300단위	최대4회		다리 관절의 경직은 최초 투여 후부터 더욱 개선
Santamato et al., 2017	5	20	Incobotulinumtoxin A (Xeomin®)	최대 840 단위 고용량	8회		개입 전과 비교하여 최종 투여 30일 후에 족관절 저굴근군의 경직은 유의하게 감소. 첫 회 투여 30일 후와 최종 투여 30일 후 사이에는 유의한 차이는 없음
Hara et al., 2018	19	35	처음 BONT-A 투여		4회	입원에 의한 집중 재활 프로토콜	족관절 저굴근군의 경축과 배굴 ROM은 첫 치료 후 유의적으로 개선. 경직의 개선 효과는 4회차까지 지속

2) 경직의 경감효과

- 경직에 대한 반복 투여의 장기적인 효과가 있다.

경직의 평가는 상지와 마찬가지로 모드 MAS가 사용되고 있다. 다리 관절의 경직은 반복 투여에 의해 첫회 투여 이후부터 한층 더 개선이 나타나고 있으며(**그림 5**)[3,17], 많은 연구에서 첫 회 투여 효과는 지속하고 있다(**표 7**).

무작위 할당에 의한 장기적인 조사는 앞으로의 과제이며, 중도의 경직에는 척수강내 바클로펜 투여(intrathecal baclofen: ITB) 요법도 고려하고 싶다.

3) 보행에 대한 개선효과

- BONT-A 투여 후 보행에 대한 효과는, 경직 개선 이후 늦게 나타나는 일이 있으며, 투여 후 3개월 정도는 경과 관찰하는 것을 바란다.

보행 속도는 반복 투여시마다 서서히 향상되고, 투여 4주 후보다 12주 후에 더 개선하고 있다(**그림 6**). 또 보용과 보행 보조구의 사용 및 보행 속도는 반복 투여를 거듭할 때마다 향상이 확인되었다.[3,17] 보행에 대한 효과에 관한 보고를 **표 8**에 정리했다.

③ rTMS와의 병용 효과 및 치료 계획

심한 경직을 가진 마비에 대해서는 BONT-A가 경직의 경감에 의해 동작 개선이 기대되는 경우에는 BONT-A와 rTMS의 병용이, 경직이 작고 비교적 경도의 마비에 대하서는 rTMS만이 일반적으로 실시된다.

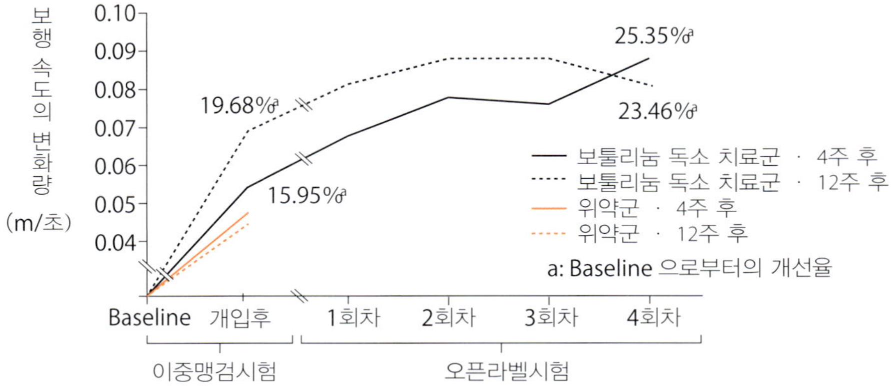

참가자수

	Baseline	개입후	1회차	2회차	3회차	4회차
——	223	222	335	285	215	134
·····	-	222	316	253	150	138
—— (주황)	120	119	-	-	-	-
····· (주황)	-	118	-	-	-	-

그림 6 각 회의 치료의 4주차 및 12주차에 있어서 맨발로 편한 보행 속도의 평균 변화량18)

Baseline: 이중 맹검 시험에서의 첫 회 투여 전 보행 속도, a: 기준선으로부터의 개선율; 맨발로 편한 보행 속도는 투여를 반복할 때마다 서서히 향상되며 평균 속도는 4회 투여의 4주까지는 치료 전으로부터 25% 증가했다. 투여 4주 후보다, 투여 12주 후에 유의미하게 개선되었다. 또, 대상 환자의 16퍼센트(개입 전 0퍼센트)가 야외 보행이 가능하다고 여겨지는 0.8미터/초 이상으로 보행 가능 해졌다.

(참고 문헌 18에서 변경하여 인용)

rTMS의 뇌졸중 후유증에 대한 치료 적용으로는 건측/병변측 대뇌의 활동성을 rTMS로 제어시 병측 대뇌를 활성화시킨다(**그림 7**). 마비에 대한 rTMS의 유용성은 급성기, 만성기, 상지, 하지 모두 확인되고 있다[20-23]. 기능 대상부위의 가소성을 높이는 pre-conditioning수단으로서 rTMS가 적용되어 병변측 기능에 대응하여 대동작 운동(gross motor)이나 정교한 운동(fine motor)을 도입한 재활치료가 실시된다. rTMS는 손가락의 능동적 신전이 어느정도 가능한 중등도~경도 마비 환자에게 좋은 적응이 있으나, 경직에 따른 손가락 수의적 신전이 곤란한 환자에 대해서는 BONT-A를 선행적으로 실시하는 경우가 있다. 마비측의 상지 경직이 일상동작수행에 이용되고 있는 경우 약제 투여된 근육이 근력 저하될 가능성을 고려할 필요가 있다. 마비측 상지 경직에 BONT-A를 투여한 후에 rTMS와 작업 요법을 병용한 군과, 선행한 BONT-A 투여 없이 rTMS와 작업요법을 병용한 군과 비교한 연구[24]가 있다. 경직(MAS)과 환측 상지의 운동기능(FMA)은 양군 모두 개선되었지만 BONT-A 투여군에서는 투여가 없는 군에 비해 상지 운동 기능과 손가락 경직이 유의미하게 개선되었다.[24] 이 연구에서는 BONT-A 투여군의 치료전 FMA는 평균 36.7±8.7점이었다.

치료 개시 전의 FMA 상지 항목 총점에서, rTMS와 집중적 작업요법의 병용요법에 대한 치료 반응성이 예측 가능한지를 조사한 연

표8 보툴리눔 독소 반복 투여의 보행에 대한 개선효과

연구	문헌 번호	증례 수		단위수	투여 간격	투여회수	병용방법	결론
오오타 테츠오, 2010; 기무라 아키오 등, 2010	3, 17	120		300단위		최대 4회 48주까지		접지의 양태 · 걸음 걸이 모양과 보행 보조기구의 사용 상황을 점수화한 보행 평가는 오픈라벨기의 반복 투여에서 보다 크게 개선. 개입 전과 비교한 10MWT는 오픈라벨기의 반복 투여 시에서 투여 횟수를 거듭할수록 보행 속도가 증가
Gracies et al., 2017	18		Abobotulinumtoxin A (Dysport®)	1,000단위 혹은 1,500단위	12주 이상	최대 4회		맨발에서의 쾌적한 보행 속도는 반복 투여를 반복할 때마다 서서히 향상. 투여 4주 후보다 투여 12주 후에 개선. 일부 대상 환자에서는 실외 보행이 가능한 속도로 보행을 획득. 발병 후 기간이 짧을수록 보행 속도는 크게 개선
Hara et al., 2018	19	35	처음 BONT-A 투여			4회	12일간의 입원으로 인한 집중적인 재활 치료	보행 속도와 균형 능력은 첫 회 투여 후에 유의하게 개선. 일부 환자는 경직과 족관절 ROM이 개선되어 보장구의 변경이 가능. 치료 전에 전형적인 보행 패턴을 나타내고 있던 환자로, 개입 전에 보장구를 장착하고 있던 환자의 3분의 1로, 4회 투여 종료 시에는 보장구가 불필요. BONT-A와 보장구의 병용은 보행 능력 향상에 크게 기여할 가능성이 있다

구[25])가 있다. 치료전 FMA가 30~40점인 환자의 약 45%가 MCID(minimal clinically important difference: 임상적으로 의미있는 변화의 최소량) 이상의 개선을 나타내고, 보다 중증인 FMA가 26~30점인 환자에서는 25% 이상으로 급성기의 MCID를 초월한 개선을 확인했지만(**그림 8**)[25], 그 요인에 대해서는 분석되어 있지 않다.

한편 마비의 정도에서 3단계로 분류하는 FMA 상지 항목 총점의 컷오프 값을 표시

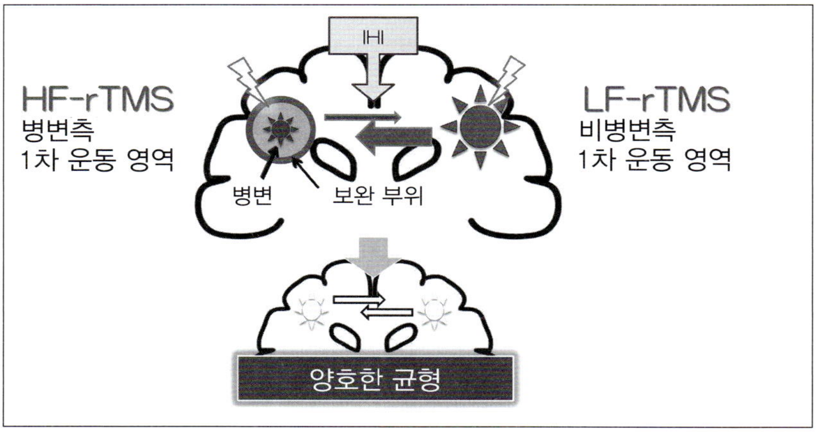

그림 7 만성기 상지마비에 대한 rTMS 적용

정상에서는 양방향성의 대뇌반구간억제(interhemispheric inhibition: IHI)의 존재로부터 좌우대뇌의 활동성은 동일하게 통제된다. 한쪽 대뇌에 뇌졸중이 발생하면 뇌졸중 쪽(병측) 대뇌에서 반대편(건측) 대뇌에 이르는 반구간 억제가 감소한다. 건측 대뇌가 억제로부터 해방되어 과활동이 되고, 건측 대뇌에서 병측 대뇌에 이르는 반구간 억제도 증가하여 병측 대뇌에는 과도한 억제 효과가 생긴다. rTMS는 대뇌피질의 국소 흥분성을 모델링한다. 자극의 빈도(주파수)에 따라 다르며, 5Hz 이상의 고주파(HF) rTMS가 국소 신경 활동을 항진시키는데 반해, 1Hz 이하의 저빈도(LF) rTMS는 그것을 억제한다.

(사진 제공: 성 마리안나 의과대학병원 재활의학과 사사키 노부유키(佐々木信幸) 교수

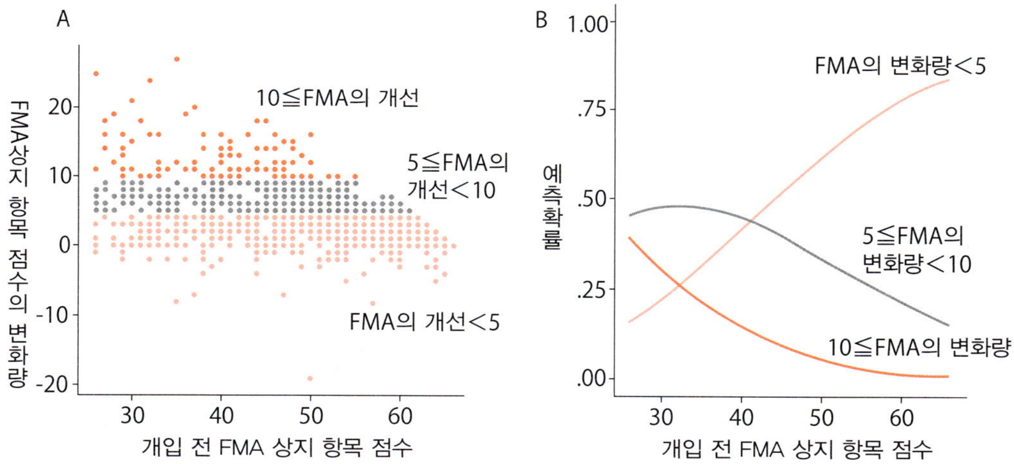

그림 8 FMA 점수의 초기값과 변화량의 관련을 나타내는 산포도와 로지스틱 곡선[25)]

치료 개입에 대한 FMA 상지 항목의 증분이 5점 미만을 non-responders, 5점 이상 10점 미만을 responders, 10점 이상을 hyper-responders로 나누어 분석. A: 개입 전 FMA 상지 항목 점수와 FMA 상지 항목 점수 변화량의 히스토그램을 MCID에 따라 회복도로 분류했다. B: 로지스틱 곡선, non-responders(연한 오렌지색선), responders(회색선), hyper-responders(오렌지색선)로 판별될 확률

(문헌 25에서 인용)

한 흥미로운 연구[26]가 있다. 중증과 중등도 장애의 경계는 19±2점, 중등도로 경도 장애의 경계는 47±2점으로 정의되었다. 단, FMA 상지 항목 중 A항목에 포함된 "상완이두근반사(biceps reflex)" "상완삼두근반사(triceps reflex)" "정상반사"의 3항목을 제외한 30항목(60점 만점)에서 검토[26]하고 있는 점에 주의해야 한다. 이러한 점을 고려하면 치료 방법을 결정할 때에 참고할 수 있는 하나의 기준으로서, FMA 총점수가 19점 이하이면 BONT만 실시, 20~45점이면 rTMS와 BONT를 병용, 46점 이상이면 rTMS만 실시해도 좋다고 생각되지만 명확하게 결론짓는 어떠한 보고도 없다. BONT-A와 rTMS의 적용을 FMA 총점에서 결정하는 기준에 대해서는 향후 과제라 할 수 있다. 치료가 효과적인 경우에는 목표설정한 재활치료와 BONT의 반복 투여에 의해 경직을 제어하면서 마비가 비교적 가벼운 경우에는 rTMS에 보다 중점을 두어, 적절한 rTMS 실시에 앞서 BONT를 추가하여 기능 개선을 도모하는 것이 좋다. 중기적으로는 운동기능의 개선이, 장기적인 치료 계속에 있어 통증의 완화, 수면의 질 향상을 얻을 수 있는 가능성이 높다.

이 책에서는 상세히 기술하지 않고 있지만, 양측의 일차 운동로(primary motor pathway)로 paired pulse TMS에 의해 대뇌반구간억제(interhemispheric inhibition : IHI)를 평가[27]하는 것이 가능하다. 가능하면 IHI의 강약을 평가한 후, rTMS 치료 전략을 각 환자마다 개별화하는 것이 현시점에서는 바람직하다고 생각한다.

문헌

1) Schinwelski M, Slawek J: Prevalence of spasticity following stroke and its impact on quality of life with emphasis on disability in activities of daily living. Systematic review. *Neurol Neurochir Pol* **44**: 404-411, 2010.
2) Shaw L, Rodgers H, Price C, et al: BoTULS: a multicentre randomised controlled trial to evaluate the clinical effectiveness and cost-effectiveness of treating upper limb spasticity due to stroke with botulinum toxin type A. *Health Technol Assess* **14**: 1-113, iii-iv, 2010.
3) 大田哲生：脳卒中リハビリテーションの展開　Botulinum toxin type A（BTX）の脳卒中後の上肢及び下肢痙縮に対する臨床評価. *Jpn J Rehabil Med* **47**：355-359, 2010
4) Fiore P, Santamato A, Ranieri M, et al: Treatment of upper limb spasticity after stroke: one-year safety and efficacy of botulinum toxin type A NT201. *Int J Immunopathol Pharmacol* **25**: 57S-62S, 2012.
5) Santamato A, Panza F, Intiso D, et al: Long-term safety of repeated high doses of incobotulinumtoxinA injections for the treatment of upper and lower limb spasticity after stroke. *J Neurol Sci* **378**: 182-186, 2017.
6) Marque P, Denis A, Gasq D, et al: Botuloscope: 1-year follow-up of upper limb post-stroke spasticity treated with botulinum toxin. *Ann Phys Rehabil Med* **62**: 207-213, 2019.
7) Francisco GE, Jost WH, Bavikatte G, et al: Individualized OnabotulinumtoxinA Treatment for Upper Limb Spasticity Resulted in High Clinician- and Patient-Reported Satisfaction: Long-Term Observational Results from the ASPIRE Study. *PM R* **12**: 1120-1133, 2020.
8) Abo M, Shigematsu T, Hara H, et al: Efficacy and Safety of OnabotulinumtoxinA 400 Units in Patients with Post-Stroke Upper Limb Spasticity: Final Report of a Randomized, Double-Blind, Placebo-Controlled Trial with an Open-Label Extension Phase. *Toxins (Basel)* **12**: 127. doi: 10.3390/toxins12020127, 2020.
9) Gordon MF, Brashear A, Elovic E, et al: Repeated dosing of botulinum toxin type A for upper limb spasticity following stroke. *Neurology* **63**: 1971-1973, 2004.
10) 竹川徹, 原貴敏, 角田亘ほか：脳卒中後の上肢痙縮への2度のA型ボツリヌス毒素投与が上肢運動機能へ与える効果. *Jpn J Rehabil Med* **51**：38-46, 2014.
11) Takekawa T, Abo M, Ebihara K, et al: Long-term effects of injection of botulinum toxin type A combined with home-based functional training for post-stroke patients with spastic upper limb hemiparesis. *Acta Neurol Belg* **113**: 469-475, 2013.
12) Shaw LC, Price CI, van Wijck FM, et al: Botulinum Toxin for the Upper Limb after Stroke (BoTULS) Trial: effect on impairment, activity limitation, and pain. *Stroke* **42**: 1371-1379, 2011.
13) Hamaguchi T, Abo M, Murata K, et al: Association of Long-Term Treatment by Botulinum Neurotoxins and Occupational Therapy with Subjective Physical Status in Patients with Post-Stroke Hemiplegia. *Toxins (Basel)*

11: 10.3390/toxins11080453, 2019.
14) Deveci H: Evaluation of the Effectiveness of Treatment with Botulinum Toxin on Sleep Quality in Stroke-Related Spasticity. *J Stroke Cerebrovasc Dis* **29**: 105-160, 2020.
15) 山下義之，千田朋子：上肢痙縮患者を対象としたA型ボツリヌス毒素製剤（BoNTA）国内第III相試験の追加解析　治療目標を踏まえた再評価．臨医薬　**32**：959-966，2016.
16) Makino K, Tilden D, Guarnieri C, et al: Cost Effectiveness of Long-Term Incobotulinumtoxin-A Treatment in the Management of Post-stroke Spasticity of the Upper Limb from the Australian Payer Perspective. *Pharmacoecon Open* **3**: 93-102, 2019.
17) 木村彰男，安保雅博，川手信行, et al：A型ボツリヌス毒素製剤（Botulinum Toxin Type A）の脳卒中後の下肢痙縮に対する臨床評価　プラセボ対照二重盲検群間比較試験ならびにオープンラベル反復投与試験．*Jpn J Rehabil Med* **47**：626-636，2010.
18) Gracies JM, Esquenazi A, Brashear A, et al: Efficacy and safety of abobotulinumtoxinA in spastic lower limb: Randomized trial and extension. *Neurology* **89**: 2245-2253, 2017.
19) Hara T, Abo M, Hara H, et al: The Effect of Repeated Botulinum Toxin A Therapy Combined with Intensive Rehabilitation on Lower Limb Spasticity in Post-Stroke Patients. *Toxins (Basel)* **10**: 349. doi: 10.3390/toxins10090349, 2018.
20) Sasaki N, Mizutani S, Kakuda W, et al: Comparison of the effects of high- and low-frequency repetitive transcranial magnetic stimulation on upper limb hemiparesis in the early phase of stroke. *J Stroke Cerebrovasc Dis* **22**: 413-418, 2013.
21) Kakuda W, Abo M, Watanabe S, et al: High-frequency rTMS applied over bilateral leg motor areas combined with mobility training for gait disturbance after stroke: a preliminary study. *Brain Inj* **27**: 1080-1086, 2013.
22) Kakuda W, Abo M, Sasanuma J, et al: Combination Protocol of Low-Frequency rTMS and Intensive Occupational Therapy for Post-stroke Upper Limb Hemiparesis: a 6-year Experience of More Than 1700 Japanese Patients. *Transl Stroke Res* **7**: 172-179, 2016.
23) Sasaki N, Abo M, Hara T, et al: High-frequency rTMS on leg motor area in the early phase of stroke. *Acta Neurol Belg* **117**: 189-194, 2017.
24) Yamada N, Kakuda W, Kondo T, et al: Local muscle injection of botulinum toxin type a synergistically improves the beneficial effects of repetitive transcranial magnetic stimulation and intensive occupational therapy in post-stroke patients with spastic upper limb hemiparesis. *Eur Neurol* **72**: 290-298, 2014.
25) Hamaguchi T, Yamada N, Hada T, et al: Prediction of Motor Recovery in the Upper Extremity for Repetitive Transcranial Magnetic Stimulation and Occupational Therapy Goal Setting in Patients With Chronic Stroke: A Retrospective Analysis of Prospectively Collected Data. *Front Neurol* **11**: 581186, 2020.
26) Woodbury ML, Velozo CA, Richards LG, et al: Rasch analysis staging methodology to classify upper extremity movement impairment after stroke. *Arch Phys Med Rehabil* **94**: 1527-1533, 2013.
27) 堤涼介，代田悠一郎，宇川義一：【TMS】Paired pulse stimulation　大脳半球間抑制IHIと小脳抑制CBI．臨神生 **40**：227-233，2012.

제 2 장

보툴리눔 독소 치료를 행하기 전에 알아 두어야 할 지식

2-1

경직 발생 후의 관절 가동 영역 제한의 기전

오키타 미노루 (沖田　実)

❶ 뇌혈관질환과 관절 가동 영역 제한

1) 뇌혈관질환에 있어서 관절 가동 영역 제한의 실태

뇌혈관질환에서는 운동마비나 경직 등과 같은 특유의 증상이 원인이 되어 이차적으로 관절가동범위의 제한이 발생한다. 발생빈도가 높은 부위는 어깨 관절이나 손가락, 발목 관절 등이며,[1] 심각한 경우 관절의 변형으로 발전할 수 있다. 게다가 뇌혈관질환에 있어서 관절 가동 범위 제한의 발생 상황은 병기에 따라 다른 것으로 알려져 있다. 실제로 단일 시설의 단면 조사의 결과이기는 하지만, 급성기에는 대상자의 30% 정도만 관절가동범위의 제한을 보이는 것에 비해, 회복기, 만성기에서는 대상자의 거의 90%에서 어떠한 관절가동범위 제한이 확인된다는 보고가 있다.[2] 또한 재가 요양증인 만성기 혹은 요양 말기에 해당하는 뇌혈관질환 환자 135명을 대상으로 한 조사에서는, 그 전체 사례에서 관절가동범위 제한이 확인되었다고 보고되고 있다.[3] 덧붙여, 영국에서 행해진 다기관 공동연구에서는 건측의 관절가동범위보다 30% 이상의 제한이 확인된 경우를 구축으로 정의하여 구축의 발생 상황을 조사하였는데, 이 결과에 의하면 뇌졸중 발병 후 3개월에 43%, 6개월에 56%, 12개월에 67%의 대상자에게 구축이 확인되었다고 보고되어 있다.[4] 이와 같이, 뇌혈관질환에서는 발병 후의 경과 일수가 길어질수록 관절가동범위 제한의 발생위험도 높아진다고 할 수 있다.

2) 운동마비나 경직이 관절 가동 영역 제한에 미치는 영향

선행 연구를 살펴보면, 운동마비가 심한 정도에 따라 관절 가동범위 제한의 발생과 정도는 비례했다는 보고가 많다.[1,5,6] 단, 발병 후 초기의 이완성 마비 환자에게 관절가동범위 제한이 발생하는 경우는 드물며, 앞서 언급한 바와 같이 급성기에 있어서 관절 가동범위 제한의 발생빈도는 적다. 즉 운동마비 그 자체가 영향을 미치는 것보다는, 회복 단계에서 경직이 영향을 미치고 있을 가능성이 높다.

Lowenthal 등[7]은 뇌혈관질환에 발생하고 있는 관절가동범위 제한은 경직이 직접적으로 영향을 미치고 있다고 기술하고 있으며, Shimada 등[1]의 조사 결과에도 경직의 존재가 관절가동 범위 제한의 발생과 관련되는 것으로 나타나고 있다. 또한 성인 뇌성마비 환자 102명을 대상으로 한 니이타(新田)등[8]의 조사에서는, 불수의운동을 수반하는 혼합형에 비해 경직형 쪽이 관절가동범위 제한의 정도가 현저하다는 것을 분명히 밝히고 있다. 따라서 경직은 관절가동범위 제한의 발생이나 그 정도를 좌우하는 위험인자임이 분명하다.

한편, Botte 등[9)]은 경직 자체가 관절가동범위 제한의 진짜 발생 요인이 아니라, 경직 발생에 의해 근수축이 야기되는 것, 그리고 경직이 발생하는 근수축이 지속되고, 관절의 부동상태가 계속되는 것이 영향이 있다고 기술하고 있다. 사실, 오노(小野) 등[10)]의 조사에 의하면, 뇌혈관질환 발병 후 2주에서 4주에 걸친 발목관절 배굴 가동 영역의 변화값과 Ashworth Scale에 의한 경직 평가와의 사이에는 관련성은 확인되지 않으며, 이 가동영역을 유지하기 위해서는 배굴위(dorsiflexion)에서의 관절운동이 중요한 것으로 밝혀지고 있다. 즉, 뇌혈관질환의 관절가동범위 제한에 대한 개입의 지점은 경감하고, 부동상태를 시정하는 데 있다고 할 수 있다.

❷ 뇌혈관질환으로 보이는 관절 가동 영역 제한의 병태

1) 증례 제시

뇌혈관질환에서 볼 수 있는 관절가동범위 제한 병태를 이해하는데 참고가 되는 정형적인 증례 소개한다.[11,12)]

증례는 고령의 뇌경색 좌측 편마비 환자로, 경직 유래의 마비가 된 왼쪽 하지의 근긴장 항진, 그리고 원인불명의 마비가 없는 오른쪽 하지 근긴장 항진이 생겼으며, 양쪽 사타구니 · 무릎관절에는 현저한 신전 방향의 관절가동범위 제한이 발생하고 있었다(**그림 1a**). 그래서 우선 골격근 스트레칭을 포함한 물리치료를 약 20분 정도 실시하여, 양쪽 하지의 근육 긴장의 경감을 도모했다. 그 결과, 양측의 허벅지 관절과 무릎관절의 신전 방향의 관절가동범위 제한은 현저한 개선을 확인했지만, 지금도 관절가동범위 제한은 잔존하고 있다(**그림 1b**).

(a) 치료 전 (b) 치료 후

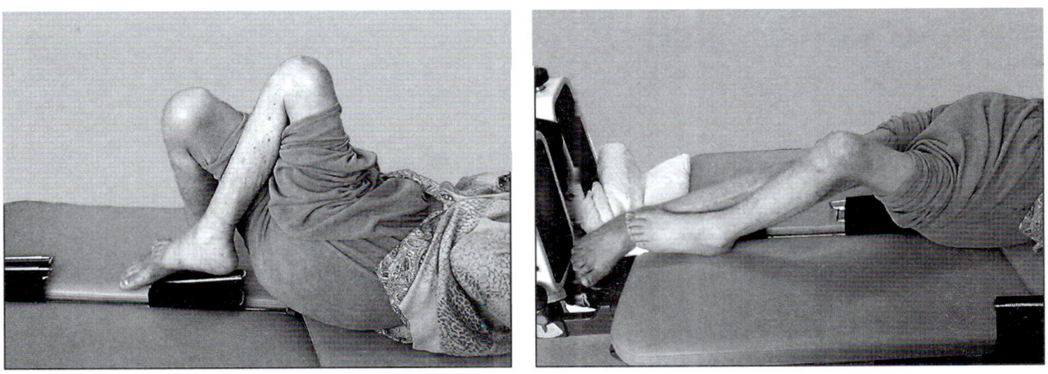

그림 1 치료 전후의 관절 가동 영역 변화[11)]

치료 전에는 마비측(왼쪽) 뿐만 아니라 건측(오른쪽)의 하지에도 근긴장항진이 발생하고 있어 양측의 사타구니·무릎관절에 현저한 신전 방향의 관절 가동 영역 제한이 발생하고 있었다(a). 치료 후에는 근긴장이 감소되어 양쪽 사타구니·무릎관절의 신장 방법 관절 가동 영역 제한은 현저한 개선이 확인할 수 있었다(b).

(문헌 11에서 변경하여 인용)

이와 같이 물리치료에 의해 즉시적으로 개선된 관절가동범위 제한은 근긴장 항진이라고 했던 근수축이 원인으로 인해 제한이 발생한 것이다. 그리고, 남아 있는 관절가동범위 제한은 관절 주위에 존재하는 연부조직의 기질적 변화, 즉 구축에 의해 유래한 제한으로 생각할 수 있다.

2) 관절 가동 영역 제한의 병태 생리

이미 기술한 바와 같이, 뇌혈관질환에서 볼 수 있는 경직은 관절가동범위 제한의 발생이나 그 정도를 좌우하는 위험인자이다. 단, Botte 등[9]이 기술하고 있는 것처럼, 경직 그 자체가 관절 가동 범위 제한의 진짜 발생 요인이 아니라, 경직 발생에 의해 근수축이 야기되는 것이 영향을 미치고 있다고 말할 수 있고, 제시한 증례의 도수치료 전이 바로 이 상태이다.[11,12] 즉, 뇌혈관질환의 관절가동범위 제한의 병태 중 하나로서 근수축이 관여하고 있는 것은 틀림없다.

골격근 스트레칭을 비롯해, 재활의료의 다양한 개입 전략에 따라서 일과성이라도 근수축을 경감하고 근육의 이완을 도모하는 것은 가능하다. 그리고 이것에 의해 근육 수축 유래의 관절가동범위 제한은 개선되는 경우가 많았고, 제시한 증례의 도수치료 후가 이 상태에 해당한다. 신전운동을 하더라도, 관절가동범위 제한은 잔존하고 있으며, 이는 구축으로 인해 오는 바가 크다. 구축의 직접적인 원인은 관절의 부동이며, 이 영향을 받아 관절주위에 존재하는 연부조직에 기질적 변화가 생겨 신장성이 저하됨으로써 관절가동범위 제한으로 발전한다. 임상에서 관절 부동의 전형적인 예는 골절이나 인대 손상 등의 치료를 위해서 시행되는 깁스나 캐스트에 의한 관절 고정에 있지만 경직 유래의 근수축이 지속되고 있는 상태도 마찬가지로 관절의 부동을 초래하고 있다고 말할 수 있으며, 결과적으로 구축으로 발전할 가능성이 있다.

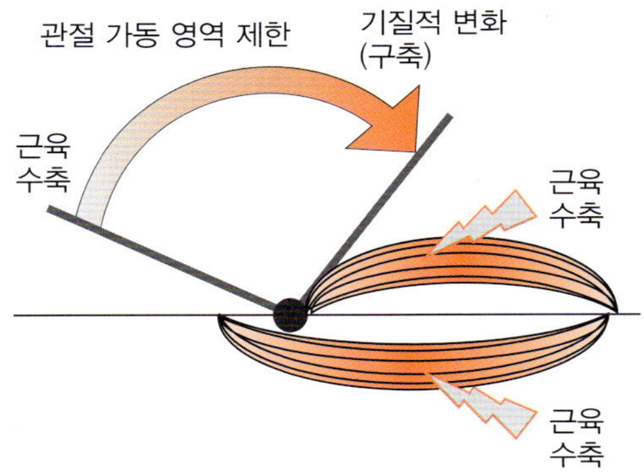

그림 2 뇌혈관질환에 있어서의 관절 가동범위 제한의 병태[14)]
(문헌 14에서 인용)

즉, 뇌혈관질환에 있어서의 관절가동범위 제한은 근수축과 구축이 혼재된 병태가 되어 있을 가능성이 높다[12-14](**그림 2**). 그리고 구축에 대한 개입을 추진함에 있어서는 제시한 증례의 도수치료 후와 같이 근수축의 영향을 가능한 제거할 필요가 있으며, 그 후에 구축의 존재 유무를 평가할 수 있다. 요컨대 근수축의 영향을 제거하지 않는 한 구축 그 자체에 대해 개입할 수 없다고 말할 수 있으며[12,13] 뇌혈관질환의 관절가동범위 제한에 대하여는 이상의 사항을 유의한 후에, 개입 전략을 실천할 필요가 있다.

3 관절 가동 영역 제한의 기전

1) 근수축유래 관절 가동 영역 제한의 기전

예를 들면, 상완이두근에 근수축이 생기고 있을 때에 수동적으로 팔꿈치 관절을 신장하려고 해도 쉽게는 신전할 수 없는 것처럼, 근수축이 발생하고 있는 골격근의 신장성은 현저하게 저하되어 관절가동범위 제한으로 발전한다. 그리고 이 현상에는 마이오신(myosin)으로 이루어진 두꺼운 근 필라멘트(myosin filament)와 액틴(actin)이 주체가 된 얇은 필라멘트(actin filament) 사이에 형성되는 크로스 브리지(cross bridge)가 큰 영향을 주고 있다. 크로스 브리지란, 흥분 수축 연관에 의해 초래되는 근수축을 담당하는 힘 발생의 최소 단위이며, 근수축이 발생한 경우의 크로스 브리지는 강한 결합 상태에 있으므로[13,15,16] 골격근의 신장성은 저하한다. 이러한 경우의 전형적인 예가 전술한 증례에서도 인정된 경직이며, 골격근의 신장성은 신경계의 영향을 받을 수 있다.

한편 크로스 브리지의 강한 결합 상태는 근섬유 내 아데노신3인산(adenosine triphosphate: ATP)의 고갈에 의해서도 초래되어, 크로스 브리지가 형성된 채로 수축 기구가 정지해 버려, 근섬유는 짧아진 상태를 유지한 채 경직 상태에 빠진다. 이 현상의 전형적인 예는 사후 경직이지만, 말초 순환장애 등에 의해서도 국소적으로 일어날 수 있는 현상이며, 근 이완이 저해되게 된다[17]. 그래서 이렇게 근이완이 잘 되지 않으면 근수축이 지속되게 되어 관절가동범위 제한으로 발전한다. 게다가 근수축의 지속은 관절의 부동을 초래하고, 그 결과, 관절 주위의 연부조직에 기질적 변화가 생기면 구축으로 발전한다. 또한 골격근은 부동자세에서 칼슘 펌프 기능이 저하된다고 알려져 있으며[17], 이것은 트로포닌(troponin)에서 근소포체(sarcoplasmic reticulum)로의 Ca^{2+}의 흡수에 영향을 미쳐 크로스 브리지의 해리가 어렵게 되어, 골격근은 이완되기 어렵다. 결과적으로 관절의 부동은 더욱 조장되고, 구축이 발생하기 쉬워진다.

2) 구축유래의 관절 가동 영역 제한의 기전

(1) 구축의 책임 병소(病巢)

전술한 바와 같이, 구축의 직접적인 원인은 관절마디의 부등이며, 동물(쥐) 실험 모델을 이용한 시험에서는 1주일이라는 단기의 부동으로 구축이 발생여 부동 기간이 장기화되면 구축이 진행되는 것으로 밝혀지고 있다.[13, 15] 즉, 부동 기간은 수축의 심각성을 좌우하는 중요한 원인이라고는 하나 여기에는 구축의 책임 병소가 부동 기간의 장기화에 따라 변화하는 것이 영향을 미치고 있다.

실제로, 쥐 무릎관절을 굴곡위로 부동화한 실험 모델의 검색 결과에서는 부동 2주 후까지, 발목관절을 족저굴곡(plantarflexion)위로 부동화한 실험 모델 결과에서는 부동 4주 후까지 골격근이 구축의 주요 원인으로 밝혀지고 있으며, 그 이상의 부동 기간이 되면 관절낭(joint capsule)이 구축의 주요 원인이 된다고 알려져 있다.[13,15]. 또한 이미 언급한 어느 실험 모델의 검색 결과에서도 부동 기간에 관계없이 피부가 구축의 책임 병소의 일부로서 관여하는 것도 밝혀지고 있다.[13,15] 한편 인대에 관해서는 관절의 부동에 의해 역학적으로 취약해지는 것이므로, 구축의 원인에 대해서는 부정적인 보고가 많다.[13]

(2) 근성 구축 기전

① 근성 구축(筋性拘縮)이란

골격근의 기질적 변화에서 유래한 구축을 근성 구축(muscle contracture)이라고 하며, 경직에 의한 지속적 근수축에 의해서도 발생하지만, 깁스고정이나 안정와상(bed ridden state)의해 골격근이 이완된 상태에서 부동화

제2장 보툴리눔독소 치료를 행하기 전에 알아 두어야 할 지식

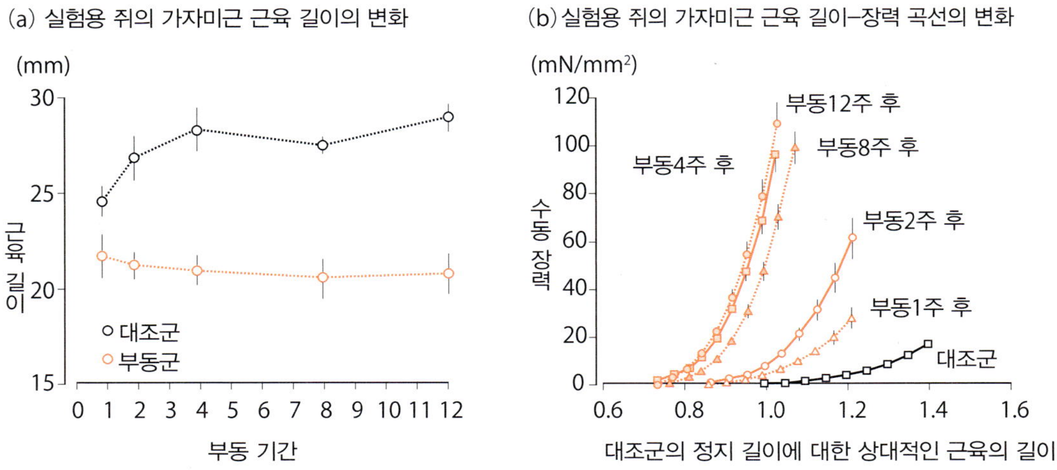

그림3 부동 기간 연장에 따른 근길이 및 신장성 변화[18, 20]

(a) 실험용 쥐 관절을 족저굴위로 부동화한 실험 모델의 가자미근의 근 길이 변화. 근길이는 부동 일주일 후 약 11% 단축하지만, 그 후는 부동기간을 연장해도 변화는 확인되지 않는다. (b) 같은 모델의 가자미근의 길이-장력곡선의 변화. 부동 4주 후까지는 부동 기간이 연장됨에 따라 길이-장력 곡선이 좌측 상단으로 이동한다. 이것은 가자미근 신장 시의 수동 장력, 즉 저항력의 증가를 의미하고 있어 가자미근의 신장성이 저하되고 있음을 시사하고 있다.

(a: 문헌 18에서 변경하여 인용, b: 문헌 20을 참고로 작성)

되면 종종 발생한다. 그리고 근성 구축이 발생하고 있는 골격근은 '딱딱하고, 잘 늘어나지 않는다'고 인지되나, 그것은 골격근의 근 길이의 단축과 신장성 저하가 발생하고 있기 때문이다. 단, 근길이의 단축은 1주일 단기 부동에서 발생하지만, 부동 기간을 연장해도 단축의 정도는 변화하지 않는 것이어서 구축의 진행에는 관련이 없다고 말해지고 있다[18,19](**그림 3a**). 이에 반해 골격근의 신장성 저하는 부동기간 연장에 따라 현저하게 되므로, 구축의 진행에 관련이 있다고 한다[19,20](**그림 3b**). 즉, 근성 구축은 골격근의 신장성이 저하됨으로써 일어나는 관절가동범위 제한을 의미하며 골격근의 신장성은 근섬유와 근막에 의해 제어되고 있으므로 이들 조직의 기질적 변화가 근성 구축의 기전과 관련이 있다. 그리고 골격근은 부동에 의해 생기는 구축 발생 초기 단계의 중요한 책임 병소이므로[13,15], 구축의 악화를 예방하는 의미에서도 근성 구축에 대한 적절한 개입 전략의 실천이 필요하다.

② 근섬유의 변화

골격근의 부동은 근섬유의 미세형태에 다양한 변화를 일으킨다. 구체적으로는 부동 2일후 근소포체의 증대나 미토콘드리아의 전자밀도의 증가 등 세포 소기관에 변화가 나타나고, 부동 5일후 국소적으로 근절 배열 이상이나 근절 길이의 단축, 나아가 I 대(I band)를 확인할 수 없는 개체가 출현한다.[21] 부동 1주일 후면 근원섬유 일부에 배열의 흐트러짐이나 Z대의 파열 · 사행을 볼 수 있으며 세포 내 소화를 관장하는 리소좀도 나타나고, 부동 2주 후에는 이러한 변화가 많은 근섬유에서 확인되어, 일부에는 과수축을 보이는 근섬유도 출현한다[21]. 그리고 부동 4주

(a) 대조군 (b) 브동 4주 후

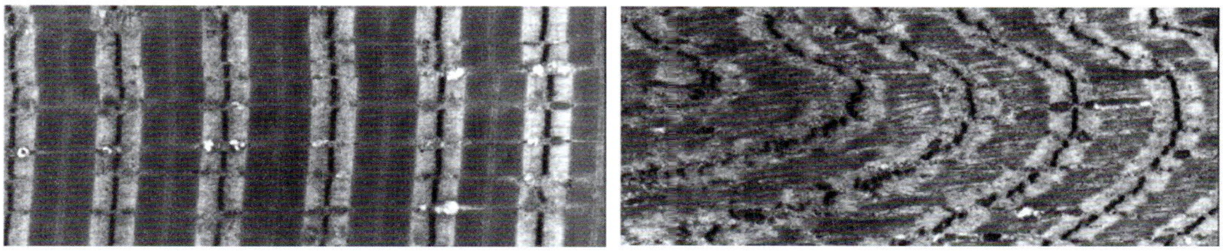

그림 4 부동에 의한 근섬유 미세형태 변화[18]

사진은 실험용 쥐 가자미근 종단면의 전자 현미경 이미지이다. (a) 대조군. 근필라멘트가 규칙적으로 배열되어 있으며, Z띠도 직선상태이다. (b) 부동 4주 후 근원섬유(myofibril) 배열의 흐트러짐이나 Z띠의 파열·사행이 현저하게 확인된다. (문헌 18에서 변경하여 인용)

후에는 근원섬유 배열의 흐트러짐이나 Z대의 파열·사행이 현저하고 미토콘드리아의 변성이나 근소포체의 붕괴도 확인되었다[18,19,21] (그림 4). 게다가 골격근의 부동은 근섬유의 미세 형태로 다양한 변화를 일으킨다. 특히 근원섬유의 배열의 흐트러짐이나 Z대의 파열·사행 등의 소견으로 근원섬유의 활주장애를 추측할 수 있으며, 근섬유는 그 장축방향으로 뻗기 어렵게 되어 있을 가능성이 있다.

그런데, 부동 6주후의 골격근에서 분리된 단일근섬유를 이용하여, 길이~장력곡선의 변화를 실험한 결과를 보면, 신장 시의 수동장력, 즉 저항력은 감소하는 것이 분명하다[19,22](그림 5a). 그리고 이 현상에는 근섬유의 신장성을 제어하고 있는 코넥틴[connectin, 일명 타이틴(titin)]이라 불리는 탄성단백질이 감소하는 것이 영향을 미치고 있다[9,23](그림 10b). 즉 골격근이 부동에 노출되어도 근섬유 자체는 쉽게 신장할 수 있으며, 미세 형태의 변화로 추측되는 근원섬유의 활주 장애에 근거한 신장성 저하는 실제로는 확인되지 못할 가능성이 높다.

한편, 근속(muscle bundle) 내에 포함된 단일 근섬유를 묶은 상태에서 신장해도, 수동 장력의 증가는 미미하지만, 근내막이나 근주막과 같은 근막도 포함한 상태의 근속을 신장하면 수동 장력은 현저하게 증가하는 것으로 밝혀지고 있다[19,24] (그림 10c). 즉 골격근의 신장성은 코넥틴보다 근막에 의한 제어가 크다는 것이 시사되고 있으며, 근성구축의 기전에도 근막의 변화가 관여하고 있다.

③ 부동에 의한 근막의 변화

근막은 콜라겐 섬유를 주체로 한 결합 조직이며, 골격근의 제일 바깥 층을 덮는 근상막(epimysium), 몇 개의 근섬유를 묶어서 그것을 덮는 근주막(perimysium) 및 개개의 근섬유를 감싸는 근내막(endomysium)과 같은 3종류로 구분된다[13,16]. 그리고 이들 근막 중에서도 골격근 내부에 존재하는 근주막이나 근내막은 속근(fast muscle)과 지근(slow muscle)이라는 골격근의 종류에 따라 두께가 다르며, 지근이 두꺼운 구조로 되어 있다[25]. 그 때문에 골격근내 콜라겐 함유량도 속근보다도 지근이 많고[25], 이것들의 영향으로 골격근의 신장성은 속근보다 지근이 부족하다고 알려져 있다[26].

한편, 골격근의 부동상태에서 근주막이나 근내막에는 비후가 생기고, 이것은 부동 기

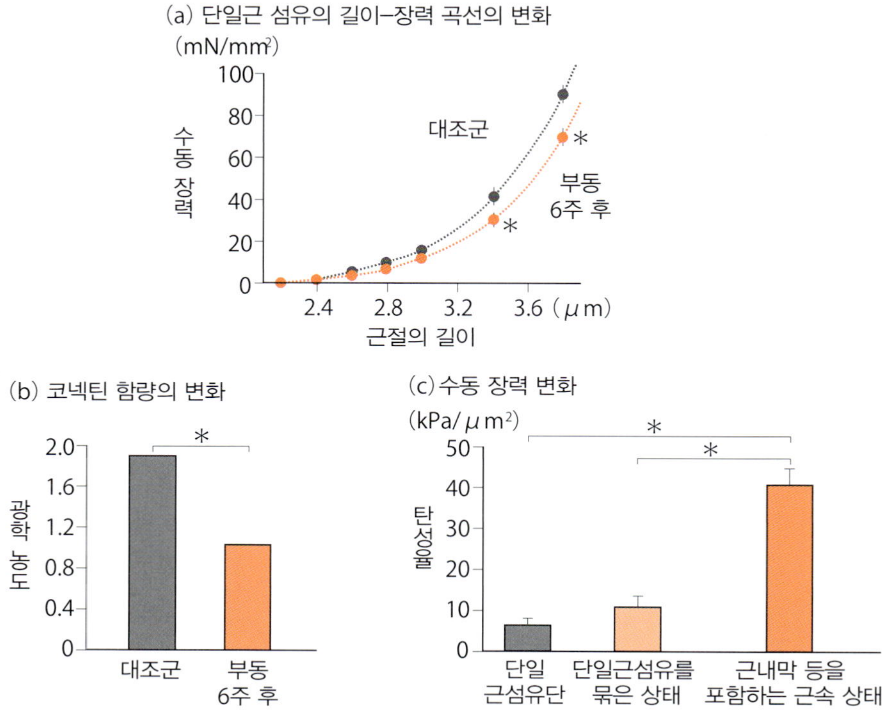

그림 5 부동(不動)에 의한 근섬유의 신장성 및 코넥틴의 변화[22,24]

(a) 실험용 쥐 가자미근에서 분리된 단일근섬유의 길이-장력곡선 변화. 이 결과를 보면 부동 6주 후에는 대조군보다 오른쪽 아래쪽으로 이동하고 있으며, 이것은 신장시의 수동 장력, 즉 저항력의 감소를 의미하고 있다(*: 대조군과의 유의차). (b) 같은 모델의 가자미근의 코넥틴 함유량 검색결과 부동 6주 후에는 유의미한 감소가 인정되었다.(*: 대조군과의 유의차). (c) 쥐의 장지신근(extensor digitorum longus)을 이용한 실험결과 단일 근섬유를 여러 개 묶었더라도 신장시의 수동 장력은 단일 근섬유의 그것과 유의한 차이를 보이지 않지만 근내막이나 근주막도 포함한 상태의 근속에서는 유의미한 증가가 확인된다.

(a,b: 문헌 22를 참고로 작성, c: 문헌 24를 참고로 작성)

간이 길어지면 현저해지는 것이 밝혀져 있다[19,20](**그림 6a**). 또한 골격근 내의 콜라겐 함유량은 부동 1주 후에 유의미한 증가가 확인되고 있다[19,20]. 즉, 근주막과 근내막의 비후는 콜라겐의 증식에 기인한 변화이며, 이것은 섬유화(fibrosis)의 발생을 시사한다. 게다가 부동 4주 후는 부동 1주 후보다 콜라겐 함량의 유의미한 증가가 확인되고 있으며[19,20], 이 영향에 의해 근주막이나 근내막의 두께도 현주해진다고 하며(**그림 6a**), 이것은 부동기간 연장에 따른 섬유화의 진행을 시사하고 있다(**그림 6b**). 그리고 골격근에서 콜라겐 함량이 증가함에 따라, 신장했을 때의 수동 장력도 증가하는 것이 밝혀졌으며[19,20], 섬유화의 발생·진행이 골격근의 신장성 저하, 즉 근성 구축의 병태에 직접적으로 영향을 미치고 있다고 할 수 있다(**그림 6c**).

한편, 세 종류의 근막 중에서도 가장 신장성이 풍부한 것이 근내막이며, 그물 모양의 배열로 되어 있는 콜라겐 섬유는 근섬유의 이완 신장에 맞추어 배열 변화가 생긴다. 즉, 근내막을 구성하는 개개의 콜라겐 섬유에는 충분한 가동성이 있으며, 이를 통해 근내막이 신장되어 그 내부에 존재하는 근섬유의 길이

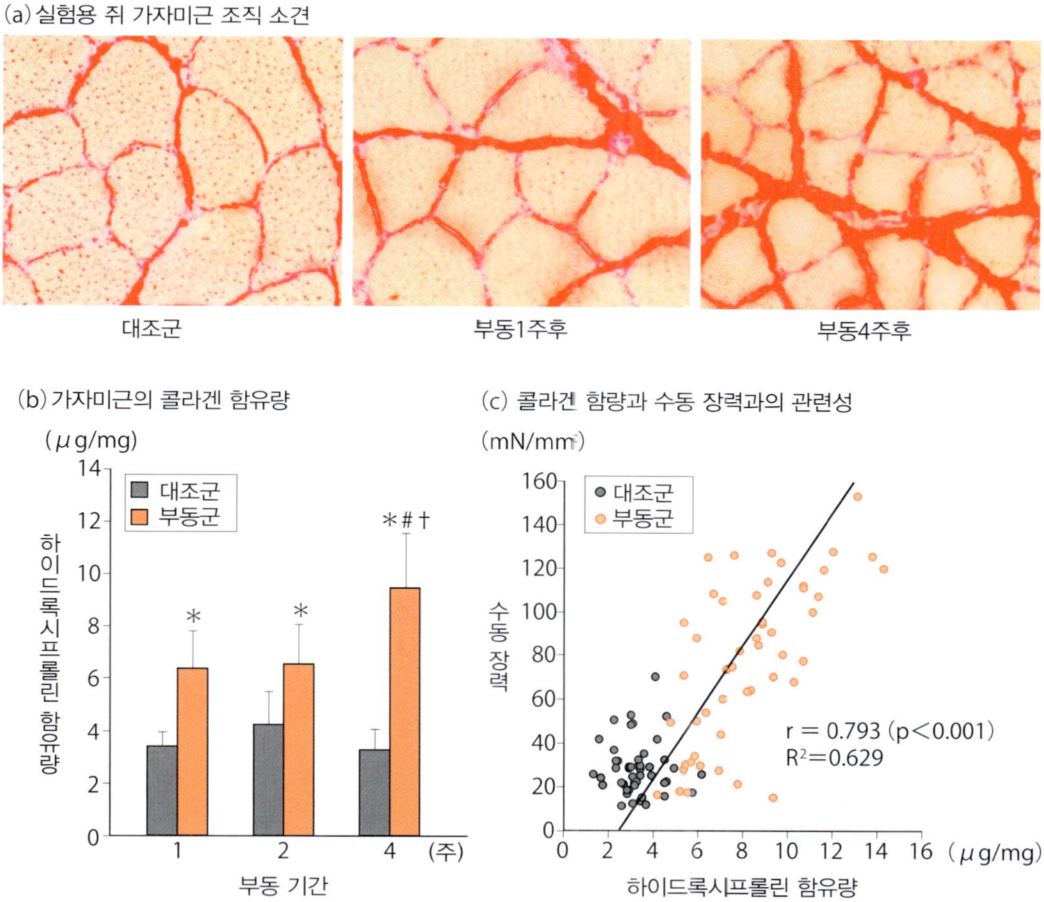

그림 6 부동에 의한 근막의 변화[20)]

(a) 실험용 쥐 발목 관절을 족저굴위(plantarflexion)로 부동화한 실험 모델의 가자미근 조직상. 부동 1주일 후부터 근주막(화살표머리▶)이나 근내막(화살표→)은 비후를 보이며, 부동기간이 길어지면 두드러지는 경향이 있다. (B)콜라겐 특유의 구성 아미노산인 하이드록시프롤린(hydroxyproline)을 증량하여 가자미근내 콜라겐 함량의 변화를 조사한 결과, 대조군에 비하 부동 1,2주 후에는 유의미한 증가가 확인되고 있으며, 더욱이 부동 4주 후에는 부동 1,2주 후보다 더 유의미한 증가가 확인되고 있다.(*: 대조군과의 유의차, #: 부동 1주 후와의 유의차, †: 부동 2주 후와의 유의차). (C) 실험용 쥐 가자미근을 정지 상태에서 1.4배 신장 시켰을 때의 수동 장력과 콜라겐 함유량을 측정하고, 양자의 연관성을 검토한 결과, 유의미한 양의 상관 관계가 확인되고 있다. (문헌 20 참고로 작성)

변화에 대응하고 있다[13,23,27)]. 그리고 부동에 의한 골격근에 영향으로서 부동 1,2주 후에는 개별 콜라겐 섬유의 가동성에 대한 영향은 적고, 정상적인 경우와 마찬가지로 콜라겐 섬유에 배열 변화가 확인된다. 그러나 부동 4주 후에는 배열 변화가 확인되지 않기도 하고, 이것은 콜라겐 섬유의 가동성 감소에 근거한 근내막의 신장성 저하를 시사하고 있다[19,23,28)] (**그림 7**). 즉, 부동 4주 후에는 골격근의 섬유화와 더불어 근내막의 콜라겐 섬유의 가동성 감소와 같은 변화가 근성 구축의 병태에 추가되어 심각한 관절가동범위 제한으로 발전한

(a) 대조군 (b) 부동 2주후 (c) 부동 4주후

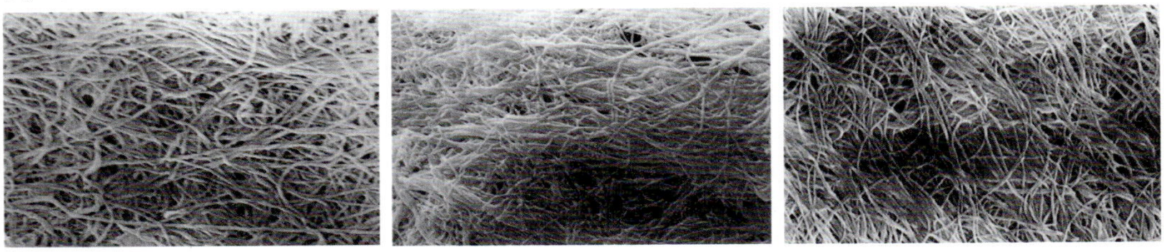

그림7 부동에 의한 근내막 콜라겐 섬유망의 형태 변화[28)]

실험용 쥐 발목 관절을 족저굴위로 부동화한 실험 모델 및 처치되지 않은 대조군의 가자미근을 동일한 부하량으로 신장시킨 상태를 설정하고, 조직을 고정시키고, 근내막 콜라겐 섬유망의 형태를 주사전자현미경으로 관찰한 결과이다. 또한 사진의 좌우 방향은 근섬유의 장축 방향과 일치하도록 촬영하고 있다. 부동 2주 후까지는 대조군과 마찬가지로 근섬유의 장축 방향에 대하여 종주하는 콜라겐 섬유가 많지만(b) 부동 4주 후에는 많은 콜라겐 섬유가 횡주하거나, 각각 콜라겐 섬유의 가동성 감소가 확인된다(c).

(문헌 28에서 변경하여 인용)

다고 생각할 수 있다. 또한 섬유화의 진행과 콜라겐 섬유의 가동성 감소와의 관련성에 대해서는 지금까지는 확실하지 않다.

④ 골격근의 섬유화의 기전

근성 구축의 주요 병태는 골격근 섬유화에 있으며, 발생과 진행에는 다음과 같은 기전이 관련되어 있다. 골격근은 1~2주라는 단기간 부동상태 노출만 해도 섬유화가 발생한다. 그리고 이 기전의 가장 상위에서 관여하고 있는 것이 골격근 내에서의 대식세포(macrophage)의 집적이고, 이것을 발단으로 염증성 사이토카인 interleukin-1β (IL-1β)의 발현이 항진하고, 섬유아세포(fibroblast)가 활성화되어, 콜라겐 생산을 촉진한다. 또한 활성화된 섬유아세포에서는 강력한 섬유화 촉진 작용을 갖

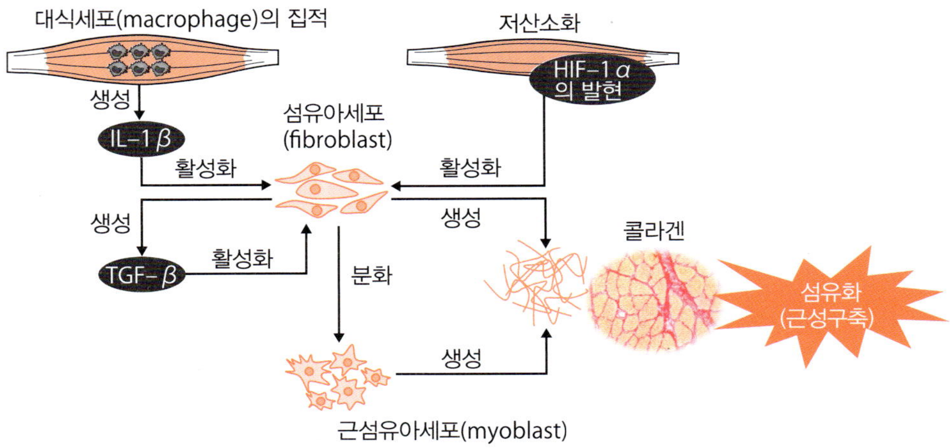

그림8 골격근의 섬유화 발생, 진행과 관련된 기전[29)]

(문헌 29를 참고하여 작성)

는 transforming growth factor-β (TGF-β)이 발현하고, 이것이 섬유아세포에 대해 자가분비, 주변분비 반응하는 것으로 활성화가 촉진되어, 섬유아세포에서 근섬유아세포의 분화유도와 맞물려 콜라겐 생성이 항진한다[29,30](그림 8a). 또한 섬유화의 발생과 관련된 기전에는 대식세포를 통한 IL-1β/TGF-β의 분자 신호의 활성화 및 TGF-β에 의한 섬유아세포에서 근섬유아세포로의 분화 과정의 재활성화가 관여하고 있다[29,30]. 덧붙여, 골격근을 부동상태에 노출시키는 것만으로는 병리학적으로 염증 소견은 확인되지 않으므로, 왜 대식세포가 집적되는 것인지, 그 상세한 기전은 현 단계에서는 불분명하다.

한편 골격근을 4주 이상 장기간 부동상태로 노출하면 섬유화가 더욱 진행되는데, 이 기전에는 골격근의 저산소화가 영향을 주고 있다. 실제로 조직의 저산소화에 의해 발현하는 것으로 알려진 hypoxia inducible factor-1α(HIF-1α)라고 불리는 전사인자가 4주 이상 부동화된 골격근에서 발현되고 있는 것이 확인되고 있다[29,30]. 또, HIF-1α의 발현과 맞물려 근섬유아세포(myoblast)의 증가도 인정되었으며, 이것은 저산소화에 의한 섬유아세포에서 근섬유아세포로의 분화 유도 촉진을 시사하고 있다[29,30]. 그리고 이러한 영향으로 콜라겐 생성이 더욱 항진되는 것이 섬유화의 진행에 관계되는 기전이라고 생각된다[29,30](그림 8b). 또한 생성이 항진되는 콜라겐타입도, 건이나 인대 등과 같은 경도가 요구되는 조직에서 함유율이 높은 type I 콜라겐이며, 게다가 원래는 함유율이 적은 근내막에 국한되어 확인되는 것은 매우 흥미로운 지견이다[29,30]. 또한 근막 중에서도 신장성이 가장 풍부한 근내막에서 섬유화가 진행되고 게다가 type I 콜라겐의 함유율이 증가한다는 것은 경도의 증가, 즉 신장성 저하에 영향이 있을 가능성이 있다.

⑤ 경직이 골격근 섬유화에 미치는 영향

Smith 등[31]은 무릎관절 굴곡구축의 치료를 위해 햄스트링 연장술이 시행되었던 뇌성마비환자 33명(평균연령; 9.6세)을 대상으로, 수술 중에 채취된 박근(gracilis)과 반건양근(semitendinosus)의 생체시료를 이용하여 다음과 같은 실험을 실시하였다. 비교 대조군은 신경학적 질환의 병력이 없는 비장애인 19명(평균연령: 15.8세)으로, 모두 전십자인대 재건술을 위해 박근과 반건양근의 일부가 채취되어, 그 생체시료를 가지고 다음 실험에 이용하였다. 구체적으로는 박근, 반건양근 각각의 생체시료로부터 근섬유만으로 이루어진 단일 근섬유와 근내막을 포함하고, 단일 근섬유를 분리하여 길이-장력 곡선을 측정하였다. 이 결과를 보면, 근섬유로만 이루어진 단일 근섬유의 경우는 박근, 반건양근 모두 근섬유의 신장에 따라 수동 장력도 증가하지만, 그 증가의 정도는 뇌성마비 환자와 비장애인 사이에 차이는 없고, 근섬유 자체의 신장성에는 차이가 없는 것으로 나타나고 있다(그림 9a). 한편, 근내막을 포함한 단일 근섬유의 경우는 박근, 반건양근 모두 근섬유의 신장에 따른 수동 장력의 증가는 뇌성마비 환자가 비장애인보다 현저한 것으로 밝혀지고 있으며, 상기 결과도 감안하면 이는 근내막의 신장성 저하를 시사하고 있다(그림 9b). 그리고 박근, 반건양근의 콜라겐 함유량은 뇌성마비 환자가 비장애인보다 높은 수치를 나타내어 이들 군에서의 섬유화 발생을 알 수 있으며(그림 9c), 이 병태가 근내막의 신장성 저하에 관여하고

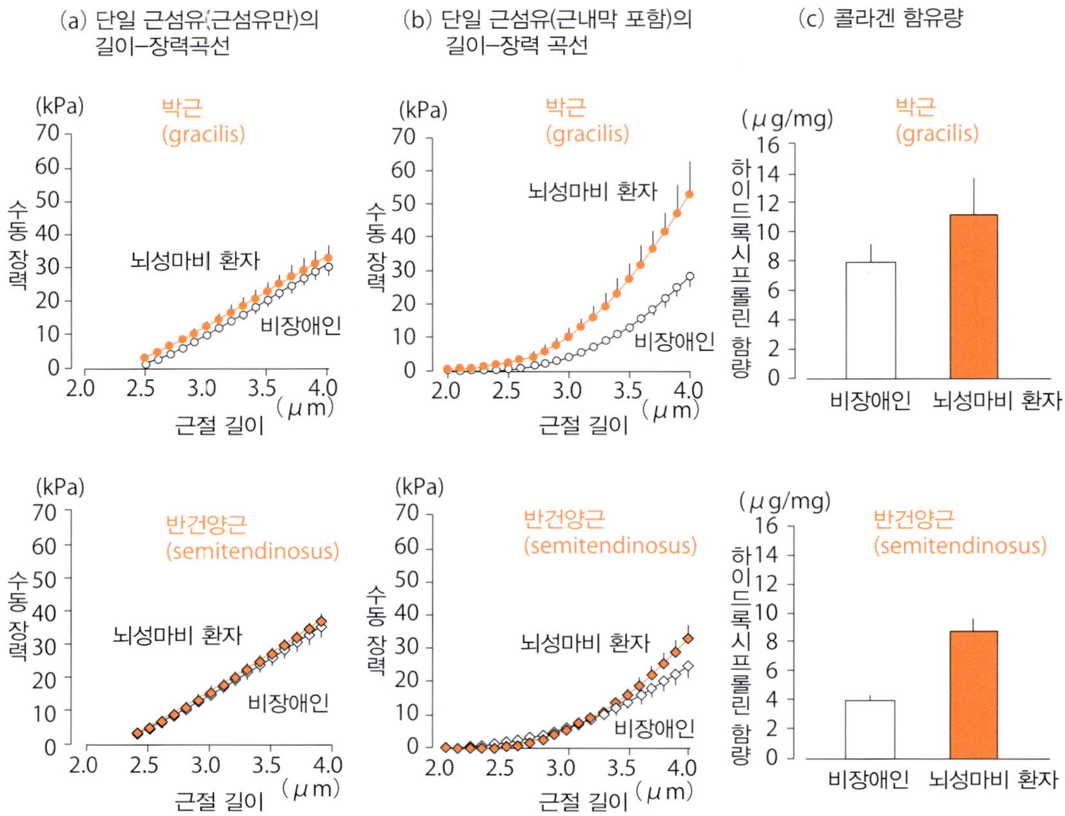

그림 9 뇌성마비 환자의 골격근에 있어서 근섬유 신장성 변화 및 섬유화의 발생상황[31)]

(a) 뇌성마비 환자 및 비장애인의 박근, 반건양근에서 분리된 근섬유로만 이루어진 단일 근섬유 길이−장력 곡선의 결과. 박근, 반건양근 모두 근섬유의 신장에 따라 수동 장력도 증가하지만, 그 증가 정도는 뇌성마비 환자와 비장애인의 차이는 없다. (b) 마찬가지로 박근, 반건양근에서 분리된 근내막을 포함하는 단일 근섬유의 길이−장력 곡선의 결과. 박근, 반건양근 모두 근섬유의 신장에 따른 수동 장력의 증가는 뇌성마비 환자가 비장애인보다 두드러지며, 이는 근내막을 포함한 단일 근섬유의 신장성 저하를 시사한다. (c) 콜라겐 특유의 구성 아미노산인 하이드록시프롤린을 정량하여, 박근, 반건양근의 콜라겐 함량을 비교한 결과. 박근, 반건양근의 콜라겐 함량은 뇌성마비 환자가 대조군보다 높은 수치를 보이며, 이들 근육군은 섬유화가 발생하는 것으로 보인다.

(문헌 31 참고로 작성)

있을 가능성이 있다.

덧붙여, Booth 등[32)]는 경직형 뇌성마비 환자 26예(평균연령; 10.6세)를 대상으로 MAS에 따라서 대퇴사두근(quadriceps femoris)의 경직 정도를 평가하고, 아울러 외측광근(vastus lateralis)으로부터 생검 시료를 이용하여 콜라겐 함유량을 측정하여, 두 지표의 관련성에 대하여 검토하고 있다. 이 결과에 의하면 경직이 심할수록 콜라겐 함량이 증가한다는 것이 밝혀졌으며, 경직의 진행은 골격근의 섬유화를 조장할 가능성이 있다(**그림 10**). 게다가 전술한 어느 보고[31,32)]에서도 근내막에서의 타입 I 콜라겐의 증가를 시사하는 조직학적 소견이 나타나 있으며, 이는 전술한 골격근의 부동에 의한 변화와 마찬가지이다[29,30)]. 결국, 이상의 것을 총괄해 보면 경

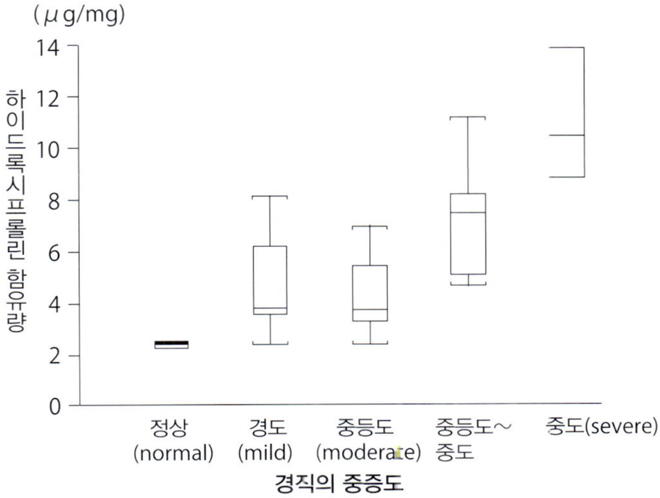

그림 10 경직의 중증도가 골격근 섬유화에 미치는 영향[32)]

MAS에서 평가한 대퇴사두근의 경직의 정도와 외측광근의 콜라겐 함유량은 관련성이 있으며, 경직이 심할수록 콜라겐 함유량은 증가한다는 것이 밝혀져 있다. (문헌32에서 변경하여 인용)

직에 의한 지속적인 근수축에 의해서 골격근은 부동상태에 노출되고, 그 결과 섬유화가 발생하여, 근성구축 유래의 관절가동범위 제한으로 발전한다고 생각할 수 있다.

⑥ 기타 관절 주위 연부 조직의 변화

경직에 의한 지속적인 근수축으로 골격근뿐만 아니라 피부나 관절낭 등도 부동상태가 된다. 즉, 이들 조직에도 구축이 발생할 가능성이 있으며 이에 대한 대책도 필요하다. 그래서 부동에 의한 피부 및 관절낭의 변화에 대해 소개한다.

부동에 의한 피부 변화에 관해서는 실험용 쥐 무릎관절을 굴곡(flexion)위에서 부동화한 실험 모델에 있어서 오금 주위의 피부 검사를 통해 밝혀지고 있다[19,33)]. 구체적으로는 부동 후 피부 조직학적 검사에서는 피하조직에 존재하는 지방세포의 위축 · 소실이 확인되고, 반면에 콜라겐의 증식, 즉 섬유화의 발생이 나타나고 있다. 또한 부동 기간이 길어지면 진피와 피하조직의 경계도 불분명해져, 섬유화가 현저해지는 경향이 있다(**그림 11a**). 실제로 피부 콜라겐 함량의 변화를 조사한 결과에서도 부동 1주일 후에 유의미한 증가가 관찰되고 있으며, 이는 섬유화의 발생을 시사하고 있다. 또한 부동 4주 후에 부동 1주 후보다 유의미한 증가가 보이고 있으며, 이는 부동 기간 연장에 따른 섬유화 진행을 시사하고 있다(**그림 11b**). 이와 같이 부동에 의해 피부에도 섬유화의 발생 · 진행이 확인되며, 이것이 피부의 기질적 변화에서 유래한 구축, 다시 말해 피부로 인한 구축의 병태라 하겠다.

부동에 의한 관절낭의 변화에 관해서도, 실험용 쥐 무릎관절을 굴곡위에서 부동화한 실험 모델을 이용하여 상세하게 검색되고 있다[19,34)]. 구체적으로는 부동 1주일 후부터 후방

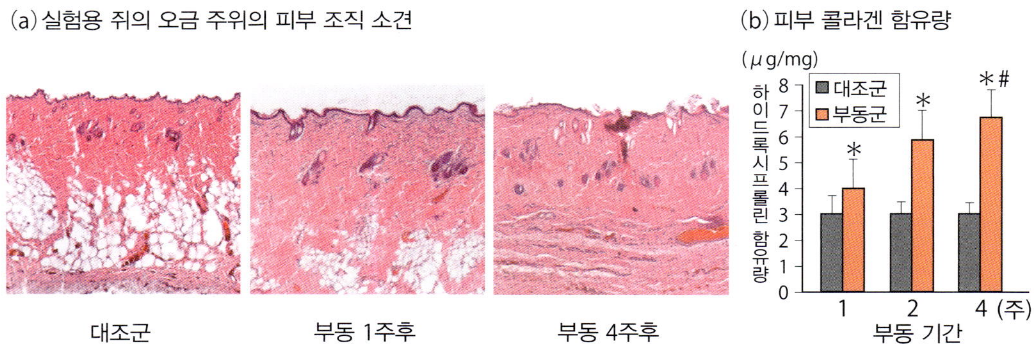

그림 11 부동에 의한 피부 변화[33]

실험용 쥐 무릎관절을 굴곡위에서 부동화한 실험모델의 오금 주위 피부조직상. 부동 1주 후부터 피하조직에 존재하는 지방세포에 위축·소실을 확인하고, 이에 대응하는 콜라겐의 증식, 즉 섬유화의 발생이 확인되어진다. 또 부동 기간의 연장에 따라 섬유화는 현저해지고 부동 4주 후에는 진피와 피하조직의 경계도 불분명해졌다. (b) 콜라겐 특유의 구성 아미노산인 하이드록시프롤린을 정량하여 피부 콜라겐 함량의 변화를 조사한 결과, 대조군에 비해 부동 1주일 후에는 유의미한 증가가 확인되고 있으며, 더욱이 부동 4주 후에는 부동 1주일 후보다 유의디한 증가가 확인되고 있다(*: 대조군과의 유의차, #: 부동 1주일 후와의 유의차).

(문헌 33을 참고로 작성)

관절낭, 특히 대퇴골 부착 부근에 비후가 확인되며, 이는 부동 기간의 연장에 따라 현저하게 됨이 밝혀졌다(**그림 12a**). 거기서 같은 부위를 확대하여 조사한 결과, 부동 1주일 후부터 활막에 존재하는 지방세포의 위축 · 소실이 보이고, 이 간극을 콜라겐이 증식하여, 즉 섬유화의 발생이 확인되고 있다. 그런데 부동 4주 후에는 지방세포를 거의 확인수 없게 되고, 콜라겐의 증식도 현저해지고, 활막과 섬유막의 경계도 불명료하게 되고 있다(**그림 12b**). 또한 조직 분석으로 콜라겐의 증식을 반정량화한 결과를 보면, 부동 1주일 후에는 유의미한 증가가 확인되었으며, 이는 활막에서의 섬유화 발생을 나타낸다. 그리고 부동 4주 후에는 부동 1,2주 후보다 유의미한 증가가 확인되고 있으며, 이는 부동 기간 연장에 따른 활막 섬유화 진행을 시사하고 있다(**그림 12c**). 덧붙여, 콜라겐의 밀도에 관해서도 영상분석을 실시한 결과에 의하면, 콜라겐 밀도 증가는 부동 2주 후부터 발생하고 부동 4주후는 부동 1~2주 후보다 현저해지는 것이 분명해지고 있다(**그림 12d**). 이와 같이 부동에 의해 관절낭, 특히 활막에 섬유화의 발생 · 진행이 확인되며, 그 병태에는 콜라겐의 증식뿐만 아니라 그 밀도 증가도 영향을 미치고 있다. 즉, 이것이 관절낭의 기질적 변화에서 유래한 구축, 즉, 관절성 구축의 병태라 하겠다.

문헌

1) Shimada T, Takemasa S, Hidaka M, et al: Factors affecting development of contracture in hemiplegic patients. *BAMS (Kobe)* **10**: 37-44, 1994.
2) 小笠原正：拘縮の予防．奈良勲，浜村明徳（編）：拘縮の予防と治療　第2版．医学書院，2008，pp67-77.
3) 福屋靖子：成人中枢神経障害者の在宅における生活動作と関節拘縮の関係について．理学療法学　**21**：90-93，1994.
4) Sackley C, Brittle N, Patel S, et al: The prevalence of joint contractures, pressure sores, painful shoulder, other pain, falls, and depression in the year after a severely disabling stroke. *Stroke* **39**: 3329-3334, 2008.

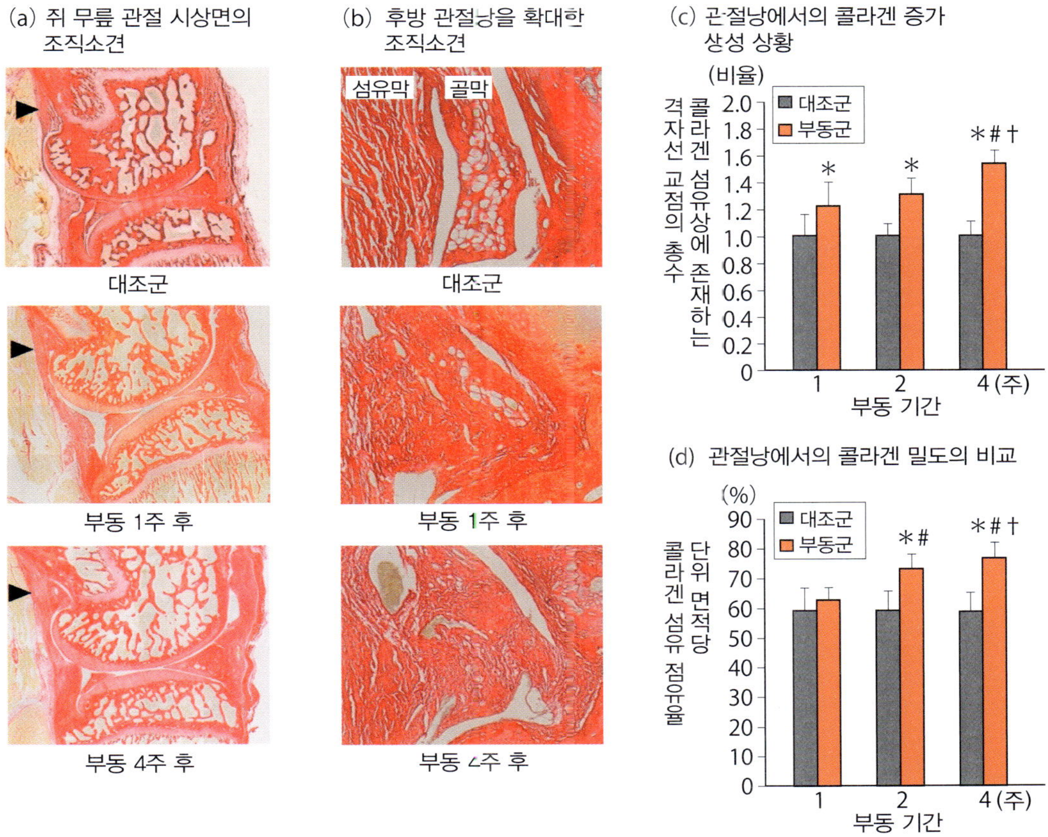

그림 12 부동에 의한 관절낭의 변화[34)]

(a) 실험용 쥐 무릎관절을 굴곡위에서 부동화한 실험 모델의 무릎관절 시상면의 조직상. 부동 1주 후부터 후방 관절낭, 특히 대퇴골부착부 부근(▶)에 비후가 확인되며, 부동 기간이 연장됨에 따라 현저해지고 있다. (b) 대퇴골부착부 부근의 후방 관절낭을 확대한 조직상. 부동 1주일 후부터 활막의 지방세포가 위축·소실되어 콜라겐의 증식, 즉 섬유화의 발생이 확인된다. 또한 부동 4주 후에는 지방세포가 거의 확인되지 않으며 콜라겐의 증식도 현저하며, 활막과 섬유막의 경계도 불분명하게 되고 있다. (c) 후방 관절낭의 40배 현미경상에 가로·가로 50 ㎛ 간격으로 격자선을 그리고, 콜라겐 섬유상에 존재하는 격자선의 교점 총수를 산출하여 그 증식 상황을 반정량화한 결과. 대조군에 비해 부동 1, 2주 후에는 유의미한 증가가 확인되며, 부동 4주 후에는 부동 1~2주 후보다 유의미한 증가가 나타난다. (d) 후방 관절낭의 400배 현미경상을 이용하여 단위면적당 콜라겐 섬유 점유율을 산출하고, 그 밀도를 반정량화한 결과. 대조군에 비해 부동 2주 후에는 유의미한 증가가 확인되었고, 부동 4주 후에는 부동 1, 2주 후보다 유의미한 증가가 확인되었다. (*: 대조군과의 유의차, #: 부동 1주 후와의 유의차, †: 부동 2주 후와의 유의차)

(문헌 34를 참고로 작성)

5) 小泉幸毅, 小川彰, 村山謙治, 他：拘縮の実態. 奈良勲, 浜村明徳（編）：拘縮の予防と治療　第2版. 医学書院, 2008, pp1-17.
6) 武政誠一, 嶋田智明, 日高正巳, 他：在宅高齢脳卒中片麻痺者の関節可動域制限とその関連要因. 神大医保健紀要 **12**：9-15, 1996.
7) Lowenthal M, Tobis JS: Contracture in chronic neurogic disease. *Arch Phys Med Rehabil* **38**: 640-645, 1957.
8) 新田収, 中嶋和夫, 小野裕次郎：脳性麻痺成人の関節可動域の制限に関連する要因の検討. 理学療法学 **20**：347-354, 1993.
9) Botte MJ, Nickel VL, Akeson WH: Spasticity and contracture. Physiologic aspects of formation. *Clin Orthop Relat Res* **233**: 7-18, 1988.
10) 小野武也, 伊橋光二, 鈴木幹男, 他：脳血管障害患者の麻痺側足関節における底背屈運動と可動域制限発生との関係；発症後1ヶ月以内の定量評価．理学療法学 **30**：288-295，2003.
11) 沖田実，中野治郎，日比野至：関節可動域制限の病態とその治療法を再考する．理学療法探求 **7**：1-7，2004.
12) 沖田実：関節可動域制限とは．沖田実（編）：関節可動域制限　第2版；病態の理解と治療の考え方．三輪書店，2013，pp2-20.
13) 沖田実：関節可動域制限 Part 1．沖田実，坂本淳哉（編）：運動器の傷害と機能障害；その病態とメカニズム．三輪書店，2021，pp199-213.
14) 沖田実：関節可動域制限に対する治療戦略．沖田実（編）：関節可動域制限　第2版；病態の理解と治療の考え方．三輪書店，2013，pp213-226.
15) 沖田実：関節可動域制限の病態．沖田実（編）：関節可動域制限　第2版；病態の理解と治療の考え方．三輪書店，2013，pp50-68.
16) 中野治郎：関節の構造と機能．沖田実（編）：関節可動域制限　第2版；病態の理解と治療の考え方．三輪書店，2013，pp21-49
17) 黒川幸雄：疼痛の運動療法．鈴木重行，黒川幸雄（責任編集）：PT MOOK 3　疼痛の理学療法．三輪書店，1999，pp58-65.
18) 沖田実，吉村俊朗，中野治郎，他：拘縮の病態とストレッチング．理学療法探求 **3**：29-36，2000.
19) 沖田実：関節可動域制限 Part 2．沖田実，坂本淳哉（編）：運動器の傷害と機能障害；その病態とメカニズム．三輪書店，2021，pp215-227
20) Honda Y, Tanaka M, Tanaka N, et al: Relationship between extensibility and collagen expression in immobilized rat skeleta muscle. *Muscle Nerve* **57**: 672-678, 2018.
21) Baker JH, Matsumoto DE: Adaptation of skeletal muscle to immobilization in a shortened position. *Muscle Nerve* **11**: 231-244, 1988.
22) Udaka J, Ohmori S, Terui T, et al: Disuse-induced preferential loss of the giant protein titin depresses muscle performance via abnormal sarcomeric organization. *J Gen Physiol* **131**: 33-41, 2008.
23) 片岡英樹，沖田実，本田祐一郎：骨格筋の変化に由来した拘縮．沖田実（編）：関節可動域制限　第2版；病態の理解と治療の考え方．三輪書店，2013，pp93-134.
24) Meyer GA, Lieber RL: Elucidation of extracellular matrix mechanics from muscle fibers and fiber bundles. J *Biomech* **44**: 771-773, 2011.
25) Kovanen V, Suominen H, Heikkinen E: Collagen of slow twitch and fast twitch muscle fibres in different types of rat skeletal muscle. *Eur J Appl Physiol Occup Physiol* **52**: 235-242, 1984.
26) Prado LG, Makarenko I, Andresen C, et al: Isoform diversity of giant proteins in relation to passive and active contractile properties of rabbit skeletal muscles. *J Gen Physiol* **126**: 461-480, 2005.
27) Purslow PP, Trotter JA: The morphology and mechanical properties of endomysium in series-fibred muscle: variations with muscle length. *J Muscle Res Cell Motil* **15**: 299-308, 1994.
28) Okita M, Yoshimura T, Nakano J, et al: Effects of reduced joint mobility on sarcomere length, collagen fibril arrangement in the endomysium, and hyaluronan in the rat soleus muscle. *J Muscle Res Cell Motility* **25**: 159-166, 2004.
29) Honda Y, Sakamoto J, Nakano J, et al: Upregulation of interleukin-1 β /tansforming growth factor- β 1 and hypoxia relate to molecular mechanisms underlying immobilization-induced muscle contracture. *Muscle Nerve* **52**: 419-427, 2015.
30) 沖田実：筋性拘縮の発生・進行のメカニズムにかかわる分子機構．沖田実，坂本淳哉（編）：運動器の傷害と機能障害；その病態とメカニズム．三輪書店，2021，pp228-230.
31) Smith LR, Lee KS, Ward SR, et al: Hamstring contractures in children with spastic cerebral palsy result from a stiffer extracellular matrix and increased in vivo sarcomere length. *J Physiol* **589**: 2625-2639, 2011.
32) Booth CM, Cortina-BorjaMJ, Theologis TN: Collagen accumulation in muscles of children with cerebral palsy and correlation with severity of spasticity. *Dev Med Child Neurol* **43**, 314–320, 2001.
33) Goto K, Sakamoto J, Nakano J, et al: Development and progression of immobilization-induced skin fibrosis through overexpression of transforming growth factor-s1 and hypoxic conditions in a rat knee joint contracture model. *Connect Tissue Res* **58**: 586-596, 2017.
34) Sasabe R, Sakamoto J, Goto K, et al: Effects of joint immobilization on changes in myofibroblasts and collagen in the rat knee contracture model. *J Orthop Res* **35**: 1998-2006, 2017.

2-2

경직 발생 후 통증 기전

사카모토 준야(坂本淳哉)

① 경직 발생 후 통증의 실태

경직은 뇌졸중이나 척수손상, 뇌성마비 등, 상위운동뉴런이 장애를 겪는 중추신경질환의 수반증상 중 하나이며, 2차 장애의 하나로 통증이 있다. 영국 의사협회(Royal College of Physicians)가 발표한 보툴리눔 독소 치료 가이드라인[1]에서는 경직에 의해 발생하는 문제점에 대해 국제생활기능분류(International Classification of Functioning, Disability and Health: ICF)에 의거하여 정리되어 있으며, 통증은 기능 장애(impairment) 수준에서 중요한 문제로서 자리잡고 있다. 이러한 경직 발생 후의 통증의 실태에 대해서는 뇌졸중이나 척수손상, 뇌성마비를 대상으로 한 역학조사가 전개되고 있다.

뇌졸중 발병 후 새로 생기는 통증은 '뇌졸중 후 통증'이라고 불리며, 그 유병률은 11~55%로 보고되고 있다[2]. 경직은 뇌졸중 후 통증의 위험 인자 중 하나이며, 경직을 나타내는 뇌졸중 환자의 통증 유병률은 70%로 매우 높고, 이것은 경직을 일으키는 환자에 비해 유의미하게 높은 것으로 보고되고 있다[3]. 또한 이러한 경직에 수반되는 통증의 비율은 발병 후 시간이 지남에 따라 높아진다. Opheim 등[5]에 따르면 뇌졸중 발병 3일 후에는 경직 유무에 따른 통증의 유병률 차이가 확인되지 않지만, 발병 12개월 후에 경직을 보이는 환자의 통증의 유병률이 높아진다고 한다. 그리고 뇌졸중 후에 새로 발병한 만성통증 중 12.5%가 경직에 기인한 것으로 보고되고 있다[6].

척수손상 후의 통증에 대해, 저림이나 불쾌감 등도 통증으로 정의한 일본의 조사 결과에 따르면, 경직이 심하다고 느끼고 있는 환자에 있어서의 통증의 비율은 77%로 통증의 발생·강도와 경직의 중증도는 유의미하게 관련되어 있다[7]. 또 척수손상 환자의 통증 부위에 대해서 145명의 척수손상 환자를 대상으로 한 조사[8]에 의하면, 통증의 발생 빈도는 하지가 가장 높고 다음이 몸통, 상지 순이며, 이러한 통증과 경직의 강도에 상관관계가 확인되고 있다. 한편, 척수손상 발병 후 3개월 이상 지속되는 통증을 만성통증으로 정의한 선행연구[9]에서는, 통증과 관련하는 요인으로서 연령, 여성, 취업유무, 일상생활에서의 척수손상의 영향도, 수면장애, 삶의 질이 거론되고 있으며, 만성통증으로 발전하면 경직의 영향이 상대적으로 감소할 가능성이 엿보인다. 뇌성마비 환자의 통증에 대해서도 경직에 의한 근수축이 영향을 미치는 것으로 지적되고 있다[10]. Fairhurst 등[11]에 의하면, 경직형 양측마비의 뇌성마비 환자에서는 경직의 중증도가 통증의 강도와 관련이 있다고 보고하였다. 또한 성인 뇌성마비 환자를 대상으로 한 조사에서는 경직에 의한 근수축과 통증의 강도와 관련이 있고, 경직에 의해 근긴장이 항진할 정도로 증가하면, 통증에 의한 신체 기능이나 활동 저하가 현저해진다고 보고되고 있다[12]. 이들 역학조사 결과에 따르면, 상위운동신경 손상을 입은 중추신경질환자에서는 일정 비율로 경직에 따라 통증이 발생하고 있으며, 경직의 중증도에 의존하여 통증이 현저하게 나타날 가능성이 높다. 또 중추신경질환 발병으로부터의 기간에 준거하여 만성통증으로 발전할 가능성이 높으며, 여기에는 경직 외에 다른 요인도 관련되어 있을 가능성이 짐작된다. 이러한 것들을 감안하면, 경직 발생 후에 보여지는 통증에 대한 효과적인 개입 전략을 실천하기 위해서는 통증에 관한 기초 지식 및 경직 발생 후 나타나는 통증 기전의 이해가 필수적이며, 이 점에 대하여 개략적으로 설명하겠다.

❷ 통증의 기초

1) 통증의 정의

통증이란 '실제 조직손상 혹은 조직손상이 일으키는 상처가 발생할 수 있는 상태에 부수되는, 또는 그것과 유사한, 감각적이고 감정적인 불쾌한 체험'이라고 정의되고 있다[13]. 이것은, 2020년에 국제통증학회(International Association for the Study of Pain: IASP)에서 개정된 정의이며, 이하의 두 가지 사항이 중요하다.

첫 번째는, 통증은 단순한 감각 정보일 뿐

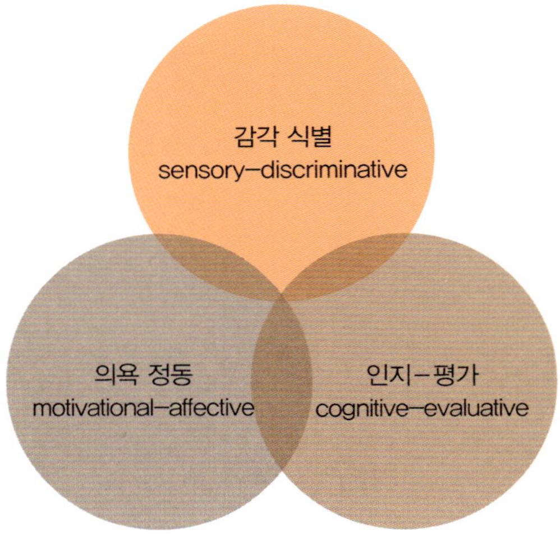

그림 1 통증의 다면성[14]
(문헌 14에서 변경하여 인용)

아니라, 통증에 대한 감정적인 반응이나 통증을 어떻게 인지하는지에 대한 다면적 '체험'이라는 것이다(**그림 1**)[14]. 통증의 감각적 측면이란, 통증의 부위나 강도, 지속성 등의 통증을 식별하는 신체적인 통증 감각을 말하며, '감각-식별'의 측면이라고도 한다. 통증의 감정적 측면이란, 자율신경 활동의 변조를 일으키는 통증에 의해 야기되는 불안이나 억제, 공포 등의 불쾌감이 생길 수 있다. 또, 통증은 감정 그 자체라고 보는 견해도 있고, 행동 의욕에도 영향을 주므로 '의욕-감정'의 측면으로 불리어진다. 통증의 인지적 측면이란, 과거에 겪은 아픔의 기억이나 미래적인 통증에 대한 주의, 예측 등을 바탕으로 신체에 있어서 통증의 의의를 평가하고, 인정하는 것을 말한다. 그 때문에 '인지-평가'의 측면이라고도 한다. 이와 같이 통증에는 감각적 측면, 감정적 측면, 인지적 측면 등 다면성이 있어, 경직에 수반하여 생기는 '아프다'라는 감각 뿐만 아니라 저림 등을 포함한 불쾌한 경험은 모두 통증으로 보아야 할 필요가 있다.

표 1 급성통증과 만성통증[14)]

	급성통증	만성통증
원인	조직손상	조직 손상 치유 후 계기는 불명확
기전	침해 수용기의 흥분을 발단으로 한 생리적 현상	말초 · 중추신경계의 감작, 가소적 변화
강도	손상 조직에 의존, 손상의 정도에 비례	유인이 되는 강도에 상응하지 않음
지속 기간	조직손상의 통상적인 치유기간을 넘지 않음	일반적인 치유기간을 초과(3개월 이상)
의의	생체의 경고 신호	생물학적 의의는 없다(만성 통증은 일종의 질병으로 파악한다)

(문헌 14에서 변경하여 인용)

두 번째는, 조직 손상에 의해 생기는 생리적 통증인 급성통증(acute pain)만이 아니라 뚜렷한 손상이 없어도 생기는 통증으로 어떤 만성통증(chronic pain)의 존재가 나타나고 있는 것에 있다(**표 1**). 급성통증은 분명한 조직 손상이 있는 경우가 대부분이며, 그 치료에 필요한 기간 내에 생기는 통증으로 생체의 경고 신호로서 중요한 의의가 있다. 한편, 만성통증이란 조직 손상이 명백히 치유되어 있음에도 불구하고, 잔존하는 통증이나 조직 손상이 없는 상황에서 보통 통증이라고 느끼지 않을 정도의 경미한 자극에 대한 감각이 통증으로 표현되는 것을 말한다. 발생기전의 상세는 불분명한 점도 있지만, 말초 · 중추 신경계의 감작(感作; 의약품 등이 몸 안에 들어감으로써, 동일한 물질에 대해 과민한 반응을 하는 상태를 만들어 내는 일)이나 가소적 변화 등이 그 원인으로 여겨지고 있다. 그러므로 만성통증은 생체의 경고 신호로의 의의는 없고, 하나의 질병으로서 파악할 필요가 있다.

2) 골격근 통증의 신경 생리학

뇌졸중이나 척수손상의 동반된 경직에 기인하는 통증은 침해수용성 통증으로 분류되며[15)], 그 기전의 이해를 위해서는 골격근 통증의 신경생리학에 관한 기초적인 지식이 필수적이다. 골격근에 입력된 침해 자극을 전달하는 1차 구심성 감각 뉴런은 피부와 마찬가지로 Aδ섬유(유수신경, III군 신경)과 C섬유(무수신경, IV군 신경)이다(**그림 2**). 이들 말초측 대부분은 자율신경 종말이지만, 일부, 파치니 소체양(pacinian corpuscle)의 수용기가 존재한다고 되어 있다[15)]. 이들 수용기 안에는 기계적 자극에 반응하는 수용기가 존재하며, 그 반응 역치에 따라 저역치 기계 수용기(mechanoreceptor)와 고역치 기계 수용기로 나뉘어진다. 전자는 골격근에 대한 약한 신장이나 가벼운 압박 등 비침해자극이 되는 기계적 자극에 반응하고, 후자는 조직 손상을 수반하는 침해 자극이 될 수 있는 기계적 자극에 반응하는 것으로 알려져 있다. 단, 골격근 내에 존재하는 수용기의 대부분은 다양상(polymodal) 수용기로, 기계적 자극 뿐만 아니라 통증유발 물질인 H^+나 아데노신 3인산(adenosine iphosphate: ATP), 브래디키닌(bradykinin), 세로토닌(serotonin), 염증성 사이토카인, 신경 성장인자(erve growth factor: NGF) 등에 반응한다. 또한 최근에는 근막에도 침해 정보를 전달하는 1차 구심성 감각뉴런(afferent sensory neuron)이 분포하고 있다고 밝혀졌다. 예를 들면, 쥐의 종아리 근막에는 많은 무수신경종말이 존재하며,

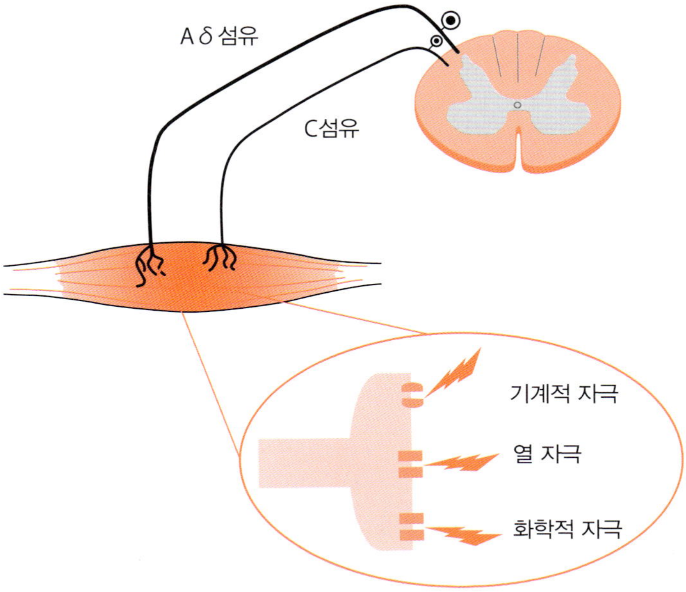

그림2 골격근을 지배하는 1차 침해 수용 뉴런

그 중 43%는 기계적 자극이랑 화학적 자극, 열 자극에 반응하는 다양상 수용기임이 보고되고 있다[17]. 이 골격근들을 지배하고 있는 1차 구심성 감각뉴런은 척수 후각에 들어가서, 척수 후각의 Ⅰ~Ⅱ 및 Ⅴ층에서 직접 또는 개재뉴런을 통해 2차 구심성 감각뉴런과 시냅스를 형성한다. 피부로부터 입력하는 1차 구심성 감각뉴런은 해당 척수 분절의 지배영역에 국한하여 투사되고 있으나, 골격근을 지배하고 있는 1차 구심성 감각뉴런은 지배영역에 해당하는 척수분절을 중심으로 위아래로 2~3분절의 확대하여 투사되고 있다(**그림 3**). 이러한 1차 구심성 감각신경의 특징은, 많은 골격근 통증이 광범위하게 불분명한 통증으로 느껴지게 되는 신경 해부학적 이유로 여겨지고 있다[18].

그리고 척수 후각(spinal posterior horn)에서 시작되는 2차 구심성 감각뉴런은 내측, 외측 척수 시상로(spinal thalamic tract)를

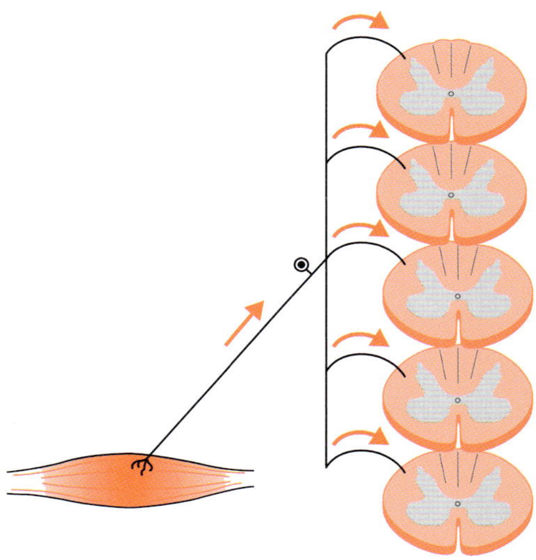

그림3 골격근에서 척수로의 침해 자극 정보의 투사

골격근에 분포하는 침해수용기로부터의 침해정보는 해당 골격근을 지배하는 척수절을 중심으로 머리부터 꼬리방향(cranial–caudal)으로 2~3분절 확대되어 투사한다.

형성하면서 시상이나 뇌간부에 투사하고, 3차 구심성 감각 뉴런과 시냅스를 형성한다. 그리고 이것이 뇌내의 통증 관련 영역(pain matrix)에 투사된다. 골격근에 가해진 침해자극 정보가 투사되는 뇌 영역은, 피부에 침해자극이 입력된 경우에 비해 뇌섬엽(insula)이나 편도체(amygdaloid body)나 해마(hippocampus), 안와전두피질(orbitofrontal cortex) 등에서는 활동이 높아지는 것으로 보고되고 있다[19]. 이들 뇌 영역은 통증의 정동·인지적 측면에 관여하고 있는 부위로 피부 통증에 비해 불쾌감이 강한 근육 통증의 특징과 관련이 있다고 추정되고 있다.

③ 경직 발생 후 통증의 발생 기전

1) 경직에 의한 지속적인 근수축의 영향

뇌졸중이나 척수손상 등 중추신경질환 환자에 있어 경직 발생 후 통증 기전에 대해서는 아직 그 상세한 것은 밝혀지지 않고 있다. 단, 몇 가지 가설이 제시되고 있으며, 그 대표적인 것 중 하나로 경직에 따른 지속적인 근수축에 의한 허혈이 관여하고 있다는 설이 있다. 지혈대를 이용하여 골격근에 압력을 가하여 혈류를 제한한 상태에서 근수축 운동을 하면 통증이 유발되는 것은 흔히 알려져 있다. 이러한 통증의 발생에는 골격근이 산증 상태 쪽으로 쏠리는 것이 영향을 주고 있다[20]. 실제로 실험 동물의 골격근에 산성 생리식염수를 투여하면, 산-감수성-이온채널(acid-sensing ion channel: ASIC)이나 일과성수용체 바닐로이드 1(transient receptor potential vanilloid 1: TRPV1) 등의 감수성이 항진함

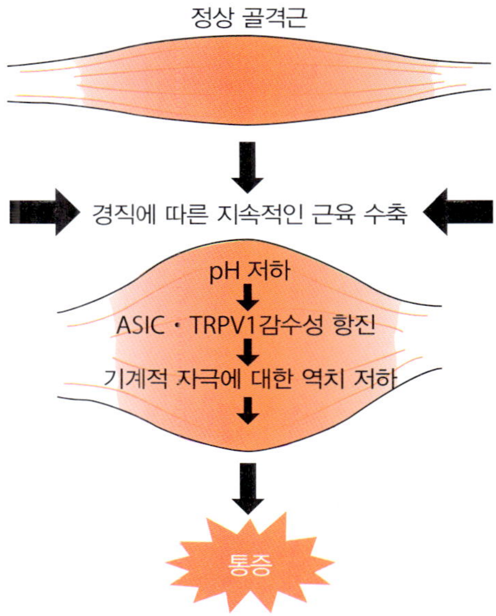

그림 4 경직에 다른 지속적인 근수축으로 인한 통증 발생 기전 가설

경직의 발생에 의해 근수축이 지속되면 해당 골격근은 허혈 상태에 빠짐으로써 산증으로 기울어져, 다형 수용기가 자극됨으로써 통증이 발생하는 것으로 생각된다.

과 함께, 기계적 자극에 대한 통각과민이 발생하는 것으로 나타나고 있다[21,22]. 또, 골격근이 허혈 상태에 노출되면, 골격근으로 분포하고 있는 Aδ섬유나 C섬유의 기계적 자극에 대한 역치가 저하되고, 발화 빈도가 증가하는 것으로 알려져 있으며, 근수축에 대한 반응성이 항진한다[23,24]. 즉, 경직의 발생에 의해 근수축이 지속되면 해당 골격근은 허혈 상태에 빠짐으로써 산증으로 기울어져 다형 수용기가 자극됨으로써 통증이 발생한다고 생각된다(그림 4). 그리고 기계적 자극에 대한 1차 침해 수용 뉴런의 흥분성의 증대, 즉 말초 감각이 야기되어 통증이 지속·증강될 것으로 생각된다. 실제로, 경직을 보이는 마비 척수손상 환자에서는 하지의 혈류량이 저하된 것으로 보고되고 있으며[25], 경직 발생 후 통증

발생 기전에는 골격근에서의 허혈에서 비롯된 전술한 변화가 관여하고 있다고 생각된다. 또한 선행연구[26]에서는 상완이두근에 고장성 식염수를 투여하여 통증을 일으킨 후에 근수축을 유발하자 승모근의 근활동이 증가하는 것으로 나타나고 있으며, 경직에 의한 지속적인 근수축이 해당 주위에 위치한 골격근에도 영향을 미쳐 통증을 유발할 가능성이 제기되었다. 그리고 이러한 말초 골격근으로부터의 침해 자극 정보가 지속적으로 척수 후각에 입력되고 척수에서 중추 감작이 일어난다. 실제로 골격근에서 척수 후각으로 입력되는 자극은 피부로부터의 그것과 비교하여 척수 후각의 2차 침해 수용 뉴런의 흥분성을 증대시키는 것으로 나타나고 있다[27].

척수 후각은 1차 침해 수용 뉴런과 2차 침해 수용 뉴런에 의한 침해 자극 정보의 전달의 장이며, 여러 가지 신경전달물질과 그것들의 수용체가 개재하고 있다. 1차 침해 수용 뉴런에서 방출되는 주요 흥분성 신경전달물질은 글루탐산(glutamic acid)이며, 2차 침해수용 뉴런에 존재하는 수용체는 AMPA 수용체와 NMDA 수용체의 두 종류가 있다. 통상 NMDA 수용체는 세포외액 중의 Mg^{2+}에 따라서 이온의 유입이 저해되고 있기 때문에 AMPA 수용체를 통한 이온 유입만으로 흥분한다. 그러나 1차 침해 수용 뉴런으로부터의 자극이 지속 · 증강되면 C 섬유의 종말부터는 글루탐산 외에 substance P가 방출된다. 이것이 NK1 수용체에 결합하면 NMDA 수용체의 인산화에 의해 Mg^{2+}에 의한 저해가 제거되어 대량의 Ca^{2+}가 유입된다(**그림 5**). 그 결과 탈분극 레벨이 증가하여 2차 침해 수용 뉴런의 흥분성이 높아진다. 즉, 경직이 장기에 이르면 골격근으로부터의 침해 자극 정보가 지속되어 척수 후각에 입력되게 되어, 척수 레벨에서의 중추 감작이 일어나, 결과적으로 만성통증으로 발전하는 것으로 생각되어진다.

2) 경직에 의한 부동의 영향

전술한 바와 같이, 경직에 의해 지속적인 근수축이 발생하면 통증이 발생한다고 생각되지만, 경직에 의한 지속적인 근수축은 관절의 가동성을 제한하기 때문에 운동 기능이 저하되고, 신체 활동량의 감소를 초래한다. 즉, 중추신경 질환 발병 후에 경직이 발생하면, 신체 국소 또는 전신이 활동하지 않는 상태에 노출될 가능성이 높아지게 된다. 그리고 이러한 비활동은 2차적으로 관절구축이나 근위축과 같은 비사용 증상을 야기할 뿐만 아니라 통증의 발생이나 악화를 초래하는 것이 밝혀지고 있다.

예를 들어, 골절에 의해 비체중부하 석고 고정이 된 환자를 대상으로 한 조사[28]에서는 대상자의 57.1%가 골절 치유 후에 기계적 이질통(allodynia)이 확인되고 있다. 이러한 신체 일부의 고정이나 과도한 안정 와상 등에 의해 발생하는 통증은 부동성 통증이라 불리워지고[29], 동물실험 모델을 이용한 연구[30]에서 세부사항이 밝혀지고 있다. 구체적으로는 실험용 쥐의 발목관절을 족저굴위(plantar-flexion)에서 깁스 고정한 부동성 통증 모델에서는, 깁스 고정 개시 2주 후부터 족저부의 기계적 자극에 대한 통각 역치의 저하가 나타나, 8주후까지 고정 기간 연장에 따른 통각 역치의 저하가 현저해진다. 그 후, 깁스 고정을 해제하여도, 통각 역치의 저하가 회복될 때까지 14주나 되는 기간을 필요로 하고 있다(**그림 6**). 즉, 이러한 결과는 신체의 일부를

2주간 활동하지 않게 노출된 것만으로 통증이 발생하며, 이는 활동하지 않는 기간에 비례하여 현저해지고, 게다가 만성통증으로 발전할 가능성이 있음을 시사하고 있다.

또, 부동성 통증은 골격근과 같은 심부조직에서도 발생하는 것으로 밝혀지고 있고[31], 앞에서 말한 발목관절을 깁스 고정하는 동물 모델에서는 부동 2주 후부터 비복근의 압통 역치 저하가 확인되고, 4주 후에도 지속되고 있다(그림 7). 이러한 실험 결과는 부동성 통증에는 표재성 통증과 근육통이 혼재되어 있으며, 경직 발생 후 통증에는 부동성이 혼재되어 만성통증으로의 이행에도 영향을 주고 있을 가능성이 높다고 생각된다

3) 부동성 통증의 발생 기전

(1) 말초 조직의 변화

먼저 언급한 실험용 쥐 부동성 통증 모델의 족저 피부에서는 각질층이 흐트러지고 표피가 얇아지고, 진피 상층에 분포하는 1차 구심성 신경(Aδ 및 C섬유)의 측지 발아에 기인한 분포밀도의 증가[32] 등이 확인되고 있다(그림 8a). 이러한 피부조직에서의 변화는 외부와 1차 침해수용기와의 거리가 단축되는 것

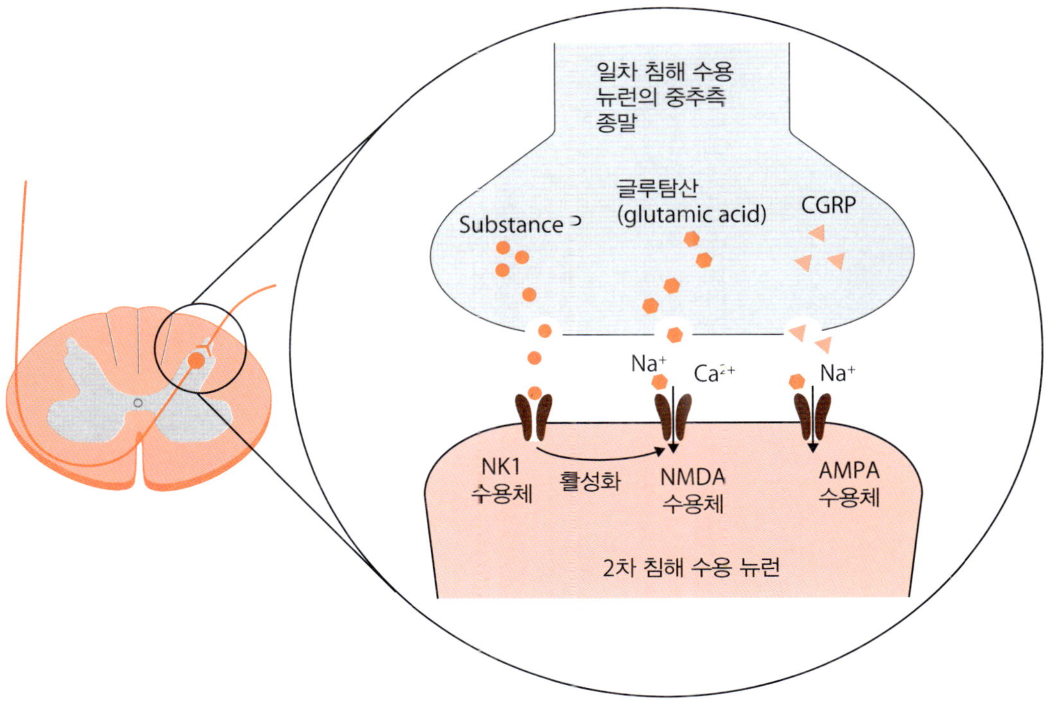

그림5 척수 후각의 중추 감작 기전[29]

1차 침해 수용 뉴런의 중추측 종말에서 방출되는 신경전달물질은 주로 글루탐산이며, 그 수용체에는 AMPA 수용체와 NMDA 수용체의 두 종류가 있다. 통상 NMDA 수용체는 불활성 상태로 되어 있어 AMPA 수용체 이온 유입은 2차 침해 수용 뉴런의 흥분을 야기한다. 그러나 염증 발생과 같은 침해 자극이 지속 증강하고 있는 경우는 C섬유의 중추측 종말로부터 Substance P가 방출되어 그 수용체인 NK1 수용체가 활성화된다. 그러면 AMPA 수용체 외에 불활성 상태였던 NMDA 수용체도 활성화되어, 이 양자를 통한 대량의 이온 유입이 발생한다. 그 결과 탈분극 레벨이 증가하고, 2차 침해 수용 뉴런의 흥분성이 높아져 중추감작으로 발전한다. (문헌 29에서 변경하여 인용)

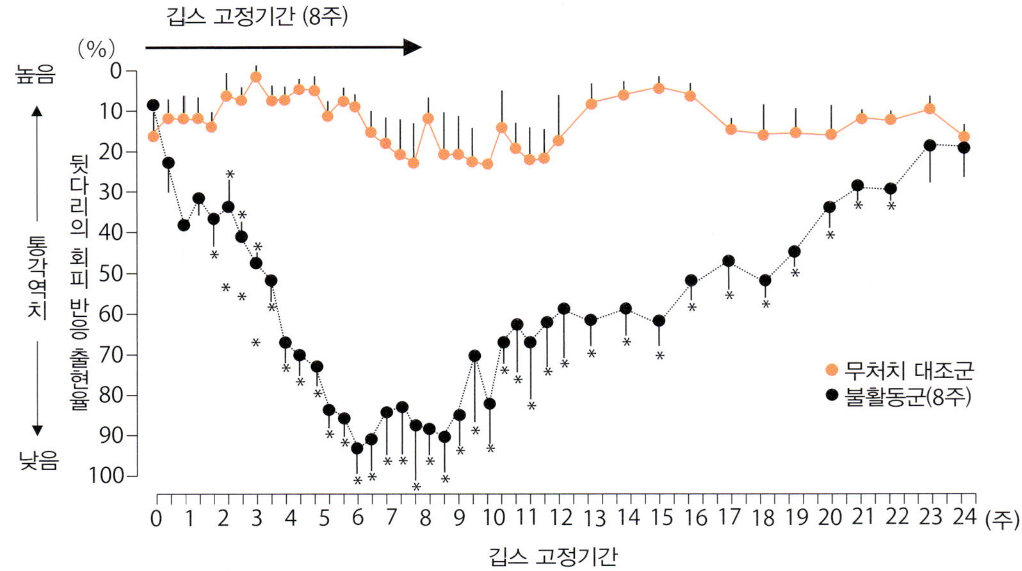

그림 6 부동성 통증 실험쥐 모델을 이용한 족저부 기계적 자극에 대한 통증 역치의 변화 추이[29]

실험용 쥐의 발목 관절을 최대 족저굴위에서 깁스 고정한 모델을 이용하여, 족저부의 기계적 자극에 대한 통각 역치 추이를 조사하였다. 그 결과 깁스 고정 2주 후부터 통각 역치의 저하가 확인되기 시작했고, 그 후는 8주 후까지 고정기간에 의존하여 통각 역치의 저하가 현저해졌다. 또한 깁스 고정을 해제한 후의 통각 역치 추이를 보면 그 회복에는 14주나 되는 기간이 필요하다. 또한 기계적 자극에 대한 통각 역치는, 15g의 von Frey fillament를 이용하여 열 번 자극했을 때 뒷다리 도피 반응이 나타나는 빈도로 평가가 이루어지고 있다.
*는 처치되지 않은 대조군과의 유의미한 차이를 나타내고 있다. (문헌 29에서 변경하여 인용)

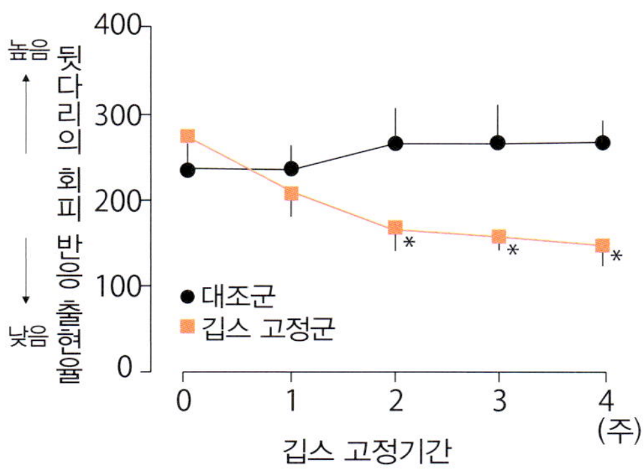

그림 7 부동성 통증 실험쥐 모델에서의 비복근 압통 역치 추이[31]

실험용 쥐의 다리 관절을 최대 족저굴위에서 깁스 고정한 모델을 이용하여 외측 비복근(lateral head)의 압통 역치 추이를 조사하였다. 그 결과, 깁스 고정 2주 후부터 압통 역치 저하가 확인되기 시작하여 4주 후까지 지속되었다.
*는 처치되지 않은 대조군과의 유의미한 차이를 나타내고 있다. (문헌 31 참고로 작성)

을 의미하고 있으며, 이 상태가 되면 외부로부터의 자극을 예민하게 느끼게 되어 통증을 쉽게 느낄 수 있을 것으로 추측된다. 이에 더해, 같은 모델에서는 표피를 구성하는 각질세포에서 내인성 통증유발 물질인 NGF의 발현 증가나 TRPV1이나 P2X3 같은 침해 자극 수용체의 발현 증가가 확인된다(그림 8b)[33]. 이러한 변화도 부동성 통증의 발생에 관여하고 있는 것으로 생각되며, NGF의 발현 증가는 1차 구심성 신경 축지 발아에도 깊이 관여하고 있을 것으로 짐작된다. 또한 실험용 쥐 부동성 통증 모델의 비복근에 있어서도, 앞서 말한 피부와 마찬가지로 NGF의 발현 증가가 확인되고 있으며, 이 사실이 부동에 의한 통증 발생에 관여하고 있다고 생각된다(그림 9).

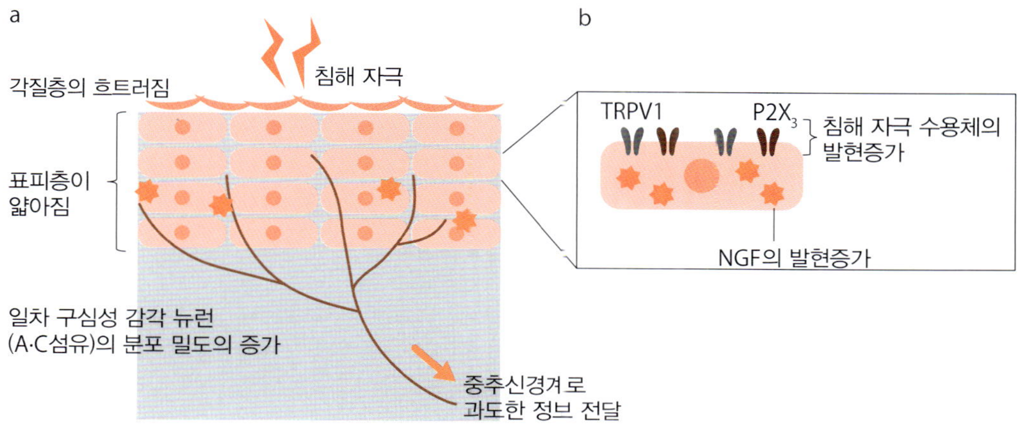

그림 8 피부에서의 부동성 통증의 발생 기전[29]

불활성에 노출된 피부에서는 각질층의 흐트러지고 표피층이 얇아지고, 1차 구심성 감각 뉴런(A섬유, C섬유)의 분포밀도의 증가 등이 확인된다(a). 또한 각질세포에서는 TRPV1이나 P2X3와 같은 침해 자극수용체 발현 및 NGF 발현이 증가한다(b). (문헌 29에서 변경하여 인용)

실제로 4주간 다리 관절을 깁스 고정한 실험용 쥐 부동성 통증 모델의 비복근에 NGF 수용체 저해제인 K252a를 투여하면 통각 역치 상승이 확인되며[31], 또한 비복근에서도 C섬유의 분포 밀도의 증가가 확인되고 있다. 즉, 부동에 노출되었을 뿐인 골격근에서도 내인성 통증유발 물질이 생산되고, 또 자극에 대한 감수성이 항진하는 것을 의미하며, 이들의 변화가 비활동으로 인한 근육성 통증의 발생에 영향이 있을 것으로 짐작된다.

(2) 신경계의 변화

골격근이나 관절 같은 말단 조직은 신체 운동의 실행기관이지만 피부와 마찬가지로 이러한 조직에는 1차 구심성 감각뉴런이 분포하여 있다. 즉 골격근이나 관절도 다양한 자극을 감지하고 그것을 중추신경계에 전달하는 감각기로서의 역할도 가지고 있다고 할 수 있다. 때문에 이들 말초 조직이 활동하지 않게 되면, 그것들 말초 조직으로부터의 감각 자극 입력이 감소, 약화, 소실로 이어져, 결과적으로 신경계에도 어떠한 변화를 초래하고, 통증의 발성에 연관되는 것으로 나타났다(**그림 10**).

구체적으로는 사지의 일부를 고정한 동물 모델을 이용한 연구에서는 부동에 의해 관절을 지배하는 1차 구심성 감각뉴런의 자발 방전이 증가하고, 그 정도는 무릎관절염 모델과 같은 정도인 것으로 보고되고 있다[34]. 이는, 조직 손상이 없어도 부동만으로 말초 감작이 생기는 것을 의미하며, 이와 같은 변화는 부동성 통증의 통각과민에 관련되어 있는 것으로 추측된다. 또, 사지의 일부를 깁스 고정한 동물 모델에서는 해당 척수절의 척수신경절(dorsal root ganglion: DRG)에서 소형 신경세포체(주로 C 섬유) 뿐만 아니라 중형 · 대형의 신경세포치(주로 Aδ · Aβ 섬유)에서도 칼시토닌 유전자 관련 펩타이드(calcitonin gene related peptide: CGRP)발현이 증가하는 것으로 나타났다[30]. 이러한 소견은 부

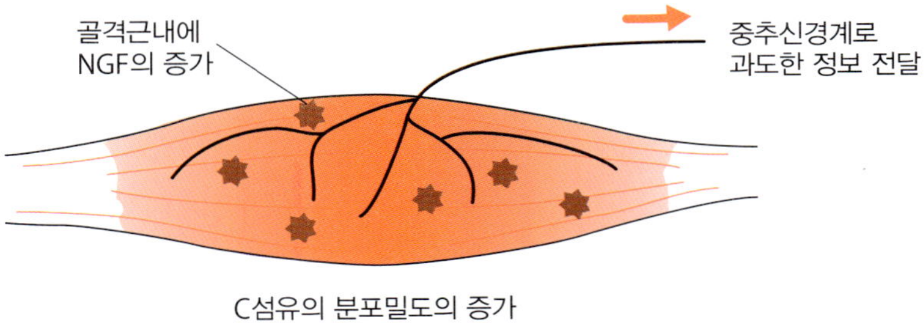

그림 9 골격근에서의 부동성 통증의 발생 기전[28]
비활동에 노출된 골격근에서도 NGF의 증가나 C섬유의 분포밀도의 증가가 생긴다.
(문헌 28에서 변경하여 인용)

동에 의해 1차 구심성 신경의 성질이 변화하여 새롭게 통증 정보의 전달과 관련된 뉴런이 증가했음을 보여주고 있다. 이러한 말초 신경의 가소적 변화 또한 부동성 통증의 기전으로 여겨진다. 덧붙여, 부동은 중추 신경계의 변화도 초래한다. 앞에서 언급한 쥐의 부동성 통증 모델에서는 해당 척수 지배 절의 후각에서, 얕은층(I · II층)에 더해 심층(III~VI층)에서도 CGRP의 발현이 확인된다(그림 10)[30]. CGRP는 척수 후각에서 통증 정보 전달 물질로서 기능하고 있으며 척수 후각에 투사되는 CGRP가 증가하면 2차 침해수용 뉴런의 흥분이 고조될 것이다. 또, 쥐의 손목 관절을 깁스 고정한 모델을 이용한 선행 연구에서는 척수 후각에서 비침해자극으로부터 침해자극에 이르기까지의 광범위한 자극 강도에 응답하는 광범위(wide dynamic range, WDR) 뉴런의 비율이 증가하는 것으로 나타났다[35]. 이러한 것들은 국소 신체부위가 움직이지 않고 고정되면 척수 레벨에서 중추 감작이나 가소적 변화가 생기는 것을 나타내고 있다. 게다가 사람을 대상으로 한 뇌 영상 연구에서는, 부동에 노출된 부위의 1차 체성 감각영역이 협소화되는 것과[36], 1차 운동영역 그리고 1차 체성 감각영역의 대뇌피질이 얇아지는 것[37]이 알려져 있으며, 신체 국소의 부동은 또한 뇌의 가소적 변화를 일으킨다. 이와 같은 중추신경계에서의 가소적 변화도, 부동성 통증의 기전이라고 생각되어진다.

4) 경직 발생 후 통증의 발생 기전으로 보는 치료 전략

지금까지 기술한 바와 같이, 경직 발생 후의 통증에는 ① 지속적인 근육 수축에 의해 생기는 골격근 내의 변화와 ② 부동에 의해 야기되는 말초 조직 및 신경계에서의 변화가 관여하고 있는 것으로 생각되어진다. 그리고, 경직 발생으로부터의 기간이 장기화될수록 부동성 통증의 영향이 커질 가능성이 높다. 이 점을 감안하면, 경직 발생 후의 통증에 대한 치료전략으로서는 경직에 의한 지속적인 근수축을 완화하는 것이 필요하다고 말할 수 있고, 이 점에 대해서는 보튤리눔 독소 치료가 효과가 있을 것으로 생각된다. 사실, 척수 손상 환자의 경직에 따른 통증의 62%가 보튤리눔 독소 치료에 의해 경감되는 것으로 보고되고 있다[38].

단지, 그것만으로는 부동의 문제는 해결할 수 없으며, 부동성 통증을 초래할 우려가 있

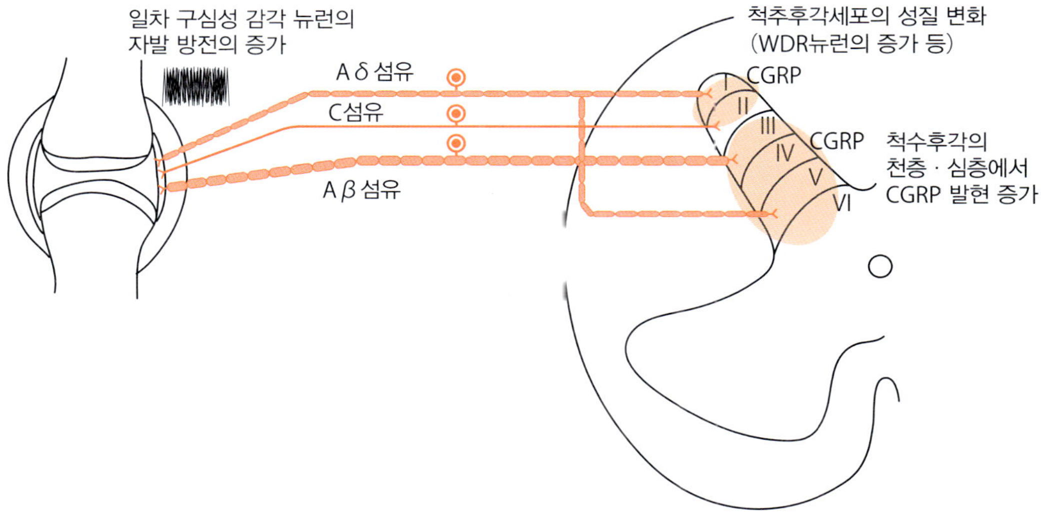

그림 10 신경계에서의 부동성 통증의 발생 기전[28]

신체의 국소가 활동하지 않는 것만으로 관절을 지배하는 1차 구심성 감각 뉴런의 자발 방전이 증가하고 DRG에서는 소형 신경세포체 외에도 중대형 신경세포체에서도 CGRP의 발현이 증가한다. 이러한 소견은 1차 침해수용 뉴런의 말초 감작을 시사하고 있다. 또, 척수후각의 천층만이 아니라 심층에 있어서도 CGRP의 발현 증가가 확인되어, WDR뉴런의 비율이 증가한다는 것도 밝혀졌다. 즉, 부동은 척수 레벨에서 중추적인 감작과 가소적인 변화를 일으킨다는 것이 시사되었다. (문헌 28에서 변경하여 인용).

어 여기에 보툴리눔 독소 치료와 병행하여 운동요법을 중심으로 한 재활의료 개입이 필요하다. 즉, 재활의료에서는 경직을 보이는 대상자가 부동상태에 빠지지 않도록 치료를 전개하는 것이 중요하며, 의학적 관리 때문에 부동을 피할 수 없을 경우에는 어떤 방법으르든 말초 조직에 대한 자극을 전달하고, 또한 경직이 확인되는 환측 팔다리 이외의 부위에서의 적극적인 운동을 실시하는 등의 개입 전략이 필요하다.

문헌

1) Royal College of Physicians: Spasticity in adult; management using botulinum toxin-National guidelines. 2009.
2) Klit H, Finnerup NB, Jensen TS: Central post-stroke pain; clinical characteristics, pathophysiology, and management. *Lancet Neurol* **8**:857-868, 2009.
3) Wissel J, Schelosky LD, Scott J,et al: Early development of spasticity following stroke; a prospective, observational trial. *J Neurol* **257**:1067-1072, 2010.
4) Paolucci S, Iosa M, Toni D,et al: Prevalence and Time Course of Post-Stroke Pain; A Multicenter Prospective Hospital-Based Study. *Pain Med* **17**:924-930, 2016.
5) Opheim A, Danielsson A, Alt Murphy M: Upper-limb spasticity during the first year after stroke; stroke arm longitudinal study at the University of Gothenburg. *Am J Phys Med Rehabil* **93**:884-896, 2014.
6) O'Donnell MJ, Diener HC, Sacco RL, et al: Chronic pain syndromes after ischemic stroke; PRoFESS trial. *Stroke* **44**: 1238-1243, 2013.
7) 特定非営利活動法人日本せきずい基金：脊髄損傷に伴う異常疼痛に関する実態調査報告書. 2004. http://www.jscf.org/publication/pdf/ssk07.pdf
8) McKay WB, Sweatman WM, Field-Fote EC：The experience of spasticity after spinal cord injury; perceived characteristics and impact on daily life. *Spinal Cord* **56**:478-486, 2018.
9) Opheim A, Jahnsen R, Olsson E, et al: Physical and mental components of health-related quality of life and musculoskeletal pain sites over seven years in adults with spastic cerebral palsy. *J Rehabil Med* **43**:382-387, 2011
10) Penner M, Xie WY, Binepal N, et al: Characteristics of pain in children and youth with cerebral palsy. *Pediat-*

rics **132**:e407-413, 2013.
11) Fairhurst C, Shortland A, Chandler S, et al: Factors associated with pain in adolescents with bilateral cerebral palsy. *Dev Med Child Neurol* **61**:929-936, 2019.
12) Flanigan M, Gaebler-Spira D, Kocherginsky M, et al: Spasticity and pain in adults with cerebral palsy. *Dev Med Child Neurol* **62**:379-385, 2020.
13) Raja SN, Carr DB, Cohen M, et al: The revised International Association for the Study of Pain definition of pain; concepts, challenges, and compromises. *Pain* **161**: 1976-1982, 2020.
14) 沖田実：痛みの定義・概念．沖田実，松原貴子：ペインリハビリテーション入門．三輪書店，2019，pp2-9.
15) The SCIRE project: Spinal Cord injury Rehabilitation Evidence [Online].
http：//www. scireproject.com/rehabilitation evidence/pain-management/classification of sci pain.
16) Mense S: Muscle Pain; Mechanisms and Clinical Significance. *Dtsch Arztebl Int* **105**: 214–219, 2008.
17) Taguchi T, Yasui M, Kubo A, et al. : Nociception originating from the crural fascia in rats. *Pain* **154**:1103-1114, 2013
18) Taguchi T, Hoheisel U, Mense S, et al.: Dorsal horn neurons having input from low back structures in rats. *Pain* **138**:119-129, 2008.
19) Takahashi K, Taguchi T, Tanaka S, et al: Painful muscle stimulation preferentially activates emotion-related brain regions compared to painful skin stimulation. *Neurosci Res* **70**:285-293, 2011.
20) Issberner U, Reeh PW, Steen KH: Pain due to tissue acidosis; a mechanism for inflammatory and ischemic myalgia? *Neurosci Lett* **208**:191-194, 1996.
21) Sluka KA, Kalra A, Moore SA; Unilateral intramuscular injections of acidic saline produce a bilateral, long-lasting hyperalgesia. *Muscle Nerve* **24**:37-46, 2001.
22) Ikeuchi M, Kolker SJ, Burnes LA: Role of ASIC3 in the primary and secondary hyperalgesia produced by joint inflammation in mice. *Pain* **137**:662-669, 2008.
23) Stone AJ, Copp SW, McCord JL, et al: Femoral artery ligation increases the responses of thin-fiber muscle afferents to contraction. *J Neurophysiol* **113**:3961-3966, 2015.
24) Queme LF, Ross JL, Lu P, Hudgins RC, et al: Dual Modulation of Nociception and Cardiovascular Reflexes during Peripheral Ischemia through P2Y1 Receptor-Dependent Sensitization of Muscle Afferents. *J Neurosci* **36**:19-30, 2016.
25) Dhindsa MS, Merring CA, Brandt LE, et al.: Muscle spasticity associated with reduced whole-leg perfusion in persons with spinal cord injury. *J Spinal Cord Med* **34**:594-599, 2011.
26) Schulte E, Ciubotariu A, Arendt-Nielsen L, et al: Experimental muscle pain increases trapezius muscle activity during sustained isometric contractions of arm muscles. *Clin Neurophysiol* **115**:1767-1778, 2004.
27) Wall PD, Woolf CJ: Muscle but not cutaneous C-afferent input produces prolonged increases in the excitability of the flexion reflex in the rat. *J Physiol* **356**:443-458, 1984.
28) Butler SH: Disuse and CRPS. Complex regional pain syndrome. Harden RN, et al (ed), IASP Press, p141-150, 2001.
29) 沖田実：痛みの発生メカニズム．沖田実，松原貴子：ペインリハビリテーション入門．三輪書店，2019，pp23-35.
30) Hamaue Y, Nakano J, Sekino Y, et al: Immobilization-induced hypersensitivity associated with spinal cord sensitization during cast immobilization and after cast removal in rats. *J Physiol Sci* **63**: 401-408, 2013.
31) Oga S, Goto K, Sakamoto J, et al: Mechanisms underlying Immobilization-induced muscle pain in rats. *Muscle Nerve* **61**: 662-670, 2020.
32) Nakano J, Sekino Y, Hamaue Y, et al: Changes in hind paw epidermal thickness, peripheral nerve distribution and mechanical sensitivity after immobilization in rats. *Physiol Res* **61**: 643-647, 2012.
33) Sekino Y, Nakano J, Hamaue Y,et al: Sensory hyperinnervation and increase in NGF, TRPV1 and P2X3 expression in the epidermis following cast immobilization in rats. *Eur J Pain* **18**: 639-648, 2014.
34) Okamoto T, Atsuta Y, Shimazaki S: Sensory afferent properties of immobilised or inflamed rat knees during continuous passive movement. *J Bone Joint Surg Br* **81**: 171-177, 1999.
35) Ushida T, Willis WD: Changes in dorsal horn neuronal responses in an experimental wrist contracture model. *J Orthop Sci* **6**: 46-52, 2001.
36) Maihöfner C, Handwerker HO, Neundörfer B, et al: Cortical reorganization during recovery from complex regional pain syndrome. *Neurology* **63**: 693-701, 2004.
37) Langer N, Hänggi J, Müller NA, et al: Effects of limb immobilization on brain plasticity. *Neurology* **78**: 182-188, 2012.
38) Shaikh A, Phadke CP, Ismail F, et al: Relationship Between Botulinum Toxin, Spasticity, and Pain: a Survey of Patient Perception. *Can J Neurol Sci* **42**:311–315, 2016.

2-3

상지 보툴리눔 독소 치료에 병용하는 치료 기기

카라와타리 히로키(唐渡弘起)

경직에 대한 보툴리눔 독소 치료는 '뇌졸중 치료 가이드라인 2021'[1]에 따르면, 상하지 경직에 대해 강하게 권장된다(Grade A)라고 되어 있다. 이것은 일본에서는 2010년에 승인되어 현재는 뇌졸중 경직에 대해 주류로 되어 있는 치료법이다.

승인 후 10년이 경과한 지금, 많은 시설에서 실제 시행한 결과 보툴리눔 독소 치료뿐만 아니라 오히려 그 후의 재활 개입이 중요하다는 것이 인식되고 있다. 이것은, 보툴리눔 독소 치료를 통해 능동적인 상지 운동기능의 개선을 확인했다는 보고는 있으나[2] 보툴리눔 독소 치료 단독의 개입으로는 상지기능 개선은 증거가 확립되어 있지 않은 것과도 관계가 있다고 추측된다[3].

경직은 주로 대뇌나 척수 중추신경의 영향에 의한 것과 근육 등의 말초성 변화에 의한 것으로 크게 나누어진다. 이에 경직 치료는 상하지나 손가락 등의 말초로부터의 변화를 중추 변화로 이어 나가는 Bottom-up 접근법과 중추에서 말초로의 변화로 연결하는 Top-down 접근법의 두가지 방법을 검토해 나갈 필요성이 있다.

또한 치료의 포인트로, 마비의 회복단계에서 능동성이 향상함에 따라 경직은 억제된다(그림 1)[4]. 경직을 억제함으로써 길항근의 능

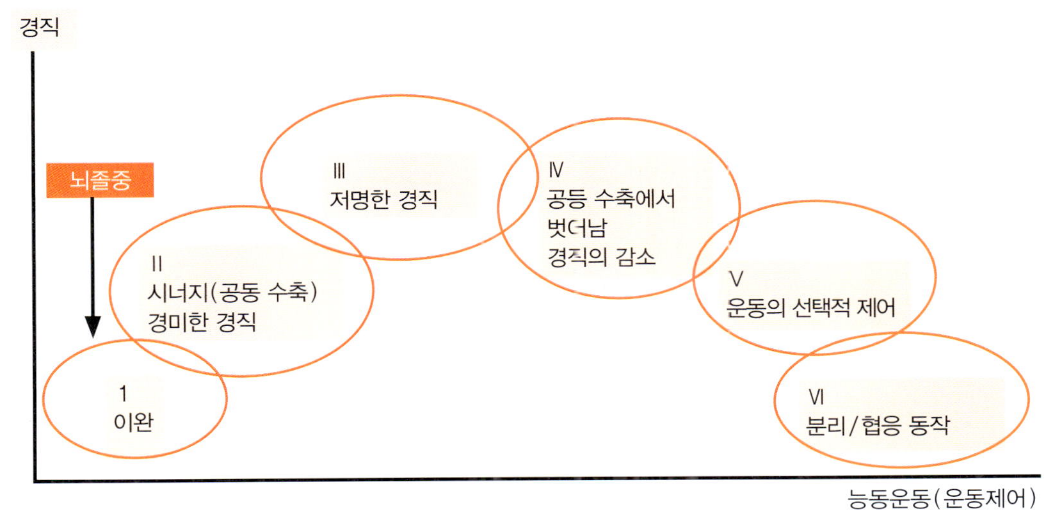

그림 1 능동운동과 경직의 관계

(문헌 4에서 변경하여 인용)

동성을 향상시키는데 있어서도 두가지의 치료 전략이 있다. 운동마비의 회복은 발병으로부터 3개월 만에 크게 개선되어, 서서히 평형에 도달하므로, 종단적 시점을 가지는 것은 매우 중요하다. 운동마비 회복의 스테이지 이론에 관련해서는 다른 항을 참조하기 바란다.

이 책에서는 보툴리눔 독소 치료에 병용하면 경직을 경감시키는 효과가 있는, 또는 상지 기능을 개선시키는 효과가 있는 치료 디바이스에 대해 해설한다. 또한 체외충격파치료(extracorporeal shock waves therapy: ESWT)에 대해서는, 제3장(p.149)을 참조하기 바란다.

1 Bottom-up 접근법

1) 보조기(스플린트, 보장구 요법)

보조기는 경직이나 경직에 따른 관절 가동영역 제한에 대하여, 물리적으로 적절한 교정력을 부하할 수 있는 친숙하고 조작이 쉬운 치료 수단이다. 마비측 상지의 경직에 대한 보조기 장착이 경직을 억제하는 효과에 관한 과학적 근거를 나타내는 보고도 여기저기 보인다[5].

또 보툴리눔 독소 치료 후의 대처로서, 장비에 의한 지속적 신장과 스트레칭을 비교한 연구에서는 보조기를 사용하는 것이 보다 효과적이었다는 보고도 있어[6], 신장이 쉬워지는 것은 능동성의 개선에도 유용하다고 말할 수 있다.

(1) 목적

경직에 대한 보조기의 목적은 두 가지로 크게 나눌 수 있다.

첫째로, 근육의 지속 신장에 의해 근육 수축을 억제하여, 변형이나 구축을 예방하는 것이다. 예를 들어, 근육을 효과적으로 지속 신장하려면 30분간 이상의 신장 운동이 필요하며, 물리치료를 실시하는 것은 시간적 제약이 크기 때문에 보조기 사용이 권장된다.

둘째로, 손가락의 기능용으로 사용한다. 마비측 상지는 경직에 의해 근긴장이 항진되고, 손목관절 굴곡이나 손가락 관절의 움켜쥐기가 나타나기 쉬워, 분리된 운동이 어려워지고, 관절이 굳어지게 된다. 운동을 보조하는 동적 보조기의 사용으로 인해, 마비된 손의 반복 운동, 사용 빈도수를 늘리고, 손가락 운동을 촉진시킬 수 있다.

(2) 보조기 사용의 실제

상지 경직이 강하고, 과도하게 손가락이 굴곡되어 중수지관절이나 손가락 관절의 신전이 어려운 마비된 손에도, 전완의 손가락 굴곡근, 또는 손 내재근(hand intrinsic)에 보툴리눔 독소 치료를 실시하는 것으로 단계적으로 기능 회복 훈련이 가능해진다.

또, 신전운동은 못하지만, 자기 스스로 힘을 빼고, 손가락의 움켜쥐기를 해제할 수 있는 환자는 일상적인 물품을 조합하는 것으로, 능동적인 연습이 가능해진다(**그림 2**).

경직에 대한 상지의 보장구 요법은 보툴리눔 독소 치료의 도입 전후로 크게 변화하고 있다. 도입 전에는, 견관절 아탈구에 대한 슬링이나 균형자, 손가락 스플린트로서 팬케이크형 스트레칭 보드 등, 변형 예방 및 고정이 주류였다(**그림 3**). 그러나 보툴리눔 독소 치

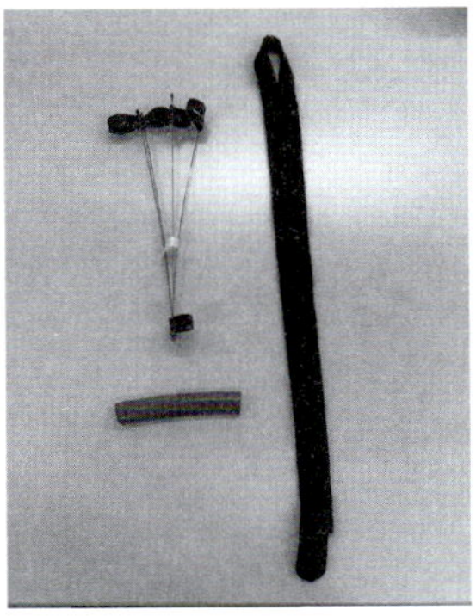

①재료가 되는 물품: 호스를 반으로 자른 것, 네오프렌에 칼집을 넣은 것, 스파이더 스플린트

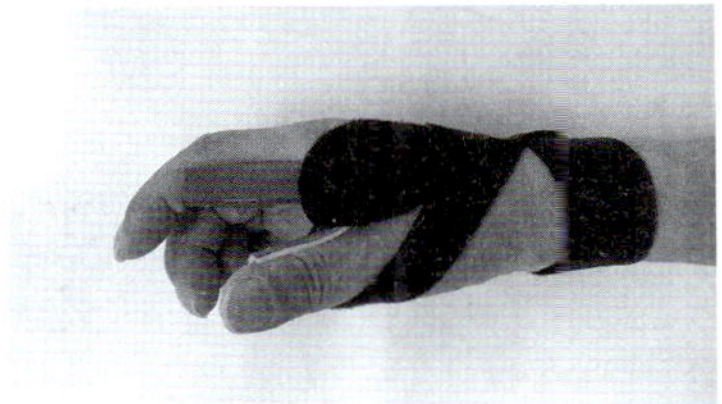

②호스로 웹 공간 확보

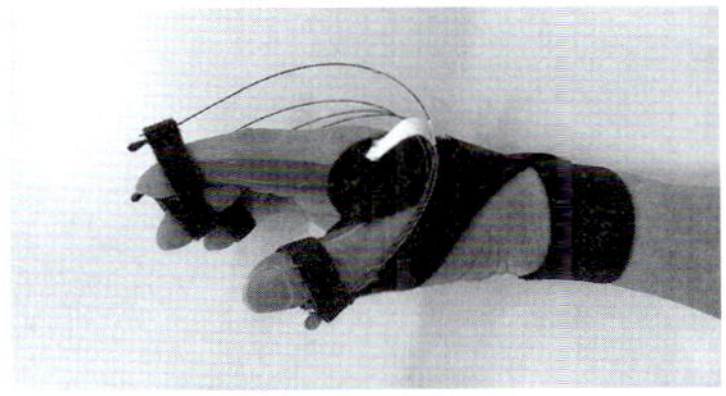

③형상 기억 합금으로 신전 기능 보조

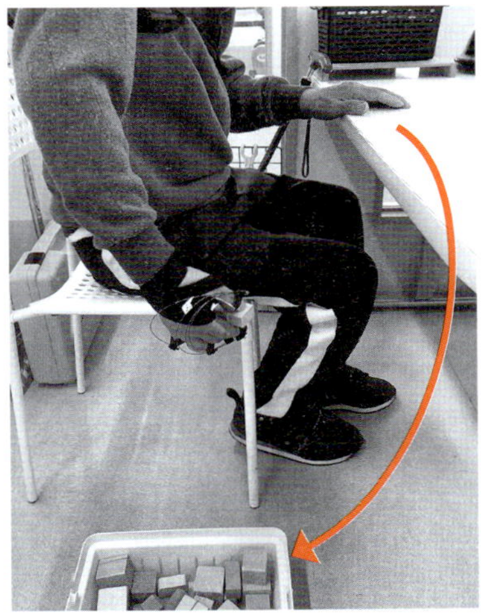

④물품 조작 연습 예

그림2 물품을 조합한 간이 스플린트의 예

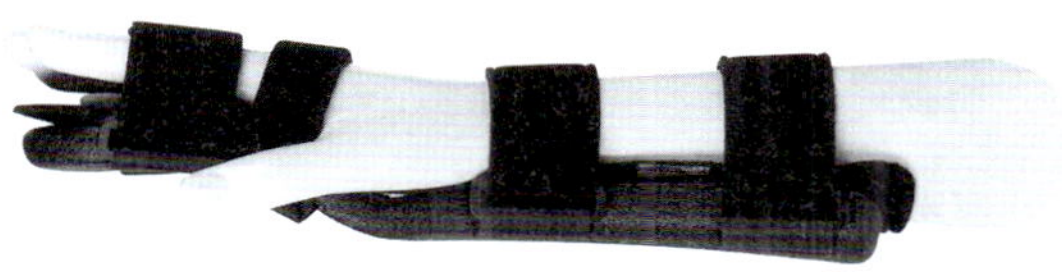

마인모빌(Ottobock 사 제조: ottobock사 이미지 제공)

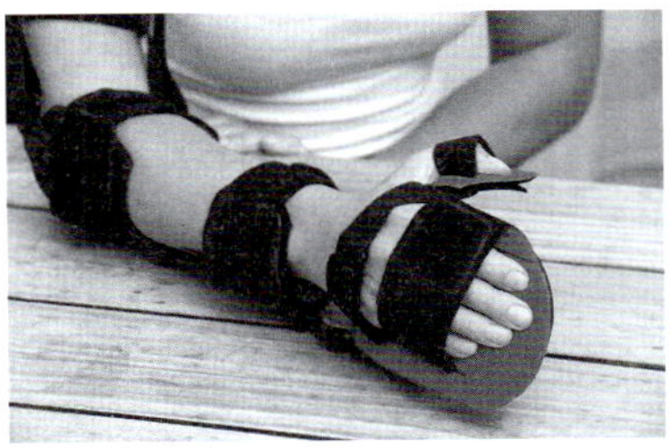

매뉴렉사(Ottobock 사 제조: ottobock사 이미지 제공)

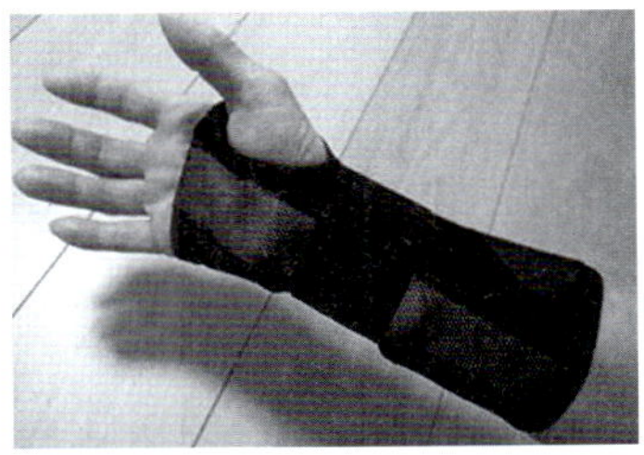

DP3(실락사 제조)

그림3 변형 예방 및 고정을 목적으로 한 장비 : cock up 스플린트

료 도입 후에는, 기능 대체의 대립장구(**그림 4**)나, 근긴장에 대한 저항에 대응하는 교정력의 조정기능이 있는 보조기를 사용하게 되었다(**그림 5**). 구체적인 적응 기준에 관한 보고도 있다(**그림 6**)[8].

보조기는 경직의 억제, 개선으로부터 생활 실용의 보조까지 폭넓은 적응이 가능하여, 보툴리눔 독소 치료와 조합하여 상승효과를 얻을 수 있다. 또, 반복 경두개 경두개 자기자극(rTMS)이나 전기자극치료의 보조요법으로 사용하는 것도 가능하다.

2) 전기자극치료

전기자극치료는 근육이나 신경에 대하여 외부에서 전류를 흘려보냄으로써 탈분극을 발생시키고, 그 흥분이 더 큰 탈분극을 야기

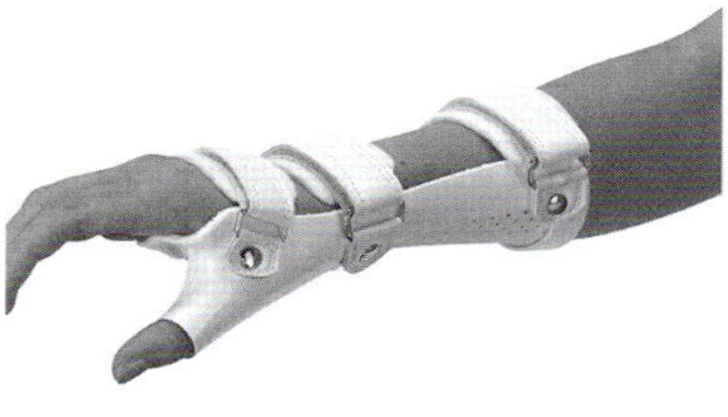

긴대립(long opponens) 보장구(쇼즈사와 성형기 제작소)

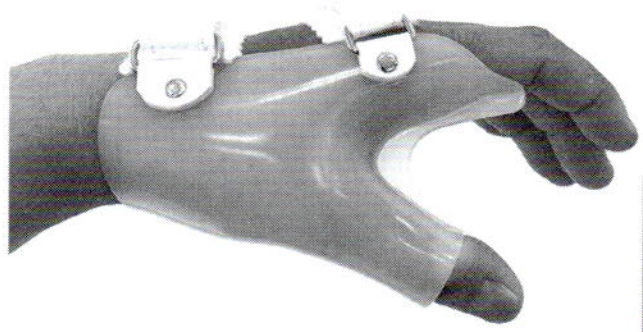

경성 단대립(short opponens)

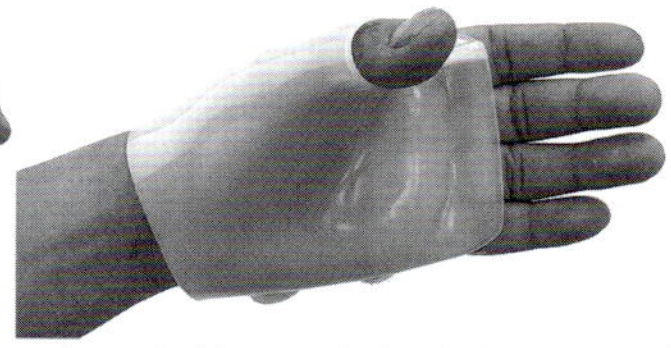

보장구 경성(쇼즈사와 성형기 제작소)

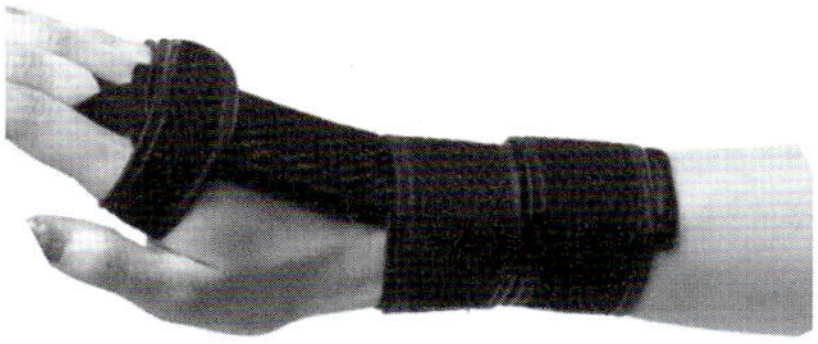

등쪽 손목 스플린트(애플의료기기주식회사)

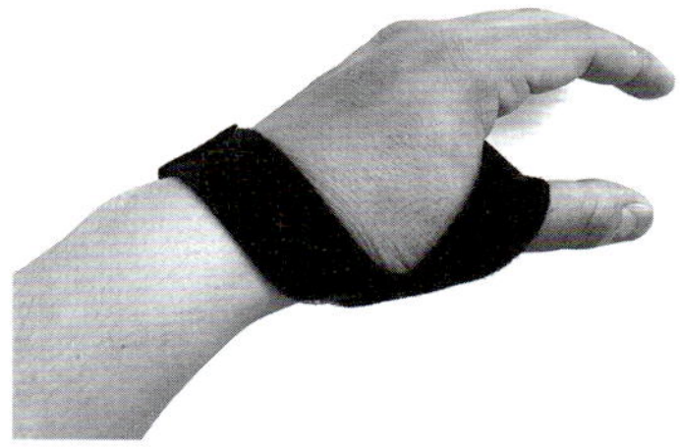

연성 단대립 보장구 (쇼즈사와 성형기제작소)

그림4 손의 기능 대체를 목적으로 한 장비

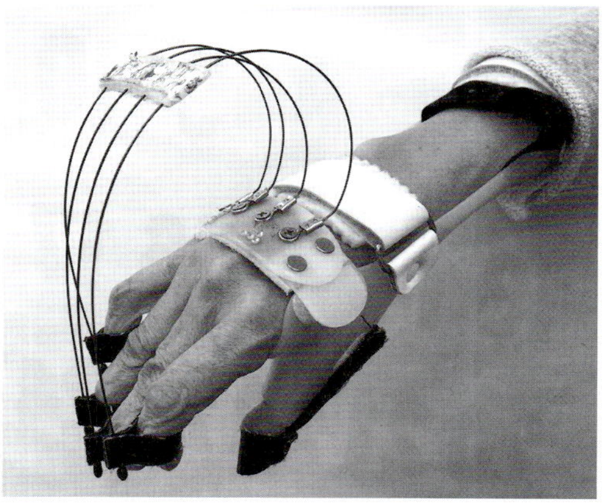

그림5 수지근 긴장에 대한 저항에 따른 교정력의 조정 기능이 있는 장비의 예

하고 세포막에 전도하는 생리학적 반응을 치료에 응용한 것이다. 전기자극치료는 그 목적에 따라, 치료적 전기자극(therapeutic electrical stimulation: TES)과 기능적 전기자극(functional electrical stimulation : FES)으로, 또는 치료 양식에 의해 경피적 전기자극(transcutaneous electrical nerve stimulation : TENS), 신경근 전기자극(neuromuscler electrical stimulation: NMES), 능동운동개조형 기능적 전기자극(integrated volitional control electrical stimulator: IVES) 등으로 분류된다(**표 1**).

비슷한 의미의 다양한 용어가 존재하기 때문에 임상적으로 혼란스러운 경우도 있지만, 많은 전기자극치료는 말초의 운동신경 또는 감각신경을 흥분시킴으로써 생기는 원심성(efferent) 및 구심성(afferent) 효과를 응용하고 있다. 그 신경의 흥분성은 전기자극의 매개변수에 의해 결정되어진다. 기본적으로는 매개변수에 따라 신경섬유에 미치는 영향에 차이가 있음을 고려할 필요가 있다.

(1) 경직에 대한 전기자극치료

'뇌졸중 치료 가이드라인 2021'에서는 경직에 TENS를 실시하는 것이 권장되고 있다(권장도 A, 증거 레벨 높음). 또, NMES에 관한 체계적 고찰(systematic review)[9]에서는 하지에서의 경직개선 효과는 인정하고 있지만, 상지에 대해서는 효과를 인정하지 않았다. 또, 관절 가동 영역에 관해서는 손목관절의 가동 영역은 개선 효과를 인정하지 않지만

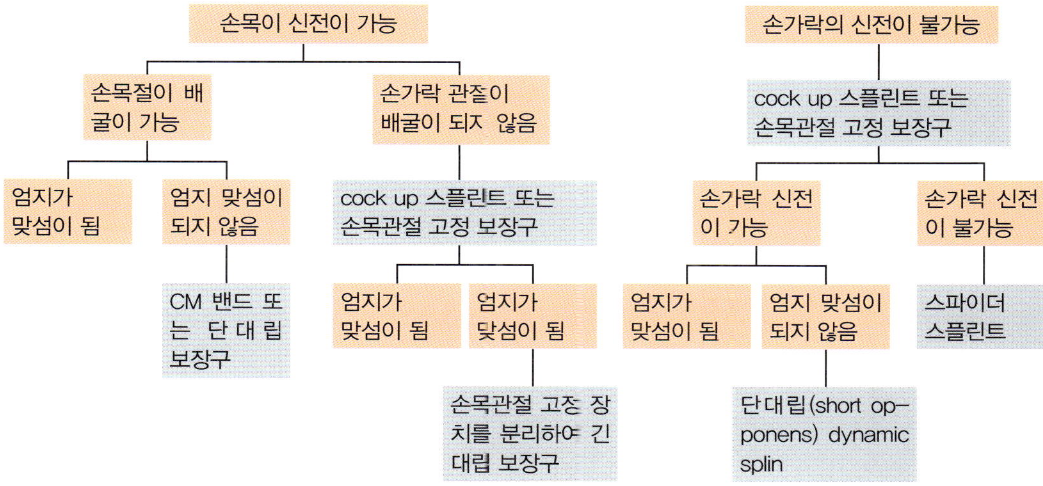

그림 6 손의 기능을 대신하는 장비 적응의 기준

(문헌 8에서 인용)

표 1 전기자극치료의 종류

명칭		종류	목적	적응이 되는 마비의 중증도
FES		질병에 의한 장애된 기능을 본래의 제어 지령을 유사한 전기자극에 의한 신경자극에 의해 합목적적으로 상실된 기능을 대체 · 보완한다	과제 지향형 연습에 병용함으로써 운동 수행의 향상, 능동성 향상에 의한 경직 경감	중등도(moderate)~중도(severe)
TES	TENS	Gate control theory를 기반하여 전기자극에 의해 동통을 경감하다	진통, 경직의 감소 등	경도(mild)
	NMES	Gate control theory를 기반하여 전기자극에 의해 동통을 경감하다	근력증강, 신경근 재교육, 경직 감소 등	경도~중등도
IVES		전기자극은 실제 움직임의 근육 활동에 따라 출력이 됨	과제 지향형 연습에 병용함으로써 운동 능력의 향상, 능동성 향상에 의한 경직의 감소	중등도~중도

(문헌 14, 28, 29를 기초로 작성)

팔꿈치 관절에서는 가동 영역의 개선 효과를 인정하고 있다. 이와 같이, NMES 단독으로 상지 경직에 대한 효과는 아직 불분명하다.

그러나 NMES를 작업 치료나 보툴리눔 독소 치료, 스트레칭 등의 치료와 결합함으로써 경직과 관절 가동 영역의 개선을 인정한다고 되어 있다. 덧붙여 체계적 고찰에서 권장되는 경직에 대한 NMES의 매개변수는 주파수 30~50Hz, 펄스 폭 0.1~0.5ms, 30분/회, 주 5회, 3~4주로 되어 있다.

경직에 대한 전기자극치료 효과의 기전으로서, 야마구치(山口)[10]는 주동근에 전기자극치료를 함으로써 능동운동이 촉진되고(**그림 7**), 상승적으로 길항근인 경직근에 대한 상반 억제(reciprocal inhibition)를 증강한다(**그림 8**)고 하고 있다. 즉, 경직근을 자극

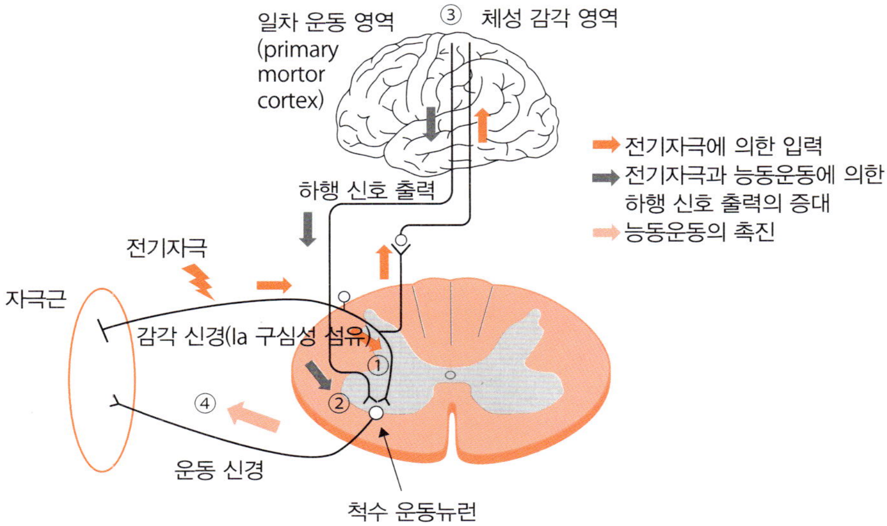

그림7 전기자극치료와 능동운동의 병용을 통한 능동운동의 촉진

① 전기자극에 의해 Ia 구심성 섬유를 활성화하면 구심성의 신경 활동이 전도되어 시냅스를 통해 대상근의 척수 운동뉴런에 도달한다. ② 능동운동에 의해 1차 운동영역에서 동일한 운동뉴런에 입력이 도달하면 많은 운동뉴런이 흥분한다. ③ 구심성으로 척수를 상행한 신경 활동은 체성감각영역 및 운동영역을 자극하여 1차 운동영역에서 척수 운동뉴런으로의 하행성 출력을 증가시킨다. ④ 전기자극에 의한 입력의 증가와 수의 운동에 의한 척수의 하행성 출력의 증가가 합쳐져, 자극된 근육의 운동을 상승적으로 촉진한다.

(문헌 10, 30을 기초로 작성)

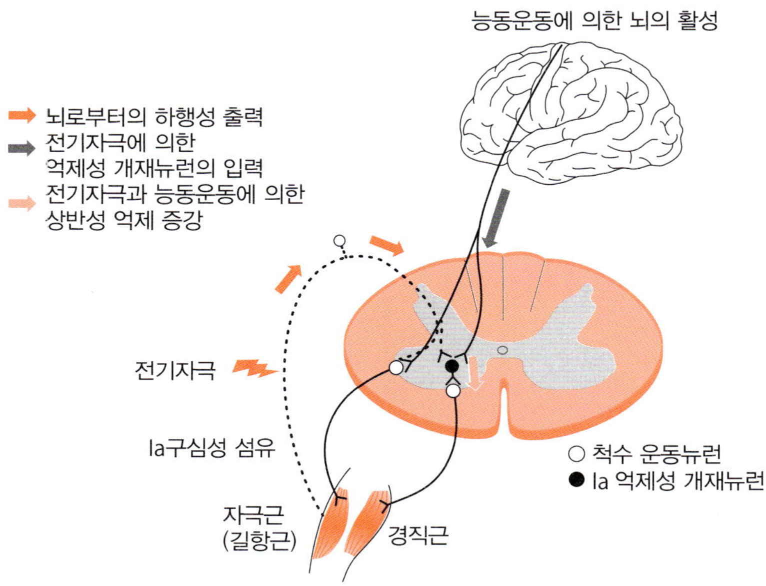

그림8 길항근에 대한 전기자극치료에서 경직근의 상반 억제 효과

능동운동에 의한 1차 운동영역의 자극은 척수에서 Ia 억제성 개재뉴런으로의 하행성 출력을 증가시킨다. Ia 구심성 섬유에도 전기자극을 주면, 상승적으로 상반성 억제를 증강시켜 효과가 지속된다. (문헌 10, 31, 32를 기초로 작성)

하여 수의성을 향상시켜 경직을 경감시키는 경우와, 길항근을 자극하여 상반신경을 억지하고 경직을 억제하는 경우의 두 가지가 있으며, 환자의 상태에 따라 자극하는 근육을 선택해야 한다.

경직에 대한 전기신경자극치료의 효과로서, 대폭적인 경직 저하를 결론지은 보고는 있지만[11] 야마구치(山口)는 경직의 병태는 복잡하여 다양한 요소가 상호적으로 영향을 미치고 있기 때문에, 물리치료 단독의 치료 효과는 한정적이며, 경직의 병태를 정확하게 평가하고, 치료 목적을 명확히 한 다음, 운동요법을 주체로 한 재활치료의 전후나, 동시에 물리요법을 적용하는 것이 경직의 개선과 효과의 지속에 유효하다고 하였다. 즉, 보툴리눔 독소 치료, 운동요법, 전기자극치료를 경직의 병태에 맞추어 아울러 조합하는 것이 중요하다.

또 Faghri[12]는 1일 30분의 전기자극에 의한 수축으로 부종이 경감되고, Ring 등[13]의 연구에서도 부종 경감과 경직과 근위의 능동 관절 가동 영역, 능동운동의 증강이 제시되었다고 한다. 이 연구는 뇌졸중 후 6개월 이후의 대상자를 손 이완 군과 약간의 운동을 허용하는 군으로 나눠, 통상적인 치료 외에 마비측 전완과 손가락 5개의 근육의 굴근과 신근을 번갈아 자극하는 것을 1일 50분, 6주간 비교 실시한 바, 대조군과 비교하여 유의미한 개선을 확인했다는 것이다.

(2) 전기자극치료의 설정

임상 현장에서는 정형화된 전기자극치료를 실시했다고 해도 효과에 편차가 있음을 경험한다. 이하에서는 다양한 환자에 대응하는 데 있어서 일반적인 전기자극치료의 설정을 나타낸다. 그러나 NMES나 FES 등의 전기자극에 의해 적절한 근수축을 발생시키기 위해서는, 전류 강도, 펄스 폭, 주파수, 자극 시간 등이 신경에 미치는 영향을 고려할 필요가 있으며 신체 상태에 맞는 설정을 하는 것이 유용하다.

① 전류 강도: 전류 강도는 자극 전류의 세기를 나타내며, 전류 강도를 높일수록, 즉 자극 강도를 높일수록 탈분극되는 신경섬유가 증가하고, 동원되는 운동단위는 증가한다. 목적으로 하는 근수축이나 관절운동을 얻기 위해 자극 강도를 설정할 필요가 있지만, 너무 강한 자극 전류는 통증이나 불쾌감에 직결된다.

② 펄스 폭: 펄스 폭이란, 단형파(monophasic wave)나 정현파(sine wave)라고 불리는 파형 형태의 시간 폭이다. 펄스 시간이 증대되면, 적은 전류 강도로 탈분극시키는 것이 가능하지만, 동시에 감각신경을 자극해 버리기 때문에, 근수축은 강하게 일어나는 반면에, 통증이 동반되기 쉽다. 자극 강도와 펄스폭과는 반비례 관계에 있으며, 이들은 강도-시간곡선(strength-duration curve: SD곡선)(**그림 9**)[14]으로 나타낼 수 있으며, 통증에 따라 자극 강도와 펄스 폭을 조절할 필요가 있다.

③ 주파수: 주파수는 1초간 자극하는 빈도이다. 1~10Hz(pulse per second : PPS)의 주파수는 짧은 기간 수축을 일으키고, 이 주파수를 증가시켜 나가면, 20Hz 이상으로 강축과 지속적인 관절 운동이 일어난다. 더욱이 주파수를 증가시켜 나가면 강축은 강해지지만, 장시간의 사용으로는 근피로도 증대시키기 때문에, 결과적으로는 관절 토크가 저하된다.

④ 자극 시간: 자극 시간은 전체 훈련으로서 운동 역치 자극으로 단시간에 실시하는 경우, 도수로 개입 훈련, 과제 지향형 훈련과 병용하여 감각 역치 자극으로 장시간 실시하는 경우 등, 상황이나 목적에 맞게 설정해 나간다.

상지에 대한 전기자극요법은 중증도에 따라서 적절한 기기, 자극 방법을 선택할 필요가 있다. 보툴리눔 독소 치료와 병용함으로써 경직을 억제하는 경우에도 관절 가동 영역 제한이나 근위축 상태를 검토하면서 가능한 한 운동 단위의 증대를 도모할 때, 운동학습을 촉진하여 학습 효율을 높일 때 등, 개입 목적이나 대상자의 상태에 맞추어, 매개변수를 유연하게 조정해 나가는 것이 중요하다.

② Top-down 접근법: rTMS

경두개 자기자극요법(transcranial magnetic stimulation: TMS)은 대뇌피질을 직접 자극할 수 있는 방법으로 Baker가 최초로 인체에 대하여 응용, 보고하였다[15]. TMS에서는 코일로부터 전류가 흐르는 것처럼 되어 있다. 패러데이의 전자기 유도법칙에 따라 코일에서는 수직 방향으로 자기장이 발생하지만, 코일을 머리에 직접 접촉시키는 것으로 대뇌피질에 과전류를 일으킨다. 탑 다운 효과로서 개재뉴런에 작용하여, 대뇌피질에서 하향하는 뇌간, 척수, 말초에 영향을 미친다[16] (**그림 10**).

원래 TMS 자체는 대뇌피질에 자극을 가함으로써 유발되는 운동유발전위를 측정는 기기로 개발되어 사용되어 왔다. 이것을 반복적으로(repetitive) 실시함으로써 대뇌의 국소

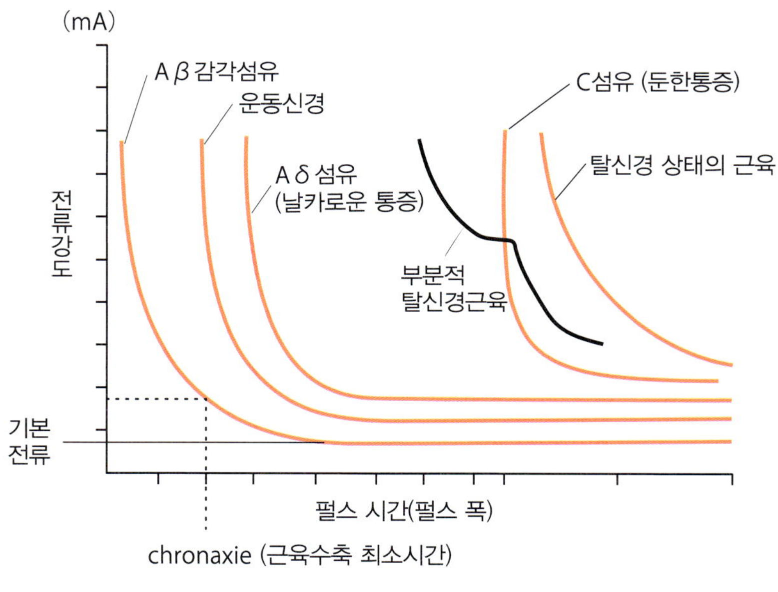

그림9 강도－시간곡선(SD곡선)

(문헌 14에서 인용)

에서 기능 변화가 생긴다는 것을 알게 되었으며, 이것을 rTMS라고 부른다. rTMS는 자극 부위, 자극 빈도, 자극 강도, 자극 시간을 조합함에 따라, 즉 자극 방법을 바꾸면 효과의 차이가 생긴다는 것도 알게 되었다.

rTMS에 의해 대뇌피질의 시냅스 효율을 증강시키거나 억제시키는 것이 가능하다. 경직 경감작용이 기대되는 자극방법으로는 크게 두 가지 방법이 존재한다. 손상측 대뇌반구 1차 운동영역을 5Hz 이상의 고주파로 실시하는 고주파 rTMS와, 비손상측 대뇌반구 1차운동영역을 1Hz의 낮은 빈도로 자극하는 저주파 rTMS이다[17](**그림 11**).

경직의 발생 요인 중 하나로 여겨지는 상의 중추의 활동에 대하여, 흥분성 혹은 억제성으로 대뇌피질을 자극한다. 이것이 조정기능으로 작용하여 상위 중추와 척수에 있는 전각세포와의 정보전달이 원활하게 한다. 그리고 척수 전각세포의 과도한 흥분성이 경감되고, 경직의 경감 효과가 기대된다.

고주파 rTMS의 보고로서 Wupuer[18]는 경직을 가진 뇌졸중 후유증 환자에 대해 손상측 대뇌반구 1차 운동영역 손가락영역을 고주파 rTMS 자극했을 때, 비장애인과 비교하여 뇌졸중 후유증 환자에서 증가하는 F-wave/M-wave(F/M)의 감소를 확인했다고 한다.

저주파 rTMS의 보고로는 Kondo[19,20]가, 경직을 가진 뇌졸중 후유증 환자의 비손상측 대뇌반구 1차 운동영역 손가락 영역에 저주파 rTMS 자극을 했을 때, 즉시 나타나는 효

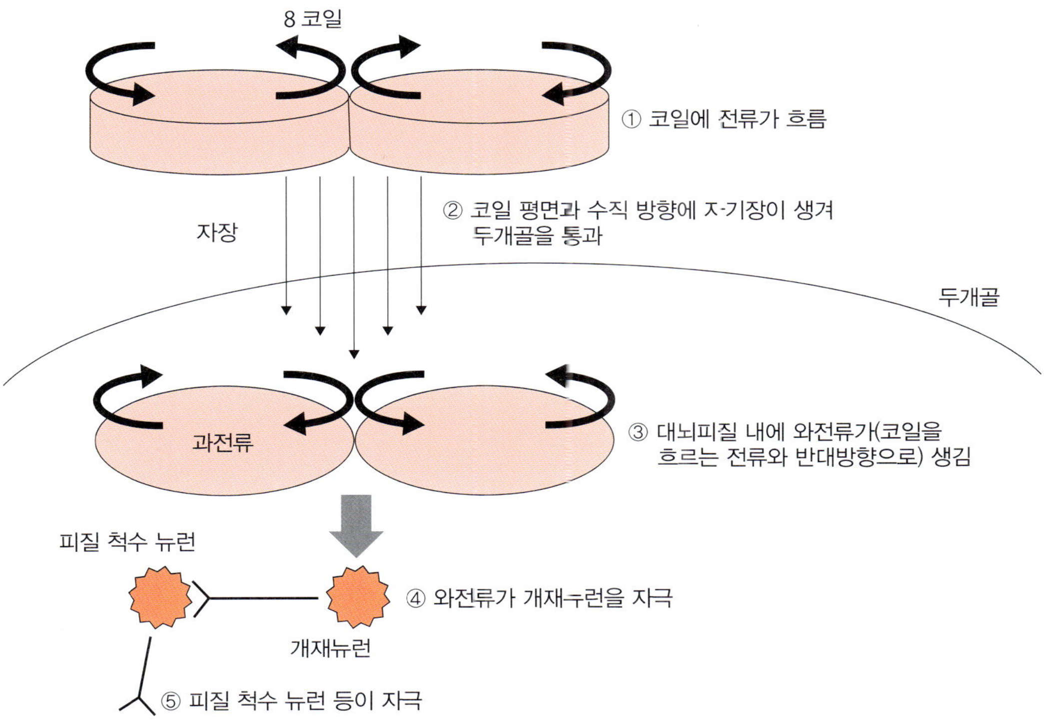

그림 10 TMS가 대뇌피질을 자극하는 기전

코일을 흐르는 전류는 자기장을 발생시키고, 이것은 코일의 전류와 반대 방향으로 흐르는 과전류를 생체 내에서 발생시킨다. 그 다음, 이 과전류가 개재뉴런을 자극한다. (문헌 16에서 인용)

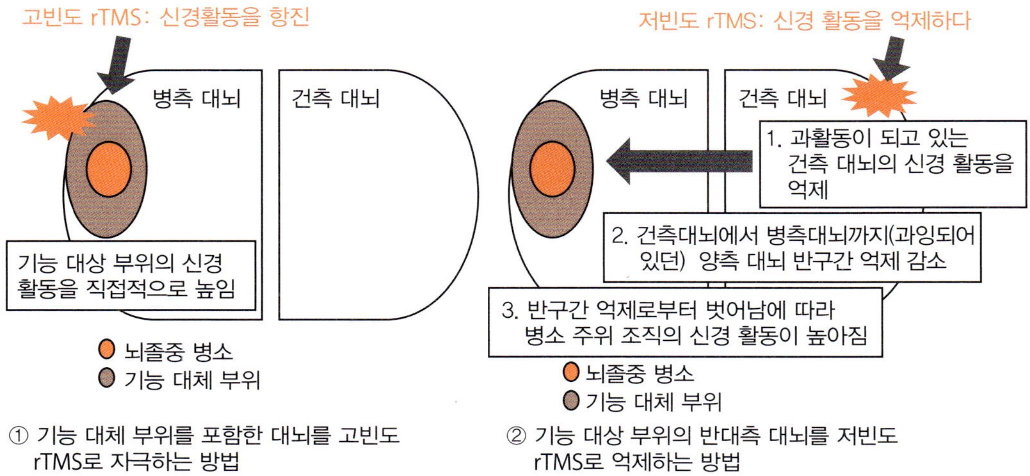

그림 11 rTMS에 의한 두 가지 자극 방법

(문헌 17에서 인용)

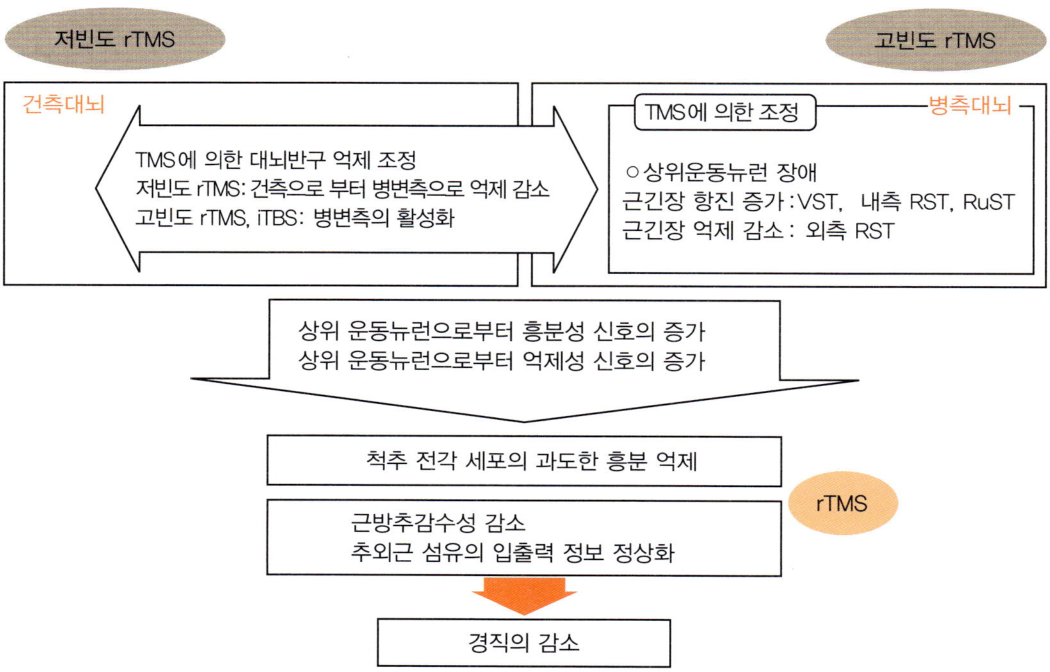

그림 12 rTMS가 항경직 작용을 나타내는 기전

VST: vestibulospinal tract, RST: reticulospinal tract, RuST: rubrospinal tract

(문헌 21에서 인용)

과로서 F/M 감소를 확인했다고 하고 있다. 또, 저주파 rTMS와 120분간의 개별 재활을 2주간 실시한 결과, 즉시 효과와 동일하게 F/M 대비 감소를 확인한 것으로 되어 있다[21](그림 12).

대뇌피질의 시냅스 효율을 증강하거나 억제시키는 것이 가능한 rTMS와 집중적인 재활을 조합하는 구조가 안보(安保)[22] 등에 의한 NEURO(Nov El intervention Using Repetitive TMS and intensive Occupational Therapy/ Nov El intervention Using Repetitive TMS and intensive One-to-one training)로 알려져 있다. 현재 일본 전국의 인정 시설에서 NEURO가 실시된 환자수는 총 3,000명이다. NEURO에서의 TMS의 효과로서는 경직 경감 작용 외에도 연습에 앞서 실시하는 것으로 뇌의 가소성을 높이는 것에 유용하다는 보고나[23], 자극부위에 머무르지 않고 뇌 내 신경 네트워크에 영향을 준다는 보고가 있다[24].

츠노다(角田)는 재활에 앞서 rTMS를 실시함으로써, 뇌의 가소성이 높아지고 재활치료의 효과도 높아진다고 하고 있다[25]. 하라(原)는 rTMS 후에 인정되는 효과에 대하여, 개개의 운동 관련 영역의 흥분성의 변화에 의해 야기되는 것이라기 보다는, 오히려 뇌 전체의 신경 네트워크의 리모델링에 근거하고 있다고 한다[26]. 또, rTMS 전에 보툴리눔 독소 치료를 실시하여, 가장 효과를 기대할 수 있는 주사 1개월 후에 rTMS를 시도한 바, 유의미한 MAS 개선과 경직의 감소를 확인하고, 상지기능의 유의미한 개선이 있었다고 보고하고 있다[27].

NEURO에는 신체 기능에 대한 적응 기준이 있기 때문에, 거기에 이르기까지의 스케줄을 관리해 나가는데 있어서, 보툴리눔 독소 치료가 필요한 경우가 많다. 구체적으로는, 경직이 심하여 FMA 점수가 20점 이하의 경우는 보툴리늄 독소 치료에 의해 MAS의 개선을 도모하면서 경직에 의해 마스크 되어 있는 길항근의 출력 향상을 도모한다. MAS가 개선되어 분리운동이 확인되는 FMA 점수 20점 이상의 단계에서부터 NEURO를 실시하는 것이 유용하다고 생각한다.

문헌

1) 日本脳卒中学会　脳卒中治療ガイドライン委員会編：脳卒中治療ガイドライン2021. 協和企画, 2021.
2) Shackley P, Shaw L, Price C, et al: Cost-effectiveness of treating upper limb spasticity due to stroke with botulinum toxin type A; results from the botulinum toxin for the upper limb after stroke(BoTULS)trial. *Toxins(Basel)* **4**: 1415-1426, 2012,
3) Shaw LC, Price CIM, van Wijck FMJ, et al: Botulinum Toxin for the Upper Limb after Stroke(BoTULS) Trial; effect on impairment, activity limitation,and pain*Stroke* **42**: 1371-1379, 2011.
4) Li S, Francisco GE: New insights into the pathophysiology of post-stroke spasticity. *Front Hum Neurosci* **9** : 192, 2015.
5) Fujiwara T, Liu M, Hase K, et al: Electrophysiological and clinical assessment of a simple wrist-hand splint for patients with chronic spastic hemiparesis secondary to stroke, *Electromyogr Clin Neurophysiol* **44**: 423-429, 2004.
6) Carda S, Invernizzi M, Baricich A, et al: Casting, taping or stretching after botulinum toxin type A for spastic equinus foot; a single-blind randomized trial on adult stroke patients. *Clin Rehabil* **25**: 1119-1127, 2011.
7) 中野治郎, 近藤康隆, 沖田実：筋長や筋節長の変化に対するストレッチングの効果. 沖田実(編)：関節可動域制限　第2版；病態の理解と治療の考え方. 三輪書店, 2013, pp187-193.
8) 猪狩もとみ：痙縮に対する装具療法の最近の知見；上肢装具を中心に. バイオメカニズム学会誌 **42**(4)：231-236, 2018.
9) Stein C, Fritsch CG, Robinson C, et al : Effects of Electrical Stimulation in Spastic Muscles After Stroke; Systematic Review and Meta-Analysis of Randomized Controlled Trials. *Stroke* **46**: 2197-205, 2015.
10) 山口智史：痙縮に対する物理療法. *J Clin Rehabil* **26**：648-652, 2017.
11) Lin S, Sun Q, Wang H, et al: Influence of Transcutaneous Electrical Nerve Stimulation on Spasticity, Balance, and

Walking Speed in Stroke Patients: A Systematic Review and Meta-Analysis. *J Rehabil Med* **50**: 3-7. 2018.

12) Faghri PD: The effect of neuromuscular stimulation-induced muscle contraction versus elevation on hand edema in CVA pat ents. *J Hand Ther* **10**: 29-34. 1997.

13) Ring H, Rosenthal N: Controlled study of neuroprosthetic functional electrical stimulation in sub-acute post-stroke rehabilitation, *J Rehabil Med* **37**: 32-36, 2005.

14) 吉田陽亮：筋力増強のためのNMES．庄本康治（編）：PT・OTビジュアルテキスト　エビデンスから身につける物理療法．羊土社，2017，pp207-213.

15) Baker AT: The history and basic principles of magnetic nerve stimulation. *Electroencephalogr Clin Neuropysiol Suppl* **51**: 3-21. 1999.

16) 安保雅博：rTMS治療とリハビリテーション．角田亘，安保雅博（編）：脳卒中後遺症に対するrTMS治療とリハビリテーション．金原出版，2013，p10.

17) 角田亘：ニューロリハビリテーションの原理と実際．大畑光司（編）：ニューロリハと理学療法．三輪書店，2016，p22.

18) Wupuer S, Yamamoto T, Katayama Y, et al: F-wave suppression induced by supra-threshold high-frequency repetitive transcranial magnetic stimulation in post-stroke patients with increased spasticity. *Neuromodulation* **16**: 206-211, 2013.

19) Kondo T, Kakuda W, Yamada N, et al: Effect of iow-frequency rTMS on motorneuron excitability after stroke. *Acta Neurol Scand* **127**: 26-30, 2013.

20) Kondo T, Kakuda W, Yamada N,et al: Effects of repetitive transcranial magnetic stimulation and intensive occupational therapy on motor neuron excitability in poststroke hemiparetic patients; a neurophysiological investigation using F-wave parameters. *Int J Neurosci* **125**: 25-31, 2015.

21) 近藤隆博：痙縮に対するTMSの効果とリハビリテーション治療．*Jpn J Rehabil Med* **56**：17-22，2019.

22) Kakuda W, Abo M, Shimizu M, et al: A multi-center study on low-fre-quency rTMS combined with intensive occupation-al therapy for upper limb hemiparesis post-Stroke patient. *J Neuroeng Reabil* **9**: 4. 2012.

23) Pekna M, Pekny M, Nilsson M: Modulation of neural plasticity as a basis for stroke rehabilitation. *Stroke* **43**: 2819-2828, 2012.

24) Sale MV, Mattingley JB, Zalesky, et al: Imaging human brain networks to improve the clinical efficacy of non-invasive brain stimulation. *Neurosci Biobehav Rev* **57**: 187-198, 2015.

25) 角田亘：慢性期脳卒中後上肢麻痺におけるrTMSの適用．*Jpn J Rehabil Med* **56**：11-16，2019.

26) 原 寛 美：総 論 Evidence-based Transcranial Magnetic Stimulation Therapy：Overview. *Jpn J Rehabil Med* **56**：4-10，2019.

27) Kakuda W, Abo M, Momosaki R, et al: Conmbined therapeutic application of botulinum toxin type A, low-frequency rTMS, and intensive occupational therapy for post-stroke spastic upper limb hemiparesis. *Eur J Phys Rehabil Med* **48**: 47-55, 2012.

28) 生野公貴：電気を用いた治療の基本．庄本康治（編）：PT・OTビジュアルテキスト　エビデンスから身につける物理療法．羊土社，2017，pp172-188.

29) 徳田光紀：TENS．庄本康治（編）：PT・OTビジュアルテキスト　エビデンスから身につける物理療法．羊土社，2017，pp189-206.

30) Yamaguchi T, Sugawara K, Tanaka S, et al : Real-time changes in corticospinal excitability during voluntary contraction with concurrent electrical stimulation. *PloS One* **7** : e46122, 2012.

31) Takahashi Y, Fujiwara T, Yamaguchi T, et al : The effects of patterned electrical stimulation combined with voluntary contraction on spinal reciprocal inhibition in healthy individuals. *Neuroreport* **28** : 434-438, 2017.

32) Yamaguchi T, Fujiwara T, Saiti K, et al : The effect of active pedaling combined with electrical stimulation on spinal reciprocal inhibition. *J Elactromyogr Kinesiol* **23** : 190-194, 2013.

2-4
보행 신경학적 기전 생체역학 · 근전도

오오하타 코오지(大畑光司)

보툴리눔 독소 치료를 실시하기 전 대상 근육을 결정할 때는 그 근육이 과도하게 활동하고 있는지, 감소하고 있는지를 알아 둘 필요가 있다. 경직성 마비의 영향으로 근이 불필요하게 과도하게 활동하고 있는 경우에는 오히려 기능을 저하시켜 버릴 가능성이 있다고 생각된다.

이 장에서는 대상이 되는 근육이 목적으로 하는 운동에 어떻게 관여할 것인가를 명확히 하기 위해서, 보행운동에 대한 운동학적, 신경학적 기전 및 편마비 보행에 있어서 전형적인 이상 보행을 정리한다.

1 보행의 생체역학

1) 정상 보행의 역학적 원리

우선, 정상적인 보행운동 기전으로서 「도립진자의 아날로그(analogy)」[1,2]가 알려져 있다. 도립진자는 거꾸로 된 진자(inverted pendulum)를 의미하며, 보행이 이루어질 때의 역학적 에너지 변환의 모습을 나타내고 있다.

신체 중심(center of gravity: COG)을 하나의 무게라고 가정한다면, 진자의 상태란, 무게의 위치가 낮을 때에는 속도가 크고, 위치가 높을 때 속도가 작아지는 것 같은 상태를 의미한다. 신체가 가진 운동에너지는 속도의 제곱에 비례하며, 위치에너지는 COG의 높이에 비례하므로, 도립진자에서는 COG의 이동에 따른 운동에너지와 위치에너지가 상쇄되어 역학적 에너지가 일정하게 유지되고 있다.

이족 보행 시의 중심 이동은 좌우의 입각기 별로 '도립진자'와 유사한 운동을 형성한다(그림 1). 한쪽 하지가 접지하는 순간(초기 접지)에, 중심의 이동속도는 가장 빠르고 위치는 가장 낮아진다. 그 후 속도의 감속과 위치의 상승이 동시에 일어나, 감속에 의한 운동에너지의 감소는 위치에너지로 변환된다. 최고점에 도달한 후에는 지금까지 얻은 위치 에너지에 의해 운동에너지가 형성된다. 따라서 입각기에는 도립진자 모양의 운동을 하고 있는 셈이 된다.

한편, 편마비 보행과 같은 비정상적인 보행 패턴에서는, 이러한 도립진자가 가지는 성질은 상실된다[3]. 그림 2는 편마비 보행시의 골반의 상하 움직임을 나타낸 것이다. 본래 도립진자가 형성되면, 1보 보행주기 중에 좌우 입각기에 따른 2회의 상하 움직임이 이루어질 것인데, 중증 보행 장애가 있는 사람에게는 1보행 주기에 1회의 상하 움직임 밖에 나타내지 않게 되는 모습을 알 수 있다. 즉, 편

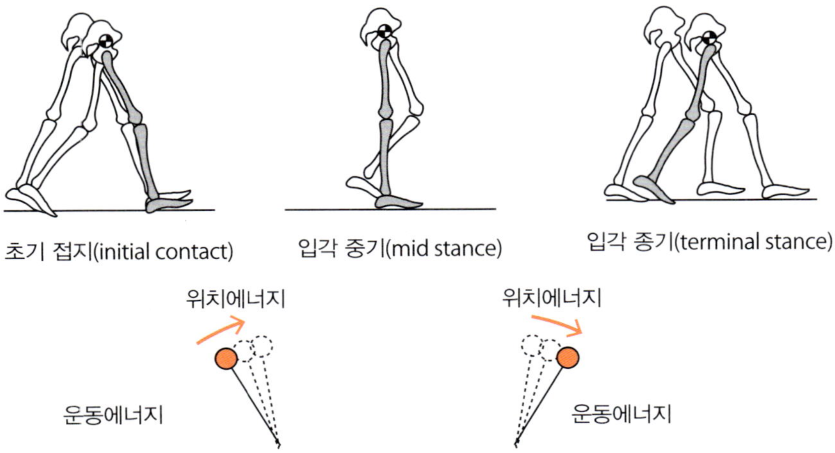

그림 1 도립진자의 아날로그

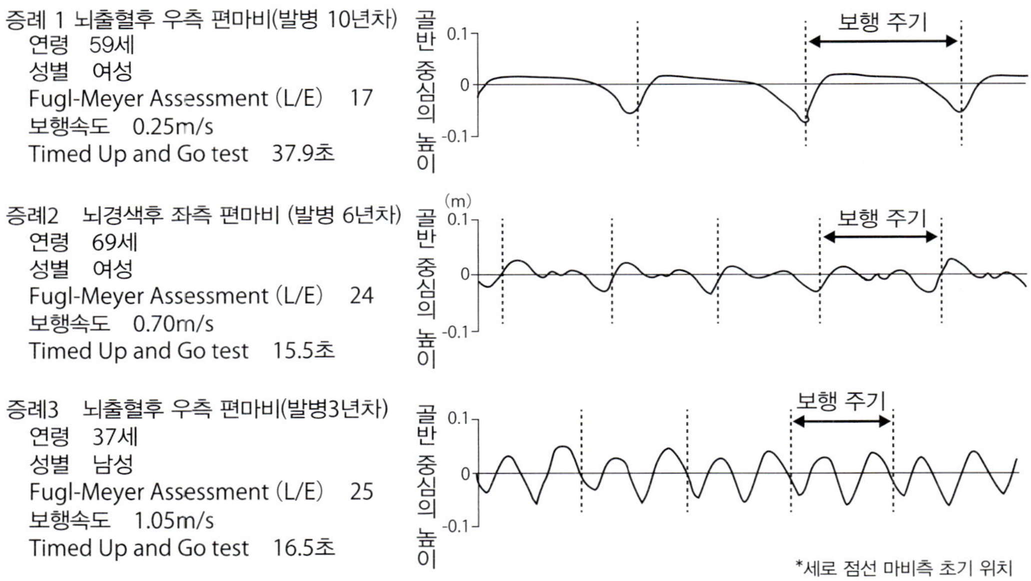

그림 2 골반중심의 상하 움직임의 예

마비 환자는 보행의 역학적 원리인 도립진자의 기전이 손상했을 가능성이 있다고 할 수 있다

2) 도립진자와 상반력(床反力)의 수직 분력(Ground reaction force)

도립진자를 형성하는 COG의 상승 및 하강에 작용하는 힘의 상반력인 수직분력에 대하여 생각해 본다. 일반적으로 정상보행에서의 상반력의 수직 방향 분력은 편측 하지마다 2회의 최고점(peak)를 가진다. 첫 번째는 최초의 양하지 입각기(부하반응기), 두 번째는 push-off(입각종기-전유각기)에 따라 발생하는 반력의 최고점이며, 동시에 체중을 초과하

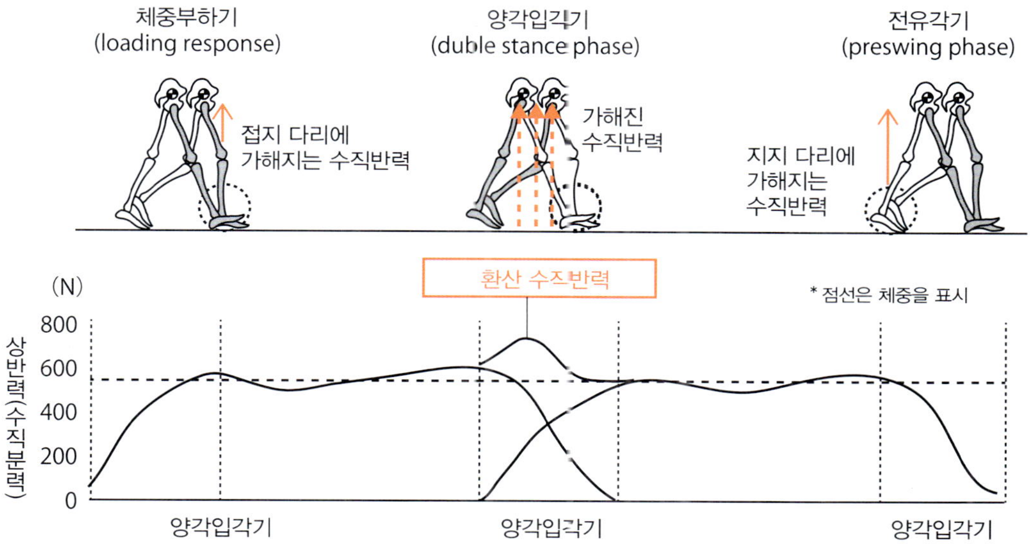

그림3 상반력의 수직분력

는 크기가 된다. 그러나 신체 중심에 가해지는 힘으로서는, 한 발씩이 아니라, 양발에 생기는 반력의 합력으로서 파악할 필요가 있다. 양쪽은 모두 양하지 입각기에 발생하기 때문에, **그림 3**과 같이 그 합력은 체중을 크게 넘어서게 된다. 따라서 양하지 입각기는 COG를 크게 위쪽으로 밀어 올리는 힘을 발생시키는 시기가 된다. 즉, 보행에 있어서 COG의 상향 이동은, 양하지 입각기에 생기는 상반력의 수직분력에 의해 형성된다. 이러한 현상은, 보행운동의 flying ball analogy로 설명되어진다[2]. 보행에 있어서 COG의 이동 방향은 이 시기의 힘에 따라서 결정되기 때문에, 이 이외의 시기(예를 들어, 입각중기 등의 단하지 입각기)로 이동 방향을 변경할 수는 없다.

3) 도립진자와 상반력의 수평분력

마찬가지로 상반력에 주목하여, 이번에는 수평 방향의 분력에 대해 생각해 보자. 도립진자의 상태를 계속할 수 있다면 역학적 에너지는 유지되기 때문에 보행중의 에너지 소비는 생기지 않게 되지만, 실제로는 어느 정도의 에너지가 필요하게 된다. 이 원인은 접지시 바닥과의 마찰에 따른 감속이다. 발뒤꿈치가 닿는 시점에서 발생하는 충격은 COG가 가지는 운동에너지를 분산시킨다. 그 때문에 그대로는 전체적인 역학적 에너지를 유지할 수 없게 된다.

그림 4는 정상 보행에 있어서 상반력의 수평분력을 모은 것이다. 접지시 바닥에 대한 충격에 동반하여, 이동 방향에 대해 반대측(음의 방향)에 힘이 생긴다. 이를 제동력(braking force: BF)이라고 한다. 제동력는 양하지 입각기에 생기고, 이것이 COG의 감속을 일으킨다. 한편, 같은 시기에 반대편 다리에서는 push off에 따라 큰 추진력(propulsion force: PF)이 생기고, 이것이 COG를 가속한다. 양자는 모두 양하지 입각기를 중심으로 생기기 때문에, 정상보행으로는 상쇄되어, 일정한 속도로 보행을 유지할 수 있게 된다. 따

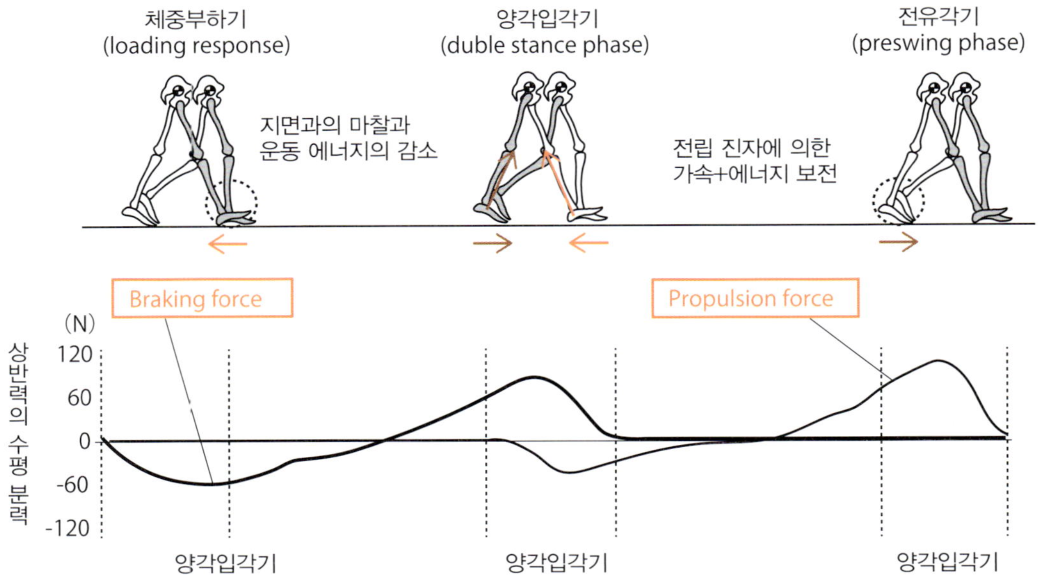

그림4 상반력의 수평분력

라서 보행을 가속, 유지하기 위해서는, 이 PF의 형성이 매우 중요한 의미를 지니게 된다.

4) 추진력을 형성하는 인자

보행 운동을 생각할 때에는, 상반력의 수평 분력의 조정, 특히 추진력의 제어가 매우 중요한 의미를 가진다. 사실, 추진력의 크기는, 편마비 보행에서는 보폭의 비대칭과 관련된 것이 지적되고 있다[4]. 많은 편마비 보행에서는, 마비 측의 보폭이 크고 건 측의 보폭이 작지만, 움직이기 힘든 마비 측 보폭을 크게 하는 이유는 건측에 의한 추진력에 의존하는 특성때문이라 여겨진다. 추진력을 형성한 후 중요해지는 운동학적 매개변수에는 하지 각도 및 발목관절 모멘트가 있다[5]. 양자 중, 편마비 환자에서는 특히, 하지 각도의 보행 속도에 대한 기여가 높아진다고 알려져 있다.

(1) 하지 각도와 상반력

하지 각도(limb orientation/limb angle)란, 고관절에서 발끝까지의 하지 전체의 방향을 나타내며, 대부분의 경우, 수직선으로 만드는 각도로서 정의된다. 그 중에서, 추진력이 큰 각도는 push-off 시 최대 하지 각도이며, 이것은 trailing limb angle(TLA)라고 불리워진다[5]. TLA가 크면 추진력은 크게 되고, TLA가 작으면 추진력도 작아진다(**그림 5**).

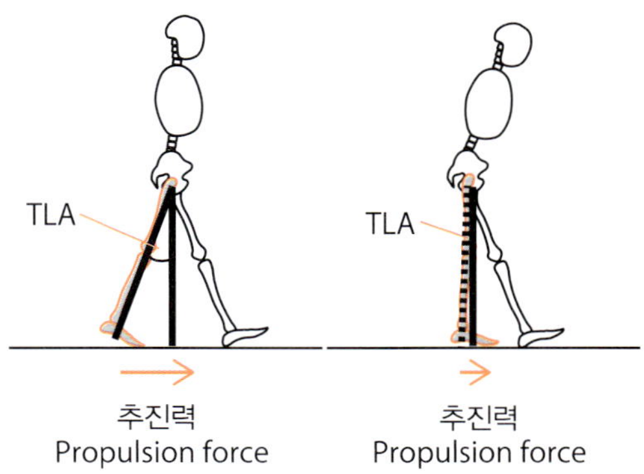

그림5 TLA와 추진력의 관계

추진력이 작으면 보폭 비대칭이 생길 뿐만 아니라, 보행 속도가 저하되어, 건 측으로 추진력을 의존한 보행이 된다[6].

(2) 발목관절 운동과 상반력

한편 바닥에 직접 접하는 발목관절에서 생기는 모멘트도, 상반력에 영향을 준다. 추진력이 생기는 시기인 push-off 시기에는, 구심성의 저굴 운동(concentric plantarflexion)이 관찰된다. 이 시기에 추진력은, 정상 보행에서는 보행 운동 중에서 최대치가 된다. 이 저굴 운동을 형성하는 힘은 입각기에 행해진 하퇴삼두근의 작용에 의해 아킬레스건이 늘어나고, 탄성에너지가 축적됨으로써 생긴다[7]. 따라서, 입각기의 하퇴삼두근의 근활동이 push-off시의 저굴 운동을 일으키고, 그 힘이 추진력에 작용하게 된다(**그림 6**).

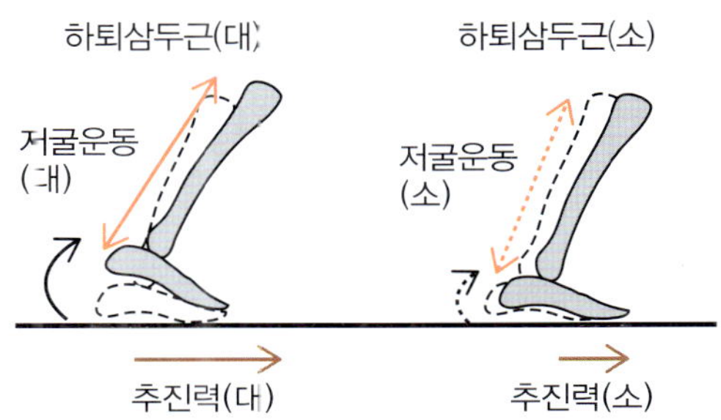

그림 6 발목관절 모멘트와 추진력의 관계

한편 편마비 보행에서 발목관절 모멘트는 크게 감소한다. 따라서 발목관절이 상반력에 주는 영향은 정상 보행과 비교하여 작아진다.

② 보행의 신경학적 기전

1) 보행에 있어서 신경 제어의 계층

다음으로 상술해 온 바와 같은 운동을 제어하는 신경학적 기전에 대해 생각해 보자. 보행마비는 단일부위가 아니라, 대뇌피질, 소뇌-뇌간, 척수와 같이 중추신경 전체에 걸쳐서 관여하고 있다. 예를 들어, 기본적인 보행 운동의 생성은 척수의 중추 형태발생기(central pattern generator: CPG)에 의해 이루어지며, 이 중추 형태발생기에 대한 구동은 중뇌의 보행 유발 영역(mesencephalic locomotion center)이나 그물형성체(reticular formation)를 통해 행해진다. 또한, 그 조정에는 소뇌 등이 관여하는 것으로 알려져 있고, 외부 환경의 파악 등은 시각영역, 운동피질을 통해 행해지고 있다(**그림 7**).

2) 척수 중추 형태발생기(CPG)

(1) 중추 형태발생기

기본적인 보행 형태는 주로 척수에서 일어

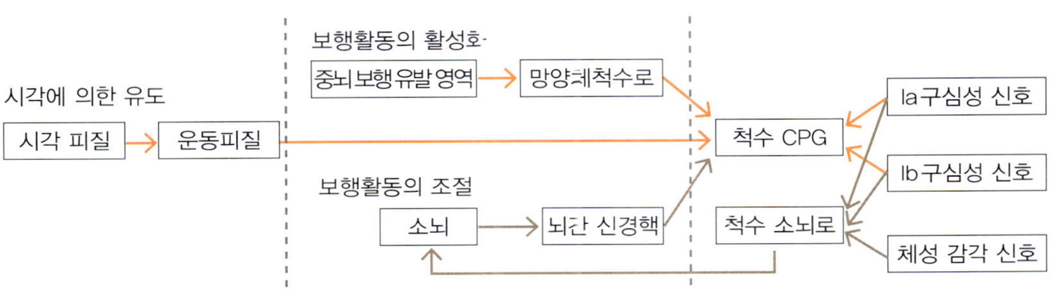

그림 7 보행 제어에 관여하는 중추 기구

나고 있다. 뇌가 제거된 고양이가 트레드밀 위에서 보행운동을 수행하는 것이 이전부터 알려져 있으며, 척수 손상자에서도 보행 양상의 반복운동이 일어나는 것으로 확인되고 있다. CPG의 기구에 대해서는 긴 잠복기의 굴근반사와의 관련으로 설명되고 있다[9]. 굴근반사를 유발하는 자극은 동시에 반대편의 긴 잠복기의 굴근반사와 관련된 개재뉴런을 억제하기 때문에 상호 교대하는 활동을 형성할 수 있고, 그것은 결과적으로 리드미컬한 활동을 유발한다. 즉, 척수에 존재하는 개재뉴런의 여러 시냅스 연결에 의해 기본적인 CPG의 활동을 형성하는 것이 아닌가 생각된다.

(2) 율동 발생과 형태 형성

CPG는 그 역할에 따라 율동 발생에 관여하는 개재뉴런(rhythm generation interneuron)와 형태를 발생하는 개재뉴런(pattern generation interneuron)로 나눌 수 있다[10]. 율동을 발생시키는 개재뉴런은 중뇌에 있는 보행 유발영역으로부터의 입력을 받지만, 구심성의 감각정보에 의해서도 제어된다[11]. 예를 들어, 고관절의 굴곡근에 대한 물리적 자극은 CPG의 발화 시점을 변경시키거나, Ib 구심성 섬유에 대한 자극은 유각기(swing phase)의 개시 시점에 영향을 주는 것으로 나타나고 있다. 율동 생성기(rhythm generator)가 서로의 개재뉴런을 억제하는 형태로 율동을 형성하고, 그 율동에 따른 근육 활동 양식이 발생 네트워크를 통해 운동세포를 발화시키는 구조로 되어 있는 것으로 추측되고 있다. **그림 8**은 CPG의 상호 네트워크 구조의 모식도로 율동 생성기에 의해 특정 시점에 여러 근육 활동을 일으키는 특정 개재뉴런이 활성화되어, 각각 개별적인 근육 활동을 결정하는 것과 같은 구조를 생각할 수 있다.

(3) 보행중의 근육 상승(synergy) 효과

이 구조를 근전도에서 설명하는데 있어서, 비음수 행렬 분해(non-negative matrix factorization: NMF)가 사용되는 일이 있다. 보행 시 사용되는 여러 근육의 활동이 소수의 근육 상승 조합에 의한 것이라고 가정했을 경우, NMF 해석에 의해, 여러 근육 활동의 측정값을 통해, 근육 상승효과의 시점과 각 근육에 대한 가중치를 추정할 수 있다[12].

그림 9는 NMF 해석을 나타내고 있다. 우선, 개별의 근육 활동을 측정한 후, 각각의 근육 활동이 여러 근육으로 투사하는 개재뉴런에 의해 특정 근육이 상승 발화된다고 생각하면, 근육 상승은 각각 개별의 발화 시점을 가지고 있으며(예를 들어 '입각초기에 발화한다', '유각기에 발화한다' 등), 그 시점에 따라

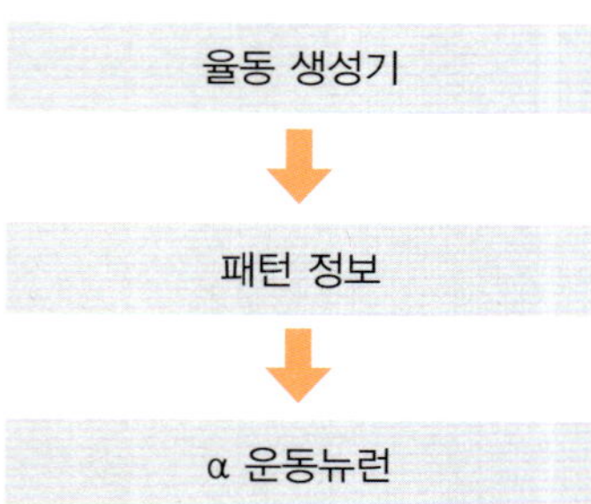

그림 8 CPG의 모식도

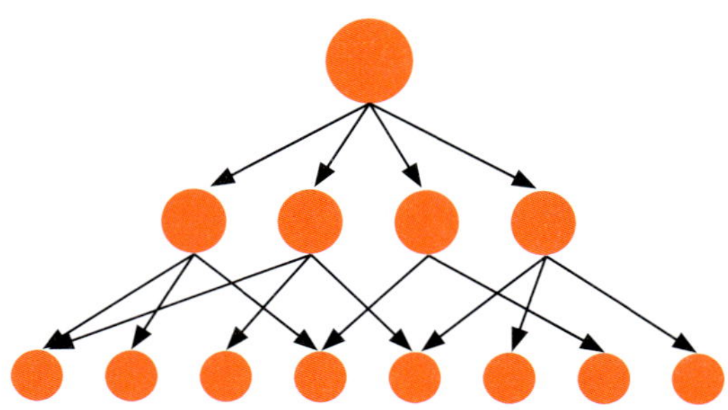

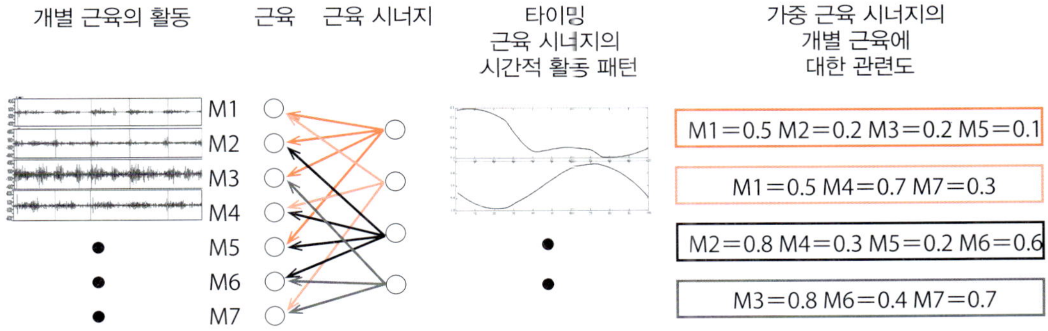

그림9 근육 상승 작용 시점과 가중치 부여

대응하는 각 근육에 활동을 전하고 있다(예를 들면 붉은 화살표로 나타나는 시너지의 경우, M1에 0.5, M2에는 0.2 등의 특정의 비율로 활동을 전하고 있다). NMF 해석은 이러한 조합을 모두 계산하여, 가장 들어맞는 수치를 계산하는 방법이다. 이렇게 계산된 시점과 가중치에 따라 개별 근육 활동을 재계산했을 경우, 그 설명률이 충분히 되는 상승 작용의 수를 구함으로써, 보행에 사용되고 있는 근육 상승 작용의 수를 산출할 수 있다.

하지의 근전도를 이용했을 경우, 비장애인에서는 입각 전기(early stance phase), 입각 후기(late stance phase), 유각 전기(early swing phase), 유각 후기(late swing phase)의 네 가지 상승작용이 추출된다[13]. 입각 전기에서는 대퇴사두근(quadriceps)이나 중둔근(gluteus medius), 입각 후기에는 하퇴삼두근(triceps sure), 유각 전기에서는 전경골근(tibalis anterior)과 대퇴직근(rectus femoris), 유각 후기에서는 햄스트링(hamstring)의 활동이 주체가 되고 있다. 또한 편마비 환자에서는 보행 시에 활성하는 근육 상승 작용의 수가 보행 기능이 악화됨에 따라 줄어든다는 사실도 알려져 있다[12].

3 보행 조절의 기전

1) 하지(下肢)내 협응과 양하지간(肢間) 협응

보행의 정형적인 형태가 척수에서 생성된다고 해도 상황에 따른 보행 운동의 수정이 필요하다. 보행 운동이 상황에 맞게 바로잡는 특징을 명확히 하기 위해서, 분리 벨트 트레드밀(split belt treadmill)을 이용한 보행 적응의 연구가 진행되고 있다. 이 트레드밀은 좌,우 하지의 트레드밀 벨트의 진행 속도를 바꿀 수 있으며, 그 적응 과정에서 발생하는 변화로부터, 보행 적응의 특징을 명확히 할 수 있다[14].

예를 들어, 한쪽 하지의 운동에 의해 결정되는 매개변수(걸음 거리: stride length 등)의 조정은 지내(肢內)협조(intra-limb coordination)라고 부르며, 트레드밀의 속도 변화에 대하여 빠른 적응이 가능하다. 한편 양측 하지의 관계에 근거하여 결정되는 매개변수(반걸음 거리: step length 등)의 조정은 지간(肢間) 협조(inter-limb coordination)라고 불리며, 적응이 늦어지는 경우가 있다. 지간 협조는 보행 적응이 이루어지기까지는, 그

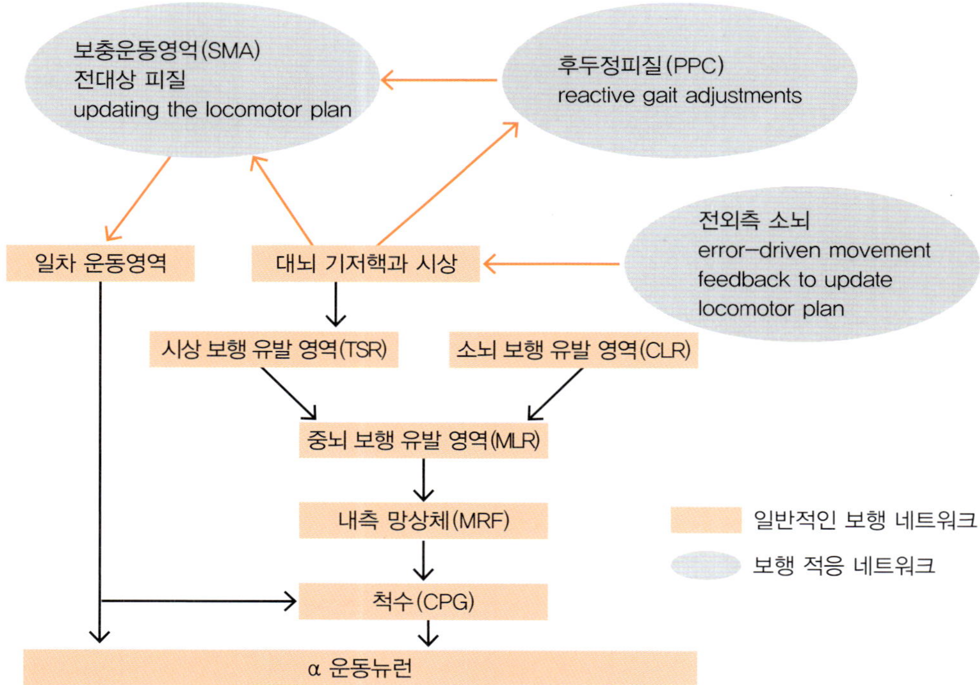

그림 10 일반 보행 네트워크와 보행 조정 네트워크

PPC: posterior parietal cortex, TLR: thalamic locomotor region, CLR:cerebellar locmomotor region, MLR:mesencephalic locomotor region, MFR:medial reticular formation, CPG:central pattern generator

(문헌 17에서 작도)

이전 운동의 영향이 미치며 이를 잔존 효과(aftereffect)로 알려져 있다. 뇌졸중 후 편마비 환자에서도 지내 협조나 지간 협조의 장애는 확인되지 않으며[15], 잔존 효과는 소뇌나 뇌간 레벨이 중요한 역할을 하고 있다. 실제로, 소뇌에 rTMS에 의해 억제를 가했을 경우, 분리 벨트 트레드밀에서 보행의 좌우 차이에 대한 적응 시간이 연장된다[16].

2) 보행 조절의 관련 영역

여기서, 통상 보행 유지와 관련된 영역과 보행 운동의 조절과 관련된 영역에 대해 정리하면(**그림 10**), 정상 보행을 유지하는데 이미 기술한 바와 같이, 척수 CPG가 기본적인 주기 운동을 형성한다. 이 구동에는 중뇌를 포함한 보행 유발 영역이 관여한다. 한편, 보행의 조절에는 운동 계획에 관해서 바깥쪽 소뇌에 의한 피드백 오차 학습을 통한 보정에 더해, 후두엽(posterior parietal cortex)에서 보조운동영역에 이르는 피질간 네트워크에 의한 보정이 필요한 것으로 생각된다. 특히 소뇌에서의 보행의 미세조정(fine-turning network)이 상황에 대응한 보행 조절에 큰 영향을 주는 것으로 추측되어진다.

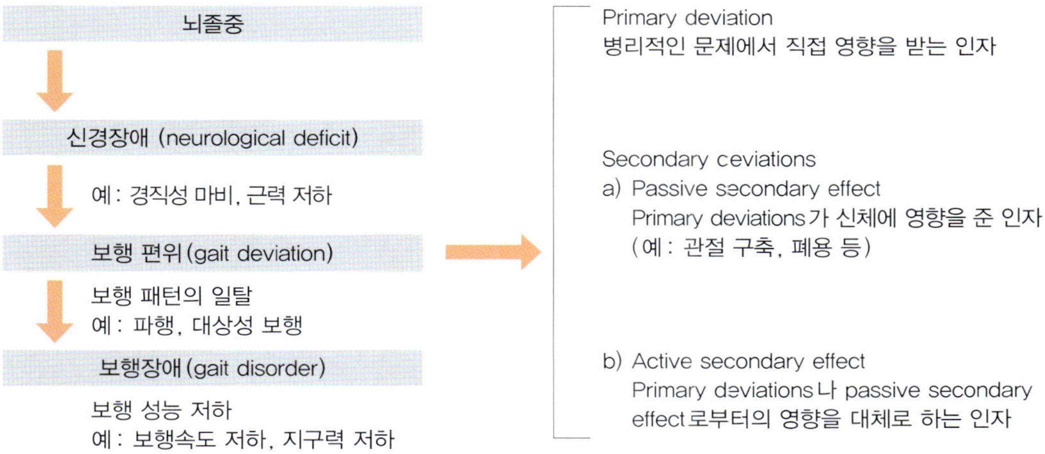

그림 11 보행 편위(gait deviations)

4 편마비 보행의 특성

1) 편마비 보행의 유형 : 보행 편위

편마비 보행의 운동학적 특성은 관찰 혹은 해석적인 측면에서도 많은 보고가 이루어지고 있지만, 운동학적 특징을 정리했을 경우 특히 특이한 무릎 운동에서 착안한 것이 많다. 예를 들어, 입각 초기에 무릎관절이 뒤로 꺾이는 반장(反張)보행(extension-thrust-knee pattern; back knee)이나 무릎이 과도하게 굴곡하는 패턴(buckling-knee pattern), 유각기에 무릎이 굽혀지지 않는 뻐정다리(stiff-knee pattern) 등이 알려져 있다[18]. 이처럼, 통상의 보행과 다른 패턴의 보행 운동을 보행 편위(gait deviations)라고 한다.

보행 편위는 신경학적 장애의 결과로 생겨나지만, 반드시 모든 보행 편위의 원인이 경직성 마비와 같은 신경학적 소견에 직접적으로 영향을 받은 것이라고 할 수 없다. 보행 편위는 병리적인 문제로부터 직접 영향을 받는 1차성 보행 편위(primary gait deviations)와 병리적인 문제가 장기간 지속된 것, 혹은 그것에 대한 결과로 발생하는 2차성 보행 편위(secondary gait deviations)로 나뉘어진다(그림 11)[18]. 보행 편위는 보행속도와 같은 성

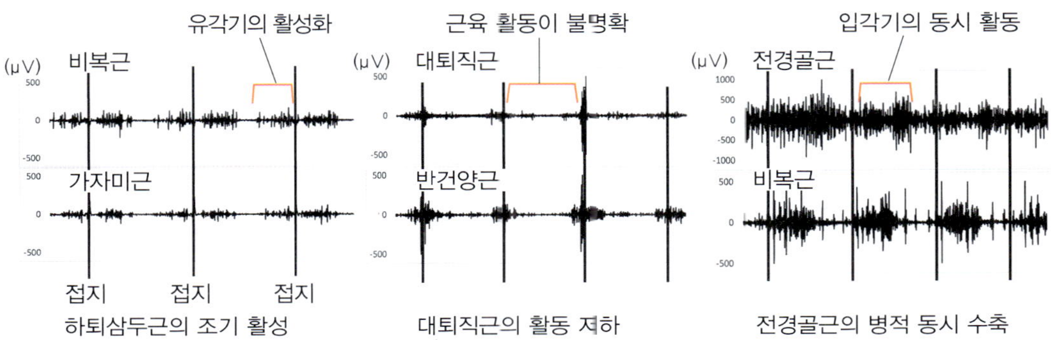

그림 12 전형적인 근육 활동 이상

능(performance)에 영향을 주어[19], 속도의 개선에 따라 보행 편위 개선을 얻을 수 있다고[20] 알려져 있다. 보행 편위가 확인됨으로써, 어떤 신경학적 증상이 보행에 영향을 미치고 있다는 것을 알았다고 해도, 그 원인이 경직성 마비 등에 의한 직접적인 것인지, 보상에 의한 것인지에 대해 판별하는 것이 치료 진행상에서 매우 중요하다고 생각한다. 그러나 이러한 판별은 운동학적 관찰만으로 하기 어렵다.

2) 편마비 보행의 근육 활동 특성

보행 운동의 이상을 판별하는 데 있어서, 근전도의 사용은 많은 정보를 제공한다. 편마비 보행에서 개별의 근육 활동에서 나타나는 이상에 대해서는, 3가지 특성이 알려져 있다(**그림 12**)[22]. 첫째, 유각기의 하퇴삼두근의 선행활동(premature activity)이다. 통상적인 보행에서, 하퇴삼두근은 입각기 시작에 동반하여 활동이 일어나, 입각후기에 최고가 된다. 그러나 편마비 보행에서는 유각후기에 이른 근육 활동이 보이는 경우가 있다. 둘째, 근육 활동 저하이다. 근육 활동 소견으로는, 특정 근육에 보행위상(歩行位相)에 따른 근육 활동 변화가 일어나지 않는 상태가 된다. 마지막으로 가장 현저한 이상으로서, 병적 동시 수축(pathological coactivation)이 알려져 있다. 예를 들어, 비장애인이라면 보행 중의 발목관절 운동은 입각초기 이외의 시기에서는 길항근이 동시에 활동하지는 않지만, 편마비 보행에서는 전경골근과 하퇴삼두근이 같은 시기에 활동하는 현상이 많이 관찰된다.

3) 장비에 의한 근전도 변화

상술한 바와 같은 이상이 관찰되었다 하더라도, 근 활동의 문제가 경직성 마비와 같은 신경 장애에 의해 발생하고 있는 것인지, 아니면 보상적인 활동으로서 발생하고 있는지 판별하는 것은 어렵다. 그러나 장비 등을 사용하여 보행 조건을 변화시켰을 때, 보행 적응이 생기고 있는지, 아닌지 여부로 확인할 수 있는 가능성이 있다.

(1) 단하지 보조기의 사용에 따른 동시 수축의 감소

그림 13은 단하지 보조기를 장착하지 않고 보행한 경우에 보이는 동시 수축이 보조기(Gait Solution Design) 장착으로 감소한 예를 보여준다. 이 예처럼, 언뜻 보기에 병적 동시 수축으로 보이는 경우에도 단하지보조

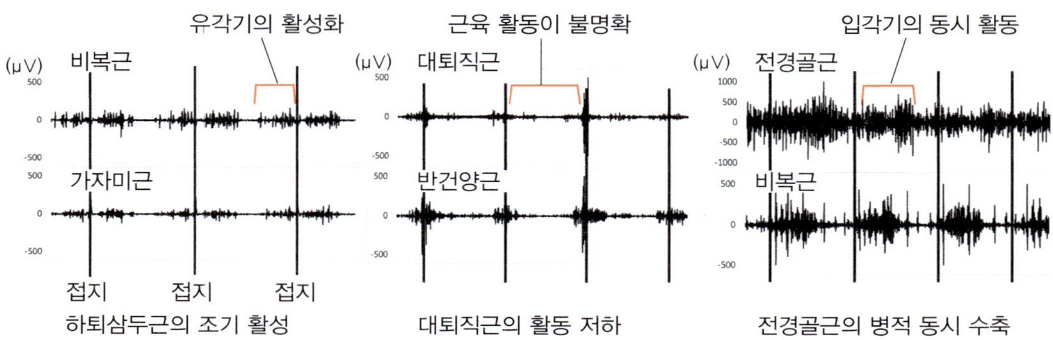

그림 12 전형적인 근육 활동 이상

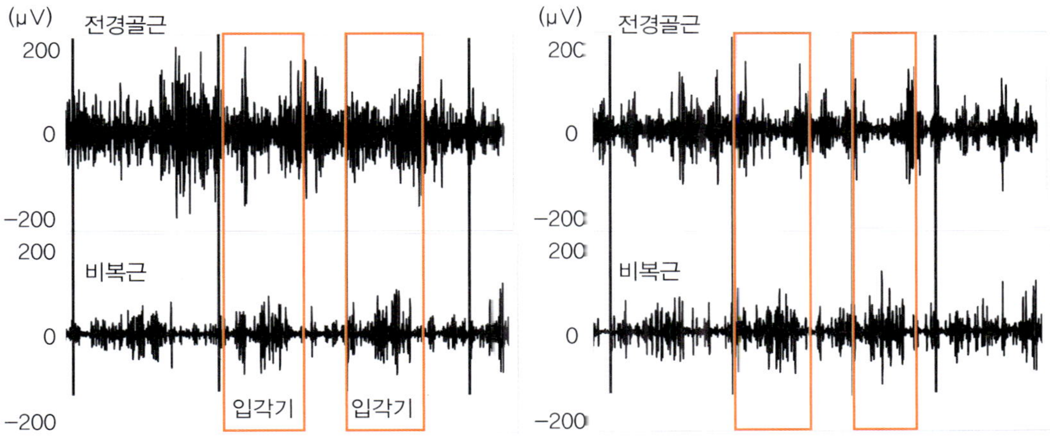

보장구 없이 보행 시
입각기의 과도한 전경골근 활동

보장구가 착용 후 보행 시
입각기의 과도한 전경골근 활동 저하

그림 13 보조기 사용 하에서의 보행 적응에 따른 근활동 변화(단하지 보조기 사용)

기에 의해 발목 관절의 고정성을 부여함으로써 동시수축이 감소하는 경우가 있다. 이 경우, 과잉 동시 수축을 하는 것은 고정성을 얻기 위한 대상적인 활동이었음을 알 수 있다.

이러한 과잉 동시 수축을 반복하게 되면 잘못된 운동 학습(motor learning)을 일으킬 우려가 있으므로, 동시 수축을 일으키고 있는 근에 대하여 BONT-A를 주사하면서, 적절한 보조기를 선택하여, 보행에 있어서 근육 활동의 재학습을 할 필요가 있다.

(2) 장하지 보조기의 사용에 따른 하퇴삼두근의 활동 증가

그림 14는 단하지 보조기 사용 시에 볼 수 있었던 하퇴삼두근의 활동 저하가 장하지보조기의 사용으로 보다 개선된 예를 제시하고

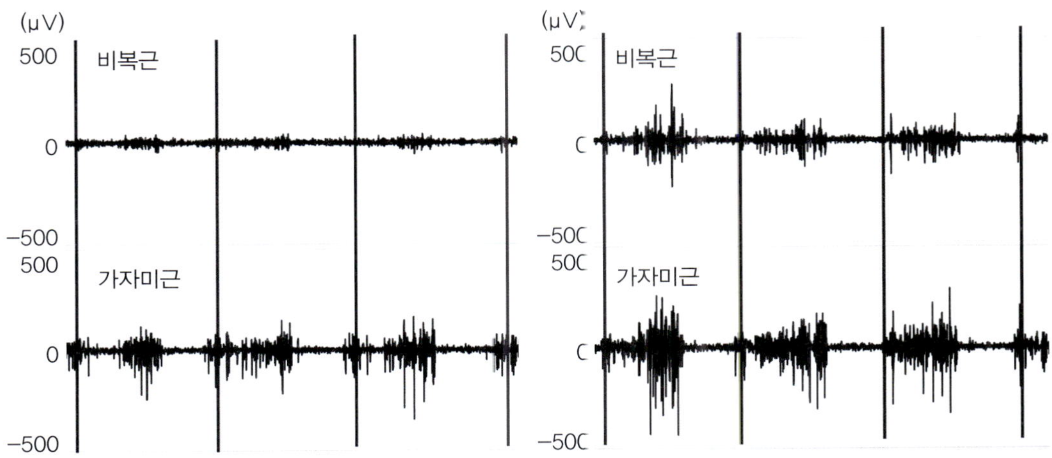

단하지 보장구에서 보행 시
하퇴 삼두근의 근활동 감소

장하지 보장구에서 보행 시
하퇴 삼두근의 근활동 증가

그림 14 보조기 사용 하에서의 보행 적응에 따른 근활동 변화(장하지 보조기 사용)

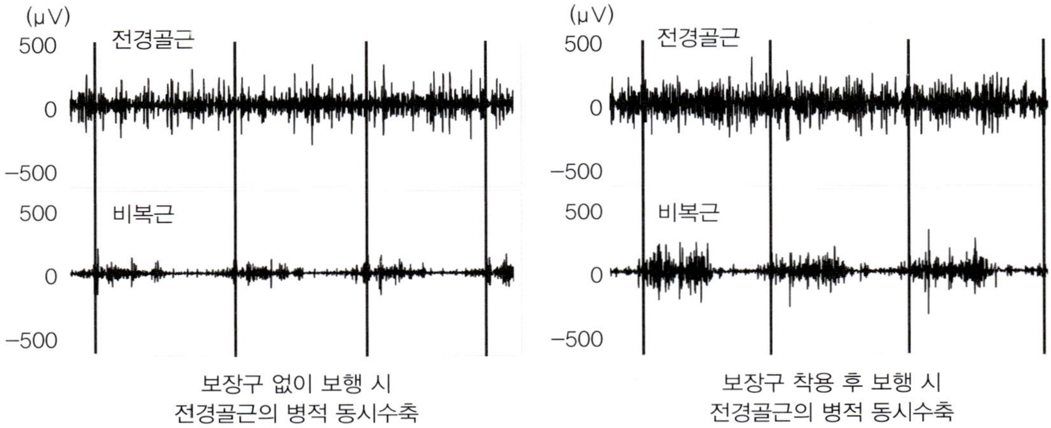

그림 15 보조기 사용 하에서의 병적 동시 활동(유압 제동 다리 조인트 사용)

있다. 이 예와 같이, 언뜻 보면 근활동이 감소해 보이는 예가 있어도, 장하지 보조기에 의해 무릎 관절의 고정성을 줌으로써 본래 발휘할 수 있는 발목 관절의 근활동이 촉진되는 경우가 있다. 이 경우, 근활동이 감소하고 있었던 것은, 무릎의 불안정에 대한 하중 불안이 원인임을 알 수 있다.

이와 같은 경우의 보행 연습으로서, 장하지보조기를 이용한 적극적인 하중 연습을 하면서, 입각상(stance)의 재구축을 행할 필요가 있다.

(3) 전경골근(tibialis anterior)의 병적 동시수축

한편, 그림 15는 단하지 보조기(유압 제동 기구 부착 금속지주형 단하지 보조기)를 사용할 때, 하퇴삼두근은 활동이 증가하지만, 전경골근의 입각기 활동으로 인한 병적 동시 수축은 변화하지 않은 예를 제시하고 있다. 이 경우, 보조기에 의해 보행속도는 증가하지만, 전경골근의 근활동 이상에 대해서는 변화를 확인할 수 없었다. 따라서 전경골근의 과잉활동은 신경학적 이상에 의해, 1차성으로 발생했을 가능성이 높음을 시사하고 있다.

전경골근의 과활동을 방치하면, 전경골근은 발목관절 내반(inversion)에도 작용하므로, 내반 변형이 생길 가능성이 있다. 이와 같은 경우, 전경골근으로의 BONT-A 주사도 선택사항이 될 것이다.

(4) 발목관절의 종류에 따라 변화하는 근수축

보조기의 관절에 의한 전경골근, 하퇴삼두근의 근활동의 차이로서, 족저굴곡 제한 발목관절에서는 발꿈치 접지에서 입각후기로 넘어갈 때에, 배굴운동을 멈추기 위해 하퇴삼두근의 과도한 활동이 생긴다. 한편, 유압제동 발목 관절을 이용한 경우, 부하반응기에 발목관절 굴곡제한이 일어나며, 그에 동반하여 전경골근이 활동하고, 하퇴삼두근의 과도한 활동은 저하된다(그림 16)[23]. 이러한 원리로 인해, 유압제동 발목 관절에서는 비장애인에 가까운 근육 활동 형태가 된다. 이러한 하퇴삼두근의 과잉 근육 활동의 감소는, 보조기에 의해 교정되는 효과의 가능성이 높다.

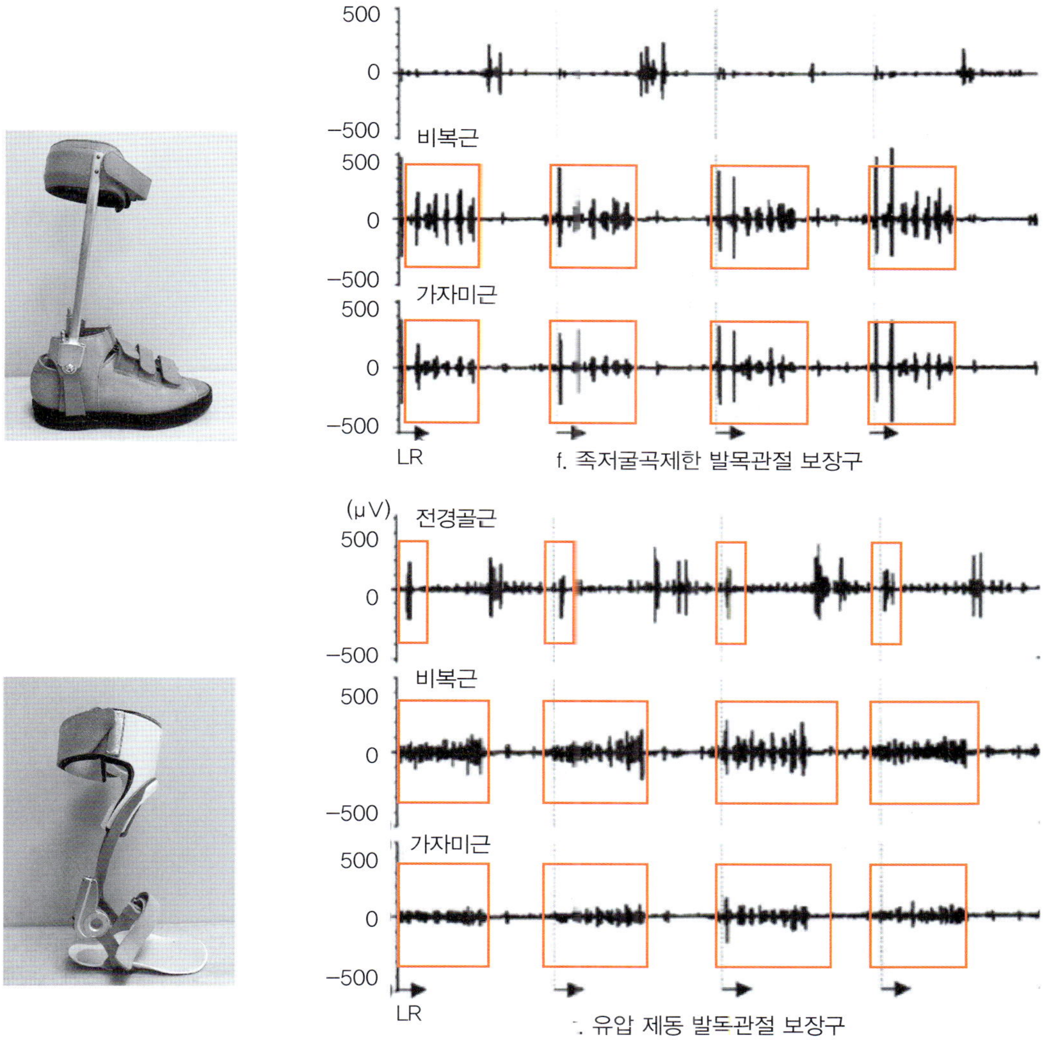

그림 16 편마비 환자에서 족저 굴곡 제한 발목관절 보장구와 유압 제동 발목관절 보장구의 근육 활성도 차이

(근전도 그림은 문헌 23에서 인용)

* * *

이 장에서는 보행의 운동학, 신경학적 기초 지식을 정리하고, 편마비 보행의 근육 활동의 특징을 살펴보았다. 보행 운동의 역학적 요건은 단순하지만, 그 제어는 매우 복잡하며, 게다가 보행 운동은 조건에 맞춰 보행 적응이 수시로 되는 특성을 가지고 있다. 이 보행 적응이라는 성질은 경직성 마비나 근력저하가 생긴 상태라도 그 상태에서 보행할 수 있도록 협조할 수 있는 가능성을 시사하고 있다. 이러한 현상은 일반적으로 '보상'이라고 하는 말로 표현되지만, 보상이 비장애인의 보행과는 다르다고 해서, '이상'으로 간주해야 할지, 말지는 논의가 필요하다고 생각된다.

문헌

1) Cavagna GA, Saibene FP, Margaria R: External work in walking. *J Appl Physiol* **18**: 1-9, 1963.
2) Kuo AD: The six determinants of gait and the inverted pendulum analogy; A dynamic walking perspective. *Hum Mov Sci* **26**: 617-656, 2007.
3) Olney SJ, Monga TN, Costigan PA: Mechanical energy of walking of stroke patients. *Arch Phys Med Rehabil* **67**: 92-98, 1986.
4) Balasubramanian CK, Bowden MG, Neptune RR, et al: Relationship between step length asymmetry and walking performance in subjects with chronic hemiparesis. *Arch Phys Med Rehabil* **88**: 43-49, 2007.
5) Hsiao H, Knarr BA, Higginson JS, et al: Mechanisms to increase propulsive force for individuals poststroke. *J Neuroeng Rehabil* **18**: 40, 2015.
6) Roelker SA, Bowden MG, Kautz SA, et al: Paretic propulsion as a measure of walking performance and functional motor recovery post-stroke; A review. *Gait Posture* **68**: 6-14, 2019.
7) Fukunaga T, Kubo K, Kawakami Y, et al: In vivo behaviour of human muscle tendon during walking. *Proc Biol Sci* **268**: 229-233, 2001.
8) Bussel B, Roby-Brami A, Azouvi P, et al: Myoclonus in a patient with spinal cord transection. Possible involvement of the spinal stepping generator. *Brain* **111**(Pt 5): 1235-1245, 1988.
9) Bussel B, Roby-Brami A, Néris OR, et al: Evidence for a spinal stepping generator in man. Electrophysiological study. *Acta Neurobiol Exp (Wars)* **56**: 465-468, 1996. PMID: 8787207.
10) Takakusaki K: Neurophysiology of gait: from the spinal cord to the frontal lobe. *Mov Disord* **28**: 1483-1491, 2013.
11) Grillner S, Wallén P: On peripheral control mechanisms acting on the central pattern generators for swimming in the dogfish. *J Exp Biol* **98**: 1-22, 1982.
12) Clark DJ, Ting LH, Zajac FE, et al: Merging of healthy motor modules predicts reduced locomotor performance and muscle coordination complexity post-stroke. *J Neurophysiol* **103**: 844-857, 2010.
13) Neptune RR, Clark DJ, Kautz SA: Modular control of human walking; a simulation study. *J Biomech* **42**: 1282-1287, 2009.
14) Reisman DS, Block HJ, Bastian AJ: Interlimb coordination during locomotion; what can be adapted and stored? *J Neurophysiol* **94**: 2403-2415, 2005.
15) Reisman DS, Wityk R, Silver K, et al: Locomotor adaptation on a split-belt treadmill can improve walking symmetry post-stroke. *Brain* **130**(Pt 7): 1861-1872, 2007.
16) Jayaram G, Galea JM, Bastian AJ, et al: Human locomotor adaptive learning is proportional to depression of cerebellar excitability. *Cereb Cortex* **21**: 1901-1909, 2001.
17) Hinton DC, Thiel A, Soucy JP, et al: Adjusting gait step-by-step; Brain activation during split-belt treadmill walking. *Neuroimage* **15**: 202: 116095, 2019.
18) De Quervain IA, Simon SR, Leurgans S, et al: Gait pattern in the early recovery period after stroke. *J Bone Joint Surg Am* **78**: 1506-1514, 1996.
19) Schmid S, Schweizer K, Romkes J, et al: Secondary gait deviations in patients with and without neurological involvement; a systematic review. *Gait Posture* **37**: 480-493, 2013.
20) Turani N, Kemiksizoğlu A, Karataş M, et al: Assessment of hemiplegic gait using the Wisconsin Gait Scale. *Scand J Caring Sci* **18**: 103-108, 2004.
21) Pizzi A, Carlucci G, Falsini C, et al: A. Gait in hemiplegia; evaluation of clinical features with the Wisconsin Gait Scale. *J Rehabil Med* **39**: 170-174, 2007.
22) Knutsson E, Richards C: Different types of disturbed motor control in gait of hemiparetic patients. *Brain* **102**: 405-430, 1979.
23) Ohata K, Yasui T, Tsuboyama T, et al: Effects of an ankle-foot orthosis with oil damper on muscle activity in adults after stroke. *Gait Posture* **33**:102-107, 2011.

2-5

보툴리눔 독소 요법에 있어서의 다직종 연계와 팀 구성

타카하시 타다시(髙橋忠志), 쿠리타 신야(栗田慎也), 오바나 마사요시(尾花正義)

1 보툴리눔 독소 요법과 팀 의료

팀 의료에 대해서 후생노동성은 2010년에 '팀 의료 추진에 관한 검토회' 보고서(이하, 보고서)[1]를 정리했다. 보고서에 의하면, 팀 의료란 '의료에 종사하는 여러 직종 다양한 의료진이, 각각의 높은 전문성을 전제로 목적과 정보를 공유하고, 업무를 분담하면서도 서로 연계 · 보완하고, 환자의 상황에 적확하게 대응한 의료를 제공하는 것'이라고 되어 있다. 또한 팀 의료의 효과로서 ① 질병의 조기 발견 · 회복 촉진 · 중증화 예방 등 의료 · 생활의 질 향상, ② 의료의 효율성의 향상에 의한 의료 종사자의 부담의 경감, ③ 의료의 표준화 · 조직화를 통한 의료안전의 향상 등이 거론되고 있다.

또, Young[2]은 운동신경원 질환과 같은 다양한 장애를 보이는 환자에게 제공하는 의료 형태로서 팀 의료를 권장하고 있으며, 팀 의료의 존재형태로서 multidisciplinary team (MDT), interdisciplinary team (IDT), transdisciplinary team (TDT)의 세 가지 형태(표 1)를 들고 있다.

또, 경직 치료의 관리법으로서 영국의 보툴리눔 독소 요법에 관한 가이드 라인[6]에서는, '경직 관리는 복잡한 병태이기 때문에, 환자 및 가족과 협력하여 다직종으로 구성된 팀의 료를 제공할 필요가 있다'고 기술되어 있다. 또, 같은 가이드라인 안에서 팀의료의 멤버는 의사(재활의학과, 신경과, 신경외과, 내과 등 다양한 전문과의 의사), 간호사, 케어 스

표 1 팀 의료의 종류

팀의 종류	특징
다학제팀 (Multidisciplinary team)	다른 전문가가 독립적으로 접근을 행하지만, 논의나 의견 교환은 최소한이며, 의사 등의 팀리더에 의한 결정 방침 하에 운영되는 팀
다직종팀 (Interdisciplinary team)	각 직종은 대등한 입장에서 의견교환을 정기적으로 실시하고, 상호 이해 하에 환자에 대응하고, 치료방침을 포함하여 연계 · 협력하고, 환자를 지원하는 팀
초학제 팀 (Transdisciplinary team)	각 직종은 대등한 입장에서 의견을 교환하고, 자신의 전문지식 · 기술뿐만 아니라 일부 다른 전문지식 · 기술도 습득하는 등 전문직의 역할이 상호 개방되고, 상호작용하면서 공통의 목표를 지향하는 팀

(문헌 3~5로부터 인용)

태프, 물리치료사, 작업치료사, 의지보조기기사, 엔지니어로 되어 있다. 그리고 BONT-A의 첨부문서[7,8]에는 '본 약제는 물리치료, 작업치료 등의 표준적 치료의 대체로는 되지 않기 때문에 이들 치료와 병용하여 사용할 것'이라고 명기되어 있으므로, 특히 물리치료사, 작업치료사는 의사와 긴밀히 협력할 필요가 있다. 이것들을 배경으로, 보툴리눔 독소 요법에 있어서의 세개의 팀 의료의 형태를 **그림 1**에 나타낸다.

뇌졸중은 개호(介護, 간병)를 필요로 하는 상태의 원인이 되는 질환의 하나이며, 환자의 대부분은 개호보험을 이용하고 있는 경우가 많다. 또한, 현행 제도에서는 의료보험과 개호보험 모두 재활치료를 받는 것이 곤란하므로, BONT-A의 주사는 의료기관, 물리치료 · 작업치료 등의 재활은 개호보험 영역과 나뉘어지는 일이 종종 있다. 일본에서 BONT-A의 투여 상황을 조사한 보고[9]에서는, BONT-A 투여 후의 재활의 실시 상황은 307개 예 중 268개 예(87.3%)가 어떤 형태로든 재활치료를 하고 있었다. 그 재활의 내용은 외래 159 례, 자가 훈련 85개 예, 통원치료 75개 예, 방문 35개 예, 입원 22개 예, 지자체의 기능훈련 교실 2례예(복수응답 있음)이며, 약 41%가 통근치료나 방문에 의한 재활치료를 받고 있음이 밝혀져 있다. 따라서, 개호보험 분야에서 근무하는 케어매니저나 간호사, 물리치료사, 작업치료사의 전문직종 등과의 연계는 불가결하기 때문에, **그림 2**와 같이 의료-개호(간병)의 벽을 넘어 연계를 취해 나가는 것도 중요하다.

보툴리눔 독소 요법 팀의 각 전문 직종의 역할을 **표 2**에 나타낸다. 보툴리눔 독소 요

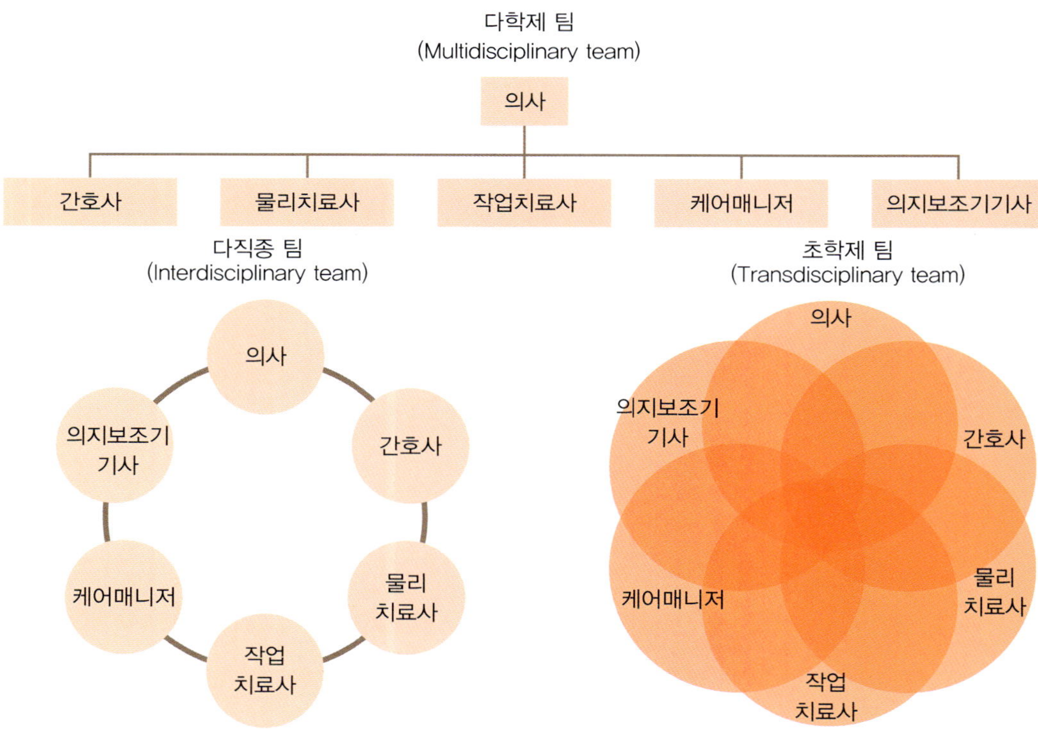

그림 2 보툴리눔 독소 요법에서 팀 의료의 형태와 종류

(문헌 3~5로부터 인용)

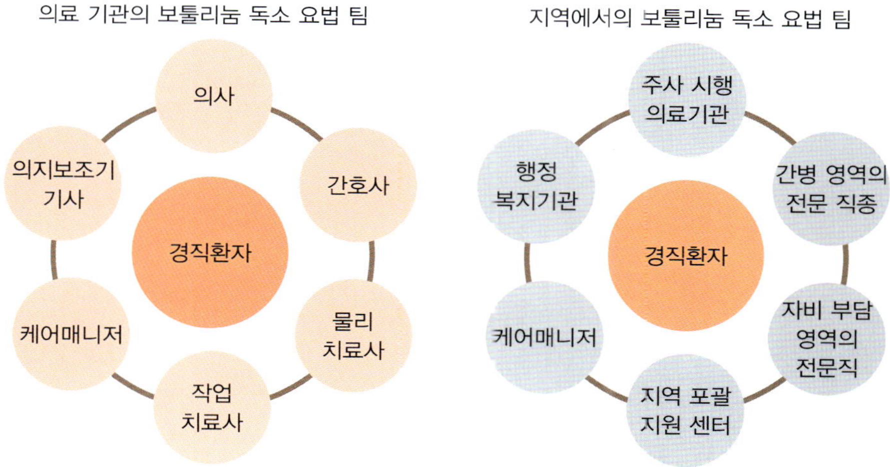

그림3 의료 기관의 보툴리눔 독소 요법 팀과 지역에서의 보툴리눔 독소 요법 팀 구성

표3 각 전문직종의 역할

직종	역할
의사	BONT-A의 적응 · 평가 · 주사 · 계획, 교육, 공적 보조의 설명
물리치료사	경직의 평가, BONT-A의 적응 가부 하지 보조기의 모니터링, 물리치료
작업치료사	경직의 평가, BONT-A의 적응 가부 상지 보조기의 검토, 작업치료
간호사	약제 준비, 병동 트레이닝의 추진
의지보조기기사	보조기의 적응, 종류, 보조기의 제작, 제작 기간이나 일시 치료 계획의 수정
케어매니저	경직이나 장비 모니터링, 의료 개호(간병)의 연계
사회복지사	신체장애자 수첩이나 고액 요양비 제도 등 공적 보조나 제도의 소개, 수속 방법의 설명

법에서 팀 의료는 보툴리눔 독소 요법 시작할 때는, 다학제부터 조직화하여 팀원 개개인의 지식 · 기술의 성숙과 함께 초학제로 변화해 나가는 것이 바람직하다. 그러기 위해서는 팀원 개개인의 전문직으로서, 각 분야의 전문성에 입각한 연구가 중요해진다.

❷ 에바라병원의 보툴리눔 독소 요법의 흐름

필자들이 소속된 도쿄도 보건의료공사 에바라병원(東京都保健医療公社 荏原病院)에서는 2011년 1월부터 보툴리눔 독소 치료법을 시행하고 있었지만, 2015년 11월부터 보툴리눔 독소 요법팀 J-BATTERY(Botox And hybrid Therapy Team of Ebara hospital Rehabilitation Youngsters)를 발족하여, 경직환자에 대해 팀 접근을 시작하였다.

팀 출범 전의 보툴리눔 독소 요법의 흐름(**그림 3A**)과 문제점(**표 3**)을 나타낸다. 팀 출범 전에는 의사와 치료사의 치료효과에 차이가 있음을 느끼고 있었다. 이 문제는 이중맹검의 치료시험 단계에서도 발생하고 있었기

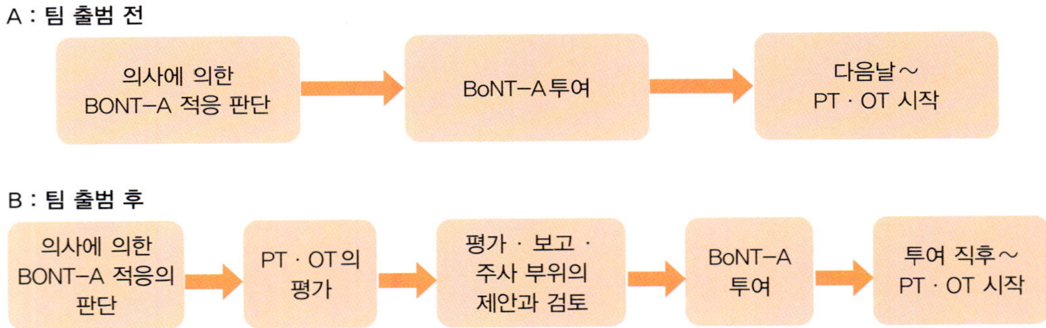

그림4 당병원의 보툴리눔 독소 요법의 흐름

표 3 보툴리눔 독소 요법팀 출범 전의 문제점

문제점
주사는 의사, 재활은 물리치료사와 작업치료사라는 분업에 의한 정보의 차단
정보의 차단으로 치료 목표의 의사소통이 불충분
의사의 주사할 부위의 매너리즘화
치료사의 동기 저하와 재활치료의 매너리즘화
보툴리눔 독소 요법의 치료 효과의 저하

때문에[10], 우리 병원만의 문제가 아닐 가능성이 있으며 의사를 포함한 다직종 연계는 보툴리눔 독소 요법을 실시하는 데에 필요 불가결하다고 생각된다.

팀 출범 후 보툴리눔 독소 요법의 흐름은 (**그림 3B**)에 나타난 바와 같이, 다직종 협동형의 개입으로 했다. 또 의사와 치료사의 연계를 면밀히 실시하기 위해, 보툴리눔 독소 치료 계획서(**그림 4**)를 작성하고, 치료사가 평가에 기초하여 주사할 근육을 선정하고, 의사에게 제안하고 있다.

새로운 환자에 관해서는 담당자뿐만 아니라, 팀원끼리 회의를 개최하여, 의사, 치료사 등과 의견을 교환하고 있다. 컨퍼런스에서는 의학적 정보와 각 직종의 평가를 바탕으로 BONT-A의 필요성의 유무, 주사할 근육의 선정과 단위수, 주사 횟수, 목표 설정의 공유 등을 검토하고 있다.

주사 후의 재활에 관해서 팀 출범 전에는 주사한 다음날부터 재활치료를 개시하고 있었지만, 팀 출범 후에는 주사한 직후부터 재활치료를 시작하도록 변경했다. 그 이유는 나중에 기술하겠다.

이와 같이, 팀 보툴리눔 독소 요법을 실천함으로써 보고서에도 기재되어 있는 '의료의 효율성 향상에 따른 의료 종사자의 부담 경감(**그림 5**)'이나 '의료의 표준화' 등을 달성할 수 있었다.

그러나, 전술한 바와 같이 경직 환자의 대부분은 개호(간병)보험 영역에서의 재활치료를 실시하고 있는 경우가 많기 때문에, 우리 병원에서 보툴리눔 독소 요법을 시행한 후에는 개호보험 영역에서 재활치료를 받을 수도 있다. 그 경우에는, 보툴리눔 독소 요법을 실

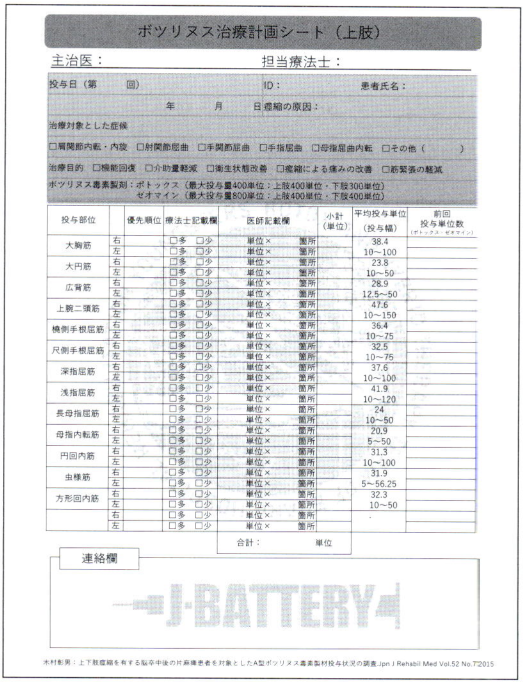

ボツリヌス治療計画シート（上肢）

主治医：　　　　担当療法士：

投与日（第　　回）　年　月　日　ID：　患者氏名：　痙縮の原因：

治療対象とした症候
□肩関節内転・内旋　□肘関節屈曲　□手関節屈曲　□手指屈曲　□母指屈曲内転　□その他（　　　）

治療目的　□機能回復　□介助量軽減　□衛生状態改善　□痙縮による痛みの改善　□筋緊張の軽減

ボツリヌス毒素製剤：ボトックス（最大投与量400単位：上肢400単位・下肢300単位）
ゼオマイン（最大投与量800単位：上肢400単位・下肢400単位）

投与部位		優先順位	療法士記載欄	医師記載欄	小計(単位)	平均投与単位(投与幅)	前回投与単位数(ボトックス・ゼオマイン)
大胸筋	右		□多 □少	単位× 箇所		38.4	
	左		□多 □少	単位× 箇所		10～100	
大円筋	右		□多 □少	単位× 箇所		23.8	
	左		□多 □少	単位× 箇所		10～50	
広背筋	右		□多 □少	単位× 箇所		28.9	
	左		□多 □少	単位× 箇所		12.5～50	
上腕二頭筋	右		□多 □少	単位× 箇所		47.6	
	左		□多 □少	単位× 箇所		10～150	
橈側手根屈筋	右		□多 □少	単位× 箇所		36.4	
	左		□多 □少	単位× 箇所		10～75	
尺側手根屈筋	右		□多 □少	単位× 箇所		32.5	
	左		□多 □少	単位× 箇所		10～75	
深指屈筋	右		□多 □少	単位× 箇所		37.6	
	左		□多 □少	単位× 箇所		10～100	
浅指屈筋	右		□多 □少	単位× 箇所		41.9	
	左		□多 □少	単位× 箇所		10～120	
長母指屈筋	右		□多 □少	単位× 箇所		24	
	左		□多 □少	単位× 箇所		10～50	
母指内転筋	右		□多 □少	単位× 箇所		20.9	
	左		□多 □少	単位× 箇所		5～50	
円回内筋	右		□多 □少	単位× 箇所		31.3	
	左		□多 □少	単位× 箇所		10～100	
虫様筋	右		□多 □少	単位× 箇所		31.9	
	左		□多 □少	単位× 箇所		5～56.25	
方形回内筋	右		□多 □少	単位× 箇所		32.3	
	左		□多 □少	単位× 箇所		10～50	
	右		□多 □少	単位× 箇所			
	左		□多 □少	単位× 箇所			
				合計：　単位			

連絡欄

木村彰男：上下肢痙縮を有する脳卒中後の片麻痺患者を対象としたA型ボツリヌス毒素製材投与状況の調査.Jpn J Rehabil Med Vol.52 No.7 2015

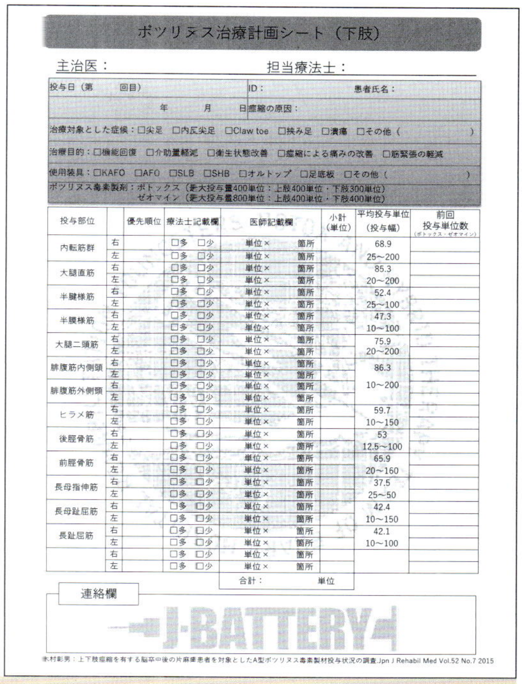

ボツリヌス治療計画シート（下肢）

主治医：　　　　担当療法士：

投与日（第　　回目）　年　月　日　ID：　患者氏名：　痙縮の原因：

治療対象とした症候：□尖足　□内反尖足　□Claw toe　□挟み足　□潰瘍　□その他（　　　）

治療目的：□機能回復　□介助量軽減　□衛生状態改善　□痙縮による痛みの改善　□筋緊張の軽減

使用装具：□KAFO　□AFO　□SLB　□SHB　□オルトップ　□足底板　□その他（　　　）

ボツリヌス毒素製剤：ボトックス（最大投与量400単位：上肢400単位・下肢300単位）
ゼオマイン（最大投与量800単位：上肢400単位・下肢400単位）

投与部位		優先順位	療法士記載欄	医師記載欄	小計(単位)	平均投与単位(投与幅)	前回投与単位数(ボトックス・ゼオマイン)
内転筋群	右		□多 □少	単位× 箇所		68.9	
	左		□多 □少	単位× 箇所		25～200	
大腿直筋	右		□多 □少	単位× 箇所		85.3	
	左		□多 □少	単位× 箇所		20～200	
半腱様筋	右		□多 □少	単位× 箇所		52.4	
	左		□多 □少	単位× 箇所		25～100	
半膜様筋	右		□多 □少	単位× 箇所		47.3	
	左		□多 □少	単位× 箇所		10～100	
大腿二頭筋	右		□多 □少	単位× 箇所		75.9	
	左		□多 □少	単位× 箇所		20～200	
腓腹筋内側頭	右		□多 □少	単位× 箇所		86.3	
	左		□多 □少	単位× 箇所			
腓腹筋外側頭	右		□多 □少	単位× 箇所		10～200	
	左		□多 □少	単位× 箇所			
ヒラメ筋	右		□多 □少	単位× 箇所		59.7	
	左		□多 □少	単位× 箇所		10～150	
後脛骨筋	右		□多 □少	単位× 箇所		53	
	左		□多 □少	単位× 箇所		12.5～100	
前脛骨筋	右		□多 □少	単位× 箇所		65.9	
	左		□多 □少	単位× 箇所		20～160	
長母指伸筋	右		□多 □少	単位× 箇所		37.5	
	左		□多 □少	単位× 箇所		25～50	
長母趾屈筋	右		□多 □少	単位× 箇所		42.4	
	左		□多 □少	単位× 箇所		10～150	
長趾屈筋	右		□多 □少	単位× 箇所		42.1	
	左		□多 □少	単位× 箇所		10～100	
	右		□多 □少	単位× 箇所			
	左		□多 □少	単位× 箇所			
				合計：　単位			

連絡欄

木村彰男：上下肢痙縮を有する脳卒中後の片麻痺患者を対象としたA型ボツリヌス毒素製材投与状況の調査.Jpn J Rehabil Med Vol.52 No.7 2015

우선적으로 투여해 주기를 바라는 근육에 순위를 매긴다.
자세한 투여 단위를 결정할 수 없는 경우에는 〈많음 · 적음〉에 기재
자세한 전달사항 연락란에 기재

그림 4 작성한 보툴리눔 독소 치료 계획서

시한 경위나 주사할 근육의 선정 이유 등을 개호보험 영역의 물리치료사나 작업치료사 등 전문 직종에 전달할 필요가 있다. 이전에는 보툴리눔 독소 요법에 관한 진료정보 제공서를 작성하고 있었는데, 환자의 진료정보제공서를 작성하는 것은 업무 부담으로 이어지 것이므로, 지역 담당자와의 연락 수단으로서 '지역 팀 보툴리눔 독소 치료수첩(이하 수첩)(**그림 6**)'을 작성하여 운용을 시작했다. 이 수첩에서는 '주사 의료기관으로부터 지역으로'는 주사 목적이나 주사할 근육, 단위수를 기재할 수 있도록 하고, '지역으로부터 주사 의료기관으로'는 실제 생활에서의 어려움 등을 기재할 수 있도록 하고 있다.

위와 같이 우리 병원에서의 보툴리눔 독소 요법은 병원내의 팀 구성에 더해 지역으로 연계의 고리를 넓히고 있다. 또한 지역으로의 보툴리눔 독소 요법의 계발 활동으로서 세미나 등을 실시하고 있는데, 그 내용은 다른 항을 참조해 주기 바란다.

3 주사 직후의 재활 치료

BONT-A의 약물 동태에 근거하면, 주사 직후에 BONT-A를 신경 종말로 끌어들이기 위한 재활치료를 해야 할 필요가 있다. 근육은 운동신경의 신호가 축삭종말부에 이르면, 종말부의 탈분극에 의해 전달물질인 아세틸콜린이 축삭종말부로부터 방출된다. 아세틸

팀 발족전

	의사	치료사	간호사	의지보조기 기사
검사 · 평가	◎			
진단	◎			
적응의 가부	◎			
동의서나 설명	◎			
주사부위 선정	◎			
주사량의 결정	◎			
에코 조작	◎			
약제 준비 · 보조	○		○	
주사 투여	◎			
효과 판정	○	○		
운동요법 등의 트레이닝	○	○	○	
보장구 진찰	○	○		○

팀 발족후

	의사	치료사	간호사	의지보조기 기사
검사 · 평가	○	○		○
진단	◎			
적응의 가부	◎	○		○
동의서나 설명	◎			
주사부위 선정	○	○		○
주사량의 결정	○	○		
에코 조작	○	○		
약제 준비 · 보조	○		○	
주사 투여	◎			
효과 판정	○	○		○
운동요법 등의 트레이닝	○	○	○	
보장구 진찰	○	○		○

그림5 팀 출범 전후의 업무부담의 변화

(문헌11에서 참고하여 작성)

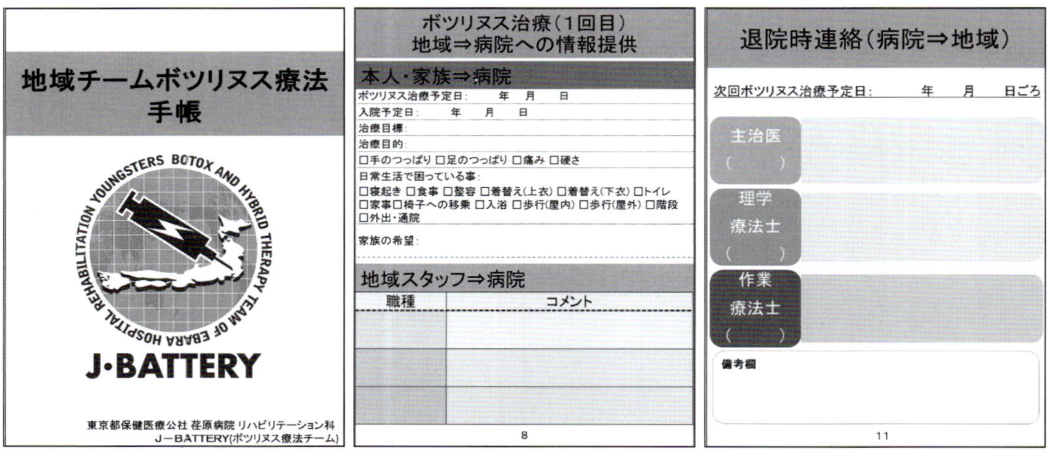

그림6 지역 팀 보툴리눔 독소 요법 수첩

콜린은 시냅스 공간에서 근육의 종판막 표면에 있는 수용기와 결합하고, 탈분극을 일으킴으로써 근이 수축한다[12].

BONT-A의 수용체는 아세틸콜린을 방출하는 시냅스 소포 내의 단백 SV2이다[13].

실험 쥐를 통한 약물동태 연구에서, 투여된 BONT-A는 근육 내 투여 직후 84%로 확인했지만, 24시간 후에는 5%로 감소해, 소실 반감기는 약 10시간으로 추정되며 BONT-A 투여 24시간 이내에 60%가 소변으로 배설되

GA 전 GA 후

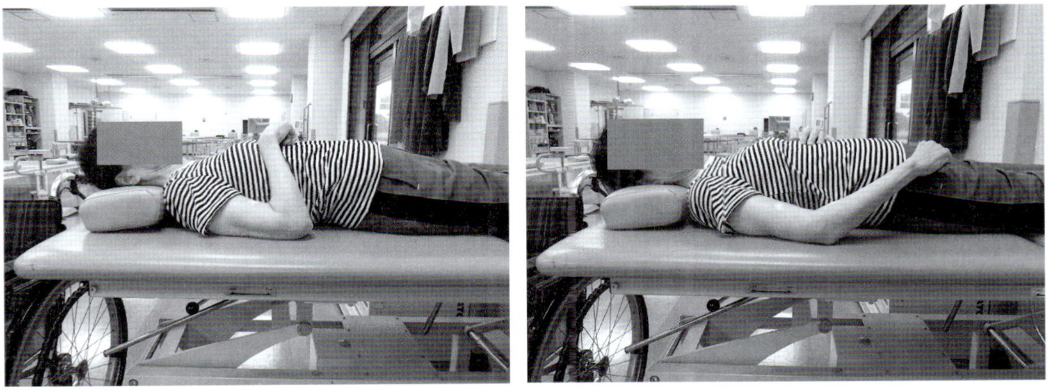

그림7 상완굴곡근에 대한 GA 전후의 변화

약 5분간 상완굴곡근에 대해 스트레칭 실시

(문헌 17에서 인용)

었다는 것[7]이 보고되고 있다. 또, Hallett[14]은 주사로부터 근육을 움직일 때까지의 시간에 대해, 모델 쥐의 반감기 등으로 미루어 주사 1시간 이후는 유익하지 않을 가능성을 지적하고 있다. 약물효과 면에서 BONT-A 주사 직후에 투여한 근육의 수축을 촉진하고, 신경종말로부터 아세틸콜린을 적극적으로 방출시킴으로써 BONT-A를 신경에 끌어들이는 것이 중요하다. 즉, BONT-A 주사 후 1시간 이내에 주사한 근육의 수축을 촉진하는 것이 권장되는 것이다.

주사 직후의 근육의 수축을 촉진하는 수단으로서 기미우라(君浦)는, technique of Gushing Acetylcholine(GA)라는 방법을 소개하고 있다. GA는 BONT-A를 주사 후 3시간 이내에, 주사한 근육에 대하여 스트레칭이나 전기자극 요법, 두드림(tapping) 등을 이용하여 근육수축을 촉진하는 방법이다. 기미우라는 GA의 효과를 상완이두근의 MAS의 변화로 검토한 결과, 2주 후의 MAS는 GA 비실시군과 비교하여 GA 실시군에서 유의미하게 저하되고, 개선율도 GA 실시군에서 유의미하게 높았다고 보고하고 있다[15]. 또한 주사 직후의 전기자극치료에 대하여, Hesse 등[16]은 비복근, 가자미근, 후경골근에 BONT-A를 주사한 직후 3일간 전경골근과 하퇴삼두근에 전기자극치료(1일 6회, 3초간을 교대로 30분)를 행한 바, 주사 4주 후에는 전기자극치료를 실시한 군은 실시하지 않은 군과 비교하여 근긴장, 보행속도, 보폭 등이 큰 효과를 확인했다고 보고하고 있다. 실제로 BONT-A를 상완굴곡근에 주사하고, 스트레칭을 실시한 전후의 변화를 그림 7에 나타낸다. 이때 스트레칭의 포인트는, 최대한 빨리 근을 신장하고 신장반사가 출현하도록 실시하는 것이다. BONT-A 주사근에 대한 전기자극치료의 상세 내용은 제4장의 전기자극치료 항(p.167)에 기술한다.

또한 GA 실시 시에는 이하의 4가지 사항에 주의할 필요가 있다.

첫번째는 경직근은 섬유화되어 있는 경우가 있어, 수동적으로 신장하면 근손상을 초래하는 경우가 있기 때문에, 조심스럽게 행할 필요가 있다. 또, 가능하다면 주사할 때 근육의 초음파 소견 등의 정보를 의사와 치료사가 공유하는 것이 바람직하다.

두번째는 출혈의 위험이다. 가타야마(片山)[18]는, 심부 정맥 혈전증, 폐색전증으로 항응고제(와파린)을 내복하고 있던 환자에게 BONT-A를 주사했더니, 주사 다음날부터 통증이 나타나고, 피하출혈과 심부출혈에 의해 다리가 당기고 보행이 곤란해진 사례를 보고하였다. 이때의 PT-INR은 4.18로 높았다. 이로부터, BONT-A 주사 및 GA 실시 시에는 출혈을 일으키기 쉬운 내복약을 확인하고, 출혈과 관련된 PT-INR 등의 혈액 검사 데이터를 사전에 파악할 필요가 있다.

세번째로서, GA 직후에 근긴장이 저하되도, 그것을 BONT-A의 효과라고 바로 파악하는 것이 아니라, 근긴장을 2~5주간 모니터링하여 BONT-A의 효과를 판정할 필요가 있다. 이것에 관해서 Kaji 등[19,20]은 BONT-A와 플라시보 대조군의 비교 시험에서 BONT-A 쪽이 효과는 크지만, 플라시보에서도 근육긴장이 감소한다는 것을 보여준다. 게다가 BONT-A의 치료 효과는 12.9일부터 출현하기 시작하여, 5주에 정점에 이른다고 보고되고 있다[21].

네번째로서, 낙상의 위험이 있다. GA 후는 근긴장이 저하되기 때문에, 급격한 무릎 꺾임이 생기거나, 계단을 오르내리는 것이 어려워지는 경우도 있다. 또, 하지에 주사했을 경우, 보행할 때 근활동 중 근긴장이 저하될 것이 예상되므로, 주사 후에 사용할 수도 있는 하지 보조기나 보형 보조 기구 등을 사전에 검토해 둘 필요가 있다.

문헌

1) 厚生労働省：チーム医療の推進について．チーム医療の推進に関する検討会報告書．2010.
2) Young CA: Building a care and research team. *J Neurol Sci* **160**: S137-S140, 1998.
3) 原田洋明，中尾淳一，高濱みほ：相互関係チームによる術前包括的呼吸リハビリテーション；高齢低体重肺癌患者での効果．日本呼吸ケア・リハビリテーション学会誌　**26**：129-134，2016.
4) 藤井利江：多職種心不全チームの発足と介入の実際．日本慢性看護学会誌　**14**：69-76，2020.
5) 吉池毅志，栄セツコ：保健医療福祉領域における「連携」の基本的概念整理；精神保健福祉実践における「連携」に着目して．桃山学院大学総合研究所紀要　**34**：109-122，2009.
6) Royal College of Physicians: Spasticity in adults; management using botulinum toxin.National guidelines. 2018.
7) A型ボツリヌス製剤ボトックス®添付文書.
8) A型ボツリヌス毒素製剤インコボツリヌストキシンA製剤ゼオマイン®添付文書.
9) 木村彰男，安保雅博，正門由久，他：上下肢痙縮を有する脳卒中後の片麻痺患者を対象としたA型ボツリヌス毒素製剤投与状況の調査．*Jpn J Rehabil Med*　**52**：421-430，2015.
10) R.Kaji，Y.Osako，K.Suyama, et al: Botulinum toxin type A in post-stroke lower limb spasticity. *J Neurol* **257**: 1330-1337, 2010.
11) 君浦隆ノ介：脳卒中後痙縮のボツリヌス治療と理学療法．原寛美，吉尾雅春（編）：脳卒中理学療法の理論と技術改訂　第3版．メジカルビュー，2019，pp484-498.
12) 中村隆一，齋藤宏，長崎浩：基礎運動学　第6版．医歯薬出版，2007，pp73-74.
13) Min Dong，Felix Yeh，William H Tepp, et al：SV2 is the protein receptor for botulinum neurotoxin A. *Science* **312**: 592-596, 2006.
14) Hallett M: Explanation of timing of botulinum neurotoxin effects, onset and duration, and clinical ways of influencing them. *Toxicon* **107**: 64-67, 2015.
15) 君浦隆ノ介：脳卒中片麻痺患者の痙縮に対する理学療法．理学療法　**31**：595-603，2014.
16) Hesse S，Jahnke MT，Luecke D, et al: Short-term electrical stimulation enhances the effectiveness of Botulinum toxin in the treatment of lower limb spasticity in hemiparetic patients. *Neurosci Lett* **201**: 37-40, 1995.
17) 髙橋忠志，栗田慎也，尾花正義：痙縮：ボツリヌス療法を併用した理学療法．PTジャーナル　**54**：152-159，2020.
18) 片山由理：脳卒中後の下肢痙縮に対するボツリヌス療法施行後，下腿緊満のため歩行困難となった１例．臨床神経学**53**：583，2013.
19) Kaji R，Osako Y，Suyama K, et al: Botulinum toxin type A in post-stroke lower limb spasticity. *J Neurol* **257**: 1330-1337, 2010.
20) Kaji R，Osako Y，Suyama K, et al: Botulinum Toxin Type A in post-stroke upper limb spasticity. *Curr Med Res Opin* **26**: 1983-1992, 2010.
21) Jacinto J，Varriale P，Pain E, et al: Patient Perspectives on the Therapeutic Profile of Botulinum Neurotoxin Type A in Spasticity. *Front Neurol* **11**: 388, 2020.

제 3 장

보툴리눔 독소 치료와 재활 치료

3

보툴리눔 독소 치료와 재활 문헌 고찰

하라 타카토시(原　貴敏)

BONT-A는 '뇌졸중 치료 가이드라인 2021'에서「뇌졸중 후의 상 · 하지 경직을 경감시키기 위해서, 혹은 그 운동기능을 개선시키기 위해, 보툴리눔 독소 요법을 실시하는 것이 권장된다」(Grade A)라고 되어 있다. 또 미국 신경과학회(The American Academy Neurology: AAN)에서는 보툴리눔 독소 요법은 성인의 경직에 대한 치료에서는 경직, 관절 가동영역, 청결, 통증에 관해서 Class A로 추천되며, 경직 개선에 대해서는 높은 근거수준에 있다[1]. 단, AAN에서는 상지 경직에 대한 BONT-A의 무작위 대조군 연구(randomized controlled trial: RCT) 중 기능장애의 개선을 2차적 결과 지표로 검증한 보고는 다수 확인했지만, 기능장애의 개선을 주요 결과 지표로 하고 있는 연구는 1건뿐이었다는 것이다. 즉 경직의 개선은 일반적으로 높은 근거수준에 해당하지만, 상지기능, 하지기능의 개선이 인정되는가에 대해서는 논란의 여지가 있다.

그러나 임상적으로는 '경직에 가려진 능동적 운동기능'을 이끌어낼 수 있는 가능성이 있는 것은 아닐까?라고 짐작할 수 있다. 그 때문에, 최근에는 경직에 대한 유효성뿐만 아니라, 재활치료를 병용하여 기능 개선에 초점을 맞춘 연구가 종종 보여지고 있다.

이러한 배경으로부터 필자는 뇌졸중 후 상 · 하지 마비에 대한 BONT-A의 계통적 문헌 고찰를 진행했다[2]. 이번에는 이 내용에 최신의 문헌을 더하여, BONT-A와 재활의 병용 요법에 관한 연구를 소개한다.

❶ 상 · 하지 경직에 대한 재활 치료 문헌 고찰

상 · 하지에 대한 BONT-A와 재활을 병용한 논문은 수가 적다. RCT로서는 1편, 비교 대상 연구로서 1편, 전향적 연구로서 2편이었다(**표 1**)[3-6].

Prazeres 등은 아마도 상지만 주사한 것으로 생각되지만(주사근 상세 불명), 상 · 하지에 대한 재활치료를 병용하여, 플라시보가 투입된 대조군과 상 · 하지 기능을 비교 평가한[4] 연구에 의하면 MAS, FMA의 유의미한 개선을 확인할 수 있었으며, 주사 3개월 후에 TUG, 6MWT의 유의미한 개선을 확인했다고 한다. 비교 대상 연구로서, Demetrios 등은 주사 치료와 함께 상 · 하지 기능의 훈련으로서 유효한 과제 지향형 훈련을 병행한 군과, 과제 지향형 훈련만을 실시한 군과 비교하여, 양군 모두 상지, 보행 기능의 개선을 확

표1 상 · 하지에 대한 BONT-A와 병용 재활의 보고

	연구 디자인	샘플 사이즈	BoNT-A 용량 · 주사 부위	재활치료	평가	평가 시점	결과
Amatya et al. 2019	전향적 연구	35명	IncobotulinumtoxinA EMG, US 유도하 견갑하근, BB, FCU, FCR, FDS, FDP, G, S, TP, FHL	개별 환자에 응한 과제 지향형 훈련	MAS, ARAT, FAC, IPAQ, FIM, EQ-5D	6, 12주	MAS의 유의미한 개선을 확인했다. 상지는 ARAT의 유의미한 개선을 확인했다. 보행 · 균형의 유의미한 개선을 확인했다. Cadence, 속도에 대해서는 개선을 확인했다. 보행의 개선은 12주까지 유지되었다
Prazeres et al. 2018	RCT(vs Placebo injection)	I : 20 C : 20	AbobotulinumtoxinA 주사 부위 불명(상지 부위?)	30분, 2회/주, 스트레칭, 관절가동, 유연성, 내구성 훈련, 기능훈련	MAS, FMA, 6MWT, TUG	3, 6, 9개월	MAS에 관해서는 BONT-A 군에서 팔목 관절, 손목 관절의 유의미한 경직을 확인했다. 운동기능에 관해서는, 두 그룹 모두 주사 3개월에, TUG, 6MWT의 유의미한 개선을 확인했다. 상지에 관해서는 주사 6개월에 유의미한 개선을 확인했다. 그러나 대조군과 비교해 차이는 없었다
Hara et al. 2017	전향적 연구	51명	OnabotulinumtoxinA 상지 및 하지 주요 근육	세션 20분, 6세션/일, 12일간의 입원 프로토콜. 의사, 치료사, 간호사에 의해 입원 시 평가에 근거한 목표 설정에 의한 포괄적 재활	MAS, ROM, FMA, 10MWT, FRT, TUG	2주, 3개월	개입 전후로 MAS, ROM, 기타 모든 운동기능평가의 개선을 확인했다. 그러나 개입 3개월 시점에서는 FRT만 유지되었다
Demetrios et al. 2015	비교 대조군 연구(vs rehabilitation)	I : 28 C : 31	AbobotulinumtoxinA : 54 OnabotulinumtoxinA : 5 상지 및 하지 주요 근육	I : 주 3회 이상, 1시간 동안 세션으로 약 10주 C: 주 2회 이하, 1시간의 세션, 개별 환자에 응한 과제 지향형 훈련	MAS, ArmA, 10MWT, GAS	6, 12, 24주	MAS는 6, 12주에서 대조군과 비교하여 유의한 개선을 인정했다. 상지기능, 보행에 관해서는 개선의 차이에 양군에서 유의한 차이가 없었다. 양군 모두 24주에 목표에 도달했고 환자 만족도는 유의하게 높았다.

BB : 상완이두근(biceps brachii), FCR : 요측수지굴근(flexor carpi radialis), FCU : 척측수지굴근(flexor carpi ulnaris), FDP : 심수지굴근(flexor digitorum profundus), FDS : 천수지굴근(flexor digitorum superficialis, G : 비복근(gastrocnemius), S : 가자미근(sartorius), TP : 후경골근(tibialis posterior), FHL : 장지굴근(flexor hallucis longus), I : 실험군, C : 대조군

ARAT : Action Research Arm Test, ArmA : the Arm Activity Measure, EQ-5D : the Euro-Quality of Life, FAC : Functional Ambulation Classification, FIM : Functional Independence Measure, FMA : the Fugl-Meyer Assessment, FRT : Functional Reach Test, GAS : goal attainment scaling, IPAQ : International Physical Activity Questionnaire, ROM : range of motion(관절 가동역), TUG : Timed Up and Go Test, 6MWT : 6분간 보행 검사, 10MWT : 10 m 보행 검사

인하였지만 두 군간에 차이는 없었다고 한다[6]. Amatya 등은, 35명을 대상으로 한 전향적 연구에서, 전체 대상자에 BONT-A와 과제 지향형 훈련을 실시했다[3]. 이에 따르면 개입 전후에 경직뿐만 아니라 ARAT의 유의미한 개선과 보행속도의 유의미한 개선을 확인, 보행에 관해서는 12주까지 유지되었다고 한다.

필자는 입원에 포괄적 재활치료 프로그램을 병용한 훈련에 의한 방법이 상 · 하지 기능의 개선에 효과가 있는지 검증하고자 하였다[5]. 훈련은 하루에 1세션 20분간의 재활치료를 합계 6세션을 실시하고 12일간의 입원 프로토콜로 했다. 의사, 물리치료사, 작업치료사, 간호사로 구성된 의료인 전문가 팀을 구축하고, 입원 시의 평가에 근거하여 환자와 의료진이 공유하는 재활치료 프로그램을 작성하는 것으로 했다. 그리고 환자 자신의 희망이나 요구를 청취하고, 재활치료 계획을 작성했다. 경직의 개선뿐만 아니라, 기능 향상을 목표로 하고 있기에 스트레칭, 포지셔닝이나 관절가동범위 훈련과 더불어, 일상동작수행 훈련, 상지기능 훈련, 보행훈련, 균형 훈련, 체간 조절 훈련을 적극적으로 도입하였다. 그 결과, 개입 전후로 MAS, 관절가동 영역, 기타 모든 운동기능 평가의 개선을 확인했다. 그러나 개입 3개월 후의 시점에서는, FRT만 유지되었다. 하위 분석으로서, 개입 전의 보행 속도에 따라 통상 보행속도$<$0.4m/s 군, 0.4~0.8m/s군, $>$0.8m/s군의 3군으로 분류하여 하지운동 기능의 변화를 평가했다. 10m 보행속도 개입 전후의 변화로 비교한 결과, $<$0.4m/s 군에서 가장 큰 개선을 확인되었으며 그 외 두 개 군과 비교하여 유의미한 개선이 나타났다. 또 FRT에서는 개입 3개월 후에 $<$0.4m/s군이, $>$0.8m/s군에 비해 유의미한 개선을 확인했다. 즉, 개입 전의 보행속도가 낮은 값의 환자일수록, BONT-A와 병용한 재활치료의 효과를 최대한 받을 수 있으며, 보행능력이 어느 정도 개선되고, 한편 실외 보행도 가능한 환자에서는 천장 효과(ceiling effect)가 있을 가능성이 시사되는 결과였다. 많은 환자가 임상적으로 상 · 하지 동시에 주사하고 있는 현 상황에서는 위의 연구는 중요한 위치에 있다고 생각할 수 있지만, 아직 보고가 적은 것이 현실이다.

2 상지 경직에 대한 재활 치료 문헌 고찰

상지에 관한 재활치료를 병용한 논문은 다수 확인된다. 그러하여, 무작위 대조군 연구(RCT) 혹은 비무작위 대조군 연구(non-RCT)를 추출하여 소개한다. 재활치료의 병용에 관한 보고는 10편, 기능적 전기자극(FES)에 관한 보고는 2편, 로봇 병용에 관한 논문은 2편, 슬리브의 병용에 관한 논문은 1편, 그리고 CI 요법에 관한 보고는 2편이었다[7-24]. 이들에 대해서는 **표 2, 3**에 정리했는데, 그 내용에 대하여 간단히 소개한다

1) 재활치료의 병용

연대별로 게재한 **표 2**로부터는 최근에는 경직의 감소뿐만 아니라, 상지기능의 향상에 관해 주목하고 있는 논문이 증가하고 있는 경향을 파악할 수 있다. 모든 연구에서, 개입 군의 경직이 개선되는 것을 확인하였다. 또 개입군의 상지기능의 유의미한 개선을 확인했다고 하는 보고는 7편이었다[7-17]. 그러나 상지기능에 관해서 대조군과 비교하여 유의미한 개선

표 2 상지에 대한 BONT-A와 병용 재활치료의 보고

	연구 디자인	샘플 사이즈	BoNT-A 용량 · 주사 부위	재활치료	평가	평가 시점	결과
Wallace et al. 2020	RCT (BoNT-A+신근에 특화된 훈련 vs BoNT-A + 통상 훈련)	I : 14 C : 14	OnabotulinumtoxinA EMG 유도하 BB, FCU, FCR, FDS, FDP, FPB, FPL, ECR, ECU, 대흉근, 충양근, 모지 외전근, 모지굴근	45분에서 1.5시간/일로 평일에 4주간, 스트레칭, 기능적 과제 훈련, 손목의 신장, 손가락의 신장, 악력 10회/3세트	MAS, 근력, ARAT, ArmA, NHPT, GAS, EQ-5D	5주, 1개월, 3개월	대조군과 비교하여 유의미한 신전근의 개선은 없었다. 두 집단 모두 MAS, 상지 기능 평가 모두 개선을 인정했다
Maulet et al. 2020	RCT (BoNT-A+자가 훈련 vs BoNT-A만 단독)	I : 17 C : 16	OnabotulinumtoxinA ES 유도하 용량, 부위 불명	30분/일 4주간 근력훈련, 스트레칭, 과제 지향형 훈련 프로그램의 자가 훈련	MAS, WMFT, ARAT, MAL, EQ-VAS, FSS	4주	치료군은 MAS의 유의미한 개선을 확인했다. WMFT의 합계는 치료군에서 유의한 개선을 나타내었지만, 대조군과 비교하여 유의미한 개선은 없었다. 그 외의 평가에 대해서도 대조군과 비교하여 유의미한 차이는 없었다. MCID로 보면, 치료군은 35%로 달성하였으며, WMFT-time로 보면 59%로 달성하였다.
Devier et al. 2017	RCT(vs BoNT-A만 단독)	I : 15 C : 16	OnabotulinumtoxinA EMG 유도하 용량, 부위 불명	1.5시간/24주, PT, OT에 의한 방문 훈련	MAS, FMA, FIM, Self-report	6, 12, 15, 18~21, 24~27주	두 군 모두, 유의미한 MAS의 감소를 확인하였고, 치료군은 FMA의 개선을 확인했다.
Rosales et al. 2012	RCT(vs 플라시보)	I : 83 C : 80	AbobotulinumtoxinA 500단위 BB, BR, FCU, FCR, FDS, FDP, FPL	30-60분의 관절가동영역, 스트레칭, 근력훈련, 내구성 훈련	MAS, ROM, Modified Rankin Scale scores, FMAS, VAS-pain, BI	2, 4, 8, 12, 24주	치료군은 개입 전후에 MAS의 유의미한 개선을 확인하였으나, Functional Motor Assessment Scale의 유의한 개선은 확인되지 않았다.
Hesse et al. 2012	RCT(vs 유도하 용량, 부위 불명)	I : 9 C : 9	IncobotulinumtoxinA 150 단위 US 유도하 FDP , FDS, FCR, FCU	45분 PT와 30분 OT에 의한 포괄적인 재활치료 프로그램	MAS, REPAS, FMA, Disability Scale	4, 6주	MAS, REPAS and Disability Scale는 4주 후에 대조군과 비교하여 유의미한 개선을 확인하였으나, FMA는 개선되지 않았다.

	연구 디자인	샘플 사이즈	BoNT-A 용량 · 주사 부위	재활치료	평가	평가 시점	결과
Wolf et al. 2012	RCT (vs 플라시보)	I : 13 C : 12	OnabotulinumtoxinA 최대 300 단위 wrist and finger muscles	1시간을 3분할한 세션을 주사 1개월 후부터 시작하여 12~16 세트 실시	MAS, ROM, WMFT, Stroke Impact Scale	1, 2, 3개월	MAS는 치료군에서 유의미한 개선을 확인했다. 치료군은 근위관절의 움직임에 관한 태스크를 달성했지만, 개입 전후와 대조군과의 비교에서는 유의미한 개선은 없었다.
Shaw et al. 2011, 2010	RCT(vs 재활치료만 시행)	I : 170 C : 162	AbobotulinumtoxinA 100 or 200 단위. 필요하면 3, 6, 9개월 후에 재투여, 부위 불명	1시간/일, 주 2회를 4주간 스트레칭, 가동영역 훈련, 과제지향형 훈련	MAS, MI, MVG, NHPT, ARAT, pain, BI	1, 3, 12개월	1개월 후에 대조군과 비교해서 MAS의 유의미한 개선을 확인했지만, ARAT의 유의미한 개선은 없었다. 또 치료군은 개입 전후로 근력은 1개월 후에, 손가락 위생과 착의 동작은 3개월 후에 개선이 확인되었다.
Meythaler et al. 2009	Crossover RCT (vs 플라시보) 12주 간격	21	BoNT-A 300 to 400 단위 부위불명	1시간을 1세션으로 하여 주 2회로 12주간	Ashworth Scale, ROM, Deep tendon reflexs score, Grip strength, Pain, MAL, KB-ADL, BI, MOS-36	6, 12, 24주	Ashworth Scale은 양 군 모두 6주후에 유의미한 감소를 확인, 12주 만에 원래대로 돌아왔다. 개입군에서 MAL 운동의 질만 개선되고, 사용 빈도는 개선 방향이었다.
Lim et al. 2008	RCT(vs 소염진통제)	I : 16 C : 13	OnabotulinumtoxinA 100 단위 EMG 유도하, 극하근, 견갑하근, 대흉근	최저2회/주, 6주간의 물리치료	MAS, ROM, FMA, Pain, Physician global rating scale	2, 6, 12주	MAS, FMA, Physician global rating에서 대조군과 비교하여 유의미한 개선의 차이는 없었다.
Suputtitada et al. 2005	RCT(vs 플라시보)	I : 45 (350U : 15, 500U : 15, 1000U : 5) C : 15	AbobotulinumtoxinA 350 or 500 or 1,000 단위 EMG 유도하 BB, FCU, FCR, FDP, FDS	3일/주, 6개월간, 스트레칭	MAS, ARAT, VAS, BI	2, 4, 6, 8, 16, 24주	ARAT는 500단위 주사군에서 8주 후에 가장 큰 개선이 있었다. 1,000단위에서는, 과도한 근력의 저하와 ARAT, BI의 저하가 생겼다.

BB: 상완이두근(biceps brachii), ECR: 요측수근신근(extensor carpi radialis), ECU: 척측수근신근(extensor carpi ulnaris), FCR: 요측수근굴근(flexor carpi radialis), FCU: 척측수근(flexor carpi ulnaris) , FDP: 심지굴근(flexor digitorum profundus) 천지굴근(flexor digitorum supferficilis) , FPB: 단모지굴근(flexor pollicis brevis), FPL : 장모지굴근(flexor pollicis longus), PL : 장장근(palmaris longus)

ARAT : Action Research Arm Test, ArmA : the Arm Activity Measure, BI : Barthel Index, EQ-VAS : EuroQol-Visual Analogue Scale, EQ-5D : the Euro-Quality of Life, FIM : Functional Independence Measure, FMA : the Fugl-Meyer Assessment, FMAS : Functional Motor Assessment Scale, FSS : Fatigue Severity Scale, GAS : goal attainment scaling, KB-ADL : Klein Bell Activity of Daily Living Scale, MAL : Motor Activity Log, MI : Motricity Index, MVG : maximum voluntary grip strength, NHPT : Nine Hole Peg Test, REPAS : resistance to passive movement scale, VAS : Visual Analogue Scale, WMFT : Wolf Motor Function Test

표3 상지에 대한 그 외 병용 요법에 관한 보고

	연구 디자인	샘플 사이즈	BoNT-A 용량 · 주사 부위	재활치료	평가	평가 시점	결과
전기자극(ES), 기능적 전기자극(FES)							
Lannin et al. 2020	RCT (BoNT-A+운동요법(ES) vs BoNT-A+핸드아웃 배포)	I : 69 C : 71	OnabotulinumtoxinA 600 단위 FDS, FDP, ED, EDM, FPL, FCR, FCU, PL, ECRL, ECRB, ECU	석고고정(cast)과 ES에 저항운동 훈련을 가한 독자적인 훈련 방법 60분/일을 주 7일간, 10주간	Tardieu Scale, Box and Block test, ROM, GAS, MCV, CBS, EQ-5D	3개월	경직의 개선을 인정하지만, 그 외의 상지기능 평가를 포함하여 대조군과 비교하여 유의미한 개선은 없었다.
Weber et al. 2010	RCT (BoNT-A+FES+재활 치료 vs BoNT-A + 재활 치료	I : 10 C : 13	OnabotulinumtoxinA PrT, FCR, FCU, FDS, FDP, FPL 용량 불명	재택 훈련 방식에 의한 1시간의 FES와 1시간의 과제 연습을 12주간.	MAL, ARAT, MAL-Self-Report	6, 12주	MAL, ARAT 모두 6주까지 큰 개선을 보여, 12주까지 유지되는 경향이 있었지만, 두 집단 사이에 유의미한 차이는 없었다.
로봇							
Gandolfi et al. 2019	RCT (BoNT-A+로봇 훈련 vs BoNT-A+통상 재활치료)	I : 16 C : 16	OnabotulinumtoxinA, AbobotulinumtoxinA, and IncobotulinumtoxinA중 어는 것 US 유도하 용량 주사 부위 불명	Armotion (45분/1세션, 2세션/주를 5주간)	MAS, FMA, MRC	5주	MAS, FMA는 대조군과 비교하여 유의미한 개선은 확인되지는 않았다. 그러나 치료군에서 유의미한 어깨 외전(abduction), 외회전(external rotation), 팔꿈치 굴곡의 근력의 향상을 확인했다.
Pennati et al. 2015	RCT (BoNT-A+로봇 훈련 vs 로봇 훈련만 시행)	I : 7 C : 8	AbobotulinumtoxinA ES유도하 대흉근, BB, TB, FCU, FDS, FDP, FPL 용량 불명	ReoGo system (10세션 60분, 2, 3회/주)	MAS, FMA, Box&Block test, FIM, Euro-Qol	12주	MAS가 치료군에서 개선되는 경향이 있었다. FMA는 두 군 모두 유의미한 개선을 확인, Box & Block test에서는 대조군에 개선이 확인되었다.

	연구 디자인	샘플 사이즈	BoNT-A 용량 · 주사 부위	재활치료	평가	평가 시점	결과
탄성스타킹							
Giray et al. 2020	RCT (BoNT-A+탄성 스타킹+재활치료 vs BoNT-A+재활치료)	I : 10 C : 10	OnabotulinumtoxinA US+ES 유도하 BB (60 IU), 상완근(50 IU), PrT(30 IU), FCR(30 IU), FCU (30 IU), FDS (30 IU), FDP (30 IU), FPL (20 IU), and PrQ(20 IU)	치료군 : 재활치료와 더불어 탄성 스타킹 장착(8시간/일, 5일간/주, 3주간)	MAS, FMA, Box &Block test, Motricity Index Upper Limb	3주, 3개월	치료군에서는, MAS(팔꿈치 회내pronation, 모지굴곡thumb flexion), FMA, Motricity Index Upper Limb은 3주간 치료 후 3개월에 유의미한 개선을 확인, MAS(손목 관절, 수자)에서 3주 후에 유의미한 개선을 확인했다. 그러나 모든 항목에서 대조군과 비교하여 유의한 개선은 없었다.
CI 요법							
Nasb et al. 2019	RCT (BoNT-A+CI vs BoNT-A+고빈도 재활치료)	I : 32 C : 32	OnabotulinumtoxinA US 유도하 BB(200단위)FCR, FCU, FDS, FDP各 150단위 총량 불명	치료군, 대조군 모두 1시간/일, 6회/주, 4주간	MAS, FMA, BI	4주	치료군, 대조군 모두 모든 항목에서 개입 전후로 유의한 개선을 확인했다. FMA에서는, 치료군에서 대조군에 비해 유의미한 개선을 확인했다.
Sun et al. 2010	RCT (BoNT-A+CI vs BoNT-A+통상 재활치료)	I : 15 C : 16	OnabotulinumtoxinA EMG유도하 용량 주사부위 불명	2시간/일, 3일/주, 3개월간	MAS, MAL, ARAT	3, 6개월	치료군에서는 팔꿈치, 손목 관절, 손가락의 경직과 상지의 실용성, 운동 기능의 향상이 대조군과 비교하여 확인되었다.

BB: 상완이두근(Biceps brachii), ED: 총지신근(extensor digitorum), EDM: 새끼 손가락신근(extensor digiti minimi) , ECRL: 장요측수근신근(extensor carpi radialis longus), ECRB: 단요측수근신근(extensor carpi radialis brevis), ECU: 척측수근신근(extensor carpi ulnaris), FCR: 요측수근굴근(flexor carpi radialis), FCU: 척측수근굴근(flexor carpi ulnaris), FDP: 심지굴근(flexor digitorum profundus), FDS: 천지굴근(flexor digitorum superficialis), FPL: 장모지굴근(flexor pollicis longus), PL: 장장근(palmaris longus). PrT : 원회내근(pronator teres). PrQ: 방형회내근(pronator quadratus) . TB: 상완삼두박근(triceps) (triceps), I: 실험군, C: 대조군
ARAT: Action Research Arm Test, BI: Barthel Index, CBS : Carer Burden Scale, EQ-5D: EuroQual-5D, FIM : Functional Independence Measure, GAS: goal attainment scaling, MAL: Motor Activity Log, MRC: Medical Research Council, MVC : maximal voluntary contraction (최대 능동 수축), ROM : Range of Motion(관절 가동 영역)

을 확인했다는 보고는 없었다.

재활치료에 있어서는 개입 빈도나 기간은 다양했다. 내용으로서는 자가 훈련지도, 과제 지향형 훈련, 방문 훈련 등이었다. Wallace 등이 주사 근육의 스트레칭 뿐만 아니라, 길항근인 신근(extensor muscle)의 근력 강화에 특화하여 훈련을 실시하고 있는 것은 흥미 깊다[7].

추출된 7편의 연구는 평가항목이나 평가의 시점에 대하여도 일관성이 없어서, 향후의 검토 과제라고 생각된다.

2) 전기자극(ES), 기능적 전기자극(FES)의 병용

RCT로 한정하면, 2개의 보고가 확인되어졌다. Lannin 등은 신경자극 뿐만 아니라 석고 고정과 저항운동 훈련을 더해, 독자적인의 훈련방법을 실시하고 있었다[18]. Weber 등은 재택 훈련을 기반으로 FES를 더해 훈련 방법을 실시하고 있었다. 그러나 어느 보고에 있어서도, 대조군과 비교하여 유의미한 상지기능의 향상이 확인되지 않았다.

3) 로봇 등의 병용

로봇 지원시스템을 병용한 RCT는 2개 확인되었다. Gandolfi 등은 대조군으로서 BONT-A+통상 재활치료를 선택하고, Pennati 등은 로봇 훈련만을 선택하고 있었다. 즉, BONT-A의 주사는 대조군에서 실시하고 있지 않았다[20,21]. 두 연구 모두 치료군에서의 개입 전후로 경직과 FMA의 유의미한 개선을 확인했다고 한다. 그러나, 대조군과의 차이는 인정되지 않으며, Pennati 등의 보고에서는 Box & Block test에서 대조군보다 개선이 확인되는 결과가 되어 있었다.

4) Constraint induced movement therapy(CI) 요법의 병용

CI요법를 BONT-A+통상 재활 치료를 병용한 RCT의 보고는 2개 확인되었다[23,24]. 두 연구 모두 치료군에서는 경직의 개선과 더불어 상지기능의 향상이 대조군과 비교하여 유의미하게 확인되고 있다.

3 하지 경직에 대한 재활치료 문헌 고찰

1) 재활치료의 병용

표 4에 하지에 대한 BONT-A와 재활치료의 병용 요법에 관한 RCT를 제시한다[25-29]. 한 편의 논문을 제외하고, 대조군과 비교하여 특정 보행 능력의 향상이 확인되고 있다고 한다.

Munari 등의 논문은 앞쪽 방향으로 나아가는 통상의 트레드밀과 후진의 트레드밀에 대해 비교하고 있는 흥미로운 보고이다[25]. Ding 등은 BONT-A와 재활 치료의 병용에 더해, 보조기 요법을 추가하고 있다. 결고로서 보조기 요법을 추가한 군은 3개월 후에 CSI, BBS, FMA, FIM의 개선이 확인되었으며, 보행능력이 유지되고 있었다[27]. 평가시점이나 훈련 빈도에 대해서는 각 연구 마다 달랐다. 한편, 주사 부위 불명의 1편 논문을 제외한 5편 중 4편은 주로 하퇴삼두근에 대한 주사였다.

하지에 관한 보고에서는 Foley 등에 의한 보행속도에 대해 검증한 체계적 고찰(systematic review)에서 보행속도는 0.044m/s 증가하며, effect size는 0.193(95% CI: 0.033-0.353)였다고 한다[30]. 하지에 대한 재

표4 하지에 대한 BONT-A와 병용 재활 치료의 보고

	연구 디자인	샘플 사이즈	BoNT-A 용량 · 주사 부위	재활치료	평가	평가 시점	결과
Munari et al. 2020	RCT(backward treadmill training vs forward treadmill training)	I : 7 C : 11	OnabotulinumtoxinA 225단위 US유도하 G, S	트레드밀 보행훈련 (40분 / 일 , 3일 / 주 , 4주간)	MAS, 10MWT, 정적 균형, 보행 해석	4주	치료군, 대조군 모두 개입 전후에서 MAS, 보행능력의 유의미한 개선을 확인했다. 10MWT, 정적 균형 능력에서 치료군에서, 대조군과 비교하여 유의미한 개선을 확인했다.
Roche et al. 2015	RCT (vs BoNT-A 만)	I : 19 C : 16	OnabotulinumtoxinA ES유도하 대전근, RF, 대퇴근막장근, 햄스트링스, G, S, FDB, FDL 용량 불명	각 10분마다 3개로 구성된 재택 자가 훈련 프로그램을 4주, 스트레칭, 과제 지향형 훈련	MAS, the ABILOCO Scale, 10MWT, 6MWT, TUG, MRC, 계단 테스트	1개월	치료군은 대조군과 비교하여, 보행 속도, 6MWT, 계단 테스트에서 유의미한 개선이 확인되었다.
Ding et al. 2015	RCT (BoNT-A+AFO+재활치료 vs BoNT-A+재활치료 vs 재활치료만)	I : 33 C : 各35	BoNT-A US유도하 용량, 주사부위 불명	보바스 훈련, 가동영역 훈련, 보행연습, 일상동작수행 훈련	CSI, FMA, BBS, FIM	1, 3, 6개월	1개월 후에는 치료군과 BONT-A에 재활 치료를 병용한 군에서 CSI, BBS, FMA, FIM의 유의미한 개선이 확인되었다. 3개월 후에는 치료군에서 CSI, BBS, FMA, FIM에서 다른 군과 비교하여 유의미한 개선이 확인되었다.
Tao et al. 2015	RCT (vs 플라시보)	I : 11 C : 12	BoNT-A 200단위 유도하 G, S, TP	보행 훈련, 운동 재교육 훈련(매일 45분), 작업 요법(매일 30분)	MAS, ROM, FMA, 10MWT, FRT, TUG	2주, 3개월	개입 전후에 MAS, 관절가동범위, 그 외 모든 운동기능 평가의 개선을 확인했다. 그러나 개입 3개월 시점에서는 FRT만 유지되고 있었다.
Burbaud et al. 1996	cross over RCT (vs 플라시보)	I : 10 C : 13	AbobotulinumtoxinA 1000단위 EMG유도하 G, S, TP, FDL	물리치료	MAS, FMA, 보행 속도	30, 90, 120일	MAS의 개선으로 인정하였으나 보행 속도는 미미하여 유의한 개선은 없었다.

FDB : 단지굴근(flexor digitorum brevis), FDL : 장지굴근(flexor digitorum longus), FHL : 장모지굴근(flexor hallucis longus), G : 비복근(gastrocnemius), S : 가자미근(soleus), TP : 후경골근(tibialis posterior) I : 실험군, C : 대조군

BBS : Berg Balance Scale, CSI : Clinic Spasticity Influx, FMA : Fugl-Meyer Assessment, FRT : Functional Reach Test, MRC : Medical Research Council scale, ROM : Range of Motion(관절 가동 영역), TUG : Timed Up and Go test

활치료의 유효성에 대해서는 특히 평가가 어렵다고 생각한다. 보조기의 유무, 보행 패턴, 보행 보조 기구의 사용 유무, 그리고 환자 자신이 보행 시에 건 측과의 차이를 체감하므로, 일괄적으로 보행속도만으로 그 유효성을 증명하는 것을 하지 못할 가능성이 있다.

우리가 실시한 여러 번의 BONT-A와 입원 집중적 재활치료 보고에서는, 보행능력의 유지뿐만 아니라, 보조기의 변경이 가능해져, 보장구 사용자 중 33.3%에서, 최종적으로 보조기 제거가 가능해졌다[31]. 흥미로운 점은 보조기를 제거한 사람 모두가 전방보행 패턴이었던 것이다. 즉, 경직의 치료에 한정할 것이 아니라 뇌졸중 환자의 마비의 개선은 얼마나 통상 보행에 접근할 수 있는지가 중요하다는 것을 뒷받침하는 것이었다. 따라서, 보행 시 표면 근전도나 동작 분석 등을 이용하여, 개개의 환자의 개입 전후의 차이를 파악하는 것도 중요하다고 할 수 있다[32].

2) 전기자극(ES), 기능적 전기자극(FES)의 병용

전기자극나 FES를 병용한 보고는 세 편이었다(이 중 한 편은 년대가 다르지만, 같은 내용이라고 판단했다)(표 5)[33-36]. 모든 연구에 있어서, 개입군에서는 개입 전후로 어떠하든 개선이 확인되었다고 하고 있다. Baricich 등은 주사할 근육에 대한 전기자극 뿐만 아니라, 길항근인 전경골근(tibialis anterior)에 대한 전기자극도 병용하고 있다[33].

3) 로봇의 병용

로봇의 병용에 관한 보고는 두 개였다(표 5)[37,38]. Erbil 등의 보고에서는 치료군과 대조군 모두 경직과 보행기능의 유의미한 개선을 확인했을 뿐만 아니라, 치료군에서는 정적 균형, 동적 균형의 개선이 확인되고 있다는 것이 흥미롭다[37]. 또, Picelli 등의 보고에서는 치료군에서는 경직뿐만 아니라, 6MWT의 유의미한 개선이 확인되었다. 뇌졸중 편마비 환자에 대한 로봇기술을 병용한 재활치료의 보고는 최근 증가하고 있으며, 또, 앞으로의 추가 보고가 기다려진다.

4) 테이핑, 석고고정(캐스트)의 병용

테이핑과 석고고정과 스트레칭의 3군을 비교한 보고와, 테이핑의 유용성을 검토한 논문 총 2편이 있으며, 전자에서 대조군과 비교하여 유의미한 개선이 있었다고 한다(표 5)[39,40]. 덧붙여, 치료군에서는 대조군(스트레칭)과 비교하여 경직, 보행능력의 개선이 장기간 유지되었다고 하고 있다. 이것은 전술한 Ding 등의 보조기를 병용한 보고와 유사한 결과라 말할 수 있다.

4 경직에 대한 체외충격파 치료(ESWT)의 문헌 고찰

근래 경직에 대한 새로운 물리요법으로 주목받고 있는 것이 체외충격파 치료(extracorporeal shock wave therapy: ESWT)이다. 경직에 대한 ESWT의 효과에 관해서, 그 기전은 아직 불분명한 점이 많다. 몇몇 가설에서는, ① ESWT에 의한 새로운 신경근 접합부의 형성에 관여하는 일산화질소 합성 유도 관여, ② ESWT에 의한 연속적 혹은 간헐적인 압력에 의한 운동뉴런의 흥분성 저하, ③ ESWT에 의한 신경근 접합부에서의 아세틸콜린 수용체 감소와 이에 따른 신경근 전달

표5 하지에 대한 기타 병용 요법에 관한 보고

	연구 디자인	샘플 사이즈	BoNT-A 용량 · 주사 부위	재활치료	평가	평가 시점	결과
전기자극(ES), 기능적 전기자극(FES)							
Baricich et al. 2019	RCT (BoNT-A+주사근 자극+길항근 자극 VS BoTA-A+주사근 자극	I : 15 C : 15	OnabotulinumtoxinA US 유도하 G(내외측 각각 50단위), S(120단위)	I: 주사근과 전경골근(tibialis anterior)으로의 전기자극치료(ES) C: 주사근에 대한 신경자극 1세션 60분을 5일간 연속, 그 이외에 60분의 물리치료(근력강화, 스트레칭, 보행 훈련)	MAS, 10MWT, ROM, MRC, 2MWT	10일, 20일, 90일	두 군 모두 10일, 20일, 90일 후에 유의미한 MAS 감소 및 관절가동범위 개선을 확인했다. 90일과 20일 간에서 두 군 모두 10MWT, 2MWT의 유의미한 개선을 확인했다. 그러나 전경골근의 근력을 포함하여 두 군에 유의미한 개선의 차이는 없었다.
Fujita et al. 2018	Non-RCT (vs BoNT-A만)	I : 17(ES) C : 18	OnabotulinumtoxinA 300 단위 US 유도하 G, S, TP, FDL, FPL	1일 2회, 1시간 세션의 물리치료를 2주간, 스트레칭, 저항 훈련, 저빈도전기자극, 바이오피드백, 보행 훈련	MAS, Clonus score, ROM, 보행속도	2주	치료군은 보행속도의 유의미한 개선을 확인, 부하반응 중의 대퇴이두근의 활동과 무릎관절의 공동 활동과 유각기전기(preswing)의 전경골근의 근활동이 증가하였다. 한편, 유각기의 가자미근과 대퇴직근의 근활동은 2주간 후에 감소했다.
Johnson et al. 2002, 2004	RCT (BoNT-A+FES+재활치료 vs BoNT-A+재활치료 만)	I : 10 C : 8	AbobotulinumtoxinA 800 단위 EMG 유도하 G, TP	2, 3세션/주간 외래	보행속도, PCI, The Rivermead Motor Assessment, SF-36	2, 4, 6, 8, 12주	치료군에서는, 대조군과 비교하여 보행속도의 상승 경향이 확인되었지만 유의미한 차이는 아니었다.
로봇							
Erbil et al. 2018	RCT (BoNT-A+로봇+재활 치료 vs BoNT-A +재활 치료)	I : 32 C : 16	BoNT-A ES 유도하 용량 주사부위불명	30분의 RoboGait®(robot-assisted training)와 60분의 물리 치료, 대조군은 90분의 물리치료 3주간	MAS, Tardieu Scale, TUG, BBS, Rivermead Visual Gait Assessment	6, 12주	두개 군에서 경직, 균형, 보행기능의 유의미한 개선이 확인되었다. 6주, 12주 후에는, TUG, BBS, Rivermead Visual Gait Assessment로 대조군과 비교하여 유의미한 개선이 확인되었다.

	연구 디자인	샘플 사이즈	BoNT-A 용량 · 주사 부위	재활치료	평가	평가 시점	결과
Picelli et al. 2016	RCT (vs BoNT-A만)	I : 11 C : 11	AbobotulinumtoxinA 750 단위 US 유도하 G, S	Robot-assisted training (30분, 5일간), 모든 환자에서 주사 후 60분의 전기자극을 실시	MAS, Tardieu Scale, 6MWT	1개월	1개월 후의 발목 관절의 MAS, Tardieu Scale은 두 군 간에 유의미한 차이는 없었다. 그러나 6MWT에서 대조군과 비교하여 치료군에 유의미한 차이가 확인되었다.
테이핑 · 캐스팅							
Carda et al. 2011	RCT (vs 재활치료만 시행)	테이핑 : 24, 캐스팅 : 27, 스트레칭 : 18	IncobotulinumtoxinA 50~140 단위 ES 유도하 G, S	30분의 보행 훈련과 20분의 발목 관절의 스트레칭을 1주간	MAS, ROM, 6MWT, 10MWT, Functional Ambulation Categories	20, 90일	대조군과 비교하여 치료군에서 MAS, 보행능력은 개선되는 경향이며, 장기간 지속되었다.
Karadag-Saygi et al. 2010	RCT (BoNT-A+테이핑 vs BoNT-A+효과가 없는 데이핑)	I : 10 C : 10	OnabotulinumtoxinA 150~200 단위 ES 유도하 G	재택 프로그램에 의한 스트레칭과 능동가동영역 훈련, 20분/일, 2회/주, 4주간	MAS, ROM, 보행 속도, 보폭	2주, 1, 3, 6개월	두 군 모두 모든 평가항목에서 개선이 확인되었다. 관절가동범위는 대조군에서 유의미한 개선이 있고, 그 외의 평가에 대해서는 유의미한 차이는 없었다.

FDL: 장지굴근(flexor digitorum longus), FHL: 장모지굴근(flexor hallucis longus), G: 비복근(gastrocnemius), S: 가자미근(soleus), TP: 후경골근(tibialis posterior)
I: 실험군, C: 내조군
BBS : Berg Balance Scale, MRC : Medical Research Council, ROM: Range of Motion(관절 가동 영역), PCI: Physiological Cost Index, TUG: Timed Up and Go test,
2MWT : 2분간 보행검사, 6MWT : 6분간 보행 검사

의 저해가 관여한다는 것이 시사되고 있다.

2021년 보고된 뇌졸중 환자를 대상으로 한 ESWT의 경직에 대한 효과와 안전성에 관한 체계적 고찰에 의하면, 상지를 대상으로 한 것이 11건, 하지를 대상으로 한 것이 10건, 상 · 하지를 대상으로 한 것은 1건 보고되고 있다[41]. 그 모든 연구에서 경직의 개선 효과가 보고되며, 명백한 유해 현상이 없었다고 한다. 또 일부의 연구에서는 상지 FMA의 개선이나 보행속도, 동적 균형능력의 향상을 인정하고 있다.

BONT-A 요법과의 병용 요법에 관한 보고에서는 RCT에 의한 상지 경직을 대상으로 한 ESWT와 BONT-A의 경직의 감소에 대한 효과에 차이는 없었다고 한다[42]. Santamato 등은, 마찬가지로 RCT에 의한 상지를 대상으로 한 ESWT–BONT-A와 ES+BONT-A의 비교를 실시했다. 이에 따르면, ESWT군은 ES군과 비교하여, MAS와 VAS에서 유의미한 개선을 확인했다[43]. ESWT와 BONT-A는 모두 경직에 감소 효과가 있기 때문에, 그 효과를 보다 강화할 가능성이 시사된다.

그렇지만, 여러가지 ESWT에 관한 연구를 보면, 그 대상이 되는 대조군, 병용 재활치료의 유무나 BONT-A 병용 등의 관점에서, ESWT 단일 기기에 의한 상 · 하지기능에 대한 개선 효과에 관해서는 그 검증은 충분하지 않다. 향후에 더 많은 검증이 필요하다.

⑤ 뇌졸중 후 통증에 대한 보툴리눔 독소 요법의 문헌 고찰

뇌졸중 후 통증은 임상 상황에서 자주 접하게 된다. 통증이 있으면 그에 따른 부동이 생기고, 거기에 더하여 경직과 구축의 악화, 그리고 또 다른 통증의 추가 발생이라는 부정적인 연쇄에 빠지기 쉽다. 재활치료에 의한 개입은, 이런 부정적인 연쇄작용을 저해함으로써 통증 감소와 함께 기능의 향상으로 이어진다. 또한, 통상적인 재활치료와 함께 복합적인 접근법은 그 개선에 크게 기여할 가능성이 있을 것으로 짐작된다.

이런 가설에 근거하여, 몇 개의 논문에서는 뇌졸중 후에 생기는 통증의 경감을 목적으로 한 BONT-A에 의한 연구가 보고되고 있다. Chiu 등은 상지 견관절 주위의 통증에 대한 효과에 관한 메타분석을 보고하였다[44]. BONT-A투여군은 전체 17건의 논문 중 6건이 추출되어 있고, BONT-A 단체는 2건, BONT-A+ 재활치료 병용(통상 재활치료와 스트레칭)은 3건, BONT-A+transcutaneous electrical nerve stimulation(TENS)가 1건이었다. 이것들을 합한 BONT-A군과 플라시보 군, 신경차단 군, 스테로이드 관절내 주사군의 주사 4주 후의 비교 결과, 어느 쪽이든 BONT-A의 근육내 주사는 통증 경감에 유용하였으며, 또한 4주에서 24주 사이의 지속적 효과에 관련해서도 마찬가지로 가장 유용하다고 나타났다. 이들 BONT-A군 중 2건에 대해서는 FMA로 평가하고 있는데, 유의한 개선을 보이지 않았다. 한편, 상 · 하지 동시에 BONT-A가 주사된 2개의 보고에 의

하면, 어느 보고에서도 주사 후의 통증의 경감과 그 효과의 지속이 있었다고 되어 있다[45,46]. 또한, 뇌졸중 발병 초기에 BONT-A의 주사 효과에 관한 메타분석에 의하면, 그 통증에 대한 효과는 대조군에 비해 0.58(95% CI: 1.34-0.18)로 통증 경감에 효과적이었다고 되어 있다[47].

이러한 많은 보고에서 BONT-A 단독, 혹은 재활치료를 병용한 것은 통증 경감에 크게 기여할 것임이 시사된다. 그러나, 하지에서의 통증만에 관한 보고가 없는 것, 또 통증의 경감에 의한 기능 향상을 확인했다고 하는 보고가 없으므로, 향후 더 많은 검증이 필요하다.

❻ 정리

BONT-A에 대한 재활치료의 병용 요법은, 통상적인 재활치료와 함께, 로봇 훈련이나 전기자극 등, 여러 가지 요법이 시도되고 있다. 또한 최근 논문에서는 BONT-A와 재활 치료를 병용함으로써 경직 개선과 동시에, 기능의 향상에 주목한 보고가 많아지고 있다. 상지의 신근군(extensor muscle group)에 특화된 재활치료의 병용이나, 하지에서의 후진의 후방 보행 훈련 등이 좋은 예이다.

상 · 하지 RCT에서의 병용 요법을 보면, 대조군의 설정이 BONT-A 뿐이거나 통상적인 재활치료이거나 하는 등, 연구에 따라 다양했다. 또 많은 연구가 경직의 평가에 MAS 또는 MTS를 이용하고 있었다. 그 외의 평가 방법은 상지기능에 대해서는 FMA(7개)가 가장 많은 연구에서 이용되었으며, 다음으로 ARAT(6편)이었다. 하지기능에 대해서는 10MWT가 가장 많이 이용되고, 보행속도, 6MWT도 복수의 연구에 사용되었다. 또한 정적균형, 동적균형을 평가한 보고도 가끔 눈에 띄었다.

BONT-A 투여 후 최초 평가 시점은 4주 후가 가장 많은 11편이고, 다음으로 6주 후가 6편이었다. 가장 장기간 평가한 보고에서는, 주사로부터 최장 9개월이었다[4]. 그 다음으로 장기간 평가한 보고는 주사로부터 6개월이었다[6,9,10,15,17,24,40].

BONT-A의 효과는 주사 10일 후부터 발생하여, 1개월 후에 최대로, 3개월 후에 감소된다고 되어 있지만, 재활치료를 병용함에 의한 상승효과로서, 경직 감소의 지속과 기능의 개선 등을 기대할 수 있을 것으로 짐작된다. 그렇기 때문에 주사 후 어느 시점에서 가장 효과를 확인할 것인가를 적절히 평가하는 것이 중요하다고 생각된다. 그러나 과거의 연구에서는 평가 시점이나 횟수에 편차가 보이기 때문에 보다 많은 연구가 요망된다.

문헌

1) Simpson DM, Gracies JM, Graham HK, et al: Therapeutics and Technology Assessment Subcommittee of the American Academy of Neurology. Assessment; Botulinum neurotoxin for the treatment of spasticity (an evidence-based review); report of the Therapeutics and Technology Assessment Subcommittee of the American Academy of Neurology. *Neurology* **70**: 1691-1698, 2008.
2) Hara T, Momosaki R, Niimi M, et al: Botulinum Toxin Therapy Combined with Rehabilitation for Stroke; A Systematic Review of Effect on Motor Function. *Toxins (Basel)* **11**: 707, 2019.
3) Amatya B, Cofré Lizama LE, Elmalik A, et al: Multidimensional evaluation of changes in limb function following botulinum toxin injection in persons with stroke. *NeuroRehabilitation* **45**: 67-78, 2019.
4) Prazeres A, Lira M, Aguiar P, et al: Efficacy of physical therapy associated with botulinum toxin type A on functional performance in post-stroke spasticity; A randomized, double-blinded, placebo-controlled trial.

Neurol Int **10**: 7385, 2018.
5) Hara T, Abo M, Hara H, et al: Effects of botulinum toxin A therapy and multidisciplinary rehabilitation on upper and lower limb spasticity in post-stroke patients. *Int J Neurosci* **127**: 469-478, 2018.
6) Demetrios M, Gorelik A, Louie J, et al: Outcomes of ambulatory rehabilitation programmes following botulinum toxin for spasticity in adults with stroke. *J Rehabil Med* **46**: 730-737, 2014.
7) Wallace AC, Talelli P, Crook L, et al: Exploratory Randomized Double-Blind Placebo-Controlled Trial of Botulinum Therapy on Grasp Release After Stroke (PrOMBiS). *Neurorehabil Neural Repair* **34**: 51-60, 2020.
8) Maulet T, Pouplin S, Bensmail D, et al: Self-rehabilitation combined with botulinum toxin to improve arm function in people with chronic stroke. A randomized controlled trial. *Ann Phys Rehabil Med* S1877-0657: 30199-8, 2020.
9) Devier D, Harnar J, Lopez L, et al: Rehabilitation plus OnabotulinumtoxinA Improves Motor Function over OnabotulinumtoxinA Alone in Post-Stroke Upper Limb Spasticity: A Single-Blind, Randomized Trial. *Toxins (Basel)* **9**: 216, 2017.
10) Rosales RL, Kong KH, Goh KJ, et al: Botulinum toxin injection for hypertonicity of the upper extremity within 12 weeks after stroke; a randomized controlled trial. *Neurorehabil Neural Repair* **26**: 812-821, 2012.
11) Hesse S, Mach H, Fröhlich S, et al: An early botulinum toxin A treatment in subacute stroke patients may prevent a disabling finger flexor stiffness six months later; a randomized controlled trial. *Clin Rehabil* **26**: 237-245, 2012.
12) Wolf SL, Milton SB, Reiss A, et al: Further assessment to determine the additive effect of botulinum toxin type A on an upper extremity exercise program to enhance function among individuals with chronic stroke but extensor capability. *Arch Phys Med Rehabil* **93**: 578-587, 2012.
13) Shaw LC, Price CI, van Wijck FM, et al: Botulinum Toxin for the Upper Limb after Stroke (BoTULS) Trial; effect on impairment, activity limitation, and pain. *Stroke* **42**: 1371-1379, 2011.
14) Shaw L, Rodgers H, Price C, et al: BoTULS; a multicentre randomised controlled trial to evaluate the clinical effectiveness and cost-effectiveness of treating upper limb spasticity due to stroke with botulinum toxin type A. *Health Technol Assess* **14**: 1-113, 2010.
15) Meythaler JM, Vogtle L, Brunner RC: A preliminary assessment of the benefits of the addition of botulinum toxin a to a conventional therapy program on the function of people with longstanding stroke. *Arch Phys Med Rehabil* **90**: 1453-1461, 2009.
16) Lim JY, Koh JH, Paik NJ: Intramuscular botulinum toxin-A reduces hemiplegic shoulder pain; a randomized, double-blind, comparative study versus intraarticular triamcinolone acetonide. *Stroke* **39**: 126-131, 2008.
17) Suputtitada A, Suwanwela NC: The lowest effective dose of botulinum A toxin in adult patients with upper limb spasticity. *Disabil Rehabil* **27**: 176-184, 2005.
18) Lannin NA, Ada L, English C, et al: Effect of Additional Rehabilitation After Botulinum Toxin-A on Upper Limb Activity in Chronic Stroke; The InTENSE Trial. *Stroke* **51**: 556-562, 2020.
19) Weber DJ, Skidmore ER, Niyonkuru C, et al: Cyclic functional electrical stimulation does not enhance gains in hand grasp function when used as an adjunct to onabotulinumtoxinA and task practice therapy; a single-blind, randomized controlled pilot study. *Arch Phys Med Rehabil* **91**: 679-686, 2010.
20) Gandolfi M, Valè N, Dimitrova EK, et al: Effectiveness of Robot-Assisted Upper Limb Training on Spasticity, Function and Muscle Activity in Chronic Stroke Patients Treated With Botulinum Toxin; A Randomized Single-Blinded Controlled Trial. *Front Neurol* **10**: 41, 2019.
21) Pennati GV, Da Re C, Messineo I, et al: How could robotic training and botolinum toxin be combined in chronic post stroke upper limb spasticity? A pilot study. *Eur J Phys Rehabil Med* **51**: 381-387, 2015.
22) Giray E, Gencer Atalay K, Eren N, et al: Effects of dynamic lycra orthosis as an adjunct to rehabilitation after botulinum toxin-A injection of the upper-limb in adults following stroke; A single-blinded randomized controlled pilot study. *Top Stroke Rehabil* **27**: 473-481, 2020.
23) Nasb M, Li Z, S A Youssef A, et al: Comparison of the effects of modified constraint-induced movement therapy and intensive conventional therapy with a botulinum-a toxin injection on upper limb motor function recovery in patients with stroke. *Libyan J Med* **14**: 1609304, 2019.
24) Sun SF, Hsu CW, Sun HP, et al: Combined botulinum toxin type A with modified constraint-induced movement therapy for chronic stroke patients with upper extremity spasticity; a randomized controlled study. *Neurorehabil Neural Repair* **24**: 34-41, 2010.
25) Munari D, Serina A, Disarò J, et al: Combined effects of backward treadmill training and botulinum toxin type A therapy on gait and balance in patients with chronic stroke; A pilot, single-blind, randomized controlled trial. *NeuroRehabilitation* **46**: 519-528, 2020.
26) Roche N, Zory R, Sauthier A, et al: Effect of rehabilitation and botulinum toxin injection on gait in chronic stroke patients; a randomized controlled study. *J Rehabil Med* **47**: 31-37, 2015.
27) Ding XD, Zhang GB, Chen HX, et al: Color Doppler ultrasound-guided botulinum toxin type A injection combined with an ankle foot brace for treating lower limb spasticity after a stroke. *Eur Rev Med Pharmacol Sci* **19**: 406-411, 2015.
28) Tao W, Yan D, Li JH, et al: Gait improvement by low-dose botulinum toxin A injection treatment of the lower limbs in subacute stroke patients. *J Phys Ther Sci* **27**: 759-762, 2015.
29) Burbaud P, Wiart L, Dubos JL, et al: A randomised, dou-

ble blind, placebo controlled trial of botulinum toxin in the treatment of spastic foot in hemiparetic patients. *J Neurol Neurosurg Psychiatry* **61**: 265-269, 1996.

30) Foley N, Murie-Fernandez M, Speechley M, et al: Does the treatment of spastic equinovarus deformity following stroke with botulinum toxin increase gait velocity? A systematic review and meta-analysis. *Eur J Neurol* **17**: 1419-1427, 2010.

31) Hara T, Abo M, Hara H, et al: The Effect of Repeated Botulinum Toxin A Therapy Combined with Intensive Rehabilitation on Lower Limb Spasticity in Post-Stroke Patients. *Toxins (Basel)* **10**: 349, 2018.

32) L Eduardo Cofré Lizama, Fary Khan, Mary P Galea, et al : Beyond speed: Gait changes after botulinum toxin injections in chronic stroke survivors (a systematic review). *Gait Posture* **70** : 389-396, 2019.

33) Baricich A, Picelli A, Carda S, et al: Electrical stimulation of antagonist muscles after botulinum toxin type A for post-stroke spastic equinus foot. A randomized single-blind pilot study. *Ann Phys Rehabil Med* **62**: 214-219, 2019.

34) Fujita K, Miaki H, Hori H, et al: How effective is physical therapy for gait muscle activity in hemiparetic patients who receive botulinum toxin injections? *Eur J Phys Rehabil Med* **55**: 8-18, 2019.

35) Johnson CA, Wood DE, Swain ID, et al: A pilot study to investigate the combined use of botulinum neurotoxin type a and functional electrical stimulation, with physiotherapy, in the treatment of spastic dropped foot in subacute stroke. *Artif Organs* **26**: 263-266, 2002.

36) Johnson CA, Burridge JH, Strike PW, et al: The effect of combined use of botulinum toxin type A and functional electric stimulation in the treatment of spastic drop foot after stroke; a preliminary investigation. *Arch Phys Med Rehabil* **85**: 902-909, 2004.

37) Erbil D, Tugba G, Murat TH, et al: Effects of robot-assisted gait training in chronic stroke patients treated by botulinum toxin-a; A pivotal study. *Physiother Res Int* **23**: e1718, 2018.

38) Picelli A, Bacciga M, Melotti C, et al: Combined effects of robot assisted gait training and botulinum toxin type A on spastic equinus foot in patients with chronic stroke; a pilot, single blind, randomized controlled trial. *Eur J Phys Rehabil Med* **52**: 759-766, 2016.

39) Carda S, Invernizzi M, Baricich A, et al: Casting, taping or stretching after botulinum toxin type A for spastic equinus foot; a single-blind randomized trial on adult stroke patients. *Clin Rehabil* **25**: 1119-1127, 2011.

40) Karadag-Saygi E, Cubukcu-Aydoseli K, Kablan N, et al: The role of kinesiotaping combined with botulinum toxin to reduce plantar flexors spasticity after stroke. *Top Stroke Rehabil* **17**: 318-322, 2010.

41) Opara J, Taradaj J, Walewicz K, et al: The Current State of Knowledge on the Clinical and Methodological Aspects of Extracorporeal Shock Waves Therapy in the Management of Post-Stroke Spasticity-Overview of 20 Years of Experiences. *J Clin Med* **10**: 261, 2021.

42) Wu YT, Yu HK, Chen LR, et al: Extracorporeal Shock Waves Versus Botulinum Toxin Type A in the Treatment of Poststroke Upper Limb Spasticity; A Randomized Noninferiority Trial. *Arch Phys Med Rehabil* **99**: 2143-2150, 2018.

43) Santamato A, Notarnicola A, Panza F, et al: SBOTE study; extracorporeal shock wave therapy versus electrical stimulation after botulinum toxin type a injection for post-stroke spasticity-a prospective randomized trial. *Ultrasound Med Biol* **39**: 283-291, 2013.

44) Chiu YH, Chang KV, Wu WT, et al: Comparative Effectiveness of Injection Therapies for Hemiplegic Shoulder Pain in Stroke; A Systematic Review and Network Meta-Analysis. *Pharmaceuticals (Basel)* **14**: 788, 2021.

45) Santamato A, Panza F, Ranieri M, et al:Efficacy and safety of higher doses of botulinum toxin type A NT 201 free from complexing proteins in the upper and lower limb spasticity after stroke. *J Neural Transm (Vienna)* **120**: 469-476, 2013.

46) Wissel J, Ganapathy V, Ward AB, et al: OnabotulinumtoxinA Improves Pain in Patients With Post-Stroke Spasticity; Findings From a Randomized, Double-Blind, Placebo-Controlled Trial. *J Pain Symptom Manage* **52**: 17-26, 2016.

47) Rosales RL, Efendy F, Teleg ES, et al: Botulinum toxin as early intervention for spasticity after stroke or non-progressive brain lesion; A meta-analysis. *J Neurol Sci* **371**: 6-14, 2016.

제 4 장

하지에 대한 보툴리눔 독소 요법

4-1

보툴리눔 독소 요법에 있어서의 물리치료

타카하시 타다시(高橋忠志)

뇌졸중 후의 경직에 대한 보툴리눔 독소 요법에서 물리치료를 병용하는 것은 지금까지 기술되어 왔듯이 반드시 필요하다. 보툴리눔 독소 요법에 사용하는 BONT-A의 약물 특성을 충분히 이해한 후에 환자의 요구를 고려하여 물리치료를 실시하는 것은 중요하지만, 실제로 하지 경직에 대한 BONT-A와 재활치료의 병용에 관한 고찰[1)]에서 채용된 논문은 겨우 근거가 7개이며, 아직 증거가 많지 않다. BONT-A와 재활치료의 문헌 고찰은 3장에 자세히 나와 있다.

경직은 여러 가지 병태가 복잡하게 얽혀 있고, 근육의 과도한 활동이나 점탄성(visco-elasticity) 증가로 인해 이상 자세를 보인다. 때문에 하지 경직에 대한 BONT-A 주사시 효과적인 물리치료를 실시하기 위해서는 경직의 병태를 파악하기 위한 적절한 평가를 실시하고, 그것에 근거한 물리치료를 실시해 나가는 것이 중요하다. 상지 경직에 대해서는 제5장에 기술되어 있지만, 여기서는 실제 임상에서의 하지 경직에 대한 보툴리눔 독소 요법에 병용하는 구체적인 물리치료에 대해 기술한다.

보툴리눔 독소 요법에 병용하는 물리치료는, 아래 세 가지로 나누어 이해할 필요가 있다. 첫째는 '주사 전의 물리치료 평가', 둘째는 '주사 직후(주사~24시간 이내) 물리치료 [제2장의 '주사 직후 재활 치료' 항(p.135) 참조]', 세째는 '주사 후 24시간 이후의 물리치료요법'이다. 또한 보툴리눔 독소 요법은 1회 주사로 완결되는 경우는 드물고, 여러 번 투여하여 효과를 발휘할 것이라고 밝혀졌기 때문에, **그림 1**과 같은 다양한 과정을 염두에 두고 물리치료를 실시하는 것이 중요하다.

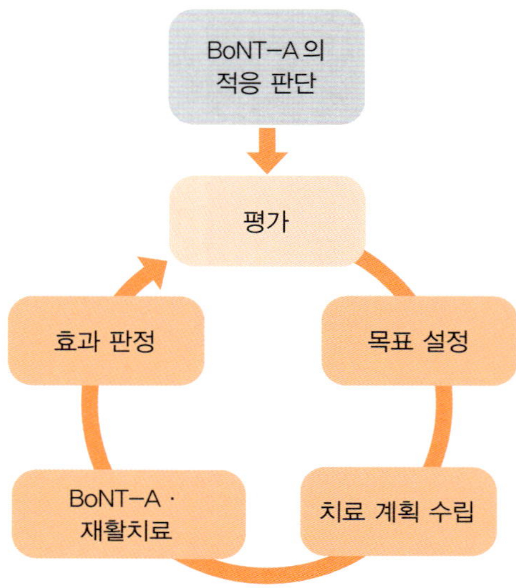

그림 1 보툴리눔 독소 요법의 치료 알고리즘

❶ 평가와 주사근육의 선택

1) 정적 평가와 동적 평가

Lance[2]에 의한 경직의 정의는 '상위운동신경 증후군의 한 요소이며, 신장반사(stretch reflex) 항진의 결과로 발생하는 건반사 항진 및 긴장성 신장반사(근긴장)의 속도 의존적 증가를 특징으로 하는 운동장애이다'라고 되어 있다.

그러나 Lance의 정의는 안정시 수동운동에서 근육의 저항성을 기술하고 있으며, 실지 임상에서 이 협의의 의미의 경직만을 보고 있는 것은 아니다. 상기에 더하여 근육 자체의 점탄성이나 동작시의 근긴장 항진, 또 낙상의 공포감 등의 심리적 요인들도 근긴장 항진에 관여한다. 또한 보툴리눔 독소 요법을 실시하는 환자의 배경은 병변이나 중증도, 발병 이후 경과 년수 등이 다양하다. 실제 임상의 뇌졸중후 경직은 **그림 2**에 나타낸 3가지 요소가 복합적으로 겹쳐 출현하는 것으로 생각되며, 보툴리눔 독소 요법을 실시할 때는 어떤 요소가 강하고, 그 경직이 BONT-A로 개선되는 병태인지, 또 운동요법이나 물리요법 등 치료로 개선되는 병태인가를 판별할 필요가 있다.

경직의 3요소를 토대로 하여 경직의 평가를 **표 1**에 정리했다. 또, 경직의 평가 뿐만 아니라, 경직이 어떻게 증후나 장애에 영향을 미치고 있는지 파악하기 위한 평가(**표 2**)를 행하는 것도 중요하다.

주사 근육의 평가에서는 안정시에 근긴장의 항진이 확인되지 않아도, 서있거나 보행시에 근긴장 항진이 나타나는 경우(**그림 3**)는 많이 경험하는 것이므로, 안정시와 동작시 경직을 평가할 필요가 있다.

특히, 동작을 보는 것에 뛰어난 물리치료사가 동작시의 근긴장을 평가하는 것은 보툴리눔 독소 요법에서 중요하다.

그러나 동작시의 근긴장을 적절히 평가하는 일은 간단하지 않으며, Roche 등[5]은 보행 등의 동작시의 근육 과활동은 3차원 동작분석이나 표면 근전도 등 동적인 상태에서 객관적인 수단을 이용하여 평가되어야 한다고 하고 있다. 또, BONT-A에 의한 보행 변화에 대한 체계적 고찰[6]에서는 보행속도 등의 임상적 변화가 일어나지 않더라도 표면 근전도

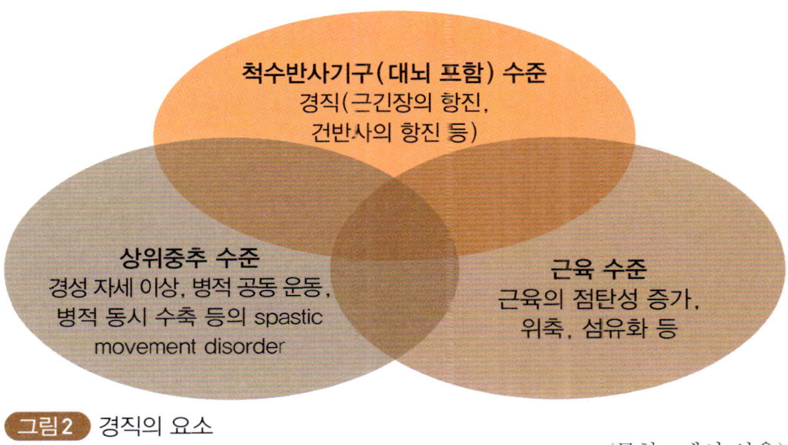

그림 2 경직의 요소

(문헌 3 에서 인용)

표 1 경직의 평가

	경직의 의한 증상	평가지표
정적 평가	• 경직 근긴장의 항진 건반사의 항진 신장반사의 다른 근육으로 파급 간대성 경련(clonus)	• MAS • MTS • 간대성 경련 점수 • 건반사등
	• 근위축, 점탄성 증가, 섬유화	• 관절가동역 • 사지둘레 • 근량측정 • 초음파검사
동적 평가	• 경성자세이상 • 병적공동운동 • 병적동시수축	• 동작관찰 • 표면근전도검사 • 3차원동작분석

(문헌 3에서 인용)

표 2 하지 경직이 증후 · 장애에 미치는 영향을 파악하기 위한 평가항목

항목	증후 · 장애	평가 항목
심신기능	운동기능장애	FMA, BRS
	근력	MMT, HHD, 악력
	통증	VAS, NRS
	감각장애	감각장애
활동	균형장애	FBS, (Mini)BESTest, TUG, FR
	보행장애	10 m 보행 검사, 6 분간 보행 검사
	ADL · IADL	BI, FIM, 노후 활동 능력 지표
	신체활동량	신체활동량계
	생활공간	LSA
기타	정동평가(전도 공포감 등)	MFES
	간병 부담	CBS

MMT : Manual Muscle Test(도수 근력 검사), HHD : Hand Held Dynamometer, VAS : Visual Analogue Scale, NRS : Numerical Rating Scale, FBS : Functional Balance Scale, TUG : Timed Up and Go test, FR : Functional Reach Test, BI : Barthel Index, LSA : Life Space Assessment, MFES : Modified Falls Efficacy Scale. CBS : Caregiver Burden Scale(간병인 부담 평가 척도), FIM : Functional Independence Measure

나 3차원 동작분석 등에서 개선되고 있는 것이 밝혀져, 보행장애에 대한 BONT-A의 성과 지표로서, 보행속도 뿐만 아니라 표면 근전도나 3차원 동작분석 등에서의 보행 평가를 실시하는 것이 BONT-A의 효과 판정에도 도움이 된다고 보고하고 있다.

근전도 기계는 경직 평가 이외에 근력 평가나 근전도 바이오피드백 등에도 응용할 수 있고, 최근 저렴한 표면 근전도 기계가 발매되고 있으므로, 병원에 도입이 용이하다고 생

각한다. 이러한 점에서, 동작시 이상근긴장을 평가하는 데 있어서는 표면 근전도(**그림 4**)가 유용하다. 또 표면 근전도는 간대성경련등의 정적 평가(**그림 5**)에도 이용할 수 있다.

그러나, 표면 근전도에서의 평가는 어느 정도의 한계가 있다. 그것은 평가할 근육이 표면이어야 할 것, 전극의 크기 관계로 너무 세시한 근육은 측정이 곤란한 것, 크로스토크 등에 관련된 문제이다. BONT-A 주사 전의 물리치료 평가에서는 MAS나 관절 가동영역 등의 정적 평가와 동작 관찰, 표면 근전도 등의 동적 평가를 조합하여 실시하는 것이 중

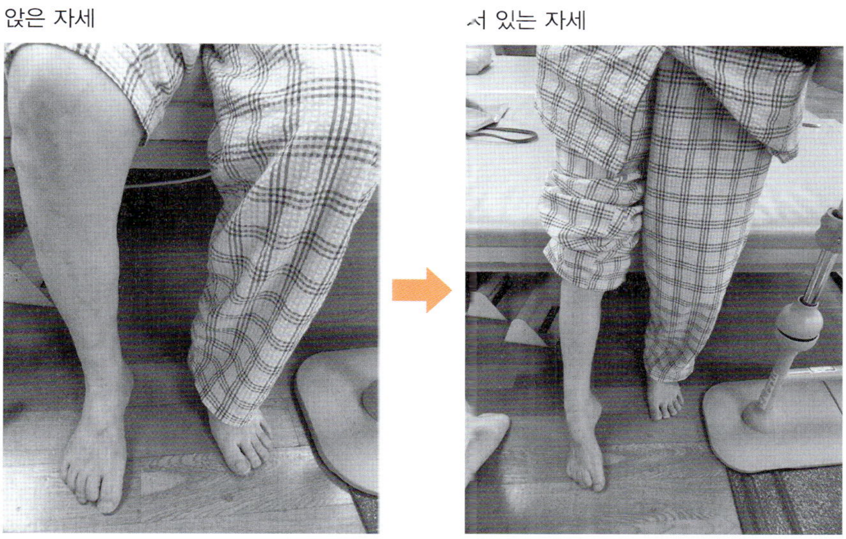

그림3 동작시의 근긴장 항진

안정시 근긴장의 항진이 나타나지 않더라도, 동작시 근긴장의 항진이 확인되는 수가 있다.
(문헌 4에서 인용)

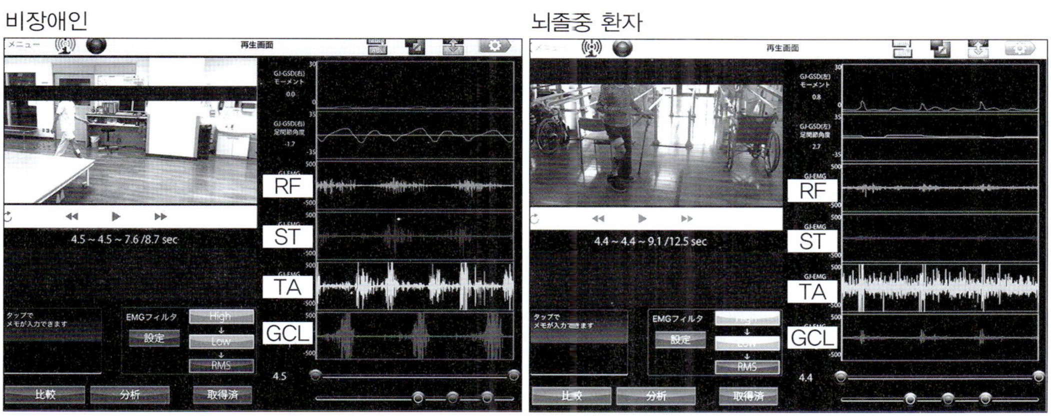

그림4 비장애인과 뇌졸중 환자의 표면 근전도

RF: 대퇴직근(rectus femoris), ST: 반건양근(semitendinosus), TA: 전경골근(tibialis anterior), GCL: 외측비복근(gastrocnemius lateralis)

주사전 간대성 경련 파형　　　　주사후 간대성 경련 파형

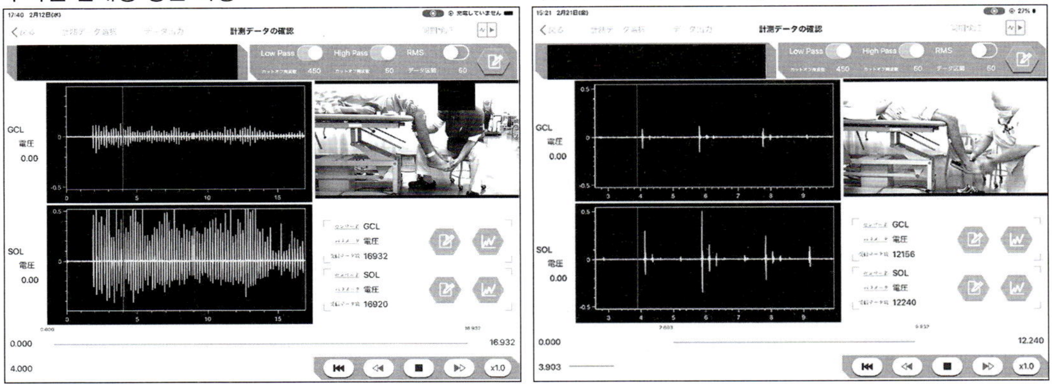

그림 5 표면 근전도에 의한 정적 평가(족관절 간대성 경련)
GCL : 외측 비복근 외측 (gastrocnemius lateralis), SOL : 가자미근(soleus)

요하다.

이하, 하지 경직으로 치료 대상이 되는 대표적인 증후의 평가와 BONT-A 주사근에 대해 기술한다.

2) Stiff knee gait에 대한 주사 근육

DeQuervain[7]의 분류에서는 뻐정다리 보행(stiff knee gait, SKG)는 보행주기 전체에서 무릎이 20~30°로 구부러져 굳어진 상태가 된다. SKG는 특히 마비측 유각기에 무릎이 충분히 구부러지지 않는 것이 문제가 되어, 마비 측 유각기의 분회, 비마비 건측 입각기의 증가가 발생한다. 유각기에 무릎관절이 충분히 굴곡되지 않는 SKG에 대한 보툴리눔 독소 요법 보고[8]에서는 대퇴직근에 주사함으로써 유각기 무릎관절 굴곡 각도가 증가되어 보행 효율이 개선된다고 한다. 한편으로 SKG에 대한 보툴리눔 독소 요법의 5년간의 해석 데이터[9]에서는 SKG의 원인이 대퇴직근의 과활동인 경우와 입각종기의 push-off가 불충분하여 유각기에 무릎관절이 굴곡하지 않는 경우가 있어 SKG에 대한 대퇴직근으로의 BONT-A투여는 45~80%가 부적절할 가능성을 지적하고 있다. 또, SKG에 대한 주사근을 결정하기 위해서, 근전도를 이용하는 것이 부적절한 치료를 막는다고 서술되어 있다.

이상과 같은 점에서 SKG에 대해 주사 근육의 제안을 하는 경우에는 대퇴직근이나 하퇴삼두근의 근전도에 의한 평가를 실시하여 대퇴직근의 과활동이 있으면 대퇴직근에 주사를 제안해야 한다. 한편, 입각종기(terminal stage of stance phase) 하퇴삼두근의 근활동이 부족하면, 입각종기에 하퇴삼두근을 활동시키는 트레이닝을 실시하든지, 근활동이 부족한 원인이 하퇴삼두근의 경직에 의한 관절 가동영역 등의 제한이라면 하퇴삼두근에 대한 주사 제안을 할 필요가 있다.

3) Extension thrust knee pattern에 대한 주사 근육

입각기에 무릎 관절의 신전을 수반하는 신전 무릎밀기 보행(extension thrust knee pattern, ETP)에 관해서는, 다나카(田中) 등[10]은 그림 6과 같이, 회복기 뇌졸중 편마비 환

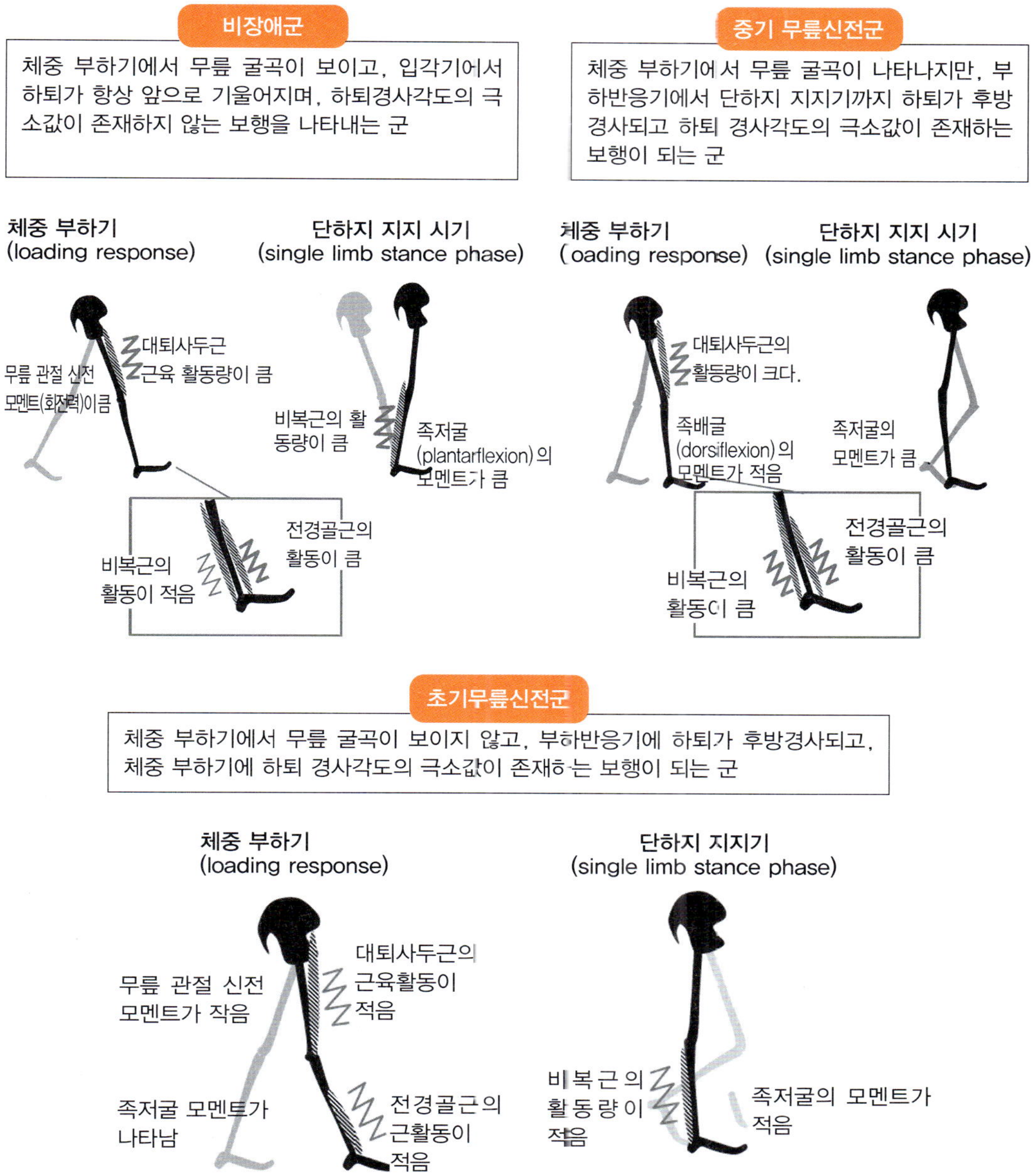

그림6 ETP의 근활동의 분류

(문헌 10에서 인용)

자를 대상으로 정상 무릎 군, 중기 무릎신전 군, 초기 무릎신전 군의 세 개 군으로 나누어 3차원 분석, 근전도 분석으로 비교하여, 입각기 중기에 ETP를 나타내는 보행에서는, 체중 부하기(loading response)의 비복근의 과활동을 지적하고 있다. 또 부하반응기부터 ETP를 나타내는 보행에서는 부하반응기의 대퇴사두근, 전경골근의 근활동이 부족하고, 또한 단하지 지지기(single limb stance phase)에도 비복근의 근활동이 부족하다는 것을 보고

A : 족저 바깥쪽에 생긴 굳은살(callus)　B : 바깥 중족골 부위에 생긴 못(corn)

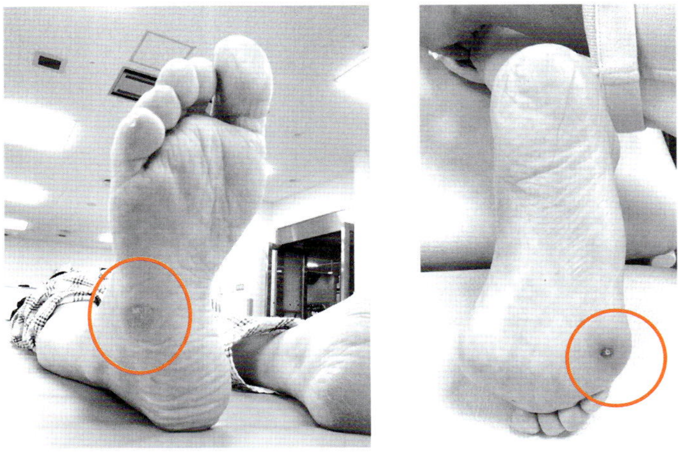

그림 7 내반첨족 시의 족부 관찰

하고 있다. 즉, 입각기의 중기에서 보여지는 ETP에 관해서는 비복근 등의 하퇴삼두근에 대한 주사 제안을 실시하지만, 입각 초기부터 보여지는 ETP는 근육의 과활동이 원인은 아니므로, BONT-A로의 개선은 기대할 수 없게 된다. 즉, 입각 초기부터 보이는 ETP에 대해서는 하지 보조기로 개선을 노리게 된다. ETP에서의 하지 보조기에 관해서는 후술한다.

4) 발목관절의 내반첨족에 대한 주사 근육

발목관절의 내반첨족(equinovarus)은 하지 경직의 치료 대상이 되는 빈도가 높은 증후군 중 하나이다. 내반첨족에서는 내반(varus)에 의해 하중 시에 족부의 외측으로 과도한 스트레스를 받기 때문에, 족저의 외측과 중족골 바깥 끝부분에 굳은살이나 못을 형성하는 경우(**그림 7**)가 많다. 또, 하지 보조기를 장착하고 있는 경우는 외과(lateral malledar)가 보조기에 닿거나, 피부가 손상되어 있는 경우도 적지 않으므로, 감각장애를 가진 환자는 족부 부분을 면밀히 관찰할 필요가 있다.

주사 근육으로서는 첨족에 대해서는 비복근, 가자미근을 선택한다. 또, 내반은 후경골근이 주요한 원인근이지만, 전경골근이 관여하고 있는 경우도 적지 않다. 그래서 내반에 대한 주사근의 결정 시에는 근전도로 평가를 실시한다. 단, 내반의 주원인인 후경골근은 심부를 주행하고 있기 때문에, 표면 근전도로는 평가할 수 없다. 그래서 표재근인 전경골근의 근전도 평가를 시행하여, 전경골근이 과활동인 경우 후경골근과 전경골근을 주사근으로 하고, 전경골근에 과활동을 볼 수 없는 경우에는 전경골근의 관여는 적다고 판단하여 후경골근만을 주사근으로 한다

5) 발가락 굴곡에 대한 주사 근육

뇌졸중 편마비 환자의 발가락 상태에는 MP과신전 · PIP 굴곡 · DIP 굴곡하는 갈퀴발가락(claw toe), MP과신전 · PIP굴곡 · DIP신전하는 망치발가락(hammer toe), DIP만이 굴곡하는 추 발가락(mallet toe)가 있다[제1장 4절 **그림 9**(p.56) 참조]. 단쓰지(檀辻)[11] 등은, 이 세 개의 발가락 상태에 관여하는 근육

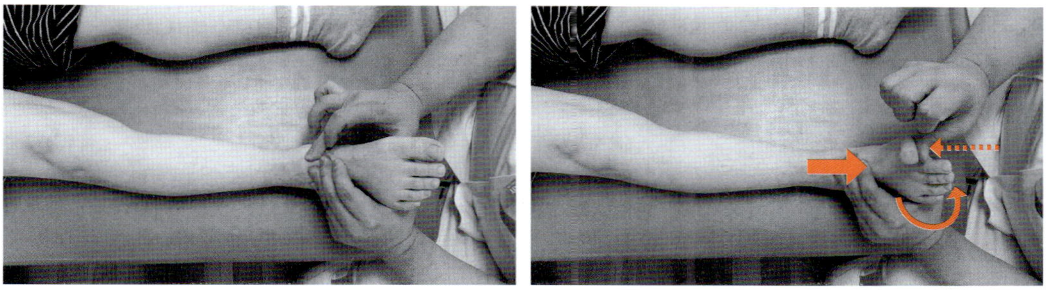

그림 8 발가락굴곡근의 평가방법

왼쪽 그림은 발목 관절을 최대 배굴위로 한다. 거기에서 오른쪽 그림과 같이 발가락을 신장시킨다. 단축이나 근긴장이 항진하고 있는 경우는 저항감이나 발목 관절의 저굴이나 내반이 관찰된다. 그림은 모지이지만 다른 발가락도 마찬가지이다. 점선은 도수적인 힘, 실선은 발가락굴곡근에 근긴장의 항진이나 단축이 있을 경우에 보이는 운동 방향을 나타낸다. (문헌 12에서 인용)

으로서, claw toe는 내재근보다 외재근의 과활동, hammer toe는 내재근 · 외재근 쌍방의 과활동, mallet toe는 내재근의 과활동이라고 말하고 있다. 즉, 발가락 상태에서 주사근을 결정할 필요가 있다. 발가락 굴곡근의 정적인 근긴장의 평가 방법을 **그림 8**에 나타낸다. 평가에는, 내재근과 외재근의 주행을 고려한다.

❷ 보툴리눔 독소 요법에 있어서 물리치료

1) 보툴리눔 독소 요법에 있어서 물리치료의 개념

BONT-A 주사 후의 물리치료에서 중요한 것은, 경직의 병태에 따른 대응을 하는 것이다. 예를 들어, 부동이 원인이 되어 근육의 점탄성이 증가하고 있는 병태에 대하여 BONT-A 주사로 근긴장을 저하시켜도, 재차 근이 부동에 빠뜨려지면, 근육의 점탄성은 다시 증가한다. 또한, 보행 효율을 개선시켜 멀리 보행하고 싶은 환자에게 동일한 보행 패턴으로 보행연습을 계속하여도 보행 효율은 개선되지 않는다. 환자의 경직은 경직의 3요소 중 어느 것에 의한 것인지, 환자의 경직의 병태를 파악하여 치료 전략을 세우는 것이 중요하다.

또, 경직의 병태생리에 대해서는 제1장, 또 섬유화 기전이나 보행의 기초는 제2장에서 기술되고 있다. 이하에서 보툴리눔 독소 요법과 병용하는 물리치료의 구체적인 내용을 말하겠다.

2) 스트레칭

중추신경질환에서 스트레칭의 systematic review[13]에서는 스트레칭 단독으로는 단기 · 장기 모두 관절가동범위, 통증, 경직, 활동제한에 임상적으로 중요한 변화를 일으키지 않는 것으로 알려져 있다. 그러나, BONT-A 주사의 유무에 관계없이 경직에 의해 부동화된 근육을 그대로 방치하게 되면 근육의 섬유화나 단축 등이 발생하는 것으로 보아 근육의 최적화를 위해 스트레칭을 실시하는 것은 중요하다. 게다가 스트레칭 단독으로는 근긴장의 저하, 관절가동범위의 개선은 어렵지만, BONT-A 주사와 병용하는 재활치료의

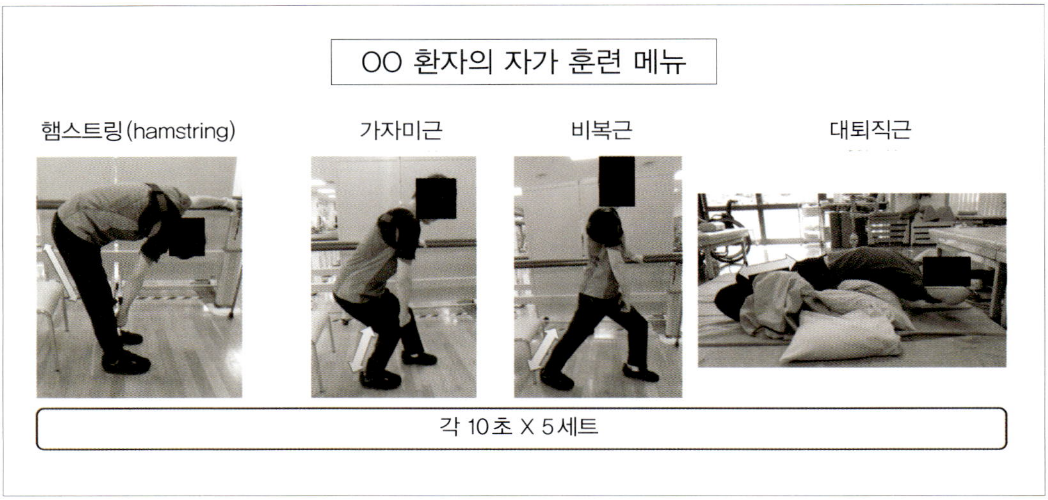

그림 9 스트레칭의 자가 훈련 메뉴

systematic review[14]에서는 자전거 에르고미터, 전기자극치료, 스트레칭, CI요법, 과제지향형 트레이닝 등 중에서, 스트레칭(캐스트, 스플린트, 능동 · 수동 스트레칭)이 유일하게 BONT-A 주사 단독보다 단기(2~4주간) · 장기(12주) 모두 MAS가 저하되었다고 한다. 이러한 것으로부터, BONT-A 주사와 병용해서 스트레칭을 하는 것은 근긴장 저하에 유효한 치료수단이라고 생각한다.

스트레칭의 방법론에 대한 자세한 내용은 책[15~16]에 상세하다. 아래의 서적을 참고하여 필자가 사용하고 있는 방법을 소개한다.

실시 시간에 관해 Williams[17]은 지속적인 스트레칭은 15분만에 구축 억제 효과를 보이며, 30분 이상에서 구축은 발생하지 않았다고 하고 있다. 또, 나카타(中田) 등[18]은 20분 이상의 지속 스트레칭으로 구축의 진행이 억제되었다고 되어 있으며, 지속 스트레칭의 시간은 15분 이상이 필요하다고 생각한다.

실시 빈도에 관해서, 지속 스트레칭을 1일 30분간 실시한 군과 15분을 1일 2회(합계 30분)한 군에서는 두개 군 모두 구축 억제에 효과가 있고, 15분을 1일 2회 실시한 군에서 효과가 크다고 하며, 단시간 빈번한 개입이 유효하다.[16]

실시 방법에 관해서 니시다(西田) 등[19]은 1일 30분의 지속 스트레칭과 간헐적 스트레칭에서 모두 구축 억제 효과가 있고, 두 군에 차이는 확인되지 않았다고 한다. 또, 다나카(田中) 등[20]은 2일마다 1일 10분의 지속 스트레칭 군, 같은 시간, 같은 빈도로 10m/min의 트레드밀을 보행하는 군에서는 보행군에서 구축 억제 효과를 확인했다고 보고하고 있다. 이러한 것들로부터, 보행이나 신체활동량의 증가를 촉진하는 것이 관절 가동영역 제한의 개선에 중요하다고 생각한다.

또, 전술한 스트레칭에 관한 선행연구는 실험용 쥐를 이용한 것이다. 지금까지의 스트레칭에 관한 보고에서, 하지 경직에 있어서 스트레칭 지도의 포인트를 **표 3**에 정리했다.

그러나, 스트레칭만으로는 능동적 운동의 개선이나 목표로 하는 일상동작수행 동작은 획득할 수 없기 때문에, 필자는 어디까지나 스트레칭은 물리치료 중의 최적화로 시행하

표3 하지 경직에 있어서 스트레칭 지도 포인트

실시 시간	15분 이상
실시 빈도	단시간 자가 훈련
실시 빈도	지속 스트레칭 · 간헐적 스트레칭 모두 가능
신체활동량	스트레칭의 장려와 동시에 보행을 촉진한다. 또, 보행이 곤란한 환자에서는 서 있기 등의 하지 체중부하 시간을 늘린다. *하지 보조기가 적절한 정렬인가를 체크한다.

고 있다. 또, 스트레칭에 시간을 들이면 다른 트레이닝의 시간을 잃게 되므로, 필자는 가능한 한 자가훈련으로 행할 수 있도록 지도하고 있다. 필자가 스트레칭도 포함한 자가훈련 지도 시에 사용하고 있는 용지를 **그림 9**에 나타낸다.

3) 전기자극치료

뇌졸중 환자에 대한 전기자극치료(electrical stimulation: ES)는 크게 나누어 3종류이다. 첫번째는 신경근 전기자극(neuromuscular electrical stimulation: NMES), 두번째는 경피적 전기신경자극(transcutaneous electrical nerve stimulation: TENS), 세번째는 기능적 전기자극(functional electrical stimulation: FES)이다.

뇌졸중 환자에 대한 ES의 근거는 체계적 고찰에서 보고되고 있으며, 하지에 대한 NMES[21]에서는 하지 운동기능, 보행속도, 균형, MAS에 효과를 확인하였지만, 6MWT에는 효과를 확인하지 않았다고 하고 있다. 또한 뇌졸중 환자에 대한 TENS는 MAS나 정적 균형, 보행속도는 개선되었지만, TUG는 개선되지 않았다고 한다.[22] 또한 경직근에 대한 NMES에서는 하지 MAS와 관절가동범위에 개선을 인정하고 있다.[23] 이와 같이, 뇌졸중 환자에 대한 ES는 많은 근거가 있어, 실제 임상에서 이용되고 있다.

BONT-A를 주사할 수 없는 경우, 물리치료 중 ES로 경직 개선을 시도하지만, ES 단독의 경직에 대한 효과는 보툴리눔 독소 요법과 비교해 작은 것이 지적[24]되고 있다. 그러나 경직 경감 효과에 관해서는 저용량 BONT-A 주사에 ES를 병용 시 고용량 BONT-A 주사와 차이가 없음도 보고[25]되고 있으며, ES는 BONT-A 주사의 대체로는 아니지만, 보조적인 역할은 할 것으로 생각된다.

보툴리눔 독소 요법에서 ES 연구의 대부분은 BONT-A 주사 직후의 병용치료로 되어 있는 경우가 많아, BONT-A 주사 직후의 효과를 보조 또는 증강하기 위한 ES와 뇌졸중 편마비 치료에 대한 ES는 나누어 생각해야 한다.

이하에서는 BONT-A의 효과를 보조하기 위한 ES에 대하여 기술하겠다.

제2장에서 말한 바와 같이 BONT-A 주사 직후 근활동을 촉진하는 것은 BONT-A의 효과를 촉진하기 위해서 중요하다. 또한 BONT-A 주사 직후, 주사 근육을 자극함으로써 BONT-A의 효과를 증강되는 것도 보고[26]되고 있다. 또한 비복근에 BONT-A를 주사 후에, 비복근에 대하여 허용할 수 있는 강도에서의 ES, 테이핑, 스트레칭을 실시한 세 개 군에서의 비교 연구[27]에서는 ES군에서는 10일째보다 MAS가 개선되고, 90일째에는 테이핑 군, ES 군 모두 MAS가 개선되었다

고 보고되고 있다. Johnson 등[28]은 첨족에 대하여 통상 케어 군과 BONT-A주사+FES(총비골신경에 풋 스위치로 자극) 군으로 비교했더니, BONT-A 주사+FES 군에서 보행 기능이 개선되었지만, 발목관절 저굴곡근의 MAS에 관해서는 8주차에 유의미한 개선을 확인한 반면, 그 효과는 BONT-A 주사에 의한 것인지 FES에 의한 것인지는 불분명하다.

또 첨족에 대한 BONT-A 주사+ES에 관련하여, ES를 주사근육에 실시할 지, 또 길항근에 실시할지에 대한 검토하기 위한 몇 가지의 연구[25-28]에서 ES의 자극근 선정은 주사근만, 주사근과 길항근 양쪽 또는 길항근 만 등 연구에 따라 다양하며, ES를 어느 근육에 실시할지는 확실히 하고 있지 않다. 그러나 Barich 등[29]은 BONT-A 주사+주사근 · 길항근에 ES군과 BONT-A 주사+주사근에 ES군(ES는 함께 주사 후 5일간)의 비교를 실시한 결과, 두 군 모두 베이스라인보다 30일 후에, 근긴장의 저하와 발목관절 배굴의 관절가동범위, 10분간 보행 테스트, 2분간 보행 테스트가 개선되고, 전경골근의 MRC 점수에 차이가 없음을 보고하였다. 또한, 첨족의 개선을 위해 하퇴삼두근에 BONT-A를 주사한 경우에는 ES는 주사근에만 실시해야 한다고 하고 있다. 이때의 전기자극치료의 프로토콜은 하퇴삼두근에 대하여 펄스폭 0.2ms, 주파수 4Hz, 전경골근에 대해 펄스폭 0.2ms, 주파수 20Hz로 주사근 · 길항근 모두 자극 시간 60분, 자극 강도는 근수축 발생을 허용할 수 있는 범위, 실시 기간은 BONT-A 주사 후 5일간이었다. 또한 ES 실시 후는 20분간의 스트레칭을 하고 있었다.

이러한 점에서 하지 경직에서의 ES는 BONT-A 주사로부터 5일 정도는 주사근에 대하여 근수축이 일어나고, 환자가 허용할 수 있는 범위의 강도로 실시하고, 주사 후 5일 이후에는 뇌졸중 편마비에 대한 ES, 과제 지향형 병용 ES 등을 행해야 한다고 생각한다.

4) 운동 착각을 이용한 치료

최근 Nielsen 등[30]은 운동시에 일어나는 불수의근의 과활동이 이른바 spastic movement disorder가 원인이 되어, 운동과 감각의 불일치에 의해 초래되었을 가능성을 지적하고 있으며, 이러한 병태의 경우에는 BONT-A를 포함하는 항경직제는 경직의 치료 방법으로서 효과가 없음을 시사한다. 즉, 운동과 감각의 불일치가 초래하는 경직의 경우에는, 운동과 체성감각의 통합이 촉진되는 치료가 효과적이라고 생각된다. 이하에 운동과 체성감각 통합을 촉진할 수 있는 치료법을 제시한다.

(1) 거울치료(Mirror therapy)

거울치료(Mirror therapy, MT)는 상자 안에 거울을 설치하고, 양손이나 양발(또는 비마비 측만)을 대칭적으로 움직이는 방법(**그림 10**)으로, 동작 중 환자의 시선은 거울을 보고 있기 때문에 마비 측의 손가락이나 발이 움직이는 것처럼 보이게 된다. 이 때, 실제로 마비 측의 손발이 운동하고 있지 않음에도 불구하고 운동이 발생하고 있다고 지각하는 것을 자기 운동 착각이라고 한다[31]. MT는, Ramachandran 등[32]이 환지통(phantom limb pain)에 대하여 실시한 증례보고가 최초이다. 그 후, 뇌졸중 편마비 환자의 치료로서 실시되고 있다. 2018년 Cochrane Database Systematic Review[33]에서는 주로 주 3~7회, 15~60분, 2~8주(평균적으로 주 5회, 30분,

상지의 거울상 치료

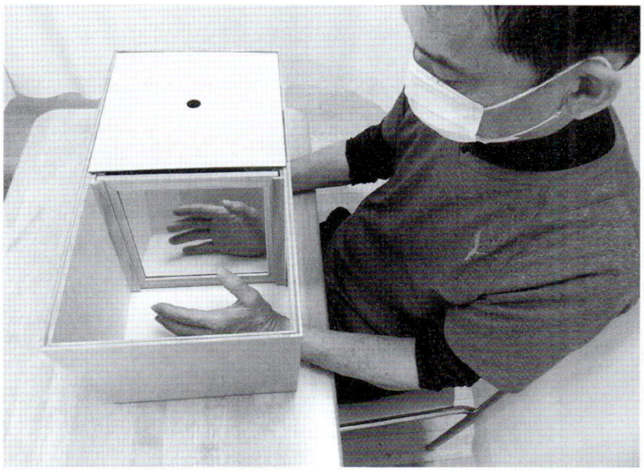

하지의 거울상 치료

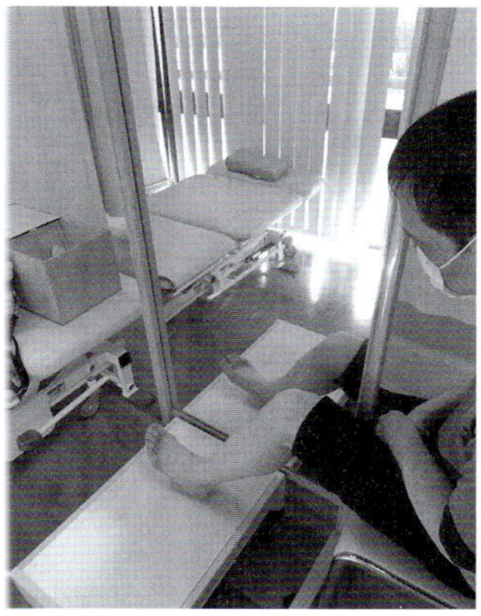

그림 10 MT의 실시 모습

4주간) 실시함으로써 운동기능, 일상동작수행, 통증이 개선된다고 한다.

MT에서의 경직에 대한 보고 중, 아급성기 뇌졸중 환자의 상지에 대한 MT의 RCT[34]에서는, 종래의 재활치료에 더해 MT(주 5일, 1일 2~5시간, 4주간)를 함으로써 상지의 운동마비, FIM의 셀프 케어 항목이 개선되고, 6개월 후의 추적 관찰 시에도 유의미하게 개선되었으나, MAS에 의한 경직에 변화는 없었던 것으로 보고되었다. 또한 만성기 뇌졸중 환자에 대한 MT의 연구[35]에서도 상지기능의 개선은 확인되었지만, MAS에 의한 경직의 개선은 확인되지 않았다고 한다.

하지에 관한 뇌졸중 후의 보행능력, 균형, 하지 운동기능에 대한 MT의 메타분석[36]에서는, MT는 보행속도, 균형, 하지 운동기능에 대해서는 유의미하게 효과가 있는 것이 나타났으나, 경직은 개선되지 않았다고 한다. 한편 뇌졸중 후의 족하수(foot drop) 환자에 대한 MT와 전기자극의 RCT[37]에서는 전기자극과 MT를 조합함으로써 보행능력과 경직이 개선되었다고 보고되었다.

지금까지 보고로부터, 상 · 하지 모두 MT 단독으로는 경직의 경감은 어렵다고 생각한다. 그러나 MT와 BONT-A 주사를 조합하여, BONT-A 주사로 경직을 개선시키고, MT를 행함으로써 운동 기능을 개선하는 것은 충분히 가능하다고 생각한다.

(2) 시각 유도성 자기 운동 착각 치료

자기 운동 착각을 이용한 치료로서, 폐쇄공간에서의 액정 디스플레이나 헤드 마운트 디스플레이를 이용하여 영상을 제시하는 것으로, 시각적으로 자기 신체의 일부를 가상 신체로 치환하는 시각 유도성 자기 운동 착각 시스템(kinesthetic illusion induced by visual stimulation: KiNvis) (**그림 11**)이 있다[38]. KiNvis와 MT의 차이는 **표 4**에 제시된다.

KiNvis의 효과로서, 운동 기능의 향상이나 피질척수로의 흥분성 증가, 뇌신경회로망의 활성화가 보고되고 있다[39-40]. 게다가 KiNvis의 개입 전후에서 비교한 마비측 상지 연구에서는 상지 운동기능의 개선과 동시에 경직의 개선도 확인되고 있다[40].

경직 경감 효과에 차이가 난 요인으로는 건

표 4 KiNvis와 MT의 차이

1. MT는 저렴하고 간단하게 실시할 수 있다
2. MT는 건측 운동을 수반하므로, 뇌졸중에서는 생리학적으로 부정적인 효과가 발생할 수 있다.
3. MT는 엄격하게 동기화시킨 멀티모달 자극을 할 수 없다
4. MT는 피험자에게는 이중 과제가 되므로 주의 분배에 유의할 필요가 있는 등

(문헌 38에서 인용)

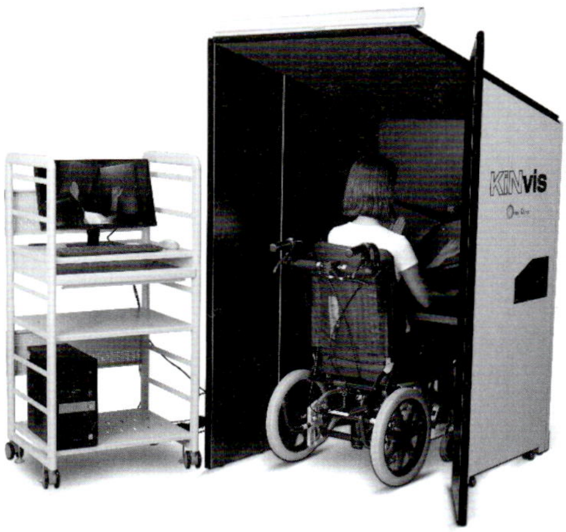

그림 11 자기 운동 유도 착각 시스템(KiNvis)
(인터리하 주식회사로부터 허가를 받아 게재)

측의 운동을 수반하는 MT와 건측의 운동을 동반하지 않는 KiNvis의 과제의 차이가 영향을 미치고 있는 것으로 생각된다. 대뇌반구는 반구간에서 서로 억제하고 있다. 즉, 건측 운동을 함으로써 비손상반구에서 손상반구로의 억제는 강해지는 한편, 손상 반구로부터 비손상 반구로의 억제는 감소한다. Kondo 등[41]은 비손상 반구에 대하여 흥분을 억제하는 저빈도 repetitive transcranial magnetic stimulation(rTMS)를 실시함으로써 척수전각세포의 흥분성을 저하시켜, 경직이 개선됨을 보고하고 있다. 즉, 건측을 사용하는 것은 반구간 억제의 관계에 의해 척수 전각 세포를 과도하게 흥분시키는 것으로 이어지기 때문에, 건측 반구의 과도한 흥분을 수반하지 않는 과제(건의 운동을 수반하지 않는 과제)가 경직(특히 spastic movement disorder) 개선에는 중요하다고 생각한다.

그러나, 지금까지 기술한 MT나 KiNvis에 관해, BONT-A 주사와의 병용 연구는 현시점보다는 향후의 새로운 연구가 기다려진다.

3 보툴리눔 독소 요법에 있어서 하지 보조기와 트레이닝

하지 경직에 대하여 보툴리눔 독소 요법을 시행할 때는, 하지 보조기를 반드시 고려할 필요가 있다. 경직은 발병후 경과가 지남에 따라 증가하고, 또한 경직에 의한 근육의 부동이 섬유화를 가져오며, 관절의 구축이나 변형으로 이어지는 경우도 적지 않다. 경직의 악화가 간과되어 장착하고 있는 하지 보조기의 제작시와는 신체기능이 달라진 경우도 많아, 이른바 하지 보조기의 부적합이 발생하며, 또 부적합한 그대로 생활함으로써 피부 트러블이나 넘어짐, 경직, 변형의 악화가 더욱 일어나, 부정적인 연쇄에 빠지는 경우도 적지 않다. 그래서 하지 경직에 대한 보툴리눔 독소 요법을 실시할 시에는 사용하고 있는 하지 보조기의 적합성 등을 평가하는 것은 필수적이다. 그러나, 하지 보조기에는 **표 5**에 나타낸 것처럼 많은 문제점이 있다.

하지 보조기의 목적에는, ① 기능 회복, ② 기능 대치, ③ 경직, 구축, 변형의 예방 등이 있다. 또, 단하지 보조기를 장착하는 효과로 ① 보행 속도의 향상, ② 활보(stride)의 향상, ③ 대퇴사두근 등의 근활동 증가, ④ FIM 이득 · 효율의 향상 등이 보고되고 있다[42-44].

보툴리눔 독소 요법에 있어서, 하지 보조기를 생각할 경우, 치료 목적에 따라 하지 보조기의 역할은 크게 변한다.

또, BONT-A 주사 시에, 하지 보조기를 언제 제작할지 정하는 것은 중요하다. 기본적인 생각으로서, BONT-A 주사 후의 근긴장의 저하는 주사 직후에 일어나기 시작하고, 또 주사 직후부터 재활치료를 시작하므로, BONT-A 주사 시에 완성된 하지 보조기가 있는 것이 바람직하다고 생각한다. 따라서, BONT-A 주사의 1~2주 전에 보장구 틀 지작을 실시하고 임시 조정 등을 실시한 상태로, BONT-A 주사 시에는 하지 보조기가 완성되어 있는 치료 일정(**그림 12**)을 세울 필요가 있다. 또, 경직의 중증도나 구축 · 변형 등이 있는 환자에서는 하지 정렬(alignment) 등의 세세한 조정이 필요한 경우가 많기 때문에, 납기나 임시 맞춤에 관해서는 의지보조기

표5 하지 보조기의 여러 문제

의료진의 장비에 대한 지식 부족(소재, 이음매의 종류나 기능, 내용연수 등)
의료진의 보조기에 대한 기술 부족(보조기의 조정 방법 등)
장비지급의 제도 등의 지식 부족
의료진이 재활치료에 보조기를 사용하지 않음
보조기를 제작하고 수리할 때의 창구가 불명료
신체 기능에 맞지 않는 보조기를 신고 있음. 또, 보조기를 착용하는 편이 좋아도 착용하지 않음.
파손된 채로 보조기를 계속 착용함. 또 모니터링이 안되고 있음.
외장 등의 문제로 보조기를 거부함
보조기의 비용을 지불할 수 없기 때문에 제작할 수 없음.

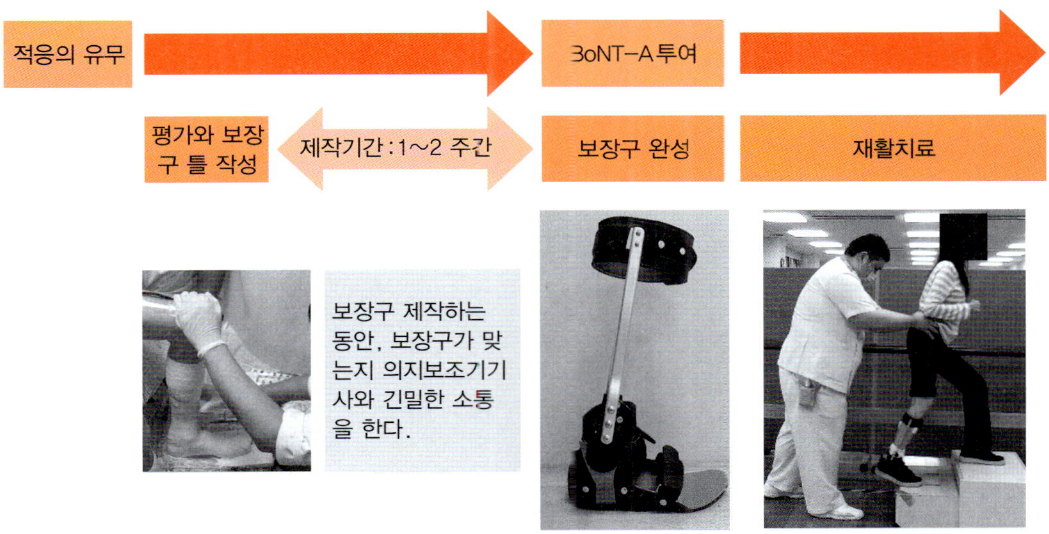

그림12 보툴리눔 독소 요법에서 하지 보조기의 기본적인 흐름

기사와 밀접한 연계를 취할 필요가 있다.

보툴리눔 독소 요법 시의 하지 보조기에는 "근육의 지속적인 스트레칭을 목적으로 한 하지 보조기"와 "보행에 대한 하지 보장구"가 있다.

1) 근육의 지속적 스트레칭을 목적으로 한 하지 보조기

BONT-A를 주사함으로써 근육의 근긴장이 저하되지만, 주사 근육이 짧아진 채로는 관절 가동 영역이 개선되지 않는다. 특히 발목관절은 중력의 영향으로부터 눕거나 앉은 자세에서도 저굴위(plantar flexion)로 되어 버리기 때문에, 배굴위로 교정할 필요가 있다. 즉, BONT-A 주사 후에 하지 보조기를 이용하여 불량한 자세의 교정을 할 필요가 있다.

여기서, 근육의 지속적 스트레칭을 목적으로 하여 하지 보조기를 제작한 양측 내반첨족의 증례를 나타낸다. 본 증례는 발목관절 배굴의 MAS가 좌우 모두 3, 발목관절 배굴 가동영역이 오른쪽 -25도, 왼쪽 -30도로 제한이 있으며, 주사 전에 양쪽 하지 보조기의 채형을 실시했다. 또 BONT-A를 좌우 비복근 45단위(좌우 합계 90단위), 좌우 가자미근 50단위(좌우 합계 100단위), 후경골근 50단위(좌우 합계 100단위) 좌우 하지 합계 290단위를 주사하고, 주사 시에는 단하지 보조기(**그림 13**)가 완성되어 있었다. 하지 보조기의 고안된 점은 BONT-A의 효과로 인해 근긴장이 저하하고, 발목관절 배굴 가동 영역이 개선되는 것을 상정하여, 4 cm의 보조굽을 1 cm 씩 새겨 넣었다. 또, 보조굽이 제거되었을 경우, 단하지 보조기의 발목관절의 초기 배굴각도의

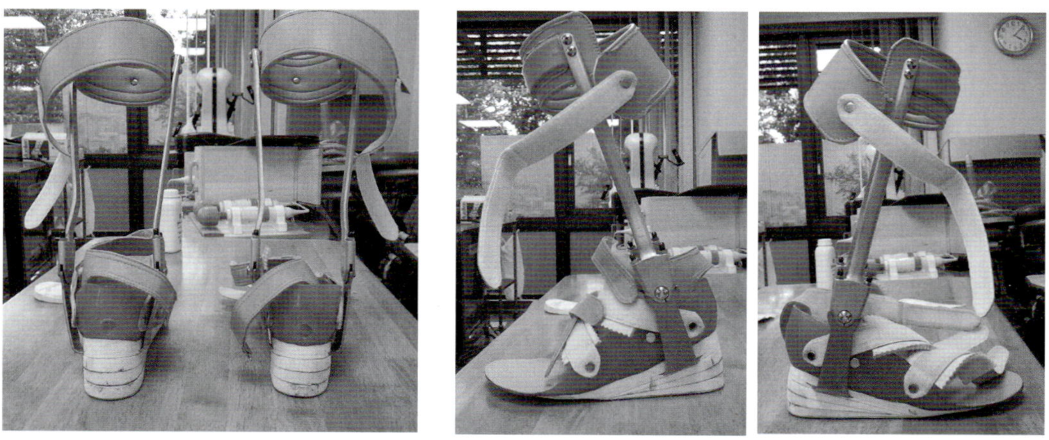

개요

- 양측 금속 지주 부착 단하지 보조기
- 발목관절: 더블 클렌작
- 보조굽: 4cm (1cm씩 변경 가능)
- 내반 억제: Y 스트랩

목적과 고안

- 염좌의 예방
- 후방에서의 하퇴 커프벨트의 장착으로, 족부를 고정한 다음에 배굴을 유도
- 보조굽을 양면 테이프로 고정하고, 조절 가능하게 설정
- Y스트랩으로 내반억제

그림 13 지속적 스트레칭을 목적으로 한 하지 보조기의 예

(문헌 3에서 변경하여 인용)

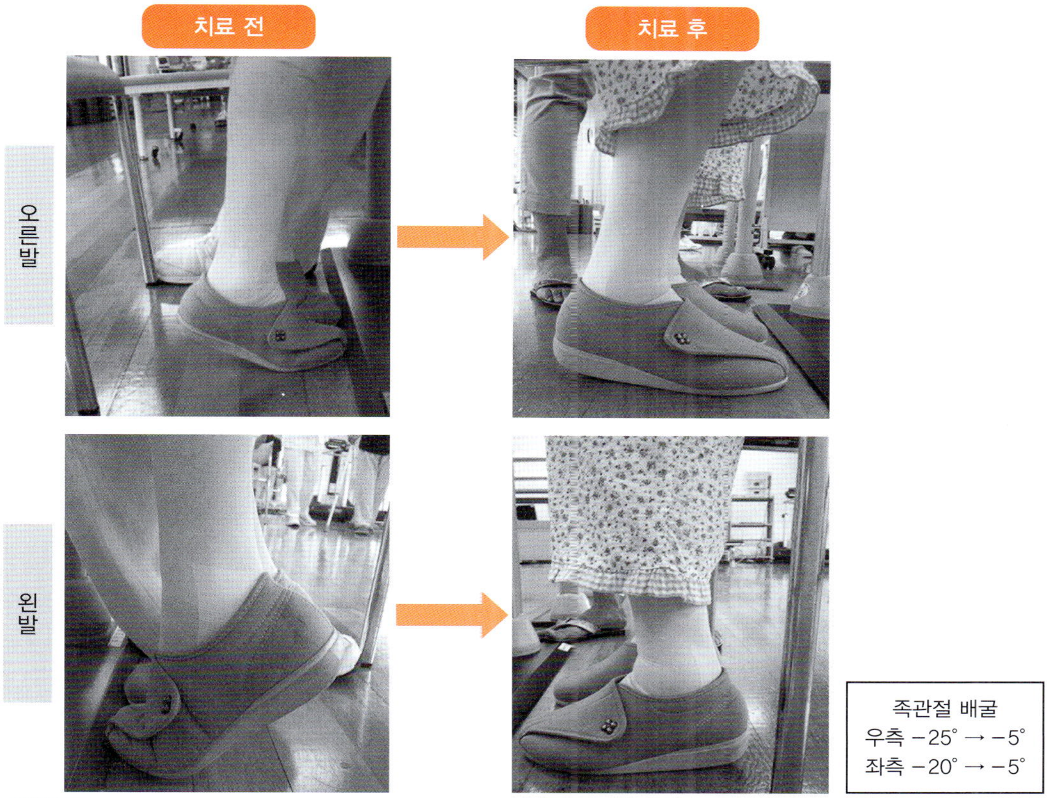

그림 14 BoNT−A주사+하지 보장구의 치료전 · 후 비교

(문헌 3에서 변경하여 인용)

설정을 변경할 수 있도록, 발목관절에는 더블 클렌작을 이용하였다. 하지 보조기는 취침시 이외에, 상시 장착하도록 지도하였다. 2개월 후에는 **그림 14**에 나타나듯이, 발목관절 배굴 가동영역이 개선되고, 반년 후에는 하지 보조기 없이도 보행이 가능해졌다.

본 증례와 같은 저명한 내반첨족의 경우에는, BONT-A의 주사와 합하여, 근육의 지속적 스트레칭이 가능한 이상적인 자세를 유지하기 위해, 하지 보조기를 이용하는 것도 필요하다. 또, 교정된 관절 위치에서 체중을 부하하여 하퇴삼두근 등이 더욱 신장되어, 발목관절의 가동영역이 확대되어, 갈아탐(transfer)이나 이동 능력의 향상이나 보호자의 부담의 경감으로 이어질 수도 있다.

2) 보행에 대한 하지 보장구

뇌졸중 환자에 대해 "빨리 걷고 싶은가?" "멀리 걷고 싶은가?"를 물은 설문 조사[45]에서는, '빨리 걷고 싶다'고 대답한 환자는 18%였던 데 반해 "멀리까지 걷고 싶다."고 대답한 사람은 76%로 나타났다. "멀리까지 걷고 싶다."라는 요구에 답하기 위해서는, 보행 효율이 요구된다. 보행 효율의 개선에는, 3동작 보행 → 2동작 보행, 맞춤형 보행 → 전형(前型) 보행으로 보행 양식을 변경하는 것이 필요하다. 또, 보행 방식을 바꾸기 위해서는 보행 중에 일어나는 근육의 과활동 억제 및 저활동의 활성화가 중요해진다. 즉, 보툴리눔 독소 요법으로 보행 효율 개선을 목표로 할 때에는, 근긴장이나 관절가동영역, 보행양식의 관찰, 보행 중의 근육 활동을 평가함으로써, BONT-A의 주사 부위를 선정하고, 하지 보장구를 설정하고, 보행 훈련을 행할 필요가 있다.

보행 효율을 개선하기 위해서는 하지 보조기의 선택이 매우 중요해진다. 발목관절이 고정된 보조기로는 전형 보행은 보상 없이는 곤란하며, 보행 효율을 저하시키는 요인이 된다. 효율 좋게 보행하기 위해서는 발목관절을 고정하는 것보다, 가동성이 있는 것이 바람직하다.

또, 일본인의 생활양식으로서, 집안에서 신발을 신지 않고 맨발로 지내는 경우가 많다. 맨발로 보행이 가능해지면, 야간 배뇨시 등에서 하지 보조기의 장착에 시간을 쓰지 않게 되거나, 신을 수 있는 신발이 늘어나는 등의 장점이 있어, 하지 보조기를 벗는 것은 환자의 삶의 질 향상으로 이어진다고 생각한다. 보툴리눔 독소 요법에 의한 하지 보조기 탈피에 관해서, Hara 등[46]은 여러번의 보툴리눔 독소 요법을 실시함으로써 33.3%가 하지 보조기를 벗을 수 있었음을 보고하고 있다.

그러나 보툴리눔 독소 요법을 실시한 뇌졸중 환자 모두에게서, 하지 보조기를 탈피할 수 있는 것은 아니며, 보툴리눔 독소 요법 후에도 적절한 하지 보조기를 장착하여 효율적인 보행을 실시하여 가는 것이 중요하다.

보툴리눔 독소 요법을 실시하면서 보행 능력을 개선한 경우의 하지 보조기에 관한 치료 전략은 두가지가 있다. 첫번째는 "하지 보조기의 교정력을 경감시키면서 개선을 목표로 하는 전략", 두 번째는 "하지 보조기의 교정력을 강화하여 보행능력을 개선하여 가는 전략"이다. 두 전략의 특징을 **표 6**에 나타낸다.

(1) 하지 보조기의 교정력을 경감시키면서 개선을 목표로 하는 전략

보툴리눔 독소 요법을 사용하여 보행 능력을 개선시킬 때 중요한 것은, 정상 보행에 있어서의 입각기는 발꿈치에서 접지하여, heel rocker, ankle rocker, forefoot rocker를 기본으로 한 도립진자(inverted pendulum) 운동을 형성하고, 도립진자 운동으로 하퇴삼두근이나 고관절 굴근이 신장되어 축적된 에너지를 유각기의 무릎 굴곡을 포함하는 진자 운동으로 바꾸어 가는 것을 재인식하는 것이 중요하다. 보행 능력을 개선하기 위해서, 이 도립진자 운동을 재획득하려면, 족부의 내반을 개선시키는 것과 발목관절을 고정하지 않는 것, 또 발목관절이 고정되지 않은 보조기를 선택하는 것이 중요하다. 그러나, 보툴리눔

표 6 하지 보조기에 관한 치료 전략의 특징

하지 보조기의 교정력을 줄여주면서 개선을 목표로 하는 전략	하지 보조기의 교정력을 강화하여 보행 능력을 개선해 나가는 전략
경직 발현 조기부터 보툴리눔 독소 요법을 시작	발병으로 부터 상당 기간 경과 하였을 경우
마비가 중등도~경도	마비가 심함
근육의 섬유화가 없음(또는 적음)	근육의 섬유화가 있다.
일상동작수행 활동성이 높다.	일상동작수행 활동성이 낮다.
재활에 대한 의욕이 높다.	재활에 대한 의욕이 낮다.

표 7 발목 관절의 저굴 제동력

게이트 솔루션의 제동력				
	유압1	유압2	유압3	유압4
GSD (각속도 20deg/s)	0.4	0.5	0.5	0.7
GSD (각속도 230deg/s)	0.5	0.5	0.7	0.9
Gait Solution (AFO) (각속도 20deg/s)	0.4	0.6	1.1	2.0
Gait Solution (AFO) (각속도 230deg/s)	0.7	0.9	1.6	2.4

(Nm/deg)

플라스틱의 굴곡을 이용한 보장구	
보장구 이름	스프링 상수(Nm/deg)
올탑(alltop®) AFO	0.2
올탑(alltop®)AFO LH	0.4
올탑(alltop®)AFO LH 플러스	0.5
4mm 두께의 SHB (내되과를 덮는 트리밍)	2.4
4mm 두께의 SHB (내되과를 덮지 않는 트리밍)	1.6
4mm 두께의 SHB(발뒤꿈치 제거)	0.5
운동축을 가진 조인트	
보장구 이름	스프링 상수(Nm/deg)
W클렌작(로드)	3.3
W클렌저(스프링)	0.06
질레트	0.08
타말락	0.2
오클라호마조인트+모션콘트롤 리미터	2.9
오클라호마조인트	0

(문헌47로부터 인용)

독소 치료법을 시행하고, 하지 보조기의 제동력을 경감시키면서 보행 능력을 한층 더 개선시킬 경우, 발목 관절의 저굴 제동력을 안이하게 약화시키는 것은 반장슬(back knee)의 조장으로 이어질 수 있으므로, 발목 관절의 선택은 신중하게 할 필요가 있다.

하지 보조기의 발목 관절의 저굴 제동력에 대하여는 **표 7**이 참고가 된다. 또한, 유압 제동식 발목 관절의 Gait Solution(GS)는 Gait Solution Design(GSD)과 GS가 부착된 단하지 보조기(ankle-foot orthosis: AFO)에서는, 제동력이 약간 다른 것이나, 제동력이 속도로 변화하는 것도 고려할 필요가 있다. 또한 보툴리눔 독소 치료법으로 보행능력 개선을 목표로 하는 경우의 기본적인 전략을 **그림 15**에 나타낸다. 보행 트레이닝에 관해서는, 보툴리눔 독소 요법 시 특별한 것은 아니며, 뇌졸중 환자의 보행 재건 트레이닝을 실시하게 되는 것이므로, 구체적으로 책[48]을 참고로 실시해 주었으면 한다. 여기서는 책을 참고로 필자가 실제로 실시하고 있는 트레이닝 내용을 이하에 나타낸다.

보행 훈련으로서는 보행 주기 전체의 트레이닝을 갑자기 실시하는 것은 아니고, 발뒤꿈치 접지로부터 입각종기에 걸쳐, 입각기의 부분 트레이닝부터 실시한다. 발뒤꿈치 접지의 포인트로서, 충분한 반력을 얻는 것이 중요하며, 또한 입각기에 하중측에 전체 체중이 실리면서 반대쪽의 출발이 가능해지기 때문에 발뒤꿈치 접지는 발뒤꿈치에서 전체 체중을 신도록 하중을 강하게 실시하는 것이 중요하다(**그림 16A**). 이 때, 고관절이 굴곡하면 반장슬이 되기 대문에, 몸통이 앞으로 기울지 않도록, 또 고관절이 굴곡하지 않도록 보조할 필요가 있다(**그림 16B~C**). 하퇴삼두근의 활성화를 위해 단차를 이용한 트레이닝(**그림 17**)이나 하퇴삼두근의 근활동을 확인하기 위해 근전도 바이오피드백(**그림 18**)으로 근활동을 확인하면서 실시하기도 한다.

이들을 실시하면서 하지 보조기를 변경하고, 보행 기능이 개선된 증례는 **그림 19**에 나타낸다. 증례는 보툴리눔 독소 요법 시작 시 3동작 맞춤형 보행으로, 플라스틱 AFO(발목 관절: 오클라호마)를 장착하고 있었다.

이때의 근전도는 보행주기 전체에서 전경골근과 비복근이 모두 수축(**그림 20A**)을 일으키고 있었다. 하퇴삼두근을 중심으로 BONT-A를 주사하면서, 스텝 연습이나 보행 연습 등을 실시했다. 또한 보행속도가 향상된 네번째 BONT-A 주사 시에, 유압 제동식 발목 관절 AFO로 변경한 바, 보행속도가 더욱 개선되어, 근전도상에도 모두 수축이 개선되고 있으며, 서서히 보행 주기에 맞춘 근전도 파형(**그림 20B**)으로 변화했다.

또, 유각기에서는 입각기의 도립진자 운동

그림 15 보툴리눔 독소 요법에 있어서 보행 재건의 기본전략

	입각기(stance phase)의 개선: 도립진자(로커 기능)의 개선			
증후	1. 내반	2. 첨족	3. 반장슬	※족지
주요 주사 근육	후경골근, 전경골근	비복근, 가자미근	비복근, 가자미근, 대퇴사두근	족부내재근, 외재근

↓

	유각기(swing phase)의 개선: 진자운동의 개선
증후	무릎 관절의 굴곡 부족
주요 주사 근육	대퇴직근, 햄스트링, 비복근, 가자미근

↓

보행훈련, 운동학습

(문헌 3으로 부터 개정 인용)

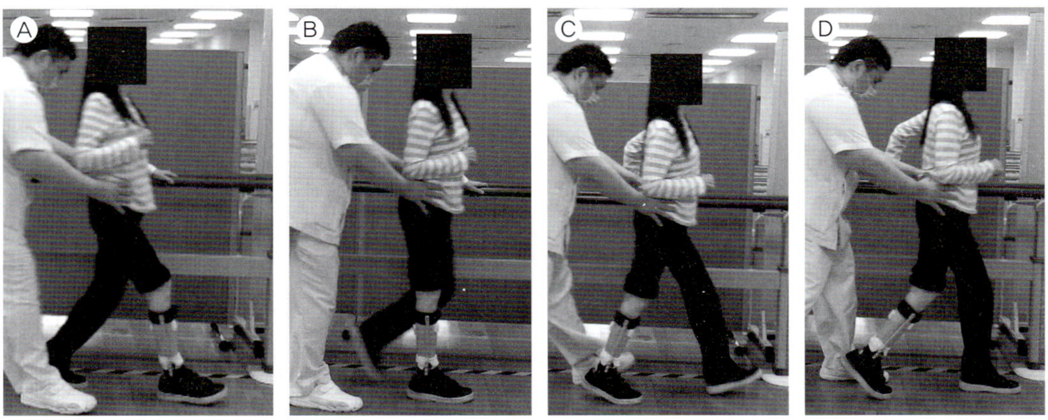

그림 16 발꿈치 접지에서 입각 종기에 걸친 입각기 부분 트레이닝

A: 발뒤꿈치부터 충분한 하중

B~D: 몸통이 앞으로 기울거나 고관절이 굴곡위가 되면 반장슬이 되거나, 하퇴삼두근의 활동을 촉진할 수 없기 때문에, 몸통과 고관절의 자세에 주의한다.

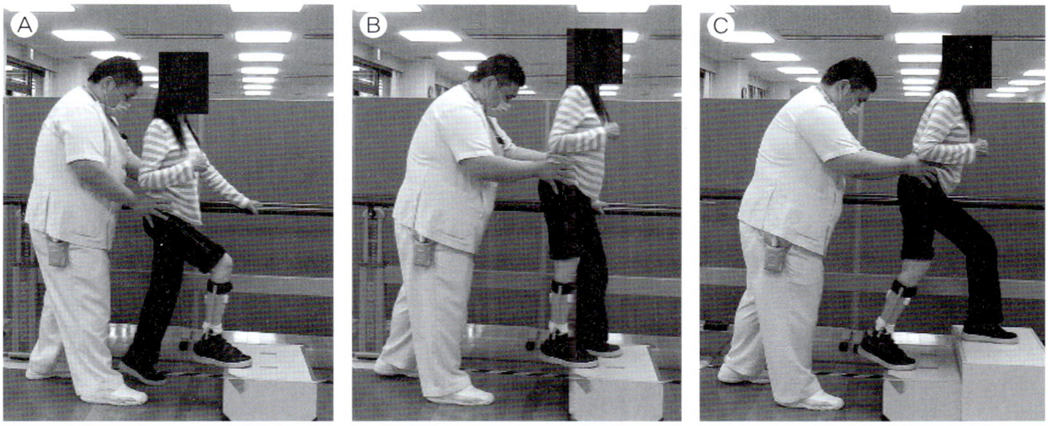

그림 17 단차를 이용한 하퇴삼두근의 활성화 트레이닝

A는 계단 오르기 전, 받침대에 앞다리 부분을 둔다.
B는 계단 오른 후, 승단할 때 후방 중심이 되지 않도록 최소의 도움을 준다.
C는 앞으로의 추진력을 형성하기 위해, 10 cm 정도 더 큰 받침대를 설치하여 앞으로 나아갈 수 있도록 촉진한다. 이때, 골반의 중심 위치와 몸통이 앞으로 기울지 않도록 주의한다. (문헌 12에서 인용)

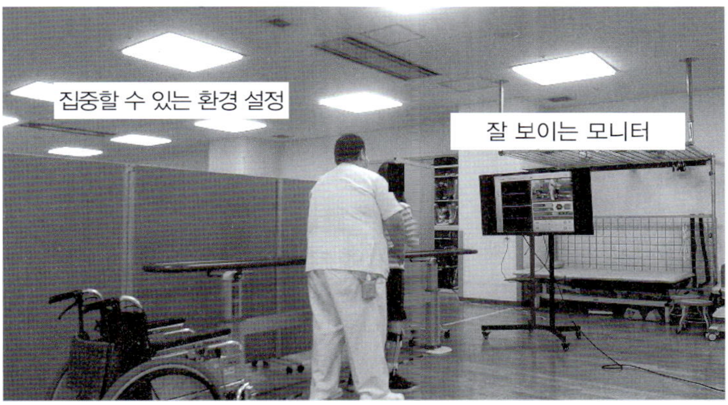

그림 18 근전도 바이오피드백

근전도 바이오피드백 시는 집중할 수 있도록 환경을 설정한다. 근전도의 모니터 화면은 보기 쉬운 것을 사용한다. (문헌 12에서 인용)

으로 형성된 에너지가 진자 운동을 형성한다. 보툴리눔 독소 요법 시에 문제가 되는 것은, 입각기에서의 에너지 부족인지, 유각기의 대퇴직근이나 슬괵근, 하퇴삼두근의 과도한 근활동에 따른 무릎관절의 굴곡 부족이나 발목관절 저굴에 따른 발끌림 배제(toe clearance) 저하 등이다.

발목관절 저굴에 따른 toe clearance 저하는 하지 보조기르 보충하는 것이 가능하지만, 유각기의 과도한 근활동 억제가 문제일 때는, 각 근에 대한 BONT-A 주사에 맞추어 탈력의 트레이닝이 중요해진다. 특히 무의식적으로 근 긴장이 항진하는 경직 환자에서는 힘을 빼는 훈련은 어렵고, 최대한 의식하지 않

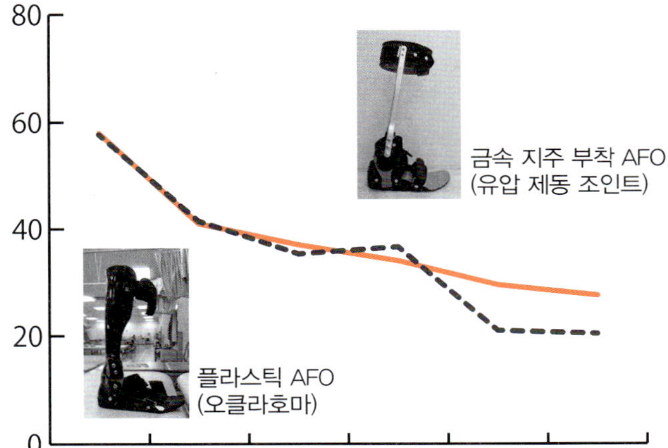

	1회차	2회차	3회차	4회차	5회차	6회차
---- 10m보행속도 (초)	57.69	41.48	35.28	36.57	20.94	20.33
— 10m보행속도(걸음 수)	58	41	37	34	29.5	27.5

그림 19 여러 차례 투여 예의 10 m 보행 속도 변화
*4회째 주사시에 하지 보조기 금속 지주 부착 AFO로 변경 (문헌 3에서 인용)

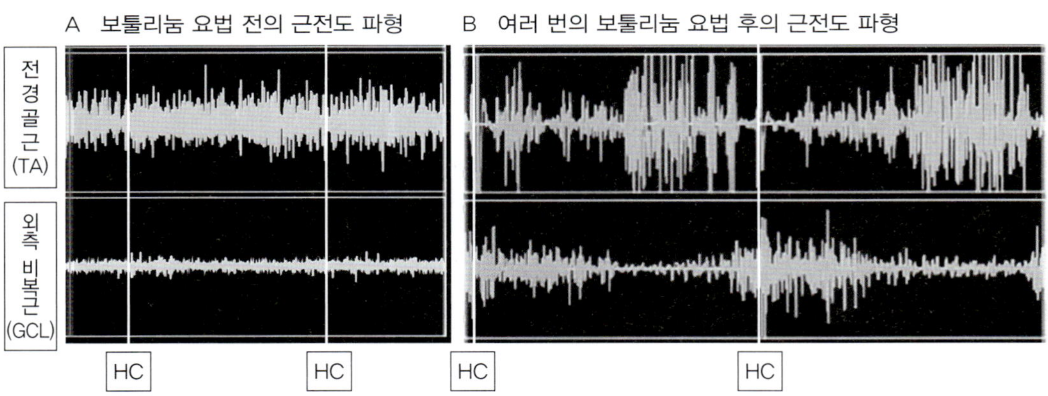

그림 20 보행 중의 근전도 변화

HC: heel contact

고 트레이닝을 하는 것이 중요하다. 유각기의 트레이닝에서의 지시는 전유각기~유각기의 무릎 굴곡의 부분 트레이닝부터 실시한다. 이 때의 무릎을 구부리는 것에 의식하면 과도한 근육 긴장이 발생하는 경우가 많으므로, '무릎을 굽히듯이'라는 지시가 아니라, "완전히 힘을 빼듯이"라고 지시한다. 완전히 힘을 뺌으로써, 멋대로 무릎이 휘어지는 느낌을 학습하는 것이 중요하다. 그 때에, 치료사가 무릎 굴곡을 돕는다(**그림 21A**) 또한, 유각기의 무릎 굴곡에는 전유각기의 대퇴부의 회전속도도 관여[49]하고 있어, 힘을 빼는 것을 촉진하면서 전유각기의 대퇴부의 회전속도를 높일 필요가 있다.

A 유각기의 부분 트레이닝　　B T-support®를 이용한 트레이닝　C 트레드밀을 이용한 트레이닝

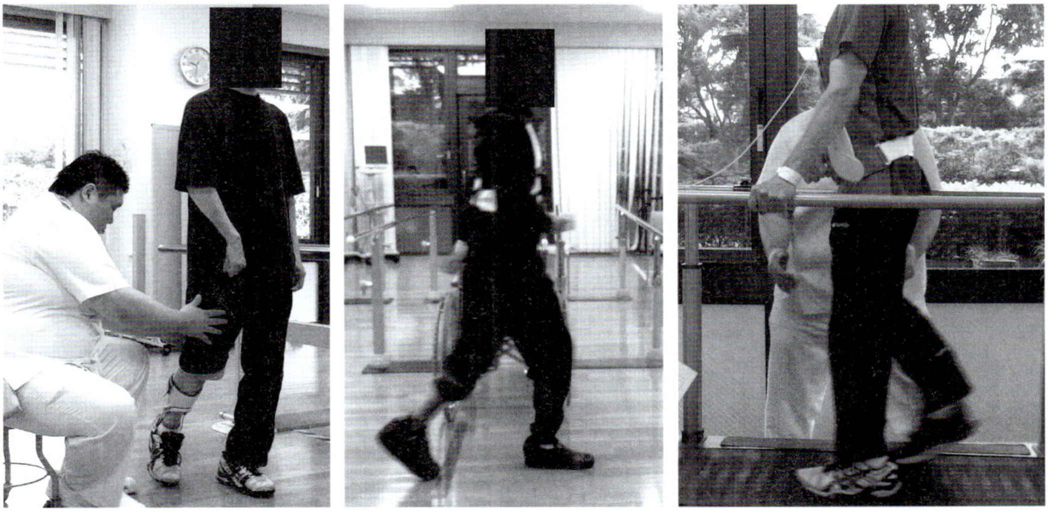

그림21 유각기의 트레이닝

(문헌 12에서 일부 인용)

이러한 트레이닝을 실시하는 경우에는 유각기의 출발을 보조하는 도구로서 T-support®(퍼시픽 서플라이 주식회사)를 장착하면서 트레이닝(그림 21B)을 하거나, 트레드밀 상에서 대퇴부를 보조하면서 보행연습을 행한다. 이 때, 입각기의 고관절 신전이나 몸통의 유지는 확보하고 싶으므로, 체간 보조기의 트렁크 솔루션®(트렁크 솔루션사)를 이용하여 트레이닝(그림 21C)을 실시하기도 한다.

이러한 트레이닝의 실시 전후의 환자의 근전도 파형의 변화를 그림 22에 나타낸다. 실시 후에 대퇴부의 과활동이 경감했다. 이러한 트레이닝으로 보행패턴을 개선하고, 거기에 더불어 단하지 보조기의 교정력을 경감시키면서 서서히 보행 개선을 목표로 하여 간다. 또한 하지 보조기의 탈피에 대해서는 제4장 2절에서 서술되어 있다.

(2) 하지 보조기의 제동력을 강화하여 보행능력을 개선해 나가는 전략

하지 보조기를 변경하지 않고, 또 제동력 등을 강화하여 보행능력을 개선할 필요가 있는 환자에서는 ETP가 생기는 경우가 많다. 이와 같은 ETP는 무릎 관절 후방의 관절낭이 신장되면서, 무릎 관절의 변형을 조장하는 것으로 알려져 있다[50]. ETP는 첨족에 의하 입각기에 하퇴가 후방 경사됨으로써 무릎이 과신전하는 경우가 많으며, 그 때, 하퇴삼두근이 과활동이 되어 하퇴가 뒤로 기우는 경우와, 근활동이 부족하여 골성의 지지를 얻기 위해 무릎을 과신전하는 경우가 있다.

첨족 개선을 BONT-A의 치료 목적으로 할 경우, 비복근의 섬유화가 문제가 된다. 근육의 휘도 변화를 초음파 에코 검사로 평가하고, Heckmatt scale grade(HMS)에서 평가한 연구[51,52]에서는 HMS에서 Grade Ⅳ(근육의 섬유화 저술)은 Ⅰ~Ⅲ와 비교하여,

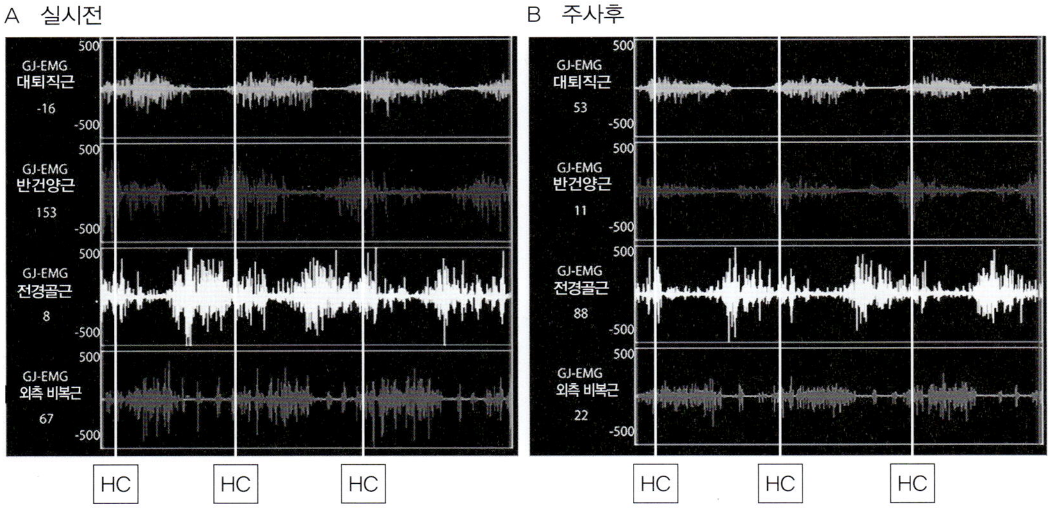

그림22 BoNT–A와 운동요법 병용예와 근전도 변화

근전도는 위로부터 대퇴직근, 반건양근, 전경골근, 외측 비복근의 순
BONT–A 주사근과 단위수: 대퇴직근 30U, 반건양근 30U 반막양근 30U, 내측 비복근 20U, 외측 비복근 20U, 가자미근 20U, 후경골근 50U (문헌 3에서 인용)

BONT-A를 주사해도 근긴장, 관절 가동영역, 보행속도, 균형 능력에 있어서 유의미한 개선이 나타나지 않는다고 되어 있다. 특히 비복근이 섬유화된 환자에서는 근성구축이 일어나, 발목관절 배굴가동영역에 강한 제한을 보이고, 또한 BONT-A 주사의 효과도 부족하므로, 첨족에 대해서는 BONT-A에 병용하여 발꿈치 보조굽이나 하지 보조기로 대응하는 것이다.

또, 근활동이 부족하여 골성의 지지를 얻기 위해서 무릎을 과신전하고 있는 경우는 하지 보조기만으로는 제어할 수 없는 경우도 있어 이러한 경우, 하지 보조기에 더해 반장슬용 뻐찡다리 보조기(CB브레이스®)를 접속한 세미 장하지 보조기를 제작하는 경우도 있다.

단, 근긴장 항진도 없고 근육의 섬유화도 확인되지 않지만 저명한 ETP를 보이는 환자도 있기 때문에 개개의 환자에 대한 충분한 평가가 중요하다

ETP에 대한 BONT-A와 하지 보장구의 대응 방법을 **그림 23**에 나타낸다. 이와 같이, BONT-A 주사 뿐만 아니라, 하지 보조기의 축높임이나 하지 보조기의 제동력을 강화하여 보행패턴이나 보행능력의 개선을 도모하는 것도, 보툴리눔 독소 요법에 있어서의 물리치료의 보행 재건 전략 중 하나이다.

그러나, 지금까지 하지 보조기에 관해 서술한 것은 우리들 의료종사자의 관점으로부터이다. 하지 보조기는 기능 대응이나 기능 개선의 한 수단으로서 유효하지만, 그 반면에, 패션성을 잃을 수 있다.

뇌졸중에서의 하지 보조기는 치료자와 보조기 사용자와는 요구하는 역할 · 기능이 다르다는 보고[53])도 있으며, 사토(佐藤) 등[54])은 의지보조기기사, 물리치료사가 단하지 보조기를 사용하는 목적은 "보행 · 서있는 자세의

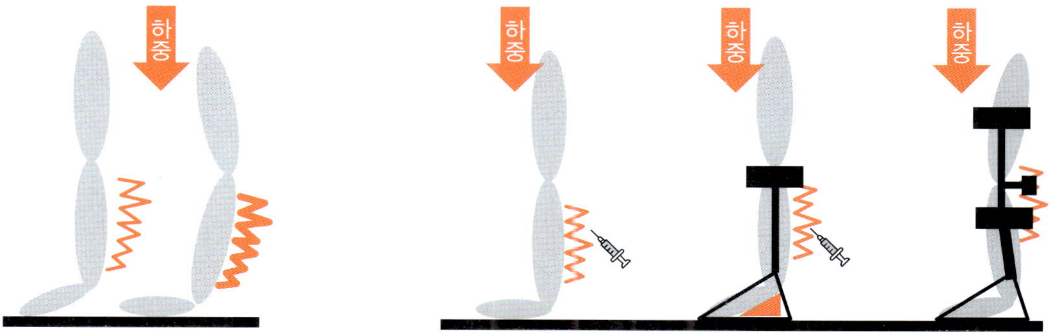

반장슬의 종류	하퇴삼두근의 과활동	하퇴삼두근의 가벼운 섬유화 및 단축	부하반응기에 보이는 반장슬
BoNT−A	하퇴 삼두근에 BONT−A 투여	하퇴삼두근은 섬유화 정도에 따라 BONT−A의 효과가 부족할 가능성이 있음. 후경골근 등 내반 시 주로 BONT−A 투여를 검토.	하퇴삼두근으로의 BONT−A는 효과가 부족할 가능성 있음.
하지 보조기	하지 보조기를 병용	굽높이가 있는 하지 보조기를 병용.	세미(semi) 장하지 보조기

그림23 반장슬에 대한 BONT−A와 하지 보조기의 대응방법

안정"이며, 이를 장비선택 시 중시하고 있는 반면, 장비 사용자는 장비 선택에 있어서 "보행 · 서있는 자세의 안정"을 반드시 중시하고 있지 않다고 보고하고 있다.

또, 보조기를 제작해도, 일상생활에서 사용하지 않는 환자가 일정 수 존재하는 경우도 보고된 바 있다[55]. 보툴리눔 독소 요법에서 하는 물리치료 중에서, 환자에게 하지 보조기를 제작할 경우의 하지 보조기의 심미성 등의 문제에 대해서는 칼럼(p.191)을 참조하여 주기 바란다.

문헌

1) Opoka K, Filip M, Mirek E, et al: The use of combination therapy in the treatment of lower limb spasticity among patients after stroke; a review of literature. *Rehabilitacja Medyczna* **23**: 36-41, 2019.

2) Lance JW: The control of muscle tone, reflexes, and movement; Robert Wartenbeg Lecture. *Neurology* **30**: 1303-13, 1980.

3) 髙橋忠志 栗田慎也, 尾花正義：痙縮；ボツリヌス療法を併用した理学療法, PTジャーナル **54**：152-159, 2020.

4) 髙橋忠志：ボツリヌス療法との併用. リハージュ実践！脳卒中片麻痺のリハビリ；回復期・生活期を支える. QOLサービス, 2019, pp156-162.

5) Roche N, Bonnyaud C, Reynaud V, et al: Motion analysis for the evaluation of muscle overactivity: A point of view. *Ann Phys Rehabil Med* **62**: 442-452, 2019.

6) Lizama LEC, Khan F, Galea MP, et al: Beyond speed; Gait changes after botulinum toxin injections in chronic stroke survivors (a systematic review). *Gait Posture* **70**: 389-396, 2019.

7) I A De Quervain IA, Simon SR, Leurgans S, et al: Gait pattern in the early recovery period after stroke. *J Bone Joint Surg Am* **78**: 1506-1514, 1996.

8) Tok F, Balaban B, Yaşar E, et al: The effects of onabotulinum toxin A injection into rectus femoris muscle in

hemiplegic stroke patients with stiff-knee gait: a placebo-controlled, nonrandomized trial. *Am J Phys Med Rehabil* **91**: 321-326, 2012.
9) Merlo A, Campanini I: Impact of instrumental analysis of stiff knee gait on treatment appropriateness and associated costs in stroke patients. *Gait Posture* **72**: 195-201, 2019.
10) 田中惣治，山本澄子：片麻痺者の歩行パターンの違いによる歩行時の筋電図・運動力学的特徴．バイオメカニズム**23**：107-117，2016.
11) 檀辻雅広，松田淳子，松尾薫，他：脳卒中片麻痺患者の歩行時における足趾の形状変化の実態．理学療法学 **20**：493-498，1993.
12) 髙橋忠志：短下肢装具（AFO）を用いた運動療法の要点．松田雅弘，遠藤正英（編）：脳卒中の装具のミカタ；Q&Aでひも解く57のダイジなコト．医学書院，2021，pp131-144.
13) Katalinic OM, Harvey LA, Herbert RD, et al: Effectiveness of Stretch for the Treatment and Prevention of Contractures in People With Neurological Conditions: A Systematic Review. *Phys Ther* **91**: 11-24, 2011.
14) Kinnear BZ, Lannin NA, Cusick A, et al: Rehabilitation therapies after botulinum toxin-A injection to manage limb spasticity: a systematic review. *Phys Ther* **94**: 1569-1581, 2014.
15) 沖田実編，関節可動域制限 第2版．三輪書店，2015.
16) 福田卓民，沖田実編：エンド・オブ・ライフケアとしての拘縮対策．三輪書店，2014.
17) Williams PE: Use of intermittent stretch in the prevention of serial sarcomere loss in immobilised muscle. *Ann Rheum Dis* **49**: 316-317, 1990.
18) 中田彩，沖田実，中居和代，他：持続的伸張運動の実施時間の違いが関節拘縮の進行抑制効果におよぼす影響；マウスにおける実験的研究．理学療法学 **29**：1-5，2002.
19) 西田まどか，沖田実，福田幸子，他：持続的伸張運動と間歇的伸張運動が拘縮と筋線維におよぼす影響；関節固定法と後肢懸垂法を組み合わせたラットの実験モデルによる検討．理学療法学 **31**：304-311，2004.
20) 田中美帆，中村早紀，本田祐一郎，他：運動方法の違いがラットヒラメ筋の筋性拘縮におよぼす影響；ストレッチと歩行運動の比較．理学療法学 **41** Suppl.(2)（第49回日本理学療法学術大会抄録集）.
21) Hong Z, Sui M, Zhuang Z, et al: Effectiveness of Neuromuscular Electrical Stimulation on Lower Limbs of Patients With Hemiplegia After Chronic Stroke; a Systematic Review. *Arch Phys Med Rehabil* **99**: 1011-1022, 2018.
22) Lin S, Sun Q, Wang H, et al: Influence of transcutaneous electrical nerve stimulation on spasticity, balance, and walking speed in stroke patients; a systematic review and meta-analysis. *J Rehabil Med* **50**: 3-7, 2018.
23) Stein C, Fritsch CG, Robinson C: Effects of Electrical Stimulation in Spastic Muscles After Stroke; a systematic review and meta-analysis of randomized controlled trials. *Stroke* **46**: 2197-2205, 2015.
24) Picelli A, Dambruoso F, Bronzato M, et al: Efficacy of therapeutic ultrasound and transcutaneous electrical nerve stimulation compared with botulinum toxin type A in the treatment of spastic equinus in adults with chronic stroke; a pilot randomized controlled trial. *Top Stroke Rehabil* **21** Suppl 1: S8-16, 2014.
25) Bayram S, Sivrioglu K, Karli N, et al: Low-dose botulinum toxin with short-term electrical stimulation in post-stroke spastic drop foot; a preliminary study. *Am J Phys Med Rehabil* **85**: 75-81, 2006.
26) S.Hesse, M.T.Jahnke, D.Luecke, et al: Short-term electrical stimulation enhances the effectiveness of Botulinum toxin in the treatment of lower limb spasticity in hemiparetic patients. *Neurosci Lett* **201**: 37-40, 1995.
27) Baricich A, Carda S, Bertoni M, et al: A single-blinded, randomized pilot study of botulinum toxin type A combined with non-pharmacological treatment for spastic foot. *J Rehabil Med* **40**: 870-872, 2008.
28) Johnson CA, Burridge JH, Strike PW, et al: The effect of combined use of botulinum toxin type A and functional electric stimulation in the treatment of spastic drop foot after stroke; a preliminary investigation. *Arch Phys Med Rehabil* **85**: 902-909, 2004.
29) Baricich A, Picelli A, Carda S, et al: Electrical stimulation of antagonist muscles after botulinum toxin type A for post-stroke spastic equinus foot; A randomized single-blind pilot study. *Ann Phys Rehabil Med* **62**: 214-219, 2019.
30) Nielsen JB, Christensen MS, Farmer SF, et al: Spastic movement disorder: should we forget hyperexcitable stretch reflexes and start talking about inappropriate prediction of sensory consequences of movement? *Exp Brain Res* **238**: 1627-1636, 2020.
31) 金子文成：拡張現実による自己運動錯覚の誘導；脳卒中による感覚・運動機能障害に対する新しい治療方法として．*Jpn J Rehabil Med* **53**：234-240，2016.
32) Ramachandran VS, Rogers-Ramachandran D: Synaesthesia in phantom limbs induced with mirrors. *Proc Biol Sci* **263**: 377-386, 1996.
33) Thieme H, Morkisch N, Mehrholz J, et al: Mirror therapy for improving motor function after stroke. Cochrane Database *Syst Rev* **7**: CD008449, 2018.
34) Yavuzer G, Selles R, Sezer N, et al: Mirror therapy improves hand function in subacute stroke: a randomized controlled trial. *Arch Phys Med Rehabil* **89**: 393-398, 2008.
35) Rothgangel AS, Morton A, Van Den Hout JWE, et al: Phantoms in the brain: Mirror therapy in chronic stroke patients; a pilot study. *Ned Tijdschr Fysiother* **114**: 36-40, 2004.
36) Li Y, Wei Q, Gou W, et al: Effects of mirror therapy on walking ability, balance and lower limb motor recovery after stroke; a systematic review and meta-analysis of randomized controlled trials. *Clin Rehabil* **32**: 1007-1021, 2018.
37) Xu Q, Guo F, Salem HMA, et al: Effects of mirror therapy combined with neuromuscular electrical stimulation on motor recovery of lower limbs and walking ability

of patients with stroke; a randomized controlled study. *Clin Rehabil* **31**: 1583-1591, 2017.

38) 金子文成：バーチャルリアリティ技術を用いたアプローチによる中枢神経損傷後の感覚運動麻痺治療の開発. バイオメカニズム学会誌 **43**：29-34, 2019.

39) Aoyama T, Kaneko F, Hayami T, et al: The effects of kinesthetic illusory sensation induced by a visual stimulus on the corticomotor excitability of the leg muscles. *Neurosci Lett* **514**: 106-109, 2012.

40) Kaneko F, Shindo K, Yoneta M, et al: A Case Series Clinical Trial of a Novel Approach Using Augmented Reality That Inspires Self-body Cognition in Patients With Stroke; Effects on Motor Function and Resting-State Brain Functional Connectivity. *Front Syst Neurosci* **13**: 76, 2019.

41) Kondo T, Kakuda W, Yamada N, et al: Effect of low-frequency rTMS on motor neuron excitability after stroke. *Acta Neurol Scand* **127**: 26-30, 2013.

42) Tyson SF, Kent RM: Effects of an ankle-foot orthosis on balance and walking after stroke: a systematic review and pooled meta-analysis. *Arch Phys Med Rehabil* **94**: 1377-1385, 2013.

43) Ferreira LAB, Neto HB, Grecco LAC, et al: Effect of ankle-foot orthosis on gait velocity and cadence of stroke patients; a systematic review. *J Phys Ther Sci* **25**: 1503-1508, 2013.

44) Momosaki R, Abo M, Watanabe S, et al: Effects of Ankle–Foot Orthoses on Functional Recovery after Stroke; A Propensity Score Analysis Based on Japan Rehabilitation Database. *PLoS One* **10**: e0122688, 2015.

45) Combs SA, Puymbroeck MV, Altenburger PA et al: Is walking faster or walking farther more important to persons with chronic stroke? *Disabil Rehabil* **35**: 860-867, 2013.

46) Hara T, Abo M, Hara H, et al: The Effect of Repeated Botulinum Toxin A Therapy Combined with Intensive Rehabilitation on Lower Limb Spasticity in Post-Stroke Patients. *Toxins* **10**: 349, 2018.

47) 昆恵介：短下肢装具の歩行への影響. PTジャーナル **51**：301-309, 2017.

48) 大畑光司：歩行再建；歩行の理解とトレーニング. 三輪書店, 2017.

49) Campanini I, Merlo A, Damiano B: A method to differentiate the causes of stiff-knee gait in stroke patients. *Gait Posture* **38**: 165-169, 2013.

50) 嶋田智明, 平田総一郎監訳：筋骨格系のキネシオロジー 第1版. 医歯薬出版, 2005, pp496-497.

51) Picelli A, Bonetti P, Fontana C, et al: Is Spastic Muscle Echo Intensity Related to the Response to Botulinum Toxin Type A in Patients With Stroke? A cohort study. *Arch Phys Med Rehabil* **93**: 1253-1258, 2012.

52) Hara T, Abo M, Hara H, et al: Effects of botulinum toxin A therapy and multidisciplinary rehabilitation on lower limb spasticity classified by spastic muscle echo intensity in post-stroke patients. *Int J Neurosci* **128**: 412-420, 2018.

53) 尼子雅美, 隆島研吾, 髙木峰子, 他：日常生活動作における在宅脳卒中者の短下肢装具の役割の検討；装具使用者と理学療法士の認識の違いに着目した比較. 日本義肢装具学会誌 **35**：128-135, 2019.

54) 佐藤健斗, 野口普子, 三富菜々, 他：「短下肢装具に関わる立場」による短下肢装具選好に際し重視する要素の違い. POアカデミージャーナル **27**：118-123, 2019.

55) 木村伸也：片麻痺の短下肢装具に関するユーザーアンケートの調査結果について. 日本義肢装具学会誌 **17**：34-39, 2001.

4-2

보툴리눔 독소 치료와 하지 보조기 탈피 과정

시마모토 유우스케 (島本祐輔)

하지 보조기의 활용은 보행 자립이나 활동 범위의 확대 등 삶의 질 향상으로 이어져 보행 재건에 없어서는 안 될 도구 중 하나이다. 그 때문에 생활기에서도 하지 보조기를 이용하고 있는 환자는 많아, '평생 하지 보조기를 사용하지 않으면 안된다'는 고정 관념을 환자뿐 아니라 치료사도 가지고 있었다. 그러나, 일본의 생활양식은 실내에서는 신발을 신지 않고 생활을 하는 것이므로, 하지 보조기를 장착하지 않고 생활을 할 수 있게 되는 것은 환자의 삶의 질을 높히기 위해 중요하다.

근래 보툴리눔 독소 치료에 의해 직접적으로 경직 치료 접근이 가능해져, 보툴리눔 독소 치료+재활치료 개입을 함으로써, 생활기 뇌졸중 환자에서 하지 보조기를 탈피한 사례나, 하지 보조기를 사용하지 않고 높은 보행 능력의 획득으로 이어지는 사례를 경험한다.

이번 장에서는 우리 병원에서 보툴리눔 독소 치료+재활치료의 대처 속에서 '하지 보조기로부터의 탈피'에 초점을 맞추어 치료계획이나 프로세스, BONT-A의 효과를 끌어내기 위한 대응법에 대해 기술한다.

❶ 하지 보조기 탈피를 위한 보툴리눔 독소 치료 계획과 평가

1) 하지 보조기 탈피를 향한 보툴리눔 독소 치료의 활용

보툴리눔 독소 치료는 뇌졸중 환자의 컨디셔닝을 위한 치료법 중 하나이며, 단순히 기능 개선 뿐만 아니라 동작이나 생활에 눈을 돌린 목표 설정을 하는 것이 중요하다. 동작면에 주목한 목표 설정의 하나로 '하지 보조기가 필요 없는 보행능력 획득'을 들 수 있다.

Hara 등은 보툴리눔 독소 치료+단기 집중 재활 치료를 1회부터 4회 실시한 35명을 대상으로, 하지 보조기의 경과를 후향적으로 검증하여, 하지 보조기 사용자 33%(27명 중 9명)이 일상생활 속에서 하지 보조기에서 탈피한 것을 보고했다[1].

보툴리눔 독소 치료의 활용은 하지 보조기 탈피의 가능성을 시사하고 있으며, 이를 위해서는 약제 효과를 최대한 끌어내는 대처나, 투여 후 집중적인 재활치료를 포함한 치료계획을 팀끼리 공유해 나가는 것이 중요하다.

2) 하지 보조기 탈피를 고려한 평가 포인트

하지 보조기가 필요하게 되는 주요 요인이 발목 관절의 내반이다. 따라서 내반이 조절되어져 염좌나 넘어짐의 위험이 낮아지는 것이 하지 보조기 탈피의 전제조건이 된다. 하지 보조기를 이용하는 경우, 내반첨족이 가려진다. 그러므로 맨발로 평가하는 것이 중요하며, 위험 관리를 하면서, 가능한 범위에서 보행 시의 내반을 확인하는 것이 중요하다.

하지 보조기 탈피의 판단 기준에서 명확한 수치 지표로 판단하는 것은 어렵다. 그래서 기능면 뿐만 아니라, 발병으로부터의 기간, 비마비측을 포함한 잔존기능, 자택 등의 생활환경, 활동 범위, 직업의 유무, 본인의 의향 등, 개인인자나 환경인자를 포함한 다각적인 시점이 요구된다.

하지 보조기 탈피에는 보조기 탈착의 시간, 심리적 스트레스 경감, 좋아하는 신발을 신을 수 있는 등의 장점이 있는 반면에, 경직의 악화, 이상보행 패턴의 조장이나 넘어짐 등의 단점이나 위험도 존재한다. 신체기능 검사결과에 더하여 개인인자 · 환경인자를 포함한 환자 각각의 정보와 위험 등을 종합적으로 평가함으로써 치료방침 · 목표설정을 결정하고, 그 방침에 기초하여 투여 부위와 단위수를 정한다.

2 하지 보조기 탈피를 위한 병원에서의 대처

하지 보조기 탈피를 위해서는 약제 효과를 높이는 것과 재활치료를 포함한 투여 후의 대응을 충실할 필요가 있다. 이하에서는 하지 보조기 탈피를 향한 우리 병원에서의 대처를 기술한다(그림 1).

1) 보툴리눔 독소 치료+단기 집중 재활치료

보툴리눔 독소 치료의 효과를 끌어내어 활동면의 개선으로 이어지기 위해서는 보툴리

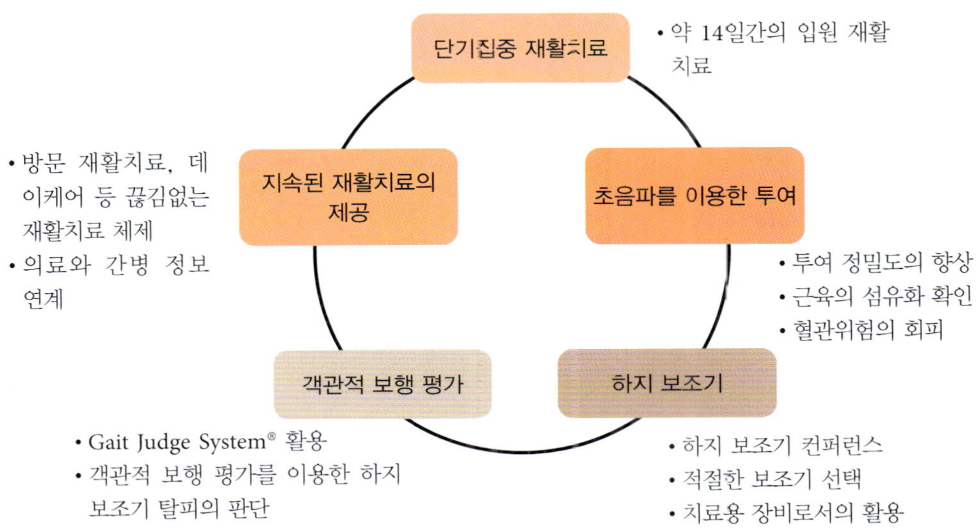

그림 1 하지 보조기 탈피를 향한 우리 병원에서의 대처

눔 독소 치료 후의 경직이 경감된 상태에서의 신경 · 근육의 촉진, 운동이나 동작 재학습 등의 재활치료 개입이 필요하다. 보툴리눔 독소 치료에 재활치료를 병용하고 있는 보고는 다수 있으며[2], Bakheit 등은 보툴리눔 독소 치료만의 개입보다는 재활치료의 추가 개입을 하는 편이 기능적 변화를 낳는 데 있어서 더 중요할 가능성이 높다는 것을 보고하고 있다[3].

우리 병원에서는 개별 목표 설정이나 프로그램을 입안하고, 입원에 의한 약 14일간의 단기 집중 재활치료를 제공하고 있다. 투여 직후에는 약제 효과를 높이는 대처로서, 아세틸콜린을 많이 방출시킬 것으로 BONT-A의 흡수를 증강시키는 GA(technique of Gushing Acetylcholine)를 실시한다[4]. 자세한 내용은 제2장 5절 및 제5장을 참고 바란다.

입원 기간 중부터 자가 훈련시간을 확보하는 것으로, 운동량 확보와 퇴원 후 자가 관리에 관하여, 의식을 기를 수 있도록 지도를 하는 것도 중요하다.

2) 초음파 유도하 보툴리눔 독소 투여

대상 근육을 정하여 확실하게 투여하는 것은 보툴리눔 치료 효과를 높이는 대전제이므로, 우리 병원에서는 초음파 유도하에 투여한다. 초음파에 의해 근육의 부피, 섬유화 등의 상태를 확인할 수 있으며, 투여 근육에 주입할 수 있는지를 실시간으로 확인할 수 있다. 또한 위험 관리로서 혈관의 위치를 파악하는 것도 중요하다.

초음파에 의한 비복근의 비교(**그림 2**)에서는, 근육의 부피나 섬유화에 개인차가 있을 수 있음을 확인할 수 있다. 비복근 부피가 얇은 경우는 가자미근에 투여하고 있을 가능성이나, 지방조직이 두꺼운 경우에 비복근에 닿지 않는 점도 우려되므로 초음파를 이용한 투여는 중요하다.

섬유화에 의한 치료 효과의 차이에 대해, Picelli는, 섬유화 중증군과 경도군을 비교하여, 경도군 쪽이 양호한 치료 결과였다는 것을 보고하고 있다[5]. 또 Hara는 생활기 뇌졸중 환자 102명을 대상으로 섬유화를 4단계

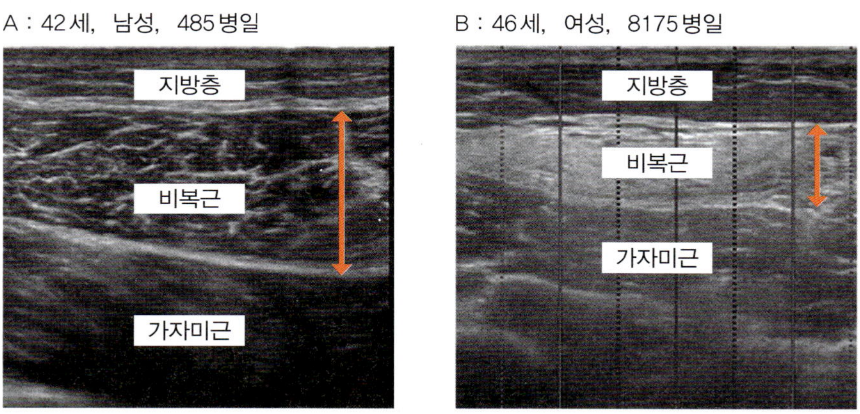

그림 2 초음파 유도하에 의한 비복근의 개인차

그림 2A에 대하여 그림 2B는 비복근의 부피가 얇고, 휘도(brightness)가 높다(백색화). 휘도가 높은 것으로부터 섬유화가 진행되고 있음을 확인할 수 있다. 발병으로부터의 일수나 활동량이 섬유화의 원인의 하나라고 생각된다.

평가한 Heckmatt scale에서의 치료 효과를 확인한 결과, MAS는 Grade Ⅰ~Ⅳ에서 개선을 확인했는데, 발목관절 배굴 가동영역, 10MWT, FRT에 있어서 Grade Ⅳ에서는 유의미한 개선을 확인 못했다고 보고하고 있다[6].

이러한 보고로부터, 근육의 섬유화가 보툴리눔 독소 치료 효과에 미치는 요인임이 시사되고 있으며, 섬유화의 변성 상황에 의해 투여 근육의 변경이나 투여량을 조정하는 것이 치료 효과를 높이기 위한 전략의 하나가 된다.

3) Gait Judge System®에서의 객관적 보행 평가

보행기능의 객관적 평가, 또 하지 보조기 탈피의 판단으로서, Gait Judge System®(퍼시픽 서플라이사: GJ)를 이용하여, 발목 관절의 저굴 모멘트(운동역학적 측면)나 발목 관절각도(운동학적 측면), 표면 근전도에 의한 근활동을 계측한다(그림 3A). 객관적 보행 평가에 따라, 의사와 물리치료사 및 환자가 시각적인 정보를 공유하는 것이 가능하게 되고, 입퇴원 전후에 측정하는 것은 효과 판정으로도 이어진다.

근전도 계측에서는 보행 시에 근육의 활동 상태(감약, 과활동, 동시 수축)를 파악하는 것이 가능하며, 보툴리눔 독소 치료 전략에 있어 중요한 정보가 된다. 투여 전의 그림 33에서는 전경골근과 비복근이 동시 수축하고 있지만, 그림 3C에서는 동시 수축이 개선되어, 적절한 타이밍에서의 수축을 확인했다. GJ를 이용하여, 하지 보조기 탈피 여부를 객관적으로 판단할 수도 있다.

4) 보조기 요법

생활기 환자의 대부분은, 발병 후 6개월 이내에 제작한 하지 보조기를 장기간 사용하는 경우가 많아, 발의 상태와 보조기가 적합하지 않거나, 결함이 있어도 눈치채지 못하고 사용하고 있는 경우가 있다. 우리 병원에서는 의사 · 의지보조기기사 · 물리치료사를 섞어 하지보조기 컨퍼런스를 실시하여, GJ의 데이터나 보툴리눔 독소 치료 계획 등을 근거로 보조기의 재제작 및 변경, 하지 보조기의 탈피 여부의 판단을 행한다.

저배굴이 고정된 하지 보조기에서는 발꿈치 접지에서의 전경골근의 감약과 비복근의 과활동을 보이는 것으로 보고되고 있으며[7], 보툴리눔 독소 치료를 통해 전경골근, 비복근의 근육 활동의 시정을 하여도 하지 보조기라는 환경인자를 바꾸지 않으면, 근육 활동을 재학습하는 것으로는 이어지지 않는다.

고정형 보조기로부터 저굴 제동, 배굴 유동으로 변경하고, 근육 활동 패턴의 재학습을 도모하는 등의 단계적 접근도, 하지 보조기 탈피를 위해서는 필요하게 된다.

5) 지속된 재활치료의 제공

경직의 발생 기전으로서, 중추신경의 변성뿐만 아니라 연부조직의 변성도 요인의 하나이며[8], 근육의 과활동이나 부동상태가 계속됨으로써, 경직은 진행될 수 있다. 따라서, 생활기에서도 정기적인 평가나 자가 훈련, 경직 관리의 교육 등이 중요하며, 지속적인 재활치료가 필요하다.

우리 법인에서는 데이 케어나 방문 재활치료 등, 간병(개호)보험에 의한 지속적인 재활치료를 제공할 수 있는 체제 만들기를 실행하고 있다. 의료와 간병의 정보 연계를 통해 자

A : Gait Judge System® 에 의한 객관적 보행

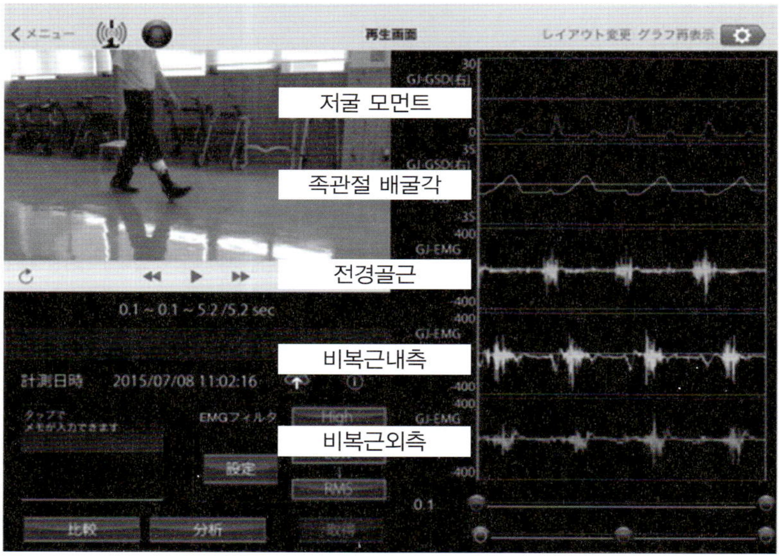

B : 50세 남성 발병 후 303일 경과 보툴리눔 치료 전 C : 보툴리눔 치료 후

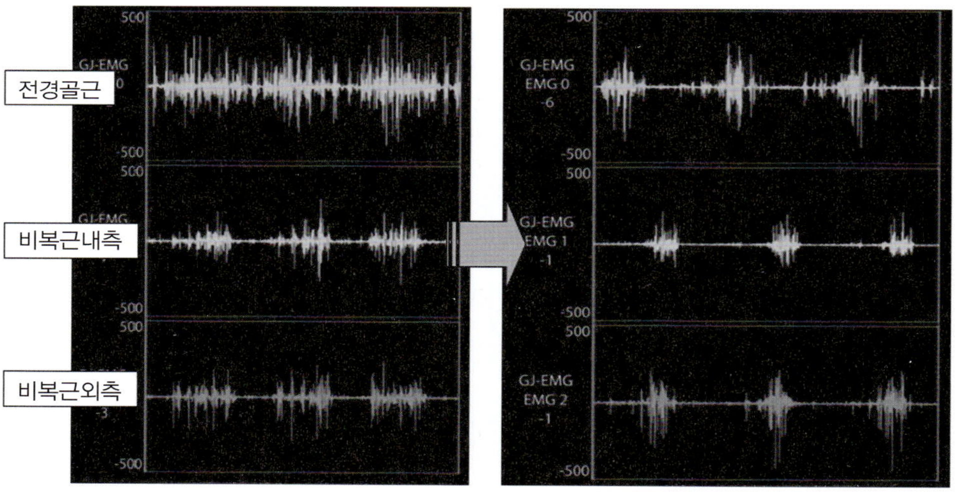

그림3 Gait Judge System®에서의 보조기 탈피 판단

B · C는 발병 후 303병일 동안에 보툴리눔 독소 치료를 한 증례의 입 · 퇴원 전 · 후의 근전도 파형
B: 전경골근의 지속 수축과 비복근과의 동시수축을 확인
C: 보툴리눔 독소 치료 + 단기 집중 재활 치료 후 동시 수축의 개선을 확인할 수 있다.
발끔치로부터의 heel contact 및 근전도 파형상에서 전경골근과 비복근의 동시 수축 개선을 확인했기 때문에 하지 보조기 탈피 판단을 내렸다.

택에서의 보행 상황이나 활동 범위, 자택 환경 등을 듣고 치료 계획에 참고해 나가는 동시에, 투여 근육, 단위 수, 하지 보조기 탈피 방침이나 향후의 보툴리눔 독소 치료 계획 등을 공유함으로써 지속된 방침에서의 재활 치료 개입이 가능해진다.

③ 시기별에 있어서의 하지 보조기 탈피의 조건

1) 조기의 보툴리눔 독소 치료에 있어서 하지 보조기 탈피의 조건

Swayne은 운동마비 회복 스테이지 이론으로서 각 시기에 따라 회복 기전이 다르다는 것을 보고하고[9], 하라(原)는 1~2단계가 기능 회복에 중요한 시기인 동시에, 잘못된 학습으로 경직이 나타나기 쉬운 시기임을 서술하고 있다[10]. 1~2단계에서의 경직의 악화는, 기능 회복이나 보행능력 회복의 큰 저해인자가 되므로, '경직을 심각화시키지 않는 것'이 하지 보조기가 필요 없는 보행능력을 획득하는 데에서, 가장 중요한 요소이다.

조기부터의 보툴리눔 독소 치료는 경직이 심각화하기 전 단계이므로, 내반이나 첨족 등, 대상 근육이 한정적이다. 그 때문에 단위 수를 많이 배분할 수 있는 것이므로, 결과적으로 투여 횟수를 억제할 수 있는 가능성도 생각할 수 있다.

회복 단계인 시기에 경직의 영향이 작고 운동량을 확보할 수 있게 되면 기능이나 보행능력의 개선으로 이어져 간다. 심부건반사의 항진 등의 경고 징후를 놓치지 않고, 조기부터 보툴리눔 독소 치료를 염두에 둔 치료 계획을 검토함으로써, 높은 보행능력 획득을 목표로 해 나갈 수 있다.

2) 생활기의 보툴리눔 독소 치료에 있어서 하지 보조기 탈피의 조건

생활기에서는 경직의 악화 뿐만 아니라 가동영역 제한, 통증 등의 2차 장애가 나타남과 동시에, 이상 보행패턴이 정착되어 있어 하지 보조기를 벗는 데 어려움을 겪는 경우가 많다. 그 때문에 침대에서 화장실까지의 보행 거리의 제약과 같은 환경적 요소를 포함한 조건 하에서의 하지 보조기 탈피도 염두에 두고 간다.

또, 경도 내반 레벨까지 개선된 케이스나 하지 보조기를 벗는 것에 대한 심리적 부담이 큰 경우는, 내반억제 서포터로의 변경을 제안하는 경우도 있어, 단계적으로 접근함으로써 심리적으로 안정감을 얻을 수도 있다.

생활기에 있어서는 다각적 시점에서의 평가, 지속적인 재활이 보다 중요해진다.

* * *

지금까지 과제였던 경직이라는 문제에 대해, 보툴리눔 독소 치료를 활용함으로써, '생활기에도 보행을 바꿀 수 있다'는 것을 경험했다. 그러기 위해서는 의사를 중심으로 한 팀 접근법, 물리치료사에 의한 하지 보조기 탈피를 염두에 둔 평가, 투여 후의 단기집중 재활 치료가 중요하다.

또한, 경직의 심각화를 막는 것이 가장 중요하며, 경직의 출현에 최대한 배려한 재활 치료 계획과 함께, 조기부터 보툴리눔 치료를 포함한 치료 계획을 염두에 두고 가는 것이 중요하다. 보툴리눔 독소 치료의 필요성이나 효과를 치료사가 파악하여, 경직의 경고징후를 놓치지 않도록 하는 것이 중요하며, 효과적인 보툴리눔 독소 치료가 보다 높은 보행 기능의 획득으로 이어지는 것이 앞으로 요구된다.

문헌

1) Hara T, Abo M, Hara H, et al: The Effect of Repeated Botulinum Toxin A Therapy Combined with Intensive Rehabilitation on Lower Limb Spasticity in Post-Stroke Patients. *Toxins(Basel)* **10**: 349, 2018.
2) Hara T, Momosaki R, Niimi M, et al: Botulinum toxin therapy combined with rehabilitation for stroke; A systematic review of effect on motor function. *Toxins (Basel)* **11**: 707, 2019.
3) Bakheit AM, Zakine B, Maisonobe P, et al: The profile of patients and current practice of treatment of upper limb muscle spasticity with botulinum toxin type A; an international survey. *Int J Rehabil Res* **33**: 199-204, 2010.
4) 君浦隆ノ介：脳卒中片麻痺患者の痙縮に対する理学療法．理学療法 **31**：595-603，2014.
5) Picelli A, Bonetti P, Fontana C, et al: Is spastic muscle echo intensity related to the response to botulinum toxin type A in patients with stroke? A cohort study. *Arch Phys Med Rehabil* **93**: 1253-1258, 2012.
6) Hara T, Abo M, Hara H, et al: Effects of botulinum toxin A therapy and multidisciplinary rehabilitation on lower limb spasticity classified by spastic muscle echo intensity in post-stroke patients. *Int J Neurosci* **128**: 412-420,2018.
7) 大畑光司：Gait Solution付短下肢装具による脳卒中片麻痺の運動療法とその効果．PTジャーナル **45**：217-224，2011.
8) Gracies JM: Pathophysiology of spastic paresis; paresis and soft tissue changes. *Muscle Nerve* **31**: 535-551, 2005.
9) Swayne OB: Stages of motor output reorganization after hemispheric stroke suggested by longitudinal studies of cortical physiology. *Cereb Cortex* **18**: 1909-1922, 2008.
10) 原寛美，三溝祐太，島本祐輔：脳機能回復理論と治療選択．PTジャーナル **49**：779-786，2015.

칼럼

"자신다움"을 되찾기 위한 보툴리눔 독소 요법과 하지 보조기

타카하시 아키(髙橋あき)

하지 보조기의 수용에 어려움을 겪는 경우를 종종 경험한다. 이유는 다양하지만, 보행하기 쉽고, 움직이기 편하게 하기 위한 보조기가, 환자의 보행 의욕, 외출 의욕을 꺾는 것은 최대한 피하고 싶다. 보툴리눔 독소 요법에 하지 보조기를 병용함으로써, 환자가 '움직이고 싶어진다, 외출하고 싶어진다'는 기분을 뒷받침하기 위해서는 무엇이 필요한 것일까?

A씨는 20대에 뇌출혈이 발병, 좌측 편마비를 보였다. 발병 전에는 드레스에 하이힐을 신고 접객하는 일이었다. 단하지 보조기를 사용하여 보행이 가능해졌지만, 하이힐은 신을 수 없어, 전직장으로의 복귀를 포기했다.

B씨는 '운동화도 못 신게 될 정도라면 외출하고 싶지 않다."라고 단언했다. 스니커를 신을 수 있는 올톱이라면 받아들이는 것은 가능하지만, 경직이 심해지면 걷기 힘들어지므로, 정기적인 보툴리눔 독소 요법은 필수적이다.

"보행이 좋아지면 좋지 않겠나?"라고 의료진은 생각할지도 모른다. 그러나 환자에 따라서는 복장의 자유가 박탈됨으로써 인생이 크게 변하는 사람이 있다. 가치관은 사람마다 다르다. 의료진의 가치관만으로 보툴리눔 독소 요법, 하지 보조기의 목적을 정해서는 안 된다.

보조기 제작 시에는 신체 기능면의 평가는 대전제이지만, 사용하는 생활 상황, 평상시의 신발(힐의 높이는 하퇴 경사각도에 영향을 준다)이나 복장, 직장에 복장 규정은 있는가, 휠체어는 병용하는가 등에 대해 상세한 청취가 필요하다.

물론 환자의 요구를 모두 그대로 받아들일 수는 없다. 요구를 충족시키는 대신에 발생하는 위험, 하지 보조기로서 적절한 기능을 다할 수 있을지에 대한 판단도 필요하다. 또, 위험의 유무, 문제가 생겼을 때의 연락처 등을 확실하게 설명할 의무가 있다. 그 때는 환자의 인생을 배려하고, 전문직으로서 환자에게 다가가는 자세가 필요하다.

그래에는 하지 보조기를 하고 있어도 신을 수 있는 세련된 신발[1](**그림 1**)이나 외형을 배려한 보조기도 나오기 시작했다. 시간, 장소, 상황에 맞추어 그날의 보행량에 맞추어, 신발이나 보조기를 선택할 수 있는 환경이 바람직하다.

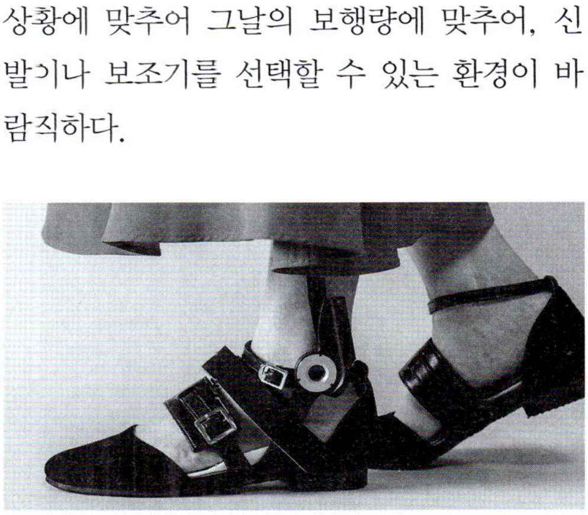

그림 1 하지 보조기를 차고 있어도 신을 수 있는 세련된 신발

환자의 요구는 각각 다르다. 한명 한명의 목소리를 진지하게 받아들여, 최적 답안을 찾는 노력을 계속할 필요가 있다. 보툴리눔 독소 치료와 하지 보조기의 병용이 환자의 '자신다움'을 되찾기 위한 도구로서 유용하게 활용되어지기를 바란다.

문헌

1) Mana'olana ホームページ.
https://manaolana.jp/brand/bicolorflatshoes/
(2021/11/24閲覧)

제 5 장

상지에 대한 보툴리눔 독소 요법

5

보툴리눔 독소 요법에 있어서 작업치료

카라와타리 히로키(唐渡弘起)

뇌졸중은 성인에게 신체기능장애를 초래하는 원인의 하나로 알려져 있으며, 연간 120만 명이 앓으며, 그 중 약 1/3은 신체기능장애가 잔존한다고 한다. 그 중에서도 상지 운동마비는 삶의 질에 영향을 미치는 한 인자라고 생각되고 있어, 뇌졸중 후 상지 운동마비에 대한 보다 효율적인 개입 수단의 확립이 급선무로 여겨지고 있다.

임상에 있어서 치료사가 대상자와 함께 상지 운동마비로부터의 개선, 회복을 도모할 때, 가장 대응하기 어려운 것 중 하나가 경직의 존재이다. 뇌졸중 후 상지마비에 대한 접근으로는 많은 연구가 이루어지고 있지만, 특히 경직에 대해서는, 영국 의사회에 의한 경직 가이드라인이 참고가 된다[1].

이에 따르면, 경직의 관리는 팀으로 임하는 것이 원칙이라고 되어 있다. 여기서의 팀은 환자 · 가족을 중심으로 의사, 간호사, 물리치료사, 작업치료사, 의지보조기기사, 케어 매니저 등이 포함된다. 왜냐하면 이것은 신체 상황 뿐만 아니라, 그 환자 · 가족 환경요인을 포함한 포괄적인 관리가 필요하기 때문이라고 되어 있다.

필자의 입장(치료사)에서는 경직 경감, 그 후의 상지 운동기능 개선을 위해, BONT-A 주사 부위를 의사에게 의견을 제시하는 역할을 담당한다. 그를 위해서는 우선 현재의 신체 상황과 아울러, 생활 상황 속에서 경직을 악화시키고 있는 원인을 평가, 파악하여, 어떻게 대응해 나갈 것인가를, 스케줄링이나 시기적인 목표 설정 등을 포함하여 환자 · 가족과 공유해 나가는 것이 중요하다. 그렇게 함으로써, 주사 부위의 우선순위를 제안하는 것, 그 후의 연습 메뉴, 실제 생활에서의 사용 상황을 유도하는 것 등의, 이른바 작업치료가 가능하게 된다.

개인적인 의견이긴 하지만, 상지 운동기능이 개선된 '손'이, 어떻게 생활의 장으로 돌아갈 수 있을까? 라는 점에, 가장 중점을 두어야 할 것이다.

❶ 보툴리눔 독소 요법의 흐름

이 장에서는 주로 상지를 대상으로 한 보툴리눔 독소 치료에 관해서, 초진부터의 흐름을 나타낸다(**표 1**).

1) 일반 정보 듣기

일반 정보로서, 발병 시기, 진단명, 연령, 가족 상황, 간병 보험의 유무, 재활치료 상황

표 1 보톡스 요법의 흐름

〈BONT-A 주사까지의 흐름〉
1. 초진(일반정보듣기)
2. 평가
3. 작업치료사 면담(목표설정)
4. 주사 부위, 주사량 검토, 의사에게 제안 · 상담
5. 주사
6. 주사 직후의 재활 개입(GA)
7. 재활치료 개입 접근법
8. 자가 훈련의 설정
2회째 이후는 '초진'이 재진이 되어, 다음 주사, 보툴리눔 독소 치료후 진찰로부터의 상태를 확인
〈BONT-A 주사 후의 대처〉
외래 재활치료 통근 재활치료 통근 간병 방문 재활치료 → 기기, 보조기 등을 사용한 재활치료의 개입 및 목표 설정에 대한 모니터링 및 피드백
직접 개입할 수 없는 환자에게는 주사 부위 등을 포함하여 요약 작성

〈보툴리눔 독소 치료 전 문진표 (치료사 확인용)〉

ID : ○○○　　이름 : △△ △△　　연령: □□□

진단명 : 피각출혈

발병시기 : 20 년 ○ 월 ○ 일

뇌 영상 확인 : 발병 직후 CT에서는 출혈량이 많고 운동 영역 전체에 출혈이 확인된다.

가족상황 : 동거가족은 아내와 자녀 2명. 아내는 전업주부. 자녀는 대학생과 고등학생

간병보험의 유무 : 사업소는 ○ 스테이션 X+2년 ○ 월 ○○ 일까지의 기간. 요간병 3

재활치료 상황의 유무 : 일주일에 3번 주간보호 이용. 주간에는 PT 3명 재적임

재활치료의 경험 : 발병 후 급성기 병동을 거쳐 회복기 병동에 5개월 입원. 그 후 방문재활치료와 데이케어를 이용. 주로 걷는 것을 실시하고 있음.

예후 예측 : 요약에 의하면 손가락 신전 능력은 확인되지 않는다고 하는데, 발병 후 2개월 시점에서는 손가락 신전이 확인되고 있었다는 것. 학습성 불사용의 가능성이 있음

그림 1 보툴리눔 독소 치료전 문진표와 기재 예

의 유무, 재활치료 경험을 확인한다(**그림 1**). 주사시, 또는 그 후의 검토에 필요한 것을 청취하는 것은 물론 중요하지만, 일반 정보 모두가 중요함은 말할 것도 없다.

우선, 뇌영상(MRI 등)에서 손상 부위를 확인하고 발병 시기와 함께 검토하여, 신체기능

평가와 영상 소견의 괴리가 없는지 여부를 확인한다. 그러면, 예측의 범위를 넘어서는 것은 할 수 없지만, 일정 범위 내에서 발병 당초의 예후 예측과 현재 상태를 대조하여 맞추어 볼 수 있다.

또한, BONT-A 주사 후의 연습 메뉴얼을 작성해 나가는 데 있어서, 대상자의 고위뇌기능 장애가 후유증을 일으킬 가능성의 유무를 알아 두는 것은 개입 방법 등을 검토하는 데 있어서도 필요불가결하다. 치료사가 뇌 영상을 보는 목적은 의학적인 진단을 아는 것이 아니라 재활의 평가 및 치료 프로그램 수립에 활용하기 위해서이다

다음으로 재활치료의 경험 및 현재의 마비된 손의 사용 상황을 확인한다. 상지의 운동마비에 개입할 때, 뇌 영상에서 명백히 잔존하는 상지기능의 소견과 실제 기능에 차이가 있는 경우가 있는데, 그것들 중에서 대부분은 학습성 불사용(learned non-use)이라고 하는 상태일 것이다[2]. 이 현상은 앨라배마 대학의 심리학자이자 기초연구자였던 Taub의 행동 실험으로부터도 널리 알려져 있다[3].

이러한 상황은 발병 후의 급성기 병동, 회복기 병동을 거친 후 퇴원할 때, 구체적으로 타당성이 있는 사용 상황의 확인이나, 사회자원의 활용 안내 등, ICF(국제생활기능분류)에서의 활동-참가로 이어지는 적절한 관리가 이루어지지 않은 경우가 많다(**표 2**). 그 때문에, 환자의 대부분이 '퇴원 시는 조금 더 움직이고 있었다. 좀더 움직이게 되면 상용할 수 있다"는 식의 발언을 한다. 보툴리눔 독소 치료는 이러한 경우에 있어서 다시 한번 생활기능 및 신체기능 회복을 재시작하는 데 일조할 가능성이 높다. 따라서 시간의 유예가 있는 한, 개별성이 높은 스케줄, 매니지먼트를 짜서 가는 것이 중요해진다.

다음으로, 간병보험의 인정의 유무나, 재활치료의 실시 환경을 확인한다. 이것은 대상자가 BONT-A 주사 후에, 어떤 재활치료 환경하에 있는지를 확인하기 위해서이다. 근래의 간병 보수 개정의 흐름으로부터 알듯이, 일본에서는 악화 예방을 포함하는 재활치료의 중

표 2 ICF의 개념

	제1부 : 생활기능과 장애	제2부 : 배경인자	
구성 요소	신체기능 · 신체구조	환경 요인	개인 요인
영역	신체기능 · 신체구조	활동 · 참여	생활기능과 장애에 대한 개인 요인의 영향
구성 개념	신체기능의 변화(생리적) 신체 구조의 변화(해부학적)	활동 · 참여에 대한 과제의 실행, 과제의 수행 및 현재의 환경에서의 능력과 과제의 수행	물리적 환경과 사회적 태도 및 환경의 특성이 사람들에게 미치는 촉진적 또는 억제적 영향력 개인적인 특성의 영향력
긍정적 측면	기능적 · 구조적 통합	활동 · 참여	촉진적 요인
부정적 측면	기능 제한(기능 장애를 포함)	활동 제한 · 참여 제한	억제적 요인
			관련성 없음

(문헌 4에서 인용)

요성이 인식되고 있다. 따라서 보툴리눔 독소 치료 후의 효과적 개입을 생각한다면, 보다 전문적인 개입을 실시하고 있는 외래 재활치료나, 물리치료사나 작업치료사를 배치하고 있는 외래 간병으로 가능한 유도해야 한다. 또한, 일상생활 상황에서의 상지의 사용, 그 빈도나 방법을 확인하기 위해서, 방문 재활치료나 방문 간호의 이용을 검토할 필요도 있을 것이다.

의료보험 혹은 간병보험 하에서의 재활치료 개입이 곤란한 경우는 연습이나 사용의 상황을 파악하기 위해, 상황에 응하는 연습 기록이나 행동 기록을 '일기'로서 사용하여, 셀프체크 할 수 있도록 유도가 필요하다.

마지막으로, 이들을 통합한 후에 구체적으로 어느 정도까지 생활기능, 혹은 신체기능, 그리고 활동 능력이 회복될 지에 대한 예후 예측을 기록한다. 그 목적은 예측이 맞았는지, 틀렸는지를 확인하기 위해서가 아니라, 나중에 기술하듯이 목표 설정시에 참고로서 사용하기 위함이다.

2) 상지 기능평가

상위운동신경 증후군에서는 경직이나 경직 자세 이상 등의 근육의 과활동이라고 할 수 있는 상태가 일어나고 있다. 그러면서도 운동마비로 인한 부동이 2차적으로 근골격계에 변화를 주어, 근육의 점탄성의 저하나 구축 등의 관절 구조 변화가 생기고, 상승적으로 병태가 악화되는 일도 종종 있다.

어디까지나 주사의 목적은 경직의 경감이며, '뇌졸중 후유증에 의한 부동'에서 근 단축이나 관절구축이 되어, '불사용의 학습' 그리고 '부동'이 되는 병태 과정을 멈추는 것이다. 그 후에, 마비측 상지에 대한 작업 요법을 전개하여, 환자 본인 및 그 가족, 다른 스텝과 정보 공유하기 위한 객관적 평가로서 점수를 가시화하기 위해, 뇌졸중 후의 상지마비에 특이적인 검사를 실시한다. 보툴리눔 독소 요법을 시행할 때의 작업 요법 평가를 표 3에 나타낸다.

(1) FMA의 상지 운동 항목

FMA (Fugl-Meyer Assessment)는 1975년에 Fugl-Meyer[5] 등에 의해 공표된 평가법으로 브룬스트롬 스테이지(Brunnstrom recovery stage: BRS)의 기준을 이용, 채점하는 점수를 보다 세분화한 검사이다. 점수는 총 33가 항목, 66점으로 표시되어 있다.

이 검사의 운동 항목은 A(어깨/팔꿈치/전완), B(손), C(손가락), D(협조성/스피드)의 4가지 항목으로 구성된다. FMA는 뇌졸중 후의 상지 마비에 대한 검사에서는 골든 스탠다드로 여겨지며, 많은 검토가 이루어진 결과, 타당성, 신뢰성 등도 유지되고 있다.

필자는 특히, BONT-A 주사근의 검토 시

표 3 상지의 평가 항목

대상	방법	목적
신체기능 평가	FMA	주사 맞는 근육의 검토 시에 단관절 운동의 분리를 보는 데 활용
	MAS · MTS	BONT-A 주사 투여 용량 검토 시에 관절 가동범위와 함께 활용
활동기능 평가	ARAT	BONT-A 투여 후 상지 활동 능력 검토 시 활용
생활기능 평가	MAL	일상생활에서의 사용빈도(ACU)와 사용 용이성(QOM)을 측정하는 것 및 마비된 손에 대한 흥미와 관심 등을 향상시키는 데 활용

에, 단관절 운동의 분리를 보는 것을 이용하고 있다.

(2) MAS(Modified Ashworth Scale)

MAS는 Bohannon[7] 등이 상지 마비에 병발하는 경직의 평가로서 1987년에 발표한 검사로, 검사자가 대상자인 마비된 지체의 관절을 수동적으로 전가동범위를 움직였을 때, 검사자가 주관적으로 느낀 저항의 크기나 질에 따라, 6단계로 나타낸 것이다.

(3) MTS(Modified Tardieu Scale)

MTS는 관절가동영역과 근육의 반응의 질을 측정하는 경직 평가지표로, 측정 자세와 근육의 신장속도가 규정되어 있는 특징이 있다. MTS에 대해서는 제1장 1절을 참조하기 바란다.

(4) ARAT(Action Research Arm Test)

ARAT는 Lyle[10]가 공표한 도구를 이용한 상지에 관한 검사이다. '뇌졸중 가이드라인 2009' 이후에 효과 판정으로 많이 등장하고 있다. ARAT는 잡는다(grasp): 18점, 쥐다(grip): 12점, 집는다(pinch): 18점, 대동작(gross movement: 9점)의 4가지 하위검사로 구성되어, 총 57점으로 설정되어 있다.

필자는 특히, BONT-A 주사 후의 상지활동 능력을 검토하는 데 이용하고 있다.

(5) MAL(Motor Activity Log)

MAL은 일상생활에서 대상자의 주관적 마비된 손의 사용빈도(amount of use: AOU)와 사용 편의성(quality of movement: QOM)을 측정하기 위한 검사이다. MAL에는 항목수가 다른 복수의 검사가 존재하는데, 필자는 14항목으로 이루어진 MAL-14[12]을 사용하고 있다.

MAL은 주관적으로 대략의 임상적 의의를 정하고 있으며, 또한 대상자의 상태나 기분 등에 좌우될 가능성이 있다. 따라서, 점수의 상하로 판단하는 것은 필요하다고는 말할 수 있으며, 대상자 스스로에게 자기 평가를 촉구함으로써, 마비된 손에 대한 흥미나 관심 등을 향상시키는 "계기"가 되었으면 해서 필자는 활용하고 있다. MAL의 QOM을 치료도구로 사용한, 마비측 손의 사용 빈도의 추이에 대한 보고도 있다[13].

3) 목표 설정 면담

재활치료 개입을 실시해 나가는데 있어서 가장 중요한 요소 중 하나인 '목표 설정'은 앞서 기술한 일반 정보와 평가 내용을 토대로 대상자와 함께 결정해 나가는 것이지만, 가능한한 제3자가 있는 상황에서 실시하도록 권장한다. 보툴리눔 독소 치료에 한한 것은 아니지만, 치료사는 기본적으로 현실 검토와 예후 예측을 바탕으로 비교적 시간이 걸리지 않고 달성 가능한 목표를 제안하는 경우와, 대상자의 희망에 기댄 비교적 난이도가 높은 목표를 제안하는 경우가 있다. 이 두 가지에 있어서, 생각해 두지 않으면 안 되는 것이 있다.

우선, 목표 설정이란 대상자와 그 보조자가 재활치료에서 개입해야 할 활동의 내용이나 그 방법, 달성될 시기에 대해 서로 의논하고, 명확한 의의나 목적을 가진 후에, 대상자의 의사결정을 명확히 하는 것이다. 즉, 대상자 자신의 희망이나 생각을, 현실 검토와 대조한 후에, 표현화하는 목표를 정하는 것이라고 생각하고 있다.

뚜렷한 목표를 세우지 않고 보툴리눔 독소

표 4 목표를 달성할 수 없는 원인

• 목표로 설정한 동작 및 행동이, 언제, 어느 상황에서, 어떻게, 무엇을 위해서, 그 "손"을 참가시켜 갈까? 구체적인 이미지를 제공하지 못한 경우
• 목표가 '원래대로'나 '발병전의 90% 정도까지' 등 지나치게 추상적인 경우
• 목표가 현실 검토, 예후 예측으로 생각할 때, 너무 달성하기 어려운 경우
• 대상자가 '이 손이 부드러워지면 좋겠다고 생각한다'는 등 임기응변적인 경우
• 치료사의 개입이 임시응변적이고, 실시 계획의 구체성이 결여된 경우
• 목표에 대하여 실패하는 것을 너무 두려워하여(실수에 너무 집착하여), 너무 간단한 것만 실시하는 경우

치료를 실시해 나가는 것은 단순히 경직에 의해 '굳어진 근육을 부드럽게 하는 것'이 될 수 있는 위험성이 있다. 이 상태에서는 잠재적으로 기능 회복의 가능성을 가지고 있어도, 성과를 거두기 곤란해질 것으로 생각한다. 구체적인 목표 설정의 방법론 등은 다른 장에 맡기지만, 경험상 목표를 달성하지 못한 원인 혹은 상정 외에 시간이 필요하게 된 원인에 대해서 **표 4**에 나타낸다.

많은 보고에서 애매모호하고 추상적인 목표보다도 구체적이고 난이도가 높은 목표가 훌륭한 퍼포먼스를 가져온다고 한다[15]. 마찬가지로, 특이적이고 명확한 목표는 간단하고 일반적인 목표보다도 퍼포먼스의 향상을 가져온다고 하였다. Rotter[16]가 제창한 주체성에 관한 이론에서는 어떤 사건의 원인이 대상자 자신에게 있는가(내적 통제), 대상자 이외에 있는 것인가(외적 요인) 라는 원인 귀속 의식이 개인의 행동에 깊이 관련있다는 것이 시사되고 있다. 자기관리가 필요한 주사 후의 대상자는 특히 내적 통제가 중요하다고 생각된다. 한편 의료적 개입에 있어서 치료사의 입장은 외적 통제는 의존을 일으키기 쉽고, 장기적으로 생각했을 경우에는 대상자에 대해 불이익을 발생시킬 가능성을 부정할 수 없다. 따라서, 대상자의 주체적인 대처를 유도하는 데 있어서는 내적 통제, 외적 통제의 균형이 중요하며, 어느 쪽이든 지나치게 치우치지 않도록 유의해 두는 편이 좋다.

각각의 임상 현장에서의 시간적 조건이 다르다고 할 수 있으며, 목표 설정에 관한 면담 시간이 짧아지는 것을 쉽게 상상할 수 있지만, 가능한 한 첫회 내지 두번째 주사시에는 구체적인 목표 설정을 공유하고 싶다.

4) 주사 부위, 주사량의 검토, 의사와 상담

상지 경직에 대한 주사가 상지기능의 개선으로 이어졌음을 나타내는 무작위 배정 임상시험(randomized controlled trials, RCT)는 발견하기 어렵다[17]. 그러나 주사를 반복함으로써 경직의 경감과 기능의 개선 경향을 나타났다는 보고[18]도 있으므로, 중증의 대상자에 대해서도, 적극적인 스트레칭이나 동작 연습을 도입할 수 있도록, 주사 부위를 선정하는 것은 중요하다.

경직 부위는 원칙적으로 모두 체크한 후에, 목표 설정 동작과 거기에 이르기까지의 반복 연습을 하기 위한 동작을 사전에 평가한 관절 가동범위, MAS, FMA, ARAT로 조사하여, 특히 주사하고 싶은 상지, 손가락근의 우선순위를 선정해 간다.

(1) 견관절

우선 FMA에서, 어깨/팔꿈치/전완의 항목 점수(합계 18점)에 대하여, 부분적으로 가능한 동작(1점) 항목과 동작 불가(0점) 항목에 주목한다. 가능한 동작(2점)의 운동 방향은 일단 우선순위를 낮춰도 된다고 생각하고 있다. 이완 상태가 아닌 마비측 상지에서는 많은 경우에서 어깨의 외전(abduction)이나 외회전(external rotation)에서 감점되는 것을 경험한다. 이 경우, 주사 후의 반복 연습의 운동방향은 필연적으로 외전·외회전 요소를 도입하기 때문에, 그 가동 영역과 MAS를 확인하고, 내전·내회전 방향으로 관여하는 근에 주사 투여를 검토한다.

따라서, 주사 부위는 대흉근(pectoralis major)이나 광배근(latissimus dorsi), 대원근(teres major)이나 견갑하근(subscapularis) 등을 들 수 있다. 이들 근육은 크기나 활동하는 타이밍에 차이는 있지만, 협동근으로서는 큰 하나의 범주이므로, 경직이 있다고 판단했을 경우는 모두 주사를 검토한다. 왜냐하면, 견관절은 절구관절(ball and socket joint)이며, 목적 동작을 실시하는데 있어서 운동 방향을 결정짓는 부위이기 때문이다.

그러나, 뇌졸중 후의 후유증으로서, 피질척수로(corticospinal tract)의 손상의 결과, 피질망사체로(corticoreticular tract)가 대신하고 있을 가능성이 있어, 운동 패턴으로서의 동작과의 판별이 필요하다.

(2) 팔꿈치관절과 전완관절

다음으로, 팔꿈치관절과 전완관절에 주목하는데, 팔꿈치는 굴곡하고, 전완은 아울러 회내(pronation)하고 있는 경우가 많다. 여기서 중요한 점은 팔꿈치의 굴곡이 어깨의 내회전에 의해 야기되고 있는지, 팔꿈치 관절의 순수한 굴곡 경직 때문인지를 판별하는 것과 그리고 전완의 회내가 팔꿈치 굴곡에 의해 야기되고 있는 것인지, 전완 그 자체의 회내인지를 판별하는 것이다.

운동학 중에서는 팔꿈치를 굴곡시키는 주동작 근으로서 상완이두근(biceps brachii), 상완근(brachialis), 완요골근(brachioradialis)이 거론된다. 이 중에서 특히 두 관절에 걸친 다관절근인 상완이두근은 대흉근의 내회전 방향으로의 경직의 영향으로, 팔꿈치 굴곡을 일으키기 쉽다고 생각되며, 동시에 팔꿈치의 굴곡 방향으로의 경직은 전완 회내를 일으키기 쉽다고 생각된다. 그 때문에, 팔꿈치의 굴곡을 확인하는 경우에는 어깨의 위치를 확인하고, 상완골 골두가 내회전되지 않았는지를 확인하는 것과, 그리고 팔꿈치를 신전 상태에서 전완이 회내하고 있는지 확인함으로써, 전완회내에 관여하는 원회내근(pronator teres)이나 방형회내근(pronator quadratus)의 주사를 검토하는 근거를 확인한다.

이 부위에서는 주사 후의 반복 연습의 운동 방향은 팔꿈치 신전, 전완 회외(supination)가 되는 것이 많다. 팔꿈치 관절은 뻗기 동작(reach)을 조정하는 부위가 되기 때문에, 목적 동작에 대한 가동 영역에 따라서는 허용 범위가 달라진다.

(3) 손목관절

다음으로 FMA의 손목관절 항목(총 10점)을 확인한다. 기본적으로 1점, 0점의 항목을 확인하지만, 손목관절에서는 원회내근에 의한 영향으로, 전완 회내를 수반하는 손목관절의 손바닥을 확인하는 경우가 많다. 팔꿈치 신전 자세부터 전완 중립위, 또는 회외위에서 근육의 주행을 확인하여, 요측수근굴근(flexor carpi radialis)이나 척측수근굴근(flexor carpi ulnaris)에 의한 손목관절 굴곡의 상태를 확인하는 것이 중요하다.

(4) 손가락

다음으로, FMA의 손가락 항목(합계 14점)을 확인한다. 다른 부위와 마찬가지로 1점, 0점의 항목을 확인한다. 손가락 항목 중에서 특히 주의가 필요하다고 생각하는 것이, 손목관절 배굴 0°과 최대 배굴위(dorsiflexion)에서의 중수지관절(metacarpophalangeal joint: MCP joint), 근위지관절(proximal interphalangeal joint: PIP joint) 4, 원위지관절(distal interphalangeal joint: DIP joint) 경직 상태를 확인하는 것이다. 손가락 굴곡에 관여하는 심지굴근(flexor digitorum longus), 천지굴근(flexor digitorum superficailis), 충양근(lumbricals), 장모지굴근(flexor pollicis longus)에 주사하는데 있어서, 손목관절의 배굴각도에 따른 손가락 굴곡 가동영역의 차이에 따라 주사근을 선정해 나간다. 더 나아가 엄지의 경우는 검지와의 사이에 생기는 손샅(web space)을 고려하여, 모지내전근(adductor hallucis)의 주사 검토를 잊지 않도록 한다.

주사 후의 반복 연습의 운동 방향은, 손목배굴(wrist dorsiflexion), 손가락신전(finger extension)이 되는 경우가 많다. 손목관절, 손가락은 효과기(effector)로서의 역할을 담당하며, 반복 연습을 실시할 때에도 물품을 사용하는 것이 많이 필요하기 때문에, 대립위(apposition)를 취하기 위한 손의 보조기 등과의 매칭을 검토하는 것도 중요하다.

(5) 주사량

근육의 선정이 된 단계에서 혹은 병행하여, 사전에 체크한 건반사의 항진, MAS, 관절 가동 범위를 참고로, 주사량을 검토하여 간다. 초회 주사의 경우는 주사의 경직의 정도, 근육의 용량이나 위축의 문제가 있기 때문에, 1근육당 20~50단위를 기본으로 하여, 주사 후의 효과를 바탕으로, 두번째 주사 이후로 조절히 증감하는 경우가 많다.

그러나, 때로는 주사량을 초회부터 증가시켜 가는 경우가 있다. 관절 가동 영역에서 퀵모션과 슬로우모션에서의 가동 영역의 차이가 큰 경우이다. 예를 들어, 누운 자세에서 팔꿈치 관절 신전 동작 시 근긴장 항진의 영향에 의해, 능동운동에서는 누운 상태에서 100° 정도에서 정지하는 듯한 경우(**그림 2A**)로 동시에, 수동신전운동 가동영역이 천천히 움직일 때는 180°정도까지 나타내면서(**그림 2B**), 빠르게 움직일 때는 능동운동과 마찬가지로 굴곡 100° 정도 부근에서 강한 저항을 나타내고(**그림 2C**), 그 후 급격하게 저항이 약해지는 경우, 이른바 잭나이프 현상을 나타내는 경우이다. 이 잭나이프 현상은 상위운동 신경 장애에 특징적인 반응으로, 이 가동 영역의 차이가 클수록, 목적 동작이나 반복 연습을 실시하는 동작시의 저해 인자가 되는 경향이 있다고 생각하고 있다.

기본적으로는 상지 주사의 검토를 우선하여 상정하고 있던 경우에도, 하지의 경직이 원인이 되어 자세 긴장에 악영향을 미치고 있는 경우는 하지의 주사를 우선하도록 유도하는 경우가 있다. 구체적으로는 목표로 하는 실제 상황에서의 자세나, 반복 연습하기 위한 앉는 자세나 서 있는 자세가 무너져 버려, 실제 동작 및 반복 연습을 하는 것이 역효과

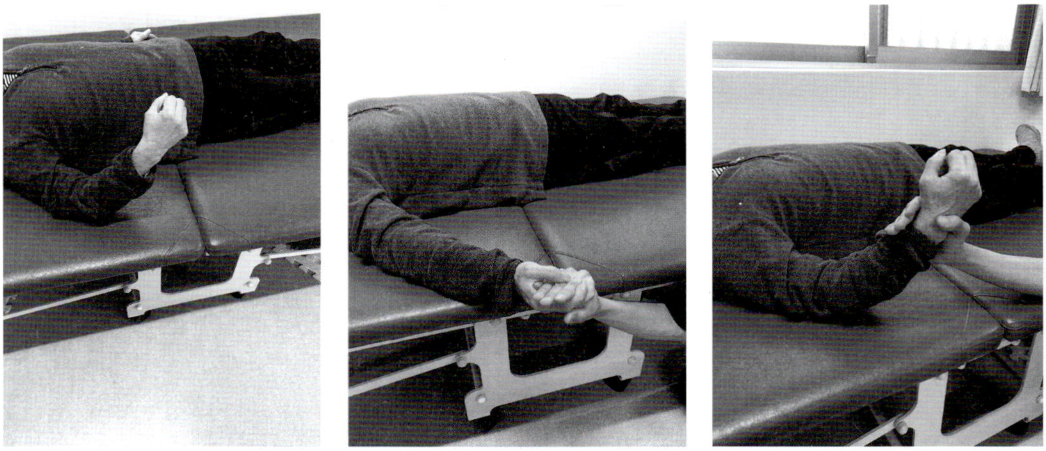

A　능동운동 시 팔목관절의 신전 가동 범위

B　수동운동 시 천천히 움직일 때 팔목관절의 신전 가동 영역

C　수동운동 시 빠르게 움직일 때 팔목관절의 신전 가동 영역

그림 2 능동운동과 수동운동시 천천히 움직였을 때와 빠르게 움직였을 때 관절 가동영역과 저항의 차이

를 일으켜, 이상 패턴을 과도하게 유발하는 경우이다.

이상을 근거로 의사와 상담하여, 주사 준비로 이행한다.

5) 주사

선정한 근육에 주사를 의사에게 의뢰 할 때, 간호사나 치료사가 보조하는 사람으로서 참가하는 것이 바람직하다. 동료 의료진이 참가하여, 초음파 조작이나, 주사 발침 후의 처치 등을 실시하는 것은 주사 시간 단축과 환자의 부담 경감으로 연결된다. 또한 주사근에 따라 주사 투여위치를 변화시켜, 보다 좋다고 생각되는 포인트에 주사 가이드를 실시하는 것이 가능해질 수 있으며, 주사 후 재활치료 개입 시간도 길게 잡을 수 있다.

필자가 소속된 병원에서는 초음파 가이드 만으로 실시하는 경우와, 초음파 가이드와 전극 주사침을 맞추어 실시하는 경우가 있다. 대표적인 주사근의 주의점을 **표 5**에 나타낸다 [19-22].

6) 주사 직후의 재활치료 개입

BONT-A 주사 후의 경직 경감 효과를 높이는 것을 염두에 두면, 주사 후가 중요하다. 이는 BONT-A 투여 후 24시간 이내에 60%가 소변으로 배설되었다[23]라는 보고나, 주사 후 1시간을 넘는 경우는 유익하지 않을 가능성이 있다[24]라는 보고에서도 확인할 수 있다. 이것에 대하여, 필자들의 그룹에서는 technique of Gushing Acetylcholine(GA)[25]이라는 기법을 실시하고 있다. 이것은 경직이 보다 심한 근육에 대하여 반사를 촉진하도록 태핑(tapping)을 하거나, 단계적으로 빠른 스트레칭이나 전기자극을 병용하여 근육의 수축을 촉진하고, 신경종말로부터의 아세틸콜린을 방출시켜, 보툴리눔을 신경에 끌어들일 수 있는 조합이며, 가능한 한 주사 직후부터 실

표5 대표적 근육의 기능과 주사시 유의점

근명	근 기능의 특징	비고
대흉근 쇄골부 섬유 (pectoralis major clavicular part)	• 어깨관절이 90° 미만에서는 상완골의 굴곡과 내전(adduction), 내회전(internal rotation) • 어깨관절 90° 까지 수평 굴곡(horizontal flexion) • 어깨관절 90° 외전(abduction)시 내전(adduction)	
대흉근 흉골 늑골부 섬유 (pectoralis major sternocostal part)	• 어깨관절이 90° 미만에서는 상완골의 내회전 • 어깨관절이 90° 굴곡시에는 신전(extension), 내전(adduction), 내회전 • 어깨관절 90° 외전(abduction)시에는 내전과 내회전	
대흉근 쇄골부 섬유 (pectoralis major abdominal part)	• 어깨관절이 90° 미만에서는 거의 기능을 하지 않는다. • 어깨관절 90° 까지 굴곡 위에서는 신전 • 어깨관절 90° 외전시 내전, 내회전	대흉근에 경직이 있을 경우에는 각 부위에 의해 작용하는 방향이 다른 것에 유의할 것
대원근 (teres major)	• 어깨관절 90° 굴곡위에서는 내선, 신전 • 어깨관절 90° 외전위에서는 내선, 내전	대원근과 광배근은 견갑골 하각보다 원위(遠位)의 주행이 거의 일치하므로 감별에 주의
견갑하근(infraspinatus)	• 어깨관절이 90° 미만에서는 내회전(상방 섬유군의 근육 활동이 높음) • 어깨관절 90°까지 굴곡시에는 내회전(근육이 이완하는 위치에 놓인게 됨) • 어깨관절 90° 외전시 내회전(하방 섬유군의 근육 활동이 높음)	어깨 관절의 내회전 경직은, 대흉근이라는 강력한 내회전 근육이 있기 때문에, 견갑하근은 간과하기 쉽지만, 견관절의 외회전 제한을 초래하는 중요한 근육이다.
광배근 (latissimus dorsi)	• 어깨관절이 90° 미만에서는 신전, 내회전(근육이 이완하는 위치에 놓이기 된다.) • 어깨관절 90° 까지 굴곡 위에서는 강력한 신전, 내회전 • 어깨관절 90° 외전시 내전, 내회전	견갑골하각보다 외측에서는, 대원근을 감싸고 들어가도록 전방으로 주행하고 있기 때문에 감별에 주의
오구완근 (coracobrachialis)	• 어깨관절이 90° 미만에서는 굴곡 • 어깨관절 90° 외전시 내전	윗쪽(proximal)에서는 상완이두근 단두(short head)와 유합하고 있다.
상완이두근(biceps)	• 어깨관절, 팔꿈치관절을 아우르는 이관절근(two joint muscle)이며, 쌍방의 관절운동에 관여하는 팔꿈치 관절의 강력한 굴곡근, 전완의 회외근(supinator)(팔꿈치 관절 굴곡위에서는 상완이두근은 이완하기 때문에 작용은 거의 없다) • 어깨 관절 90° 어깨의 굴곡 • 어깨 관절 90° 외전시에서 어깨 수평 굴곡	단두는 오구완근과 유합하여 공동건으로 오구들기(coracoid process)에 부착한다.
상완근(brachialis)	• 팔꿈치의 굴곡 • 팔꿈치 굴곡에 전완 회내(pronation)를 더하면서 행하는것으로, 상완 이두근의 활동을 배제할 수 있다.	팔꿈치 관절 굴곡의 경직에서, 상완근은 주요 제한 인자이다
완요골근 (brachioradialis)	• 팔꿈치관절 신전시에서는 팔꿈치 글곡 토크는 생기지 않는다 • 전완의 회전지위 차이에 의해, 작용하는 방향이 변화한다. 회내위(pronation)에서는 전완의 회외(supinator)로, 중간위(neutral position)에서는 팔꿈치 굴곡(flexor)으로, 회외의에서는 외반(varus)으로 작용한다	상지 뻗기 동작 시의 중요한 근이기 때문에, 팔꿈치 굴곡에 대한 주사를 검토할 때는 다른 근을 검토한 후에 주사한다.

표5 계속

근명	근 기능의 특징	비고
원회내근(pronator)	• 팔꿈치 관절의 굴곡, 회내	장장근(palmaris longus), 요측수근굴근(flexor carpi ulnaris)와 함께 회내에 작용한다.
장장근 (palmaris longus)	• 수장건막(palmar aponeurosis)에 긴장을 주어, 손 관절의 장굴(palmar flexion)에도 작용한다.	장장근막의 요측에는 요측수근굴근건, 척측에는 척측수근굴근건이 주행하고 있기 때문에 중요한 표지가 된다.
요측수근굴근 (flexor carpi radialis)	• 손목 관절의 장굴, 요굴, 전완의 회내	
척측수근굴근 (flexor carpi ulnaris)	• 손목 관절의 장굴, 척굴	두상골(pisiform)에 부착되기 때문에, 새끼손가락 외전근의 작용시 고정근으로 작용한다.
장요측수지신근 (extensor carpi radialis longus)	• 손목 관절의 배굴, 요굴	장요측수근신근은 보조적으로 팔꿈치 관절의 굴곡에 작용하기 때문에, 손목 관절이 배굴위로 긴장 항진하고 있을 때는 주의
천지굴근(flexor digitorum superficialis)	• 근위 지관절(proximal interphalangeal joint: PIP)의 굴곡 • 손목 관절의 장굴 • 중수골(metacarpal joint:MP) 굴곡	천지굴근은 주로 PIP 관절을 굴곡시키지만, 아울러 MP관절 굴곡 및 손목 관절 장굴에도 관여하고 있다. 심지굴근과의 감별을 위해, 확인하는 손가락 이외를 수동적으로 신전위로 유지하며, 한 손가락씩 PIP관절과 PIP관절의 긴장도 합을 비교하면 확인하기 쉽다. 엄지손가락을 제외한 네 손가락 각각의 주사 부위가 있는 것에 주의
심지굴근(flexor digitorum profundus)	• DIP 관절의 굴곡 • PIP 관절의 굴곡 • 손목 관절 장굴 • MP 관절 굴곡	심지굴근은 DIP 관절을 굴곡시키는 유일한 근이며, 주행상, 천지굴근과 비교하여 검지 이외의 심지굴근건은 일반적으로 분리가 어렵다.
장모지굴근(flexor digitorum longus)	• 엄지 관절(interphalangeal joint: IP) 굴곡 • MP 관절굴곡 • 손목 관절의 장굴	손목 관절의 장굴위에서는 그 움직임을 상실한다. 배굴위와 장굴위에서 긴장상태를 비교, 확인한다.
단모지굴근 (flexor pollicis brevis)	• 엄지 MP 관절의 굴곡	근육의 기시(origin), 정지(insertion) 모두 손목 관절 원위(distal)에 있기 때문에, 손목 관절 자세의 영향을 받지 않는다. 배굴위와 장굴위에서 긴장상태를 비교, 확인한다
모지내전근 (adductor pollicis)	• 엄지 CM 관절의 내전	엄지 내전의 경직, 구축에 대해서는 주사후, 보조기 등에 의한 지속 신장을 검토해둔다.
단소지 굴근(flexor digiti minimi brevis)	• 새끼 손가락관절의 굴곡	손목 관절 완전히 장굴하고, 천지굴근과 심지굴근의 움직임을 배제하고 검토한다
충양근(lumbricalis)	• MP관절의 굴곡, PIP관절, DIP관절의 신전	
장측골간근 (palmar interossei)	• MP관절의 굴곡, PIP관절, DIP관절의 신전 수지의 내전	
골측골간근 (dorsail interossei)	• MP관절의 굴곡, PIP관절, DIP관절의 신전 수지의 외전	

(문헌 19–22를 기초로 작성)

시하고 있다.

이 스트레칭 시행할 때 가장 중요한 것은, 주사한 부위가 근위관절에서 말초까지 이르는 경우는 각 개별 관절 운동 실시(**그림 3A, B**) 전후에, 말초의 손가락 신전부터 손목관절 배굴, 전완 회외(pronation), 팔꿈치 신전, 견관절 외전 · 외회전, 복합적으로 스트레칭을 실시하는 것이다(**그림 3C**). 이것을 통해 보다 굴근군(flexor muscle group)의 비정상적인 상반성 억제(reciprocal inhibition) 억제에 의해 활동이 억제되어 있던 신근군(extensor muscle group)에 근활동이 확인되고, 근활동을 촉진할 수 있게 되어[26], 능동운동의 개선으로 이어질 것으로 생각한다.

7) 재활치료의 개입 접근

상지 운동마비의 회복을 촉진하는데 있어서, 다양한 운동요법이 존재하며, 각각의 유효성이 제시되고 있다. 보고된 체계적 고찰(systematic review)[27,28] 등에서 공통된 것은, 연습시간과 연습횟수(빈도)를 늘리는 양적 의존이다. 이것은, 보툴리눔 독소 치료를 실시한 대상자에서도 마찬가지이다. 연습량을 확보하기 위한 과제 설정을 검토하는데 참고하는 것이, 목표 설정 시에 공유한 획득 목표 동작이다. 또한 획득 목표 동작에 대한 접근 방법으로는 크게 두 가지가 있다고 생각한다.

(1) 과제 지향형 접근법

첫 번째로 과제 지향형 접근법이며, 즉, 대상자의 연습 목표에 준한 과제 연습을 반복해서 대상자에게 제공하고, 연습 실시 중에 적절한 심리학적 이론을 기반으로 한 피드백을 실시하는 연습 방법이다[29].

과제 지향형 접근법으로는 연습을 일상생활에 반영시키기 위한 양호한 연습방법이라 생각되고 있다.

구체적으로는 작업의 수단으로 목표에 필요한 동작을 포함하는 과제인 세라밴드, 세라플라스트, 공기(구슬), 페그보드, 동전 등의 물품을 사용한 연습과 실제의 목적 동작의 모의 운동으로 실제로 사용하는 물품(요리가 목적이라면 냄비, 프라이팬, 국자, 후라이팬 뒤집기, 청소가 목적이라면 청소기, 빗자루, 쓰레받기, 행주 등을 이용하여, 실제에 가까운 환경하에서 실시하는 연습을 혼합하

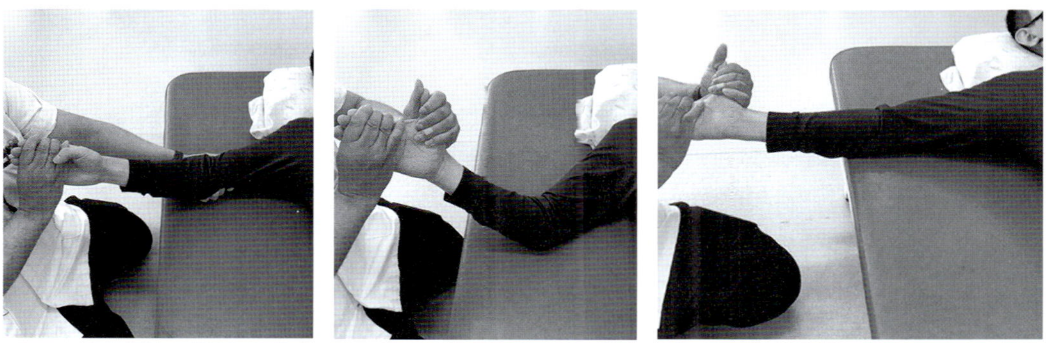

A 팔꿈치 관절 신전의 스트레칭 B 손목관절, 손가락 신전의 스트레칭 C 손가락 신전부터 손목 관절배굴, 전완 회외, 팔꿈치 신전, 견관절 외전, 외회전의 복합 스트레칭

그림 3 주사 후의 스트레칭 방법

는 접근법이다. 두 연습 모두 대상자의 상지 기능에 맞추어, 물품을 조작하는 위치를 신체로부터 높거나 멀리 함으로써 난이도 조정을 실시하고, 한 번에 필요한 비정상적인 공동운동 패턴에 반하는 관절운동을 서서히 늘려 나가도록 한다[30].

난이도 조정의 기준으로서는 과제 10회의 시행에 대해 70% 정도의 성공률로 실시할 수 있도록, 작업치료사가 설정한다. 선행연구에서는 과제 지향형 접근법이 상지기능만이 아니라, 생활에 있어서 마비된 손의 사용에 대해서도 개선을 확인했다고 보고한 바 있다[31].

(2) 기능 지향형 접근법

두 번째로 기능 지향형 접근법이라고 하는 특정 신체기능 장애에 초점을 맞춘 접근법이다. 구체적으로는 관절의 구축에 대하여 단일 관절운동을 반복시키거나, 근력저하에 대해서 대상근에 부하를 반복적으로 제공함으로써 기능면의 향상을 도모하는 연습이다[32]. 견갑골의 안정성 및 팔꿈치 관절, 전완관절, 손목관절, 손가락의 분리운동을 향상시키는 것을 목적으로, 작업치료사의 도수적 도움 하에 모든 비정상적인 공동운동 패턴(synergic pattern)에 반하는 개별 관절의 반복적인 능동 보조 운동을 대량으로 실시해 가도록 한다.

또, 연습 중에 경직의 항진이 확인되었을 때에는 그때마다, 대상이 되는 근육에 대해서, 관절 가동, 이완 및 지속적인 스트레칭 등을 실시한다. 뇌졸중 후의 상지마비에 대한 기능 지향형 접근법의 효과에 대해서는, 주로 속도 등의 기능면의 개선에 있어서 유용한 것으로 나타나고 있다[33,34].

이 두 접근법은 각각 신체 기능면에서의 효과를 보이지만 대상자의 상태에 따른 접근법을 선택, 제안해 가는 것이 중요하다. 단, 기능 지향형 접근법에 비해 과제 지향형 접근법은 보다 효율적으로 연습으로 획득한 기능을, 생활의 장으로 옮겨갈 수 있는 가능성을 시사하고 있다[35].

8) 자가 연습의 설정

자가 연습의 설정은 기본적으로 스트레칭의 지도와 함께, 획득 목표 동작을 실제 동작 상황에서 실시할 수 있는가? 가능하다면 언제 어떻게 할까? 할 수 없다면 모의 동작을 어떻게 할까? 등, 사전에 입수하고 있는 정보나 평가로부터 설정해 간다.

여기서 특히 주의해야 하는 것은 경험적으로, 재활치료 환경이 되는 대상자일수록, 수동적인 대처가 될 경우가 많은 점이다. 필자들의 그룹에서는 주사 후 재활치료 환경이 동일한 그룹 내라면, 어느 시점에, 어느 기기를 어느 모드로 어느 정도의 시간과 횟수로 사용하고, 동시에 그것을 수동적으로 실시할지, 능동적으로 할지까지 세세하게 설정하는 경우도 있다.

한편, 재활치료 환경이 부족한 대상자에 대해서는 요약을 작성하고, 대상자에게 되도록이면 적합한 제안을 해 나가는 편이 좋다. 필자는, 주사 부위나 운동 방향을 기재하지만, 수동적인 재활치료 내용은 최소한으로 기재하고, 대상자가 능동적으로 실시할 수 있는 과제와, 그 난이도에 관한 제안 · 의뢰를 많이 기재하도록 노력하고 있다.

자가 연습의 설정은 주사 후 생활기능 회복을 위한 수단이며, 최종적으로는 자기, 또는 그 가족이 관리를 할 수 있도록 독려하기 위한 것이었으면 좋겠다고 생각하고 있다.

② 증례 제시

마지막으로, 상지에 대한 보툴리눔 독소 요법을 실시한 증례를 3개 예시한다.

1) 증례1: 연속적인 가사 동작을 목표로 한 증례

(1) 일반 정보

- 진단명 : 지주막하출혈(10년전)
- 나이 : 50대 남성
- 가족상황 : 어머니와 2인 가구
- 개호(간병)보험의 유무 : 간병(개호)인정 있음(필요지원1)
- 재활 상황 유무: 전문적인 재활치료를 받지 못하고 있다.
- 재활 경험 확인 : 퇴원까지 입원 재활치료를 받고 있었던 정도
- 주사 후 예정: 인근에 기능 특화된 재활 시설이 없기 때문에, 자가 훈련을 중심으로 한 대처
- 작업 치료 평가: **표 6** 참조

(2) 목표설정면담

- 주사 목적: "왼손을 움직이면, 움켜쥔채 움직이지 않게 되는 것을 어떻게든 해결하고싶다."
- 획득 동작 목표: 마비손의 가사 동작 참여

본인이 목표로 한 7항목을 난이도순으로 기재

- 프라이팬 조리
- 식기세척
- 쌀씻기, 밥짓기
- 빨래 널기
- 청소기 걸기
- 빨래 개기
- 퀵클 와이퍼(일본의 바닥 청소 도구)

표 6 증례 1의 주사 전후 평가

평가항목		스코아	
		주사전	주사후 6개월
FMA상지 항목(66점 만점)		50	55
MAS	어깨 관절 외회전	1+	1
	팔꿈치 신전	1	0
	전완 회외(forearm supination)	1	1
	손목 배굴(wrist dorsiflexion)	1+	1
	손가락 신전	1	0
ROM(괄호 안은 MTS의 V3 가동역)	어깨 관절 외회전	50°(30°)	60°(50°)
	어깨 관절 외전	90°(90°)	90°(90°)
	손목 배굴(wrist dorsiflexion)	5°(0°)	20°(20°)
ARAT(57점 만점)		29/57	44
MAL	AOU	24	45
	QOM	28	34
손가락 접기 10초 테스트(**그림 4**)		3회 만에 손가락 쥐기 동작 곤란	9회까지 가능

상위 3항목은 조리 관련이며, 하위 4항목은 청소 관련으로 되어 있다. 이유를 확인해 보면, “청소 정도도 못하면 요리 같은 건 할 수 없어. 청소는 최악의 경우 한 손으로 할 수 있다. 요리는 한 쪽 손이 움직이지 않게 되면 할 수 없게 된다”는 등의 발언이 있었다.

연속동작 획득을 위해서 스트레칭 확인, 각 '활동'마다 필요로 하는 상지의 관절 가동영역, 실제 동작을 어느 시간대에 어떻게 취하고 해나갈 것인지, 등에 대하여, 작업치료사가 증례와 함께 검토하여, 주사 부위를 선택했다.

(3) 주사 부위, 주사량

- 상완이두근: 30U
- 원회내근: 20U
- 요측수근굴근: 30U
- 천지굴근(검지, 중지, 환지): 20U

현재 목표로는 견관절 가동범위는 현 상태도 가능하다고 판단하여, 직접 관절 가동 영역에 관계되는 대흉근 등은 주사하지 않기로 결정했다.

(4) 주사 직후의 재활 개입

주사 직후의 재활 개입에서는, 팔꿈치, 전완, 손의 GA를 실시하여 NESS H200† 의 Fast 모드를 수동적으로 실시했다. 그 후, 다시 스트레칭 확인과, 실제 동작을 어떻게 해나갈 것인가, 능동적으로 실시해 나가는 대처 방법에 대해서, 작업치료사와 함께 확인하였다.

(5) 평가

주사 후 6개월 경과 시점에서 **표 6**과 같은 개선을 확인하고, 손가락 접기 10초 테스트도 **그림 4**와 같이 개선되었다. 게다가 연속적인 동작이 개선되어, 그에 따라, 연속적으로 할 수 있는 작업량이 증가하고, 더 나은 개선을 확인했다.

2) 증례2: 왼손의 인식을 높이는 것을 목표로 한 증례

(1) 일반 정보

- 진단명: 우측 중대뇌동맥폐색(2년전). 10년 전부터 류머티즘 이미 있음
- 나이: 50대 여성
- 가족 상황: 남편, 아들 둘의 4인 가구
- 개호(간병)보험의 유무: 간병(개호) 2
- 재활 상황 유무: 방문 재활치료
- 재활 경험 확인: 퇴원후는 주 2회 방문 재활치료
- 주사 후 예정: 뇌졸중 특화형 데이 주

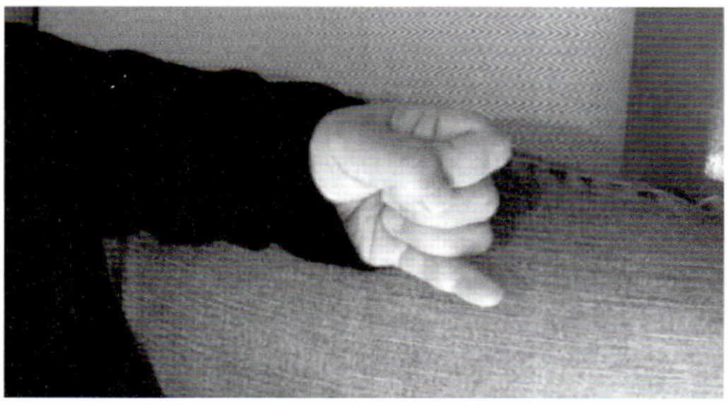

A 주사 전의 손가락 접기 10초 테스트

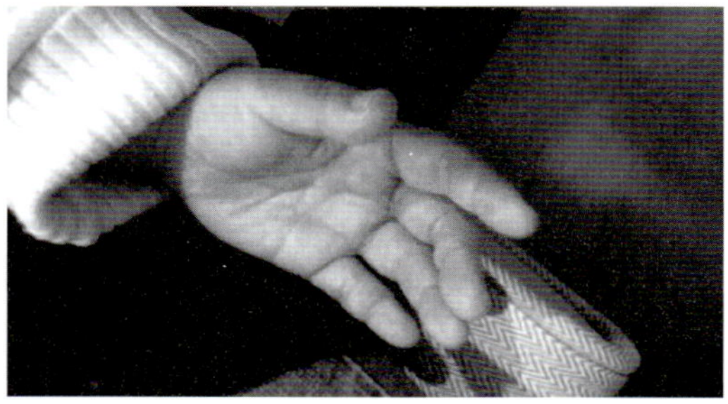

B 주사 후 6개월 경과한 손가락 접기 10초 테스트

그림 4 주사 전 · 후의 손가락 접기 10초 테스트

표 7 증례2의 주사 전후 평가

평가항목		스코아	
		주사전	주사후 6개월
FMA상지 항목(66점 만점)		4	8
MAS	어깨 관절 외회전	1+	1+
	팔꿈치 신전	2	1
	전완 회외(forearm supination)	2	1
	손목 배굴(wrist dorsiflexion)	2	1+
	손가락 신전	3	2
ROM(RA의 과거 때문에 MTS는 실시하지 않음)	어깨 관절 외회전	10°	70°
	어깨 관절 외전	30°	80°
	팔꿈치 관절 신전	−60°	0°
	손목 배굴	−5°	0°
	중수지신전(metacarpal extension)	−10°	0°
	근위지관절(PIP) 신전	−10°	0°
ARAT(57점 만점)		3	3
MAL	AOU	0	2
	QOM	0	2
손가락 접기 10초 테스트		0	0

1회 추가

- 작업요법평가: **표 7** 참조

(2) 목표설정면담

- 주사 목적: "손을 씻고 알코올 소독하고 싶다." "탈의의 소매통과를 위해 팔꿈치와 손을 똑바로 하고 싶다." "어깨가 아프지만, 움직이면 나아진다고 들었다. 어떤 연습이라도 할 수 있도록 되고 싶다."

획득 동작 목표: 손목배굴, 수지신전 · 의전, 팔꿈치신전, 견관절 외전, 외회전의 자가 연습을 할 수 있다.

(3) 주사부위, 주사량

- 견갑하근: 30U
- 대원근: 30U
- 상완이두근: 30U
- 상완근: 30U
- 원회내근: 20U
- 요측수근굴근: 50U
- 척측수근굴근: 30U
- 천지굴근: 30U
- 심지굴근: 30U
- 모지내전근: 10U
- 충양근: 10U

(4) 주사 직후의 재활치료 개입

주사 직후의 재활치료 개입에서는 팔꿈치, 전완, 손의 GA를 평소보다 가동을 적게 실시하고(RA 과거 때문), 손목관절 보조기를 장착하여, 저주파 치료기 ESPURGE(이토 초단파사 제품)의 EMS 모드를 관절 변위가 일어나지 않는 범위에서 최대 수축으로 실시했다. 또, 실제 동작을 어떻게 실시해 나갈 것인지,

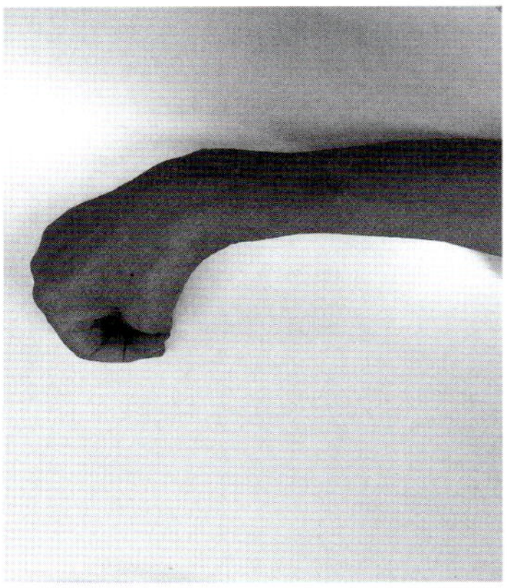

A 보장구가 없는 상태

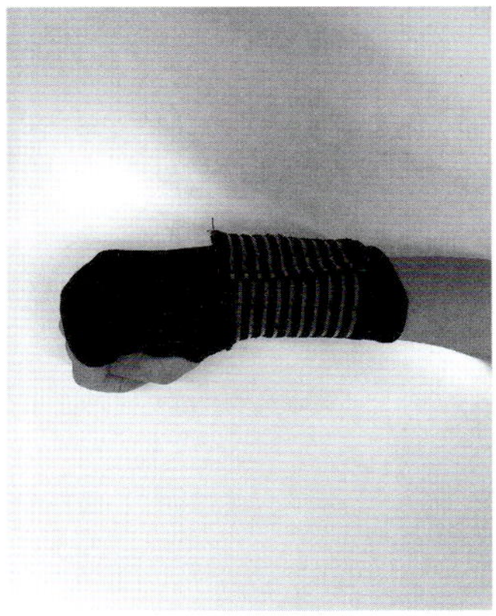

B 손목관절 보조기

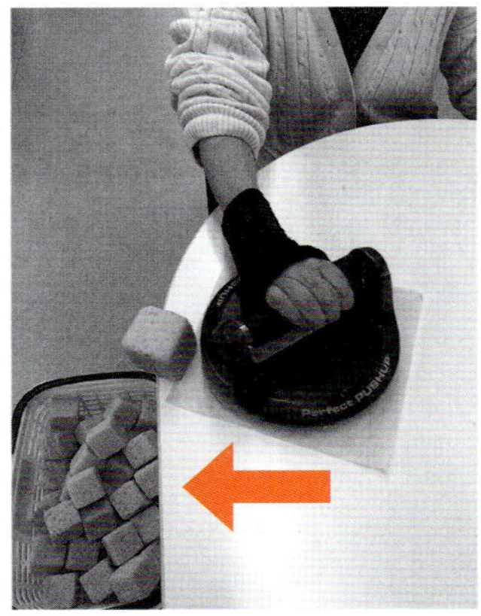

C 손목관절 보조기를 이용한 트레이닝

그림5 손목관절 보조기와 트레이닝의 예

어깨 연습의 대처 방법 등에 대해서, 작업치료사가 증례와 함께 확인했다. 또한, 그 모니터링을 위해 일주일에 한 번씩 낮시간 간병 서비스를 늘렸다.

(5) 평가

주사 후 6개월 경과 시점에서 **표 7**과 같은 개선을 확인했다.

초기 평가 단계에서 손가락, 손, 팔꿈치와 모든 것에 굴곡이 확인되는 대상자에 대하여 주사 후의 자율 연습을 포함한 자가 관리를 촉진할 때는 그 난이도에 특히 주의를 기울여야 한다고 생각하고 있다. 경직에 대한 '손의 보조기(**그림 5A, B**)'는 '손의 기능 대체' 또는 '근의 지속 신장을 촉진하는 것'을 목적으로 사용된다.

손의 기능 대체로서의 사용은 반복 연습을 하는 데 있어서의 난이도를 조정하는 수단으로서도 이용할 수 있기 때문에 적극적으로 검토하고 싶다. 지속 신장을 촉진하기 위해 사용하는 경우에도, 모두에서 신장위를 취하는 것이 아니라, 복수의 관절이 필요한 동작을 할 때의 난이도 조정으로서 이용할 수 있다. 이 증례에서는 손목관절의 배굴을 0°로 멈추고 실시했다(**그림 5C**).

손목 보조기를 장착한 후, 전기자극을 병용하여 연습하면, 통증이 없어지고 팔꿈치의 신전, 손목의 이완을 확인되었고, 수동적으로 손가락 신전이 가능해졌다. 기능 평가에서는 큰 점수의 향상은 보이지 않지만, AOU가 0이 아니게 된 의의는 크다.

3) 증례 3: 복직을 위한 PC 조작과 식사 시 젓가락 동작 획득을 목표로 한 증례

(1) 일반 정보

- 진단명: 왼쪽 피각(putamen) 출혈
- 나이: 40대 남성
- 가족 상황: 아내, 아들 2명, 딸 1명 등 5인 가구
- 간병(개호)보험의 유무: 요 개호 2
- 재활 상황 유무: 방문 재활치료, 개호 서비스
- 재활 경험 확인: 퇴원직후

표 8 증례 3의 주사 전후의 평가

평가항목		스코아	
		주사전	주사후 3개월
FMA상지 항목(66점 만점)		44	59
MAS	어깨 관절 외회전	1+	1
	팔꿈치 신전	2	1
	전완 회외(forearm supination)	1+	1
	손목 배굴(wrist dorsiflexion)	1+	1
	손가락 신전	1+	1
ROM (괄호 안은 MTS의 V3 가동역)	어깨 관절 굴곡	160°(120°)	180°(160°)
	어깨 관절 외회전	30°(10°)	80°(60°)
	어깨 관절 외전	90°(60°)	120°(120°)
	팔꿈치 관절 신전	0°(−40°)	0°(0°)
	손목 배굴	10°(0°)	30°(20°)
	근위지관절(PIP) 신전	−10°(−20°)	0°(0°)
ARAT(57점 만점)		25	48
MAL	AOU	12	24
	QOM	10	20
손가락 접기 10초 테스트		5	10

- 주사 후의 예정: 퇴원 후는 주 2회 방문 재활치료, 주 3회 데이 서비스
- 작업 요법 평가: 표 8 참조

(2) 목표 설정 면담

- 주사 목적: '일이나 식사 때에 더 오른쪽 손을 쓰고 싶다.'
- 획득 동작 목표: 마우스 동작, 젓가락 사용

(3) 주사 부위, 주사량

- 대흉근: 50U
- 광배근: 30U
- 견갑하근: 30U
- 상완이두근: 40U
- 상완근: 30U
- 원회내근: 20U
- 요측수근굴근: 40U
- 척측수근굴근: 20U
- 천지굴근: 30U
- 모지내전근:10U

(4) 주사 직후의 재활치료 개입

주사 직후의 재활치료 개입에서는 어깨, 팔꿈치, 전완, 손의 GA를 실시하고, NESS H200의 Fast 모드를 수동적으로 실시했다. 그 후, 다시 스트레칭의 확인과 3주 후의 NEURO의 대처를 확인했다.

NEURO에서는 재활 연습 전에 비손상 수부측으로의 저빈도 rTMS를 실시한 후, 저주파 치료기 ESPURGE의 EMS 모드를 통증이 없는 최대 수축으로 실시했다.

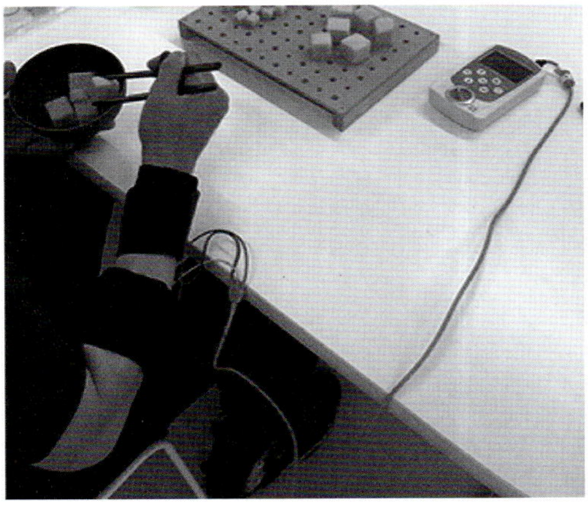

그림 6 수의개조형(随意介助型) 전기자극 장치를 병용한 젓가락질 연습

그 후, AR2(야스카와전기사 제품)로 견관절 내회전, 외회전 반복운동을 수의개조형(随意介助型) 전기자극 장치 IVES(OG기연사 제품)의 파워 어시스트 모드에서 젓가락을 사용한 손잡이 연습(**그림 6**)을 KiNvis(인터리하사 제품)로 개입을 2주일간 실시했다.

(5) 평가

주사 후 3개월 후에는 **표 8**과 같은 개선을 확인, 일상생활에서의 AOU, QOM도 향상되었다. 방문 재활 치료에서의 주 1회 모니터링과 주 2회 낮시간 간병 서비스는 계속되고 있지만, 부분적으로 조기 복직으로 이어졌다.

문헌

1) Royal College of Physicians: Spasticity in adult; management using botulinum toxin-National guidelines. 2009.
2) 道免和久：CI療法のメカニズムと検討課題．道免和久(編)：CI療法；脳卒中リハビリテーションの新たなアプローチ．中山書店，2008，pp51-66.
3) Taub E: Somatosensory deafferentation research with monkeys: implications for rehabilitation medicine. In Behavioral Psychology in Rehabilitation medicine: Clinical Application, Williams & Wilkins, New York, 1980, pp371–401.
4) 障碍者福祉研究会編：ICF国際生活機能分類　国際障害分類改訂版10．中央法規出版，2008.
5) Fugl-Meyer AR, Jääskö L, Leyman I, et al: The post-stroke hemiplegic patient.1.a method for evaluation of physical performance. *Scand J Rehabil Med* **7**: 13-31, 1975.
6) 永田誠一：Fugl-meyer評価法(FMA)．OTジャーナル **38**：579-586，2004.
7) Bohannon RW, Smith MB: Interrater reliability of a modified Ashworth scale of muscle spasticity. *Phys Ther* **67**: 206-207, 1987.
8) 辻哲也，大田哲生，木村彰男，他：脳血管障害片麻痺患者における痙縮評価；Modified Ashworth Scale(MAS)の評価間信頼性の検討．リハ医 **39**：409-415，1987.
9) Ward AB: Assessment of muscle tone. *Age Ageing* **29**: 385-386, 2000.
10) Lyle RC: A performance test for assessment of upper limb function in physical rehabilitation treatment and research. *Int J Rehabil Res* **4**: 483-492, 1981.
11) 安保雅博監：脳卒中上肢機能ARATパーフェクトマニュアル．金原出版，2015.
12) Uswatte G, Taub E, Morris D, et al: Reliability and validity of the upper-extremity Motor activity Log-14 for measuring real-world arm use. *Stroke* **36**: 2493-2496, 2005.
13) Taub E, Uswatte G, Mark VW, et al: Method for enhancing real-world use of a more affected arm in chronic stroke: transfer package of constraint-induced movement therapy. *Stroke* **44**:1383-1388, 2013.
14) 高橋香代子，道免和久，佐野恭子，他：新しい上肢運動機能評価法　日本語版Motor Activity LOGの信頼性と妥当性の検討．作業療法 **28**：628-636，2009.
15) Lock EA, Latham GP(ed): New developments in goal setting and task performance, New York: Routledge, 2013.
16) Rotter JB: Generalized expectancies for internal versus external control of reinforcement. *Psychol Monogr* **80**: 1-28, 1966.
17) Rosales RL, Efendy F, Teleg ES, et al: Botulinum toxin as early intervention for spasticity after stroke or non-progressive brain lesion: A meta-analysis. *J Neurol Sci* **371**: 6-14,2016
18) 竹川徹，原貴敏，角田亘，他：脳卒中後の上肢痙縮への2度のA型ボツリヌス毒素投与が上肢機能へ与える効果．*Jpn J Rehabil Med* **51**：38-46，2014.
19) Agur AMR, Dalley AF著，坂井建雄監訳：グラント解剖学図譜　第2版．医学書院，1980.
20) 栗原修：筋機能評価法；ビジュアルで学ぶ触診，ストレッチ，筋力テスト．医道の日本社，2012.
21) 渡辺正仁：理学療法士・作業療法士・言語聴覚士のための解剖学　第3版．廣川書店，1999.
22) 中村隆一，齋藤宏，長崎浩：基礎運動学　第6版．医歯薬出版，2003.

23) ボトックス®添付文書
https//gskpro.com/content/dam/global/hcpportal/jajp/products-info/botox/botox.pdf.
24) Hallett M: Explanation of timing of botulinum neurotoxin effects, onset and duration, and clinical ways of influencing them. *Toxicon* **107**: 64-66, 2015.
25) 君浦隆ノ介：脳卒中片麻痺患者の痙縮に対する理学療法. 理学療法 **31**：592-596, 2014.
26) 正門由久：ボツリヌス療法の現状と課題. 木村彰男, 正門由久, 太田哲生(編):ボツリヌス治療 私はこう治療している. 診断と治療社, 2013, pp2-14.
27) Langhorne P, Coupar F, Pollock A: Motor recovery after stroke; a systematic review. *Lancet Neurol* **8**: 741-754, 2009.
28 Kwakkei G, van Peppen R, Wagenaar RC, et al: Effects of augmented exercise therapy time after stroke a meta-analysis. *Stroke* **35**: 2529-2539, 2004.
29) Hubbard IJ, Parsons MW, Neilson CC, et al: Task-specific training: Evidence for and translation to clinical practice. *Occup Ther Int* **16**: 175-179, 2009.
30) 竹林崇：上肢運動障害の作業療法 作業運動学と作業治療学. 文光堂, 2018, pp63-97.
31) Schaefer SY, Patterson CB, Lang CE: Transfer of training between distinct motor task after stroke: Implications for task-specific approaches to upper-extremity neurorehabilitation. *Neurorehabil Neural Repair* **27**: 602-612, 2013.
32) Platz T: Impairment-oriented training (IOT)-scientific concept and evidence-based treatment strategies. *Restor Neurol Neurosci* **22**: 301-315, 2004.
33) Platz T, van Kaick S, Mehrholz J, et al: Best conventional therapy versus modular impairment-oriented training for arm paresis after stroke: a single-blind, multicenter randomized controlled trial. *Neurorehabil Neural Repair* **23**: 706-716, 2009.
34) Platz T, Eickhof C, van Kaick S, et al: Impairment-oriented training or Bobath therapy for severe arm paresis after stroke: a single-blind, multicenter randomized controlled trial. *Clin Rehabil* **19**: 714-724, 2005.
35) 唐渡弘起, 他：回復期において脳梗塞後の上肢麻痺に対する課題指向型アプローチと機能指向型アプローチの上肢機能および使用行動に関する比較検討. 作業療法 **39**：162-169, 2020.

† 무선 손 재활 시스템에는 기능적 자극 지원(보조기)과 제어 장치(마이크로프로세서)라는 두 가지 주요 부품이 서로 무선으로 통신하여 손목을 기능적인 자세로 지지하여 손가락과 엄지손가락이 손을 뻗고 잡는 효율적으로 움직일 수 있도록 하는 이를 통해 손의 기능을 회복하는데 도움을 주는 기능적 전기 자극 치료기의 일종이다.
https://medical.francebed.co.jp/home_medical_care/rehabilitation/h200/medical.html

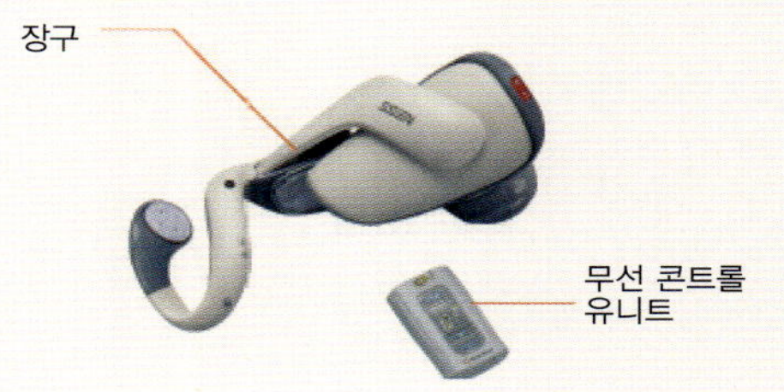

제 6 장

보툴리눔 독소 치료와 간병 부담 경감

6

보툴리눔 독소 치료와 간병 부담 경감 (다리벌림 제한, 손가락 등 위생 관리)

카츠야 마사시(勝谷将史)

❶ 경직의 영향과 빈도

경직은 뇌졸중이나 척수손상 등과 같은 상위운동뉴런의 장애에서 발생하는 기능장애 중 하나이며, 재활치료 영역에서는 운동요법을 저해하는 인자가 되기도 한다. 또, 환자의 일상동작수행이나 삶의 질을 저해하고, 보호자에게도 간병부담을 올리는 인자가 되기 때문에 경직의 치료는 큰 과제가 되고 있다.

일본에서는 2010년부터 BONT-A가 보험에 등재됨으로써, 생활기에 있어서 경직 치료는 보툴리눔 독소 치료의 효과가 크게 향상되었다. 보툴리눔 독소 치료의 효과에 대해서는 많은 보고가 있으며, 상지 경직에 대한 보툴리눔 독소 치료로, 경직에 의한 능동운동 불능, 통증, 간병인의 부담을 유의미하게 감소시키고, 수동적인 관절 가동 영역을 개선하는 것으로 밝혀지고 있다[1]. 하지 경직에 대한 보툴리눔 독소 치료로 FMA 점수 개선 및 보행속도 향상에 기여하는 것으로 밝혀져 있다[2]. 경직에 대한 보툴리눔 독소 치료는 세계적으로도 근거가 높은 표준적인 치료로서 인지되고 있으며, 일본의 뇌졸중 가이드라인 2021에서도 경직에 대한 치료로서 추천도 A 근거수준으로서 권장되고 있다[3].

경직은 상위운동뉴런의 장애로 인한 양성 징후의 하나[4]이며 '건반사 항진을 동반한 긴장성 신장반사(tonic stretch reflex)의 속도 의존성 증가를 특징으로 하는 운동장애'[5]로 정의되어 있다. 뇌졸중 발병 후 3개월에서 21%로 발병 후 6개월에서는 43%의 환자에게 나타난다는 보고가 있다[6,7]. 즉, 병원을 중심으로 한 급성기, 회복기에서의 재활의료의 현장보다, 퇴원 후 생활기에 경직이 흔히 나타난다고 여겨진다. 실제의 임상현장에서도, 경직은 생활기 뇌졸중 환자들에게 많이 확인되는 후유장애의 하나이다. 경직에 의한 근긴장의 항진, 건반사의 항진, 신장반사의 다른 인접 근육으로의 파급, 간대성 경련(clonus), 통증 등의 증상이 다양한 형태로 생활에 영향을 미친다.

영국 의사회의 보툴리눔 독소 치료 가이드라인[8]에서도 국제생활기능분(International Classification of Functioning, Disability and Health: ICF)에 근거하여, 기능 수준, 활동 수준, 참가 수준에서 다양한 영향이 지적되고 있다(표 1). 이와 같이 경직은 사회생활에 크게 영향을 미쳐, 의료경제적인 시점에서도, 경직의 존재로 인해 의료 간병에 관련된 비용은 경직이 없는 경우에 비해 약 4배로 증가한다는 보고나 경직에 의한 간병 부담으로 인해 사회적 · 경제적 영향은 뇌졸중 후유증을 가진 자에 그치지 않는다는 보고도 있다[9,10].

경직 치료의 목적은 환자의 요구에 따라 다양하지만, 환자 자신이 안고 있는 문제의 원인이 경직에 의한 것임을 깨닫지 못하는 증

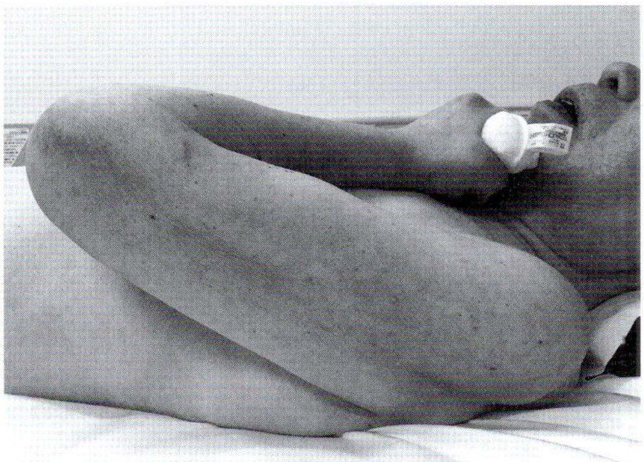

그림 1 상지의 경직에 의한 전흉부, 경부의 압박

려도 종종 보인다. 하지의 내반첨족이나 팔꿈치 굴곡, 손가락의 주먹 모양 변형 등의 형태 변화는 경직의 영향으로서 알기 쉽지만, 전신의 피로감이나 저림, 통증, 나아가 Wernicke-Mann 자세의 악화로부터 팔꿈치 굴곡, 견관절의 내회전, 내전이 강해져 흉부나 경부의 압박으로부터 호흡 곤란이나 연하장애 등으로 이어지는 경우도 있다(**그림 1**). **표 1**과 나타내는 바와 같이 생활에의 영향은 다양하며, 임상현장에서는 환자의 생활 상황을 확실히 파악한 후 신체 평가를 실시하고, 경직이 어떻게 영향을 미치고 있는가를 명확히 할 필요가 있다. 환자의 생활에 있어서의 문제가 경직을 원인으로 하고 있는 것인지 여부를 판단하여 그 증후가 운동요법이나 물리치료법, 항경직제 내복이나 보툴리눔 독소 치료 등의 약물치료나 수술요법으로 개선 가능한지 여

표 1 경직이 생활에 미치는 영향[9]

ICF 레벨	문제점	영향
심신 기능	근육의 연축	통증 좌위나 자세 유지의 어려움 피로
	사지 · 체간의 이상 자세	구축 변형 욕창 및 조직 장애
	통증	비탄과 기분의 침울함 수면 장애
활동	능동적 기능의 상실	이동과 정밀하고 치밀한 동작 수행의 장애 성고 곤란 요실금
	수동적 기능의 상실	신체간병이나 청결유지가 곤란함 간병 부담의 증가 휠체어에서 앉은 자세나 침대의의 자세 설정 어려움
참가	상기의 몇가지, 또는 모든 영향	자존감과 자신감 저하 사회적 교류의 감소 가족 관계에 미치는 악영향

(문헌 9에서 개변하여 인용)

표2 Disability Assessment Scale(DAS)

환자 인터뷰 형식을 통해 4개 항목을 평가 0: 장애 없음, 1: 경도의 장애, 2: 중등도의 장애, 3: 고도의 장애	
손의 위생 상태	짓무름 · 궤양 형성 · 손바닥 감염의 정도, 청결함, 손 씻기 가능 여부, 손톱 손질 등, 상지의 장애가 위생상태를 유지하는 것에 간섭하는 정도
착의 동작	의복(셔츠 · 장갑 · 상의)을 탈의할 때의 용이함 등, 상지의 장애가 탈의 동작에 미치는 영향
자세	비정상 자세의 신체적, 심리적, 사회적 영향
통증	경직에 관련된 통증, 불쾌감 등, 통증이 일상생활에 미치는 영향

부를 의사와 상담해 간다. 치료방침이 정해지면 의사가 환자에게 설명한 후, 적절한 경직 치료를 개시하게 된다.

2 생활에 미치는 영향 평가

경직의 기능 평가로서 MAS가 이용되는 경우가 많지만, 생활에 미치는 영향을 평가하는 방법으로는 Disability Assessment Scale (DAS)가 있다[11]. DAS는 환자에 대한 인터뷰 형식에 따라 4항목을 0: 장애 없음, 1:경도 장애, 2: 중등도 장애, 3: 고도의 장애의 4단계로 평가한다(**표 2**).

'손의 위생 상태'는 짓무름(maceration) · 궤양 형성, 손바닥 감염의 정도, 청결함, 손 씻기가 가능하지만, 손톱 손질 등 상지의 장애가 위생상태를 유지하는 것에 간섭하는 정도를 평가하고, '착의 동작'은 옷(셔츠, 장갑, 상의)을 갈아 입을 때의 용이성 등, 상지의 장애가 탈의 동작에 미치는 영향을 평가하고, '자세'에서는 팔다리 자세의 신체적 · 심리적 · 사회적인 영향을, '통증' 항목에서는 경직에 관련된 통증, 불쾌감의 정도 등, 통증이 일상생활에 미치는 영향을 평가하고 있다. 보툴리눔 독소 치료의 평가로서는 기능평가로서의 MAS나 관절 가동 영역에 더해, 변화된 기능이 어떻게 생활에 있어서의 간병 부담의 경감으로 이어지는지를 평가하는 것도 중요하며, DAS의 평가가 유용하게 된다.

3 경직이 간병에 미치는 영향

경직에 의한 전형적인 지위의 변화로 Wernike-Mann자세(**그림 2**)가 있으며, 이 변화는 일상동작수행에서의 간병 부담을 증가시킨다.

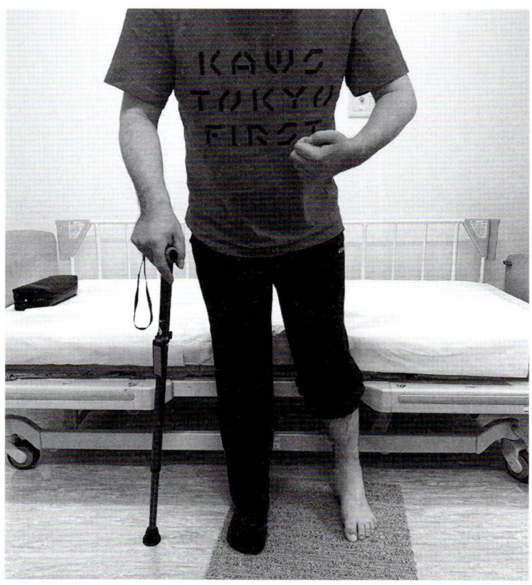

그림2 Wernicke-Mann자세

1) 상지 경직의 영향

상지에서는, 천지굴근(flexor digitorum superficialis: FDS) · 심지굴근(flexor digitorum profundus: FDP) · 충양근의 경직에 의해 생기는 손가락의 주먹 모양 변형(**그림 3**)이, 손가락의 신전을 저해하고, 손바닥의 청결을 유지하는 것을 어렵게 한다. 또, 손톱을 깎는 것도 곤란해져, 방치하면 손톱이 손바닥으로 파고 들어가, 욕창이나 감염으로 이어지는 경우도 있다. 요측수근굴근(flexor carpi radialis), 척측수근굴근(flexor carpi ulnaris)의 경직에 의한 손관절의 굴곡 변형(**그림 4**)은, 탈의 동작시 소매가 걸리게 하여 자립을 방해하고, 간병부담의 증가로 이어진다. 이두박근(biceps), 상완근(brachialis), 완요골근(brachioradialis)에 의한 경직으로 생기는 팔꿈치 관절의 굴곡 변형(**그림 5**) 시에도, 탈의 동작 시에 팔을 소매에 통과시키거나, 소매에서 빼거나 하는 동작이 어려워진다.

또, 좌우의 비대칭이 눈에 띄는 것을 미적으로 걱정하는 환자도 많다. 어깨 관절은 대흉근(pectoralis major), 대원근(teres major), 광배근(latissimus dorsi), 소원근(teres minor)의 경직에 의해 내전, 내회전 방향에 이끌려 탈의 동작의 저해 인자가 될 뿐만 아니라, 액와의 청결을 유지하는 것을 저해한다.

또, 팔꿈치 굴곡에 맞춰서 전흉부나 경부를 압박하기도 하며, 호흡이나 연하 기능에도영향을 미칠 수 있다(**그림 5**).

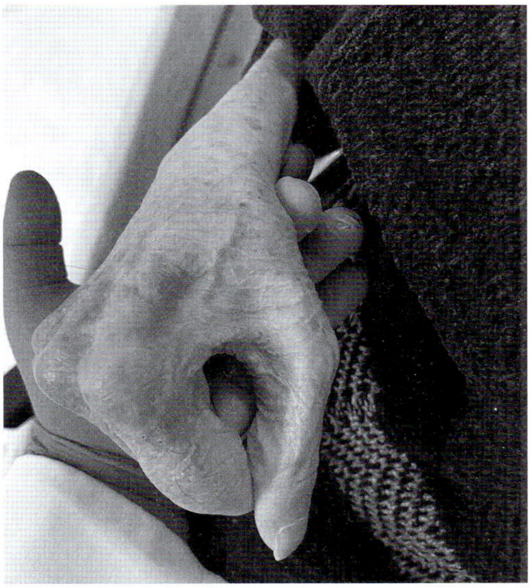

그림3 주먹 모양 변형

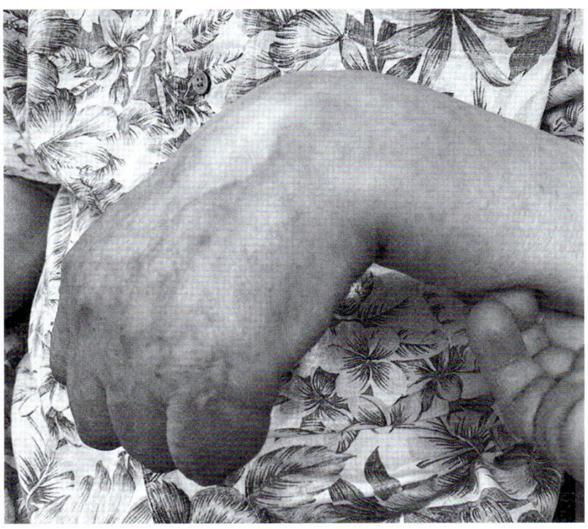

그림4 손목 관절의 굴곡

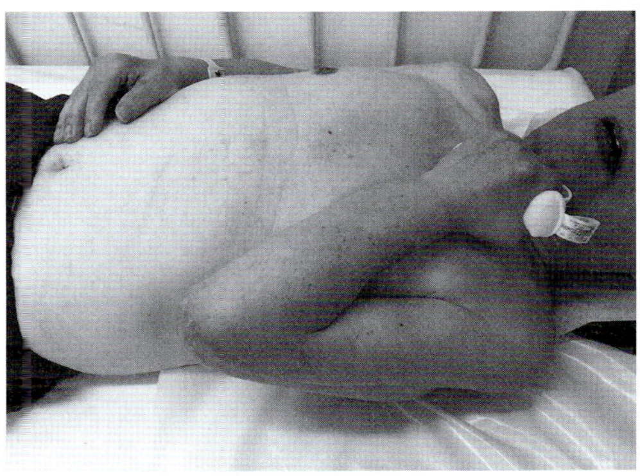

그림5 팔꿈치 굴곡

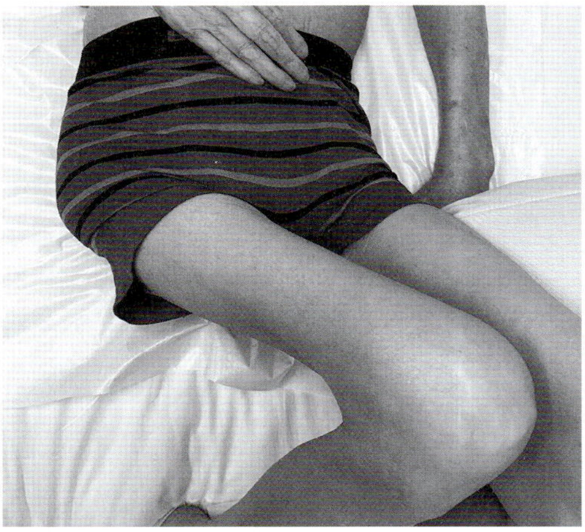

그림6 고관절 벌림 제한

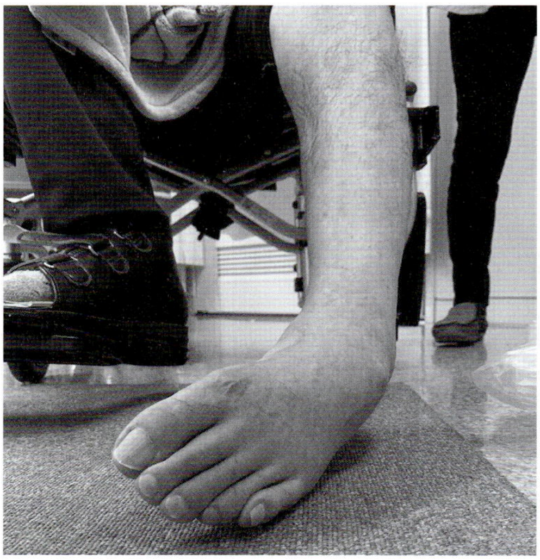

그림7 내반첨족

2) 하지 경직의 영향

하지에서는 내전근군(hip adductors)의 경직에 의해 고관절은 내전위가 되어, 벌림 동작 제한을 초래한다. 또한, 장요근(iliopsoas)의 경직에 의해 고관절은 굴곡위가 되고, 이를 통해 기저귀 교환이나 음부의 청결유지 등의 간병 부담이 증대되어, 회음부 위생관리

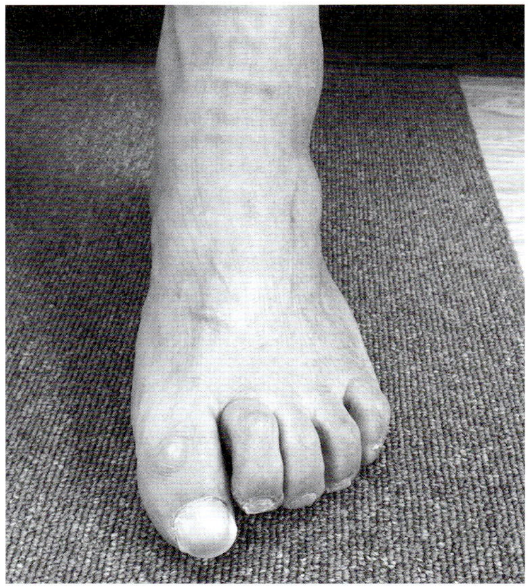

그림8 갈퀴발가락(claw toe)

에 지장을 준다(**그림 6**). 또한, 반건양근(semtendinosus), 반막양근(semimembranosus), 대퇴이두근(biceps femoris) 등 햄스트링의 경직은 무릎의 굴곡으로 이어져, 마비 측으로 하중 시에 무릎이 과도하게 굴곡하면 서있는 자세가 불안정하게 되고, 이동시에 있어 간병 부담 증가로 이어진다. 비복근, 가자미근, 후경골근의 경직에 의해 족부는 내반첨족(**그림 7**)을 나타내어 서있는 자세와 보행이 불안정하게 될 뿐만 아니라, 이동 동작이나 신발, 하지 보조기의 탈착 동작의 간병 부담 증가로 이어진다. 또, 장지굴근(flexor digitorum longus), 장모지굴근(flexor hallucis longus)에 의해 갈퀴발가락(claw toe)(**그림 8**)는 발가락 통증의 원인이 되기도 하며, 서있는 자세와 보행의 저해 인자가 된다.

4 간병 부담 경감을 목적으로 한 보툴리눔 독소 치료 전략

1) 생활의 파악

치료 계획의 수립에 있어서 우선 중요한 것은, 대상 환자의 생활 전체상을 파악하는 것으로, 경직이 어떤 영향을 미치고 있는가를 확인하는 것이다.

우선은, 기본 동작 중심으로 간병 방법이나 보호자의 간병 부담을 확인한다. 특히, 이동시나 보행은 경직의 영향을 받기 쉬우므로, 상세한 확인이 필요하다. 예를 들어 경직의 영향에 의해, 마비 측 하지에서 고관절은 내전, 무릎은 신전하고, 또한 족부의 내반첨족에 의해, 체중 부하 면적은 작아진다. 이 상태에서 일어설 때나 이동할 때, 발목관절 안쪽으로 하중을 받으면, 발목관절을 상하게 할 위험이 있다. 이러한 위험을 감소하기 위해서라도, 내반첨족이 확인된 경우는 단하지보조기의 장착이 효과적인 수단이 되지만[12], 보조기를 사용하지 않은 경우도 있는지 등의 확인이 필요하다.

또, 햄스트링의 경직에 의해, 일어설 때 무릎의 신전이 저해되어, 이동시 마비 측 하지의 접지가 불충분하여 발을 딛는 것이 어려워지면, 간병 부담의 증가로 이어진다. 또한 신발이나 하지 보장구의 탈착 시 신장반사가 출현하여 무릎이 과신전, 족부의 내반첨족이 강해져, 탈착 동작을 저해할 수도 있다.

이어서 식사, 위생(특히 손 씻기), 청결, 탈의, 화장실 동작 등의 일상동작수행을 평가한다.

식사에서는 경관영양이냐, 경구 섭취냐, 경구 섭취라면 자가 섭취 가능한가, 혹은 보호자에 의해 식사가 가능한지, 식사 시의 자세는 어떤지 등을 청취하고, 경직의 영향을 확인한다. 빈도는 적지만, Wernike-Mann자세에 의해 상지가 전흉부에서 경부를 압박하여 연하나 호흡에도 영향을 준 증례도 있으므로, 식사 상황의 확인은 필요하다고 생각하고 있다.

위생 측면에서는 손가락의 주먹 모양 변형이 손가락의 신장을 저해하고, 손 씻기가 불충분해져, 손바닥의 청결유지를 어렵게 한다. 또, 손톱을 깎는 일도 스스로는 곤란해져, 방치하면 손톱이 손바닥을 파고들어, 욕창이나 감염으로 이어지는 경우도 있다. 더욱이 손바닥 안은 땀으로 인한 과도한 습윤 환경에 의해 짓무름이 발생하고, 각질에 의한 장벽 기능이나 조직 내구성이 저하되어, 감염 위험을 더욱 높이게 된다.

청결에서는 내전근군의 경직에 의한 고관절 벌림 제한을 확인할 필요가 있다. 특히 기저귀를 사용하고 있는 경우, 벌림 제한은 기저귀 교환이나 음부 세정 등의 배뇨 배변 관리나 청결 동작을 저해하고, 간병 부담을 크게 증대하기 때문에 반드시 확인이 필요하다.

탈의 동작에서는 착의에서 소매에 팔을 통과하고, 탈의에서 소매에서 팔을 뺄 필요가 있는데, Wernike-Mann자세에 의해 이러한 동작이 어려워진다. 특히 동작시에 경직은 심해지므로, 언뜻 보면 견관절의 내전 · 내회전이나 팔꿈치 굴곡이 강하지 않아도, 동작시에 상지의 굴근 경직이 탈의 동작을 저해하고 있지 않은지를 확인해 나간다.

화장실 이용에서는 이동동작 외에 하의의 올림과 내림이나 음부를 닦는데 필요한 고관절의 벌림이 문제가 되기 때문에, 이러한 일련의 동작이나 간병에 있어서 경직이 저해인

표3 의사/치료사에 의한 평가의 비교

의사	치료사
• 진찰실에서 평가 • 진찰이라는 제한된 시간에서의 평가 • 기본 동작의 평가 • 간병 상황은 문진을 통해 평가 • 주사 후의 평가 기간이 길다. • 얻을 수 있는 정보가 한정적	• 자택, 생활환경에서 평가 • 방문 재활 치료 등, 매주 평가 가능 • 일상동작수행, 도구적 일상동작수행의 평가도 가능 • 간병 상황을 실제로 평가 • 주사 후의 평가가 매주 가능 • 얻을 수 있는 정보가 풍부

자가 되고 있지 않는지를 확인해 나간다

이와 같이 기본 동작, 일상동작수행 상황에서의 경직의 영향을 평가한 후, 도구적 일상동작수행의 확인도 실시해 나간다. 대상 환자의 하루 일과, 즉 기상에서 취침, 야간의 생활상황이나 간병 부담을 파악하고, 하루 일과를 파악하면, 파악되면 1주일간의 일정까지 확인함으로써, 다양한 상황에서의 생활의 문제점을 밝혀, 경직의 영향을 확인할 수 있다[12].

2) 문제점의 정리와 치료계획의 수립

간병보험을 이용하고 있는 환자의 경우, 간병 서비스는 주간 일정으로 짜여져 있는 경우가 많아, 1주일간의 생활상황 파악으로 문제점을 파악할 수 있을 것이다.

ICF에 따라 생활의 전체상을 파악하여 경직에 의한 기능 수준, 활동 수준, 참가 수준에서의 문제점을 정리하고(**표 1**), 그 원인이 되는 줄기를 밝힘으로써, 보툴리눔 독소 치료에 있어서의 주사 맞는 근육을 명확히 한다. 또한, 1회의 주사에 사용할 수 있는 BONT-A의 양에는 제한이 있기 때문에, 보툴리눔 독소 치료로 해결 가능 문제점을 충분히 설명하고, 환자나 간병인의 요구에 맞추어 치료 우선 부위를 결정하고, 주사 맞는 근육을 선택하고, 용량을 결정한다.

간병 부담 경감을 목적으로 한 보툴리눔 독소 치료에 있어서도 BONT-A의 주사에 의한 경직 경감 뿐만 아니라 치료에 맞춘 운동요법이나 장비 · 스플린트 등의 병용이나 케어 방법의 지도, 생활 환경의 재검토 등을 충분히 고려한다. BONT-A의 주사는 재활치료 프로그램과 일체적으로 생각하는 것[8]을 잊어서는 안 된다.

5 보툴리눔 독소 치료에 있어서의 치료사의 역할

보툴리눔 독소 치료에 있어서, 치료사는 중요한 역할을 맡고 있다. 의사의 진찰은 진찰실에서의 문진과 기능 평가가 중심이 되어 진찰 시의 상태 파악에 지나지 않는다. 그러나 간병보험에서 관련된 치료사, 특히 방문재활에 종사하는 치료사는 환자의 자택에서의 동작이나 간병 상황, 변화하는 경직 평가 등도 확인 가능하기 때문에, 의사보다도 압도적으로 정보량이 많다(**표 3**). 이 때문에 보툴리눔 독소 치료에 있어서의 치료 계획 수립에 담당 치료사로부터의 상세한 정보가 매우 중요하다. 또, BONT-A 주사 후의 운동요법을 담당하는 것은 물론, 주사 후의 기능이나 능력의 변화, 환자 본인이나 간병인이 되는 가족의 치료에 대한 반응 등, 진찰실에서는 평가할 수 없는 정보를 담당 치료사와의 연계에 의해 확인할 수 있다. 의사는 진찰에 의한 평가 결과와 치료 계획의 내용이나 목표 설정의 공유, 주사 후의 운동요법에 관해 정보를 제공한다. 이와 같이 의료와 간병의 테두리를 넘은 양방향성의 의사소통이 중요해진다[13].

환자 측의 시점에서는 주사를 하는 의사와 운동요법을 제공하는 치료사가 연계하여 대응하여 주는 것은 치료의 안정감으로도 이어져, 원활하게 보툴리눔 독소 치료를 진행하고 최대한의 효과를 내는 데 있어서, 가장 중요한 지점의 하나라고 생각한다.

6 증례 제시

아래에서 71세 남성의 사례를 제시한다.

1) 현 병력

이미 뇌경색이 있고, 파킨슨병(Hoehn-Yahr 분류 스테이지 V)이 합병. 레비 소체 치매(lewy body dementia)의 의심도 있어, 약물요법으로 조정하면서 자택 요양 중 양손의 움켜쥐기가 강하기 때문에, 손바닥의 청결을 유지하기 어렵고, 손바닥의 욕창과 감염을 반복하고 있었다. 방문재활 담당 치료사가 보툴리눔 독소 치료를 통한 수지굴근군의 근긴장 완화에 관한 의뢰가 있어, 주치의로부터, 감염 조절 및 욕창 개선을 목적으로 한 보툴리눔 독소 치료의 실시에 관하여, 우리 병원에 소개되었다.

2) 진찰 시 증상

- 의식 수준: JCSI-2
- 소통: 간단한 지시 입력은 가능하지만 일정치 않다.
- 근긴장: 양측 상지 굴곡근에서 항진 저명
- MAS: 팔목 관절 굴곡근 (elbow flexor) 2, 손목관절 굴곡근(wrist flexor) 2, 중수골 굴곡근 (metacarpophalangeal flexor) 4, 근위 지관절 굴곡근(proximal interphalangeal joint flexor) 4, 원위 지관절 굴곡근(distal interphalangeal joint flexor) 4
- DAS: 손의 위생 상태 3, 착의 동작 3, 자세 3, 통증 3
- 양손의 주먹쥐기가 강하고, 손바닥 안은 확인할 수 없다. 손가락 신전은 수동 운동시 통증이 심하여 불가능하고, 손가락이 겹쳐 압박이 강한 부분에 욕창이 있다.
- 일상동작수행: 전적으로 타인의 도움으로 일상 생활 수행이 가능
- 영양: PEG르부터의 경관 영양
- 영상 소견: CT에서 산재한 저흡수 영역을 확인, 과거 뇌경색이 의심된다.

팔다리 자세, 손가락의 상태는 **그림 9**와 같다.

3) 문제점

- 기능 수준: 통증, 욕창, 감염, 이상 자세, 수면 장애, 주먹 모양 변형, 근력 저하
- 활동 수준: 일상동작수행 장애, 정밀 운동 장애, 청결유지 곤란, 간병 부담의 증가
- 참가 수준: 가족 관계, 간병인의 피로

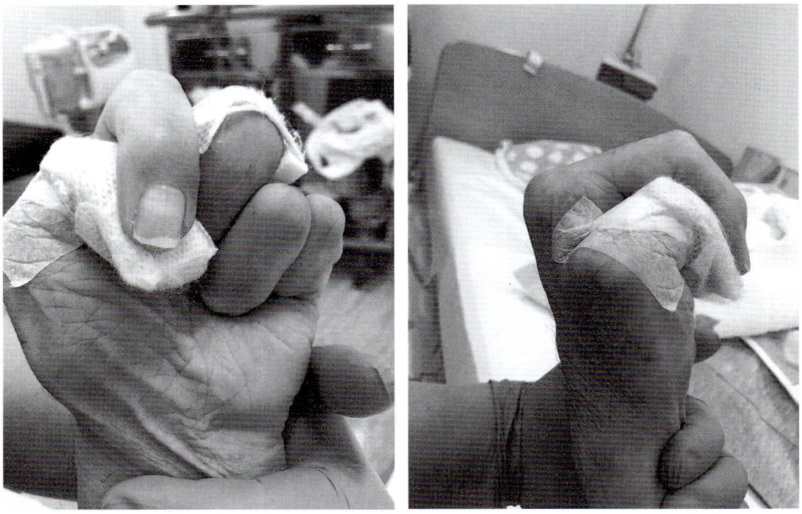

그림9 욕창 · 감염을 반복하는 손부위

4) 치료

손바닥안의 욕창과 감염을 반복하고 있으며, 우선은 수지굴근군의 경직 완화에 의한 손바닥안의 청결유지의 개선을 목표로 하여, 양측 수지굴근군에 대해 BONT-A를 주사하였다. 주사 내용을 **표 4**에 나타낸다.

표4 주사 내용

근육주사	오른쪽	왼쪽
충양근(lumbricalis)	50U	50U
천지굴근(flexor digitorum superficialis)	50U	50U
심지굴근(flexor digitorum profundus)	20U	20U

(U : 단위)

5) 치료경과

주사 후 2일째의 방문 재활치료에서는 불안증상이나 이상 근긴장 증상은 출현하지 않았고, 손가락의 상태에도 변화가 없었다.

주사 후 4일째, 서서히 손가락의 근긴장 완화를 확인했다. 주사 후 7일째의 방문 입욕 시, '손가락 사이나, 손바닥 안이 느슨해져 있어 세정하기 쉬웠다' 라는 보고가 있었다. 주사후 9~16일째, 손가락의 이완은 더욱 진행되어, 수동 운동에서도 동시 수축이나 저항감이 줄어들었고, 통증도 줄어들었다.

손가락의 경직 완화와 함께 수지굴근건(flexor muscle tendon)의 노출이 확인되어, 일부 조직의 괴사가 있으며, 손가락 절단의 위험을 확인했기 때문에, 주치의로부터 종합의료센터에 소개되어, 감염의 조절, 욕창 치료 및 수지굴근건에 대한 정형외과적 수술이 시행되었다. 급성기 담당의사로부터는 '보툴리눔 독소 치료에 의한 수지근의 긴장 완화가 없으면 정확한 진단은 어려워, 완전히 절단 밖에 없었다'는 코멘트가 있었다. 치료 후의 변화를 **그림 10**에 나타낸다.

6) 고찰

본 증례는 경직에 의한 주먹모양 변형에 의해 손 위생을 유지하는 것이 어렵고, 욕창과

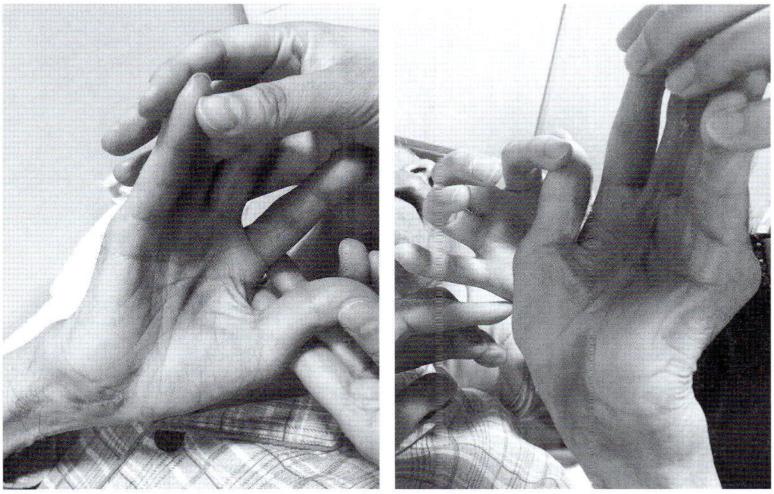

그림 10 치료 후의 상태

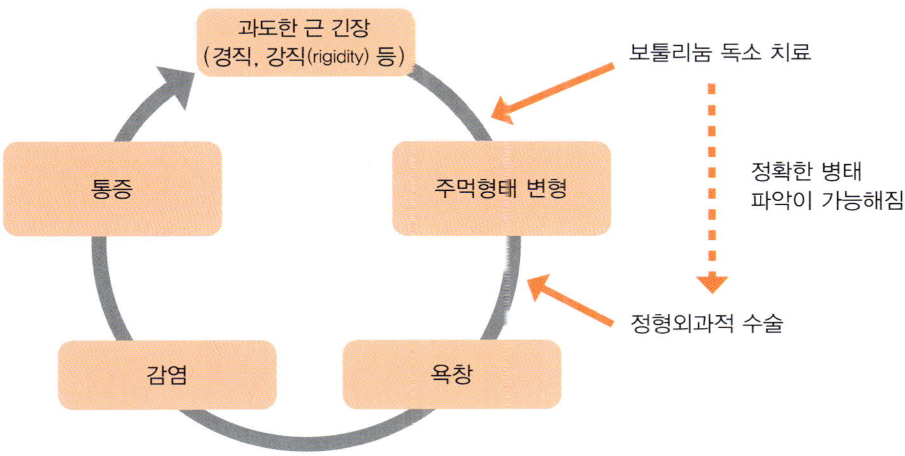

그림 11 부정적인 악순환을 끊는 보툴리눔 독소 치료

감염을 반복하고 있었다. 경직 뿐만 아니라 욕창과 감염에 의해 발생하는 통증에 의해, 근긴장의 악화를 더욱 초래하는 악순환에 빠져 있는 증례였다. 거기에는 부정적인 악순환이 생기고 있으며(**그림 11**), 이것을 끊기 위해 보툴리눔 치료가 효과를 보였다. 그 결과, 정확한 상태 파악이 가능해져, 급성기 병원에서의 적극적인 치료로 이어졌다고 생각된다.

보툴리눔 독소 치료를 기점으로 본인의 통증 완화하여, 손 위생을 실시할 수 있게 되고, 간병인의 부담도 가벼워지고, 가족관계 개선으로도 이어진다고 생각된다. 우리 병원 진료의 계기는 방문 재활치료를 담당하고 있는 치료사로부터의 연락이었다. 간병보험 영역의 치료사로부터 상담이 없었다면, 우리 병원의 진찰에 도달하지 못했다. 그 지역의 치료사들과의 연계 기반이 있기에, 진찰 전 상담, 주사 후의 운동요법, 경과의 확인 등에 관한 쌍방향성 소통이 가능해지고, 원활하게 보툴리눔 독소 치료가 진행되었다고 생각한다.

* * *

보툴리눔 독소 치료는 BONT-A의 주사뿐만 아니라 재활 프로그램과 일체적으로 진행하는[8] 것이 중요한 포인트가 되지만, 간병 부담 경감을 목적으로 하는 경우, 경직의 영향을 확인하기 위해서, 생활 전체상의 파악을 제대로 하는 것이 중요해진다. 그래서, 방문 재활치료를 담당하고 있는 치료사와의 연계에 의해, 의사가 진찰실에서는 확인할 수 없는 환자 · 가족의 재택에서의 상황에 대하여, 치료사의 전문적인 시점에서의 평가를 추가하는 것이 보툴리눔 독소 치료에 있어서의 주사근의 선택과 양질의 목표설정으로 이어진다. 또, 치료 계획 단계부터 치료사가 참가함으로써, 주사 후의 운동요법에 관해서도 공통의 치료 목표를 확인하고 제공하게 되며, 지역 내에서 다직종에 의한 팀 접근이 가능해진다. 의료와 간병의 틀을 넘어, 양방향성의 소통이 가능해지는 지역 연계 기반 위에 보툴리눔 치료를 전개하여 가는 것이, 질 높은 보툴리눔 치료로 연결된다.

문헌

1) Andringa A, van de Port I, van Wegen E, et al: Effectiveness of botulinum toxin treatment for upper limb spasticity poststroke over different ICF domains; a systematic review and meta-analysis. *Arch Phys Med Rehabil* **100**: 1703-1725, 2019.
2) Doan TN, Kuo MY, Chou LW: Efficacy and Optimal Dose of Botulinum Toxin A in Post-Stroke Lower Extremity Spasticity; A Systematic Review and Meta-Analysis. *Toxins (Basel)* **13**: 428, 2021.
3) 日本脳卒中学会脳卒中ガイドライン委員会：脳卒中ガイドライン2021．協和企画，2021，pp268-270.
4) 正門由久：痙縮の病態生理．木村彰男（編）：痙縮のボツリヌス治療．診断と治療社，2010，pp8-18.
5) Lance JW: Spasticity; Disordered Motor Control. Feldman RG et al (Eds): Year Book Medical Publishers, Chicago. 1980, pp485-494.
6) Sommerfeld DK, Eek EU, Svensson AK, et al: Spasticity after stroke; Its occurrence and association with motor impairments and activity limitations. *Stroke* **35**: 134-139, 2004.
7) Urban PP, Wolf T, Uebele M, et al: Occurence and clinical predictors of spasticity after ischemic stroke. *Stroke* **41**: 2016-2020, 2010.
8) Spasticity in adult; management using botulinum toxin. National guidelines Royal College of Phisicians, 2018.
9) Lundström E, Smits A, Borg J, et al: Four-Fold Increase in Direct Costs of Stroke Survivors With Spasticity Compared With Stroke Survivors Without Spasticity. *Stroke* **41**: 319-324, 2010.
10) Ganapathy V, Graham GD, DiBonaventura MD, et al: Caregiver burden, productivity loss, and indirect costs associated with caring for patients with poststroke spasticity. *Clin Interv Aging* **10**: 1793-1802, 2015.
11) Brashear A, Zafonte R, Corcoran M, et al: Inter-and intrarater reliability of the Ashworth Scale and the Disability Assessment Scale in patients with upper-limb poststroke spasticity. *Arch Phys Med Rehabil* **83**: 1349-1354, 2002.
12) 勝谷将史：リハビリテーション科における外来リハビリテーション．川手信行（編）：Medical Rehabilitation No.185 リハビリテーション科における長期的サポート．全日本出版会，2015，pp57-62.
13) 勝谷将史，小山哲男，道免和久.他：ボツリヌス治療と訪問リハビリテーションの併用により上下肢機能とADLが改善した慢性期脳卒中患者の1症例．臨床リハ **26**：1014-1015，2017.

칼럼

경직 · 보툴리눔 치료 계발 활동

시중 거주 경직자에 대한 보툴리눔 보조기 운동요법 연구회 (CORABOSS)

카츠야 마사시(勝谷将史)

1. CORABOSS의 성장세

BONT-A에 의한 경직 치료가 보험 등재되어 생활기의 경직 치료에 큰 변화를 가져온 2010년 이듬해, 거주지에 생활하는 뇌졸중 환자를 위한 보툴리눔 독소와 보장구를 통한 재활치료 연구회(Conference of Rehabilitation Approach with BoNT and Orthosis for community dwelling Stroke Survivors: CORABOSS)는 발족했다. 발족 경위에는 세 가지 배경이 있다.

첫째, 2006년의 진료 수가 개정으로 질환별 재활치료에 일수 제한이 도입되어, 의료보험에서의 재활치료로는 기능 회복을 간병보험에서의 재활치료로는 기능 유지를 목적으로 하게 되어, 재활치료는 의료보험과 간병보험으로 분리되었다. 이 개정으로 인해, 지금까지 의료로 재활치료를 계속하고 있던 많은 환자들이 재활치료를 중단하는 소위 '재활치료 난민'이 생겨났다. 의료보험에서 하는 작업치료사나 물리치료사에 의한 개입 일수는 제한적이게 되는 한편, 간병보험에서의 재활치료는 충분히 뒷받침 되기에는 절대수가 부족했기 때문에, 생활기에서의 재활치료에 대해 보다 심도있게 논의되게 되었다.

둘째로, 2010년의 경직에 대한 BONT-A의 브험 등재이다. 그때까지 경직에 대한 국소의 블록 치료로서는 페놀차단술이 주류였다. 페놀차단술은 경직근의 운동점(motor point)에 페놀알코올을 국소 주사하는 치료이며 기슬적으로 운동점을 찾고, 시판되고 있지 않은 페놀알코올을 정제할 필요가 있었다. 하지만 BONT-A의 Botox®가 보험 등재되어, 보툴리눔 독소 치료가 가능해짐으로써, 일반 진료 중에서 운동요법 · 보조기요법 · 항경직제 · 물리치료 등에 더해 보툴리눔 독소 치료가 가능해져, 생활기의 경직 치료에 큰 변혁을 가져오게 되었다.

셋째, 보조기 난민의 존재이다. 2000년이후, 생활기의 재활치료는 간병보험에 편입되고, 2006년에는 의료보험에서의 재활치료에는 질환별 일수 제한이 설정되었다. 그러나 이미 말한 바와 같이 후생노동성이 당초 상정했던 간병보험에서의 뒷받침은 충족되지 않아, 생활기 재활치료가 필요한 환자에 대해 충분한 재활치료를 제공하지 못하고 있는 현상이 있었다. 우리는 이 생활기의 재활치료에 있어서 하지보조기의 실태를 조사하기 위해, 생활기 뇌졸중 환자를 대상으로 설문 조사를 실시하여, 보조기 난민의 존재와 생활기에 있

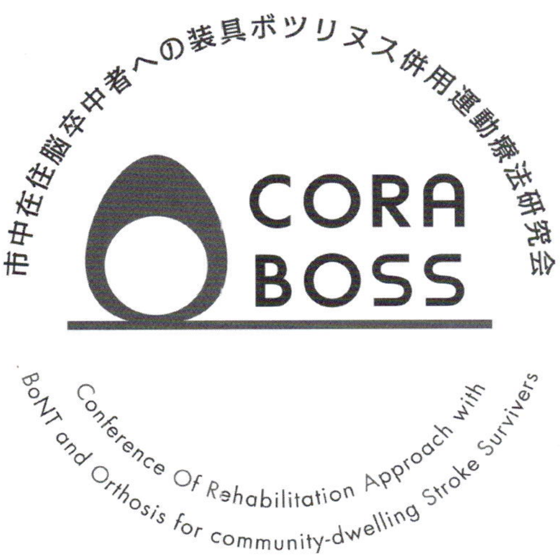

그림 1 CORABOSS 로고

어서 하지 보조기의 실태를 밝혔다[1].

이들 3가지를 배경으로 하여, 2011년 오사카에서 개최된 일본의지장구사(義肢装具士) 협회 학술대회에서의 미니 심포지엄 '만성기 뇌졸중 환자에 있어서 재활치료의 현황과 과제 ; 뇌졸중 편마비 환자에 대해 의지보조기기사는 무엇을 해야 하는가?, 무엇을 지금 할 수 있는가?' 를 계기로, 뜻을 같이하는 의지보조기기사 · 치료사 · 의사가 모여 CORABOSS을 발족하게 되었다.

CORABOSS는 지역 · 보조기 · 운동요법 · 보툴리눔 치료의 4가지를 키워드로 하여, 선진적인 정보의 제공과, 직종의 울타리를 넘은 토론의 장을 제공하면서, 다직종에서의 논의로부터 새로운 발상이나 선진적인 시도를 찾는 장으로서, 매년 연구회를 개최하고 있다.

CORABOSS 로고(그림 1)에는 '콜롬버스의 달걀'의 의미가 담겨 있으며, 연구회를 통해 진단 · 치료수법이나 의료 · 간병 시스템의 발전에 기여하고, 그 성과를 널리 사회에 환원하는 것을 목표로 하고 있다.

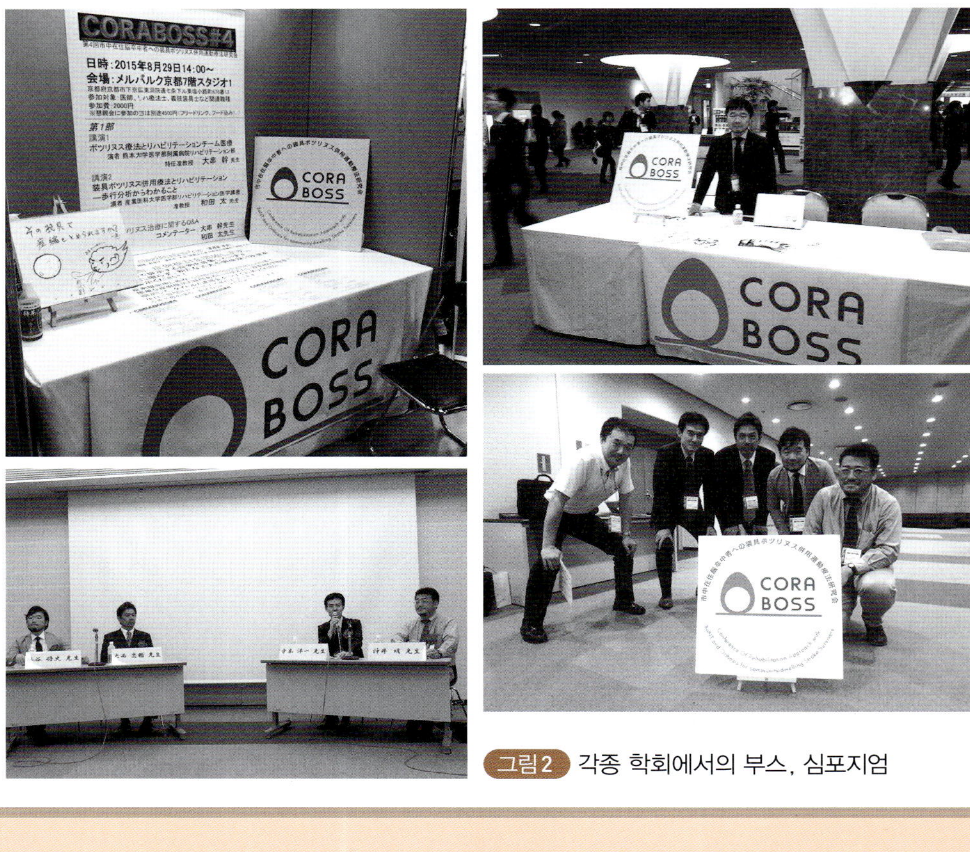

그림 2 각종 학회에서의 부스, 심포지엄

2. CORABOSS의 발자취

2011년 발족부터 10년, 2020년까지 9월까지 9회의 연구회를 개최해 왔다. 매년 보툴리눔 독소 치료, 장비, 운동요법과 관련된 최고의 강사 특강과 다직종과의 심포지엄, 그리고 참가자도 포함한 다직종에서의 논의의 장을 기본 구성으로 하고 있다. 또한 일본의지장구사협회 학술대회, 일본의지보조기 학회 학술대회, 재활치료 합동연구 대회, 재활치료 의학회 학술 모임 등에서 공동 개최 심포지엄이나 부스 전시(**그림 2**) 등을 실시하여 보툴리눔 독소 치료에 있어서의 보조기와 운동요법 병용의 중요성을 계발해 왔다. 게다가 2013년부터 CORABOSS 나고야가 발족, 2016년부터는 CORABOSS 시나가와가 발족하여 지역색을 살린 활동도 넓혀가고 있다.

각각의 CORABOSS 연구회에서 공통적으로 중요시되고 있는 것은 직종의 틀을 초월한 다직종에서의 논의이다. 논의 중에 생겨나는 새로운 아이디어나 사고를 소중히 여기고 있다. 적극적으로 논의에 참여하여 직종의 틀을 초월하여 대등하게 의견 교환을 함으로써, 한 사람으로는 생각할 수 없는 발상으로 이어져, 새로운 다양한 관점에서의 사고가 가능해진다. 참가했던 개개인이 연구회에서 얻은 지견을 임상현장에서 활용하고, 임상기술의 향상이나 임상현장에서의 문제 해결로 연결해 주셨으면 한다.

표 1 CORABOSS의 미션

1. 지역에서 사는 뇌졸중환자에게 어떻게 보툴리눔 독소 요법, 보조기를 이용한 치료를 제공하는 지에 대하여, 다직종에서 정보를 교환하는 장을 제공한다.
2. 다직종에서의 정보교환, 논의를 통하여 다직종의 울타리를 넘어 연계를 추진한다.
3. 다직종간의 협력으로부터 생성되는 치료기술이나 연계의 진보에 기여하고, 그 성과를 사회에 제공한다.

3. 앞으로의 CORABOSS

CORABOSS가 출범한 지 2021년으로 10년이 되며, 2021년 11월 29일에는 10주년 기념대회로서 특별한 프로그램을 준비하여, 열번째 연구회를 온라인으로 개최했다.

주사 시행 의사의 수도 증가하여, 보툴리눔 독소 치료가 일반적인 치료로서 인정되었지만, 주사에 더해 충분한 운동요법이나 보조기의 병용이 이루어지지 않고, 일시적인 효과에 그친 증례도 종종 발견된다. 또한, 주사 가능한 단위 증가나 주사 기술발전, 주사근의 선택 등에 관하여 새로운 식견이 있는 것 외에, 운동요법의 방법론도 진보하고 있고, 그 논의는 끝이 없다.

보툴리눔 독소 치료는 주사하는 의사, 운동요법을 제공하는 치료사, 보장구에 종사하는 의지보조기기사가 연계함으로써 실질적인 효과를 만들어낸다. 이것을 실현하기 위해서 CORABOSS는 **표 1**에 나타내는 3개의 미션을 내걸고, 앞으로도 활동을 이어가 계속해 갈 것이다.

칼럼

경직 · 보툴리눔 독소 치료의 계발 활동

경직 환자 · 가족모임에 대하여

무로타니 요시카즈(室谷嘉一)

1. 다직종 협동형 보툴리눔 독소 요법의 확충을 목표로

보툴리눔 독소 요법에 임함에 있어, 우선 우리는, 근거 수준이 높은데도 여전히 보툴리눔 독소 요법이 널리 보급되고 있지 않는 현실을 되돌아보는 데서 시작했다. 일상동작수행으로의 기여를 최우선으로 하기 위해, 다직종 협동형 보툴리눔 독소 요법을 실시할 수 있는 환경을 여러 시설에서 시작하고, 현장 수준에서의 부담 경감을 위해서 표준 진료 지침를 도입했다.

또 이전에는 예약을 위한 외래 진료, 주사를 위한 진찰, 주사 1개월 후의 효과 판정을 위한 진찰과 최소 3회 진찰을 받을 필요가 있어, 환자나 가족에게 치료를 받기 위한 부담이 컸기 때문에 과감히 진찰 횟수를 주사 당일의 1회로 줄였다. 진찰 횟수를 줄이는 것에 의해 불이익이 생기지 않도록, 담당의사와 환자 · 가족의 사전 사후 연락을 메일로 하도록 했다. 진료 중에 메일을 이용하는 것에 저항감이 있는 사람이 많은 것은 사실이지만, 당지역은 동일본 대지진 이후, 재해의료를 겨냥한 메일 교환이 이루어지고 있었던 것도 있었기에, 원활한 운영을 할 수 있었다.

게다가, 더 많은 경직을 앓고 있는 사람에게 보툴리눔 독소 요법을 전달하기 위해서, '지역연계 경직 치료 세미나'를 개최하여 우리 의료권에서 회복기 이후의 재활치료에 관계하고 있는 분들이 참가하고 있다. 매번 많은 참가자가 있으며, 직종도 의사, 간호사 뿐만아니라, 약사, 물리치료사, 작업치료사, 언어청각사, 의지장구사, 케어매니저, 사회복지사, 기능훈련지도원, 간병지원전문원, 유도정복사(柔道整復師), 간병 도우미, 안마사 등, 다양하다.

이 세미나에서 실시한 설문 조사에서는, '경직이라는 말을 아세요?'라는 질문에는 70%의 응답자가 '네' 라고 대답했지만, "경직(spasticity), 경축(rigidity), 구축(contracture)의 차이를 설명할 수 있습니까?" 라는 질문에 '네'라고 대답한 것은 33%였다. 덧붙여 '경직을 앓고 있는 분에게 경직 치료를 권하겠습니까?'라는 질문에는 63%의 응답자가 '네'라고 대답했으나 '경직 치료를 받고 싶어하는 분에게 구체적인 방법을 전달할 수 있습니까?'라는 질문에 '네'라고 대답한 사람은 17%뿐이었다. 이러한 설문조사 결과로부터, 지역에서의 경직 치료에 관한 지식이 의료관계자에게 충분히 전달되지 않아, 경직 치료에 대한 접근 방법이 널리 인지되어 있지 않음이 밝혀졌다. 또한 세미나 참가자들 중 81%가, 계속된 '지역연계 경직치료 세미나'에 참가를 희망하고 있었다.

이렇게 모든 측면에서 경직 치료에 관계되는 환경을 생각해 나가는 중에, 다음 과제가 보이기 시작했다. 환자가 늘어남에 따라 외래 대기실에서 환자와 가족간의 대화가 생기고, 이와 같은 교류 속에서 상호간의 지지가 생겨나고 있었음을 깨달은 것이다. 이렇게 해서, 동료간 지지를 충실하게 하고 싶은 경직환자와 가족의 요구를 충족시키기 위해, 환자가족회 설립에 이르렀다.

2. 실제 활동 내용

우리는 보통, 다른 사람들과 다양한 관계를 맺으면서 생활하고 있다. 그러나 장애자와 그 가족은 종종 이 관계를 잃고, 고독한 생활을 보내는 경우가 있다. 자신의 삶을 되찾고 나답게 생활하기 위해서는 사람과의 관계성, 특히 친구와의 관계는 없어서는 안 되는 것이다. 따라서 동료와 만나는 것은 자신의 새로운 가치를 찾아가는 과정 속에서, 매우 중요한 일이다.

자조(self-help) 활동으로서의 동료간 지지(peer support)는 같은 과제에 직면하는 사람끼리 서로에 의지하는 것에 주안점을 둔다. 참가자 상호간의 동료간 지지를 목적으로 하여, 동일한 개인적 과제를 안고 있는 사람들끼리 모이는 모임 형식의 활동이 널리 행해지고 있다. 모임의 전형적인 형태로는,

① 참가자 전원이 원형으로 둘러앉는다.
② 한 명씩 차례로 화자가 되어, 자신의 경험이나 현재의 상황, 생각 등을 이야기하고, 다른 참가자는 경청한다.
③ '말만 계속하기' '듣기만 하기'가 원칙이며, 감상을 말하거나 조언을 하는 것은 하지 않는다.

라는 것이 요령으로 알려져 있다. 우리의 환자 · 가족 모임 또한 이러한 형식의 모임을 행하고 있다. "평소에 입에 담지 못할 것 같은 것도, 여기서라면 이야기를 하고 듣는 것이 가능하다."는 것이 큰 특장점이며, 또, 남의 이야기를 들음으로써 자신을 깨닫는 것도 촉진되어, 각자의 성장 · 회복으로 이어져가는 것을 기대할 수 있다. 실제의 모임을 통해, 회복이나 치유를 실감하고 있는 분들이 많으며, 뇌성마비 젊은이들의 성장을 실감하는 경우 등도 있어서, 기쁨을 느끼고 있다.

현재는, 자발적으로 이용할 수 있게 된 SNS에 의한 소통도 유용한 것 같다. 심지어 환자 · 가족이 거리에서 '경직 치료를 권하고 싶은 사람'을 만나기도 하고, 장래의 친구 모임을 위한 활동도 시작하고 있다. 예를 들어, 보장구를 제작하고 있는 장애자지원센터 행사에 참여하는 것 등이 기획되어 있다.

3. 향후 과제 · 전망

눈앞의 과제를 차례로 해결하도록 노력하는 것에 의해 커뮤니티가 생겨나고, 동료간 지지의 가치 공유까지 할 수 있게 되었다. 바로 경직 치료와 관련된 화합(concordance)이 형성되었다. 화합 모델(concordance model)

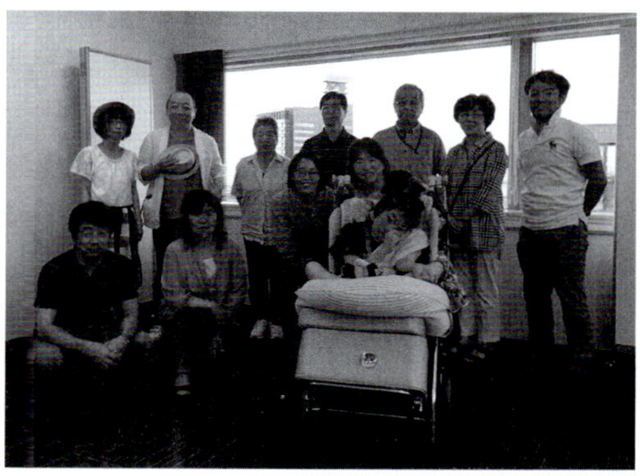

그림 1 「경직 환자 · 가족 모임」의 여러분

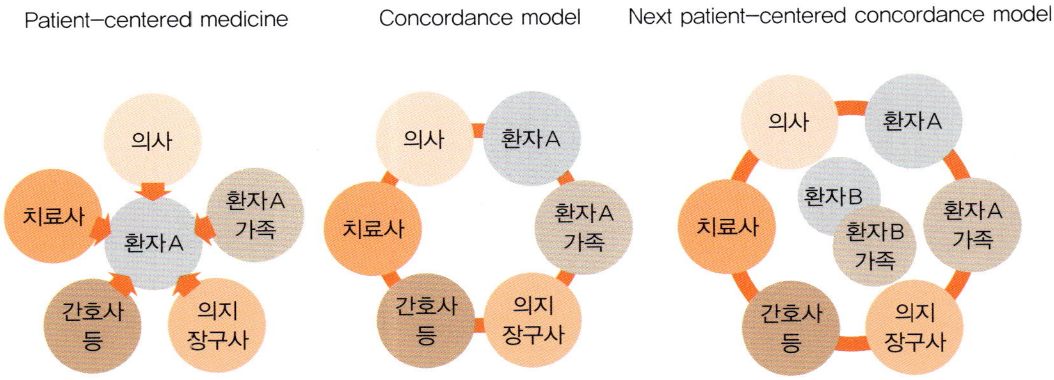

환자 중심의 의료

환자 참여형 의료

화합 모델(Concordance model)의 환자·가족끼리가 연결된다는 점, 또한 미래의 경직환자를 환자·가족끼리 연결하는 것

그림2 팀 의료으 개념

은 환자와 의료관계자가 같은 팀의 일원이 되어, 치료에 관계되는 다양한 문제에 대해 협력이나 정보교환을 하고, 서로의 의견을 존중하고, 치료방침을 결정해 나가는 것으로, 현재 주목받고 있는 '환자참여형 의료'의 형태이다. 환자 · 가족 모임의 탄생을 통해서, 의료관계자와 환자가 서로 다가가기 위해, 또 쌍방에 존재하는 거리를 메우기 위해서, 필요한 소통이 생겨났다. 환자와 의료진의 파트너십 관계가, 자연스럽게 구축되었다고 할 수 있다.

이러한 화합 모델 중에서 우리의 추가적인 과제도 보이고 있다. 모임 중에서는 '병원에 의해 재활치료나 하는 방식이나 투여 방법에 차이가 있어, 효과가 전혀 다르다.' '투여 후 지도의 차이로 효과에 차이를 느낀다.' 는 소리가 많이 들리게 되었고, 또 그 개선 방법으로서, '의료관계자끼리의 횡적 연결고리를 가지고 정보교환을 하는 것은 어떨까?'라는 제언도 받고 있다. 게다가, 보툴리눔 독소 치료에 익숙하지 않은 병원에는 환자 · 가족모임의 분들이 협력할 수도 있다라는 적극적인 발언도 있어, 우리들에게는 과제나 숙제를 제시해 주시는 등, 마음이 든든하기만 하다.

우리들의 화합은 진화를 멈추지 않고, 다음 환자(장래의 팀의료 멤버)를 위한 팀 의료로 눈을 돌리고 있다. 우리들은 이것을 '환자 중심의 의료(patient-centered medicine)'와 '화합 모델'를 붙여서 '다음 환자를 위한 팀 의료(next patient-centered concordance model)'라고 부르고 있다.

보툴리눔 독소 치료는 경직을 경감하고 손가락을 넓히고, 하지를 가볍게 할 뿐만 아니라 '마음을 넓히고, 마음을 가볍게 하는 치료'가 되고 있음을 실감하고 있으며, 이 치료가 많은 환자에게 전달될 수 있도록, 앞으로도 작은 과제이더라도 진지하게 대처하여 가고자 생각하고 있다.

칼럼

경직 · 보툴리눔 독소 치료의 계발 활동

지역의 경직 환자를 구하는 프로젝트 — J-BATTERY seminar

타카하시 타다시(髙橋忠志), 코이소 히로시(小磯寛)오바나 마사요시(尾花正義)

1. J-BATTERY seminar

뇌졸중 후 상하지경직에 대한 BONT-A는, 일본에서는 2010년에 보험 적용이 되었다. 그러나 우치야마(内山) 등은 후생노동성에 의하면 2014년 한 해의 뇌졸중 환자는 113만 명, 경직 환자만 41만 명이 존재하는 것으로 추정되지만, 보툴리눔 독소 요법은 약 5만 증례, 바클로펜 척수강내 투여요법은 약 1,700 증례에 그치고 있어, 경직 치료의 혜택을 받고 있는 환자는 적다고 기술하고 있다[1].

제2장 5절에서 기술한 바와 같이, 보툴리눔 독소 요법에서는 의료 간병의 연계가 필요하다. 그리고 경직으로 고통받는 뇌졸중 환자는 발병후의 생활기에 많이 존재한다. 거기서 우리는 '지역 연계', '보툴리눔 독소 요법의 계발', '경직환자의 발굴'을 목적으로 하여 지역의 의료 간병 종사자를 향해서, 지역의 경직 환자를 구하는 프로젝트 「J-BATTERY(Botox And hybrid Therapy Team of Ebara hospital Rehabilitation Youngsters) seminar(-JBS)」를 개최하고 있다(그림 1).

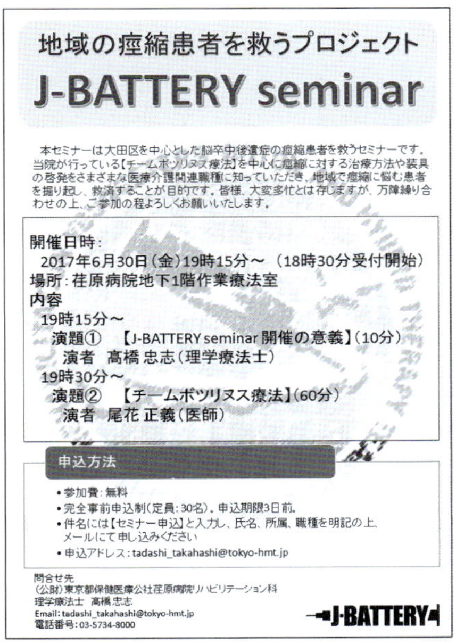
地域の痙縮患者を救うプロジェクト
J-BATTERY seminar
本セミナーは大田区を中心とした脳卒中後遺症の痙縮患者を救うセミナーです。当院が行っている【チームボツリヌス療法】を中心に痙縮に対する治療方法や装具の啓発をさまざまな医療介護関連職種に知っていただき、地域で痙縮に悩む患者を掘り起し、救済することが目的です。皆様、大変多忙とは存じますが、万障繰り合わせの上、ご参加の程よろしくお願いいたします。
開催日時:
2017年6月30日(金)19時15分～ (18時30分受付開始)
場所:荏原病院地下1階作業療法室
内容
19時15分～
演題① 【J-BATTERY seminar 開催の意義】(10分)
演者 髙橋 忠志(理学療法士)
19時30分～
演題② 【チームボツリヌス療法】(60分)
演者 尾花 正義(医師)
申込方法
•参加費:無料
•完全事前申込制(定員:30名)。申込期限3日前。
•件名には【セミナー申込】と入力し、氏名、所属、職種を明記の上、メールにて申し込みください
•申込アドレス:tadashi_takahashi@tokyo-hmt.jp
問合せ先
(公財)東京都保健医療公社荏原病院リハビリテーション科
理学療法士 髙橋 忠志
Email: tadashi_takahashi@tokyo-hmt.jp
電話番号:03-5734-8000
J-BATTERY

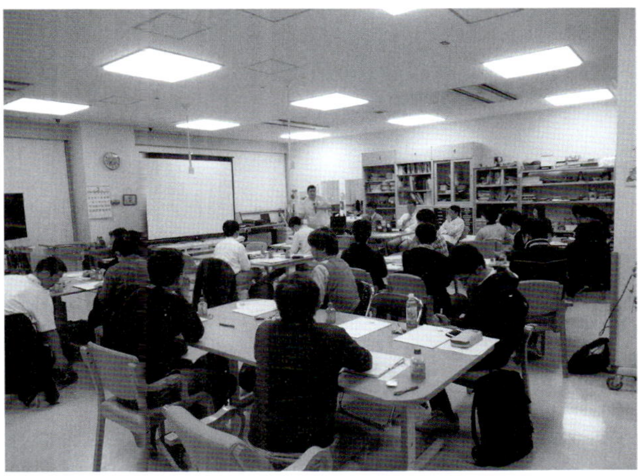

그림 1 JBS의 모습

표 1 JBS의 모습

회	주제
제1회	J-BATTERY seminar 개최의 의의, 팀 보툴리눔 독소 요법
제2회	지역 팀 보툴리눔 독소 요법 수첩, 보툴리눔 독소 요법에 있어서 보행 재건과 급성기 · 회복기에 대한 소망
제3회	보툴리눔 독소 요법 공개 컨퍼런스
제4회	보툴리눔 독소 요법과 보조기 요법
제5회	진료보조인력에 필요한 경직의 지식, 상지에 대한 보툴리눔 독소 요법 기초편
제6회	보툴리눔 독소 요법의 기초와 증례
제7회	공모 증례 검토회
제8회	진료보조인력에 필요한 경직의 지식, 보툴리눔 독소 요법에 있어서 의료 간호 연계의 재고
제9회	뇌졸중 후의 경직에 대해서~보조기 요법, 보툴리눔 독소 요법, 물리 요법의 관점으로부터

JB는 경직이나 보툴리눔 독소 요법을 주제로 하여 1년에 수차례, 필자들이 소속된 에바라병원(荏原病院)에서 개최하고 있다(**표 1**).

이와 같은 얼굴이 보이는 지역연계는 보툴리눔 독소 요법 실시 의료기관으로의 상담이 쉬워지고, 경직이나 보툴리눔 독소 요법의 지식을 배울 수 있다고 하여, 지역 의료 간병 종사자로부터 호평을 얻고 있다.

참가자의 대부분은 치료사이다. 참가자들에게, 지역의 경직 환자 치료의 문제점에 대하여 설문 조사(**그림 2**)를 실시했는데, '경직 치료의 인지부족'이나 '각 직종의 지식부족'이라는 회답이 많았기 때문에, 계속해서 보툴리눔 독소 요법의 계발 활동이 필요하다고 생각한다.

2. 케어매니저를 위한 스터디 그룹

뇌졸중은 간병을 필요로 하는 질환의 하나이고, 경직 환자의 대부분은 간병 보험을 이용하고 있다. 또한, 생활기 뇌졸중 환자의 하지 보조기가 파손되었을 때의 상담 상대로서, 간병지원 전문원(케어매니저)는 치료사, 의지장구사에 이어 세 번째로 많으며, 의사 이상으로 대응을 담당하고 있다고 여겨진다[2]. 하지보조기와 하지경직은 밀접한 관계에 있으므로, 생활기 뇌졸중 환자에게 있어서 케어매니저는 경직의 관리에 중요한 직종이라고 말할 수 있다.

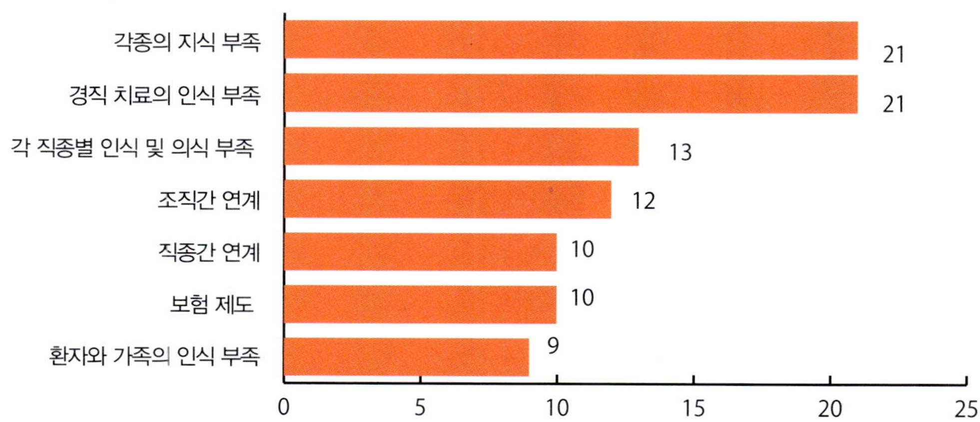

그림 2 제1~4회 JBS에서 실시한 설문조사(지역의 경직환자 치료의 문제점) 결과

케어매니저는 의료 간병 연계의 요체이지만, 그 수험 자격은 폭이 넓어, 다양한 직종 배경을 가진 수험자에게 자격이 주어지고 있어, 약 70%가 간병계 직종을 배경으로 갖고 있다고 한다[3]. 의료 전문지식이 부족한 케어매니저에게 있어서, 담당자의 경직을 이해하고, 그 경직에 대한 관리로서 보툴리눔 독소 요법 등의 치료를 포함시키는 것은 어렵다고 생각된다. 전술한 JBS에도 케어매니저가 참가할 수 있도록 노력하고 있지만, 근무형태 등의 영향으로 참여가 적다.

그래서 J-BATTERY에서는 출장 강좌로서, 지역 포괄 지원센터에 J-BATTERY 멤버가 나가서, 경직이나 보툴리눔 독소 요법의 강연을 개시하고 있다. 출장 강좌 실시 후의 설문 조사 결과(**그림 3**)에서는 보툴리눔 독소 요법에 대해서 '이름을 알고 있는 정도', '별로 알고 있지 않다'가 70% 정도였지만, 담당자에게 보툴리눔 독소 요법에 적응하는 자가 있다고 대답한 사람이 거의 50%나 있었다. 이것은 보툴리눔 독소 요법의 대상이 되는 사람이 있어도, 관련되어 있는 전문직의 지식 부족으로 인해 필요한 치료를 받을 수 없는 사람이 존재함을 시사한다. 또한 설문조사 항목의 '보툴리눔 독소 요법이 지역에서 퍼지기 위해서는 어떠한 대처가 필요하다고 생각합니까?」에는 **그림 4**에 나타내는 회답이 있으며, 이것은 JBS에서 참가자에 대한 설문 조사에서 지적된 '지식 · 인지 부족'이나 '연계에 관한 문제점'과 동일하다.

강좌 종료 후에는 보툴리눔 독소 요법의 지식 · 이해가 깊어졌다는 등의 의견이 있으므로, JBS와 마찬가지로, 케어매니저를 위한 출장 강좌도 계속해서 실시해 나가는 것이 중요하다고 생각하고 있다.

단, 의료 간병 연계의 요체인 케어매니저는 의료 종사자와의 의사 소통이 어렵다라고도 하여, 히라카와(平川)는 의료종사자인 방문간호사를 예로 들어, 케어매니저가 고민하고 있는 방문간호사의 행동 경향을 KJ법으로 분석한 결과, '병원과 동등한 의료 관리 수준을 팀에 요구한다.' '필요한 최소한의 업무밖에 하고 싶지 않다.' '재택 경험이 적고, 지식이 의료적인 것에 치우쳐 있다.' '권위를 배경

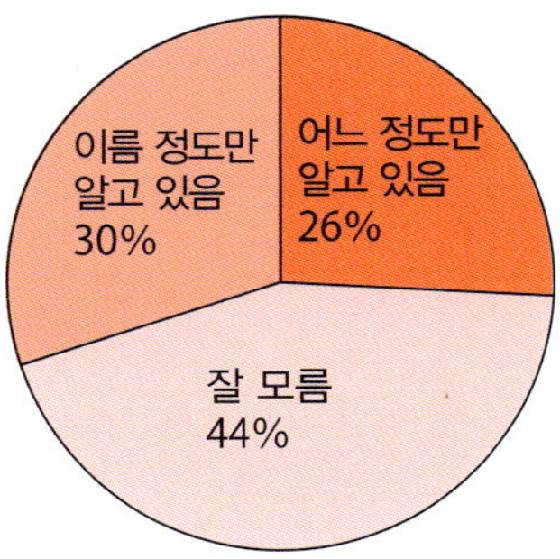

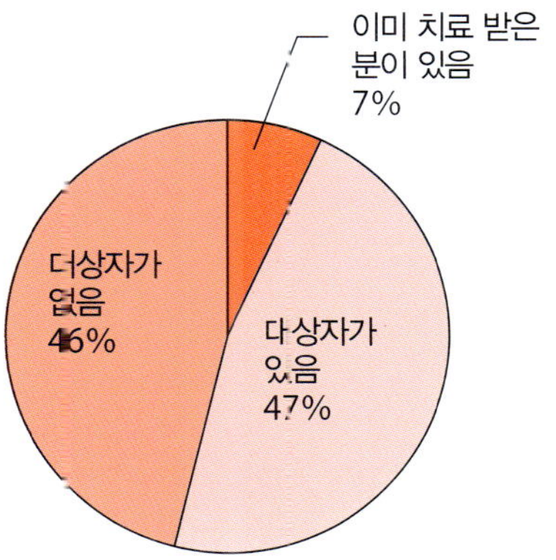

그림 3 출장 강좌에서의 케어매니저에 대한 설문 조사 결과

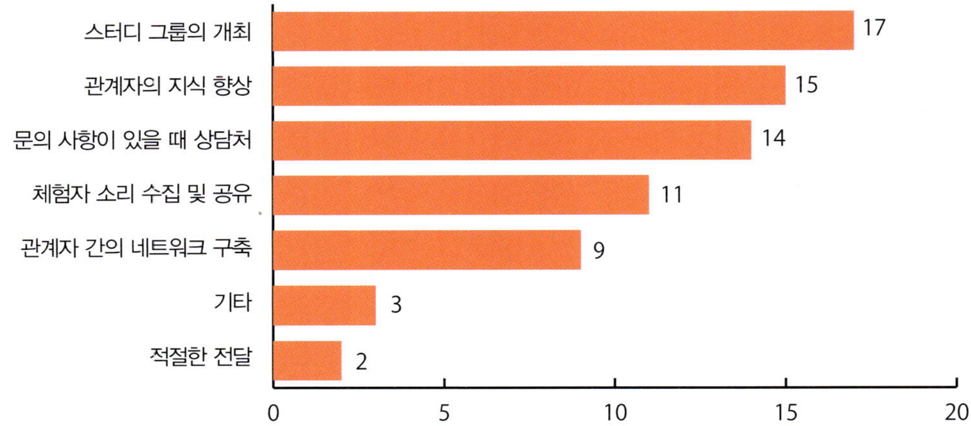

그림 4 케어매니저에 대한 설문조사 결과: '보툴리눔 독소 요법이 지역에서 확산되기 위해 어떤 대처가 필요하다고 생각합니까?」에 대한 답변(복수 답변 가능)

으로 팀을 위에서부터 관리하려고 한다.' '클라이언트나 가족 앞에서 감정을 조절할 수 없다.' '전문용어를 너무 많이 사용한다.' '특별지시서로 바꾸고 싶어한다.' 의 7가지 패턴이 추출되었다고 보고하고 있다[4]. 이는, 방문 간호사만의 행동 경향이 아니라, 의료 간병 연계에서 케어매니저와 소통을 하는 경우에 모든 의료 종사자가 주의해야 할 사항이며, 앞으로의 JBS나 출장 강좌 등의 활동 중에서도 배려할 필요가 있다고 생각한다.

문헌

1) 内山卓也, 吉岡宏真, 布川知史, 他:痙縮の疫学と治療. 脳外誌 **26**：882-891, 2017.
2) 大西忠輔, 中山昇平, 勝谷将史, 他：維持期における下肢装具に関する職種間連携の重要性；維持期脳卒中患者に対する下肢装具の実態調査. POアカデミージャーナル **24**：30-35, 2016.
3) 辻典子, 広瀬貴久, 鈴木裕介, 他：多職種連携における介護支援専門員（ケアマネジャー）の資質向上に関する考察. 日本老年医学会雑誌 **50**：832, 2013.
4) 平川仁尚：ケアマネジャーを悩ませる訪問看護師の行動傾向について. 日本農村医学会雑誌 **63**：679-682, 2014.

권말자료

Modified Ashworth Scale(MAS)

점수	평가
0	근긴장 증가가 없다
1	경도의 근긴장 증가가 있다: 걸림과 그 소실, 또는 굴곡/신전의 끝 범위에서 약간의 저항이 있다.
1+	경도의 근긴장 증가가 있다: 명확한 걸림이 있으며, 그 후 약간의 저항이 가동 범위의 1/2 이하에서 나타난다.
2	좀 더 뚜렷한 근긴장 증가가 전 가동 범위에서 나타난다. 그러나 수동 관절운동은 가능하다.
3	상당한 근긴장 증가가 있다: 수동 운동이 어려운 상태.
4	심한 근긴장으로 신전 굴곡 운동이 수동적으로 불가능한 상태

Modified Tardieu Scale (MTS)

- 측정은 하루 중에서 항상 같은 시간에 실시한다.
- 사지의 측정 자세는 항상 일정하게 한다.
- 다른 관절, 특히 머리 부분은 측정 중에 일정한 위치를 유지해야 한다.
- 각각의 근군에 대해서 정해진 속도로 신장했을 때의 반응을 2개의 지표(X, Y)로 평가한다.

근육의 신장 속도

V1 : 가능한 한 천천히 (대상으로 하는 관절이 중력으로 자연스럽게 낙하하는 속도보다도 느리게)

V2 : 대상으로 하는 관절이 중력으로 낙하하는 속도

V3: 가능한 한 빨리(대상으로 하는 관절이 중력으로 자연적으로 낙하하는 속도보다 빠르게) 어떤 측정으로 이용한 신장속도는 그 후의 측정도 동일한 속도를 이용한다.

근육의 반응의 질(X) Quality of muscle reaction(QMR)

0: 수동운동중의 저항을 느끼지 않는다.

1: 수동운동 중 약간의 저항감을 느끼지만, 뚜렷한 걸림은 없다.

2: 수동 운동에 대한 명백한 걸림이 있음.

3: 지속되지 않는(계속 신장할 경우 10초가 되지 않음) clonus가 있다.

4: 지속되는 (계속 신장할 경우에 10초 이상의) clonus가 있음

근육의 반응이 생기는 각도(Y) Angle of muscle reaction(range of motion: ROM)

근육의 최대 단축 지점에서 측정한다. 고관절을 제외한 도든 관절은 해부학적 안락한 위치에 해당한다.

하지: 등와위로, 이하의 권장되는 지위와 신장 속도로 측정한다.

X Y(degrees)

○ 고관절
- 신근군(무릎관절신전위, V3)
- 내전근군(슬관절 신전위, V3)
- 외회전군(슬관절 90° 굴곡위, V3)
- 내선근군(슬관절 90° 굴곡위, V3)

○ 슬관절
- 신근군(고관절 90° 굴곡위, V2)
- 굴근군(고관절 90° 굴곡위, V3)

○ 족관절
- 저굴근군(무릎관절 90° 굴곡위 및 완전신전위, V3)

상지: 팔꿈치 관절 90° 굴곡위(팔꿈치 관절 측정 시 이외)의 좌위로, 이하의 권장되는 위치와 신장 속도로 측정한다.

○ 어깨 관절
- 수평외전근군(V3)
- 수직외전근군(V3)
- 내회전근군(V3)

○ 팔꿈치 관절
- 굴근군(견관절 내 전위, V2)
- 신근군(어깨관절 외 전위, V3)
- 회내근군(견관절 내 전위, V3)
- 회외근군(견관절 내 전위, V3)

○ 손목관절 굴근군 (V3) 신근군 (V2)

○ 손가락(세 번째 손가락 PIP 관절, MP관절)
- 손바닥골간근과 천지굴근(손목관절은 안정자세, V3)

다케우치 노부유키, 다나카 에리, 쿠와바라 다케야, 기타 : Modified Tardieu Scale의 임상적 유용성 검토; 뇌혈관 장애편마비 환자에서의 족관절 저굴근의 평가. 물리치료 33:53-61, 2006. 부터 인용)

경직에 의한 상지 통증 점수: Spasticity-Associated Arm Pain Scale(SAAPS)

항목	관절운동
1	팔꿈치 관절 90° 굴곡위에서의 마비측 견관절 외전
2	팔꿈치 관절 90° 굴곡위에서의 마비측 견관절 외회전
3	팔꿈치 관절 신전/굴곡
4	손목관절 신전
5	손가락 신전

점수	평가
0	통증없음
1	최대 5번의 반복으로 통증 있음
2	최종 가동역에서의 통증
3	약간의 운동으로 인한 통증

Disability Assessment Scale (DAS)

환자 인터뷰 형식을 통해 4개 항목을 평가 0: 장애 없음, 1: 경도의 장애, 2: 중등도의 장애, 3: 고도의 장애	
손의 위생상태	짓무름 · 궤양 형성 · 손바닥 감염의 정도, 청결함, 손 씻기가 가능한지, 손톱 손질 등 상지의 장애가 위생상태를 유지하는 것에 간섭하는 정도
착의동작	의복(셔츠 · 장갑 · 상의)을 탈의할 때의 용이함 등 상지의 장애가 탈의 동작에 미치는 영향
자세	이상 자세의 신체적, 심리적, 사회적 영향
통증	경직에 관련된 통증, 불쾌감 등 통증이 일상생활에 미치는 영향

Brunnstrom Recovery Stage(BRS)

단계(stage) 기본개념	상지(팔)	하지	손가락
Ⅰ : 능동운동이 보이지 않음. 이완 상태	이완, 능동운동 없음	이완, 능동운동 없음	이완
Ⅱ : 공동운동(synergy)이 약간 출현. 연합 반응이 나타남	일부 a) 굴곡 공동운동 출현 b) 신전 공동운동 출현 c) 건측 상지저항에 의한 연합운동 출현	일부 a) 굴곡 공동운동 출현 b) 신전 공동운동 출현 c) 건측 하지의 저항 운동에 의한 레이미스테(raimiste sign)현상	손가락 굴곡이 약간 가능(능동 굴곡은 거의 불가능한 상태)
Ⅲ : 능동운동의 출현. 충분한 공동운동	뚜렷한 관절운동 동반 a) 굴곡 공동운동 가능 b) 신전 공동운동 가능	뚜렷한 관절운동 동반 a)굴곡 공동운동 가능 b)신전 공동운동 가능	전체적으로 쥐기는 가능하나, 능동적으로 놓을 수는 없다
Ⅳ : 공동운동이 감소하고 분리 운동이 부분적으로 가능	a) 신전위에서 어깨 굴곡 90° 가능 b) 팔꿈치 굴곡 90°에서의 전완의 회 내외 c) 허리 뒤로 손을 맞잡을 수 있음	a) 앉은 자세에서 발을 마루 우에서 미끄러뜨리며 무릎 굴곡 90°이상 가능 b) 앉은 자세에서 무릎 굴곡위에서 발목 관절 배굴 가능(발꿈치를 바닥에 붙일 수 있음)	a) 가로 손잡이 가능하여 엄지 손가락의 움직임으로 뗄 수 있음 b) 불충분지만 전체 손라각 신전(반능동적으로 약간 가능)
Ⅴ : 분리운동이 진전된 상태, 일부 동작에 노력 필요	a) 팔꿈치 높이를 높이면 손을 머리 위까지 올릴 수 있음 b) 팔꿈치를 뻗었을 때 전완 회 내외 c) 팔꿈치를 뻗었을 때 전완회 내위에서의 어깨 외전 90° 가능	a) 서있을 때 고관절 신전위에서 무릎 굴곡 90° 이상 b) 서서 다리를 조금 앞으로 나밀어 무릎을 펴는 채로 다리를 굽힐 수 있음	a) 손바닥으로 짚을 수 있음 b) ciyliderical , spherical grip 가능 c) 손가락 전체 펴기 가능
Ⅵ : 분리 운동을 자유롭고 빠르게 실시할 수 있다. 정교한 동작 수행이 일부 원할하지 않다.	스테이지 Ⅴ까지의 분리 운동이 신속하게, 협조성을 가지고 행할 수 있다. 정상 혹은 비마비 쪽에 가깝다	a) 앉아 있을 때, 하퇴의 내외 호전 가능(족내반, 외반을 수반함) b) 서 있을 때에서 고관절 외전	d) 양손 모두 팔을 뻗어 손을 머리 위까지 올릴 수 있음 e) 팔꿈치 뻗은 상태에서 전완 회 내외 팔꿈치 신전 전완회 내위에서의 어깨 외전 90° 가능이 원활하게 가능해져 능동적인 손가락 신전이 전체 가동역에 충분히 가능

(타카미 아키요시 저 : 운동기능평가. 하라 히로미, 요시오 미사하루(편): 뇌졸중 물리치료의 이론과 기술 개정 제3판. 메지컬 뷰, 2019, pp210-237에서 인용)

Fugl-Meyer Assessment(FMA)

검사일　　년　월　일　합계　/226점

1) A번역

A. 상지(앉은 자세에서 수행)		
I. 운동반사	없음	있음
굴곡근 : 상완이두근 및 수지 굴곡근 (최소 한 부위)	0	2
신전근 : 상완삼두근	0	2
점수 (4점 만점)		

II. 단일 협동군(or 시너지) 내에서의 수의적 움직임(중력의 도움 없이)		수행 못함	부분적 수행	수행 가능
굴곡 협동: 손을 반대측 무릎에서 동축 귀로 이동. 신전 협동에서 견관절 내전/내회전, 주관절 신전, 전완 회내ㅣ) 굴곡 협동(견관절 외전/외회전, 주관절 굴곡, 전완 회외)으로 전환	견관절 후이	0	1	2
	거상	0	1	2
	외전 (90°)	0	1	2
	외회전	0	1	2
	주관절 내전/내회전	0	1	2
	전완 회외	0	1	2
신전 협동: 손을 동축 귀에서 반대측 무릎으로 이동	견관절 내전/내회전	0	1	2
	주관절 신전	0	1	2
	전완　회내	0	1	2
점수 II (18점 만점)				

III. 혼합 협동군 내에서의 수의적 움직임(보상적 움직임 없이)		수행 못함	부분적 수행	수행 가능
뒷짐지기 (무릎에서 시작)	• 수행하지 못하거나 손이 전상장골극(ASㅣS) 전방에 위치 • 손이 전상장골극(ASIS) 후방에 위치(보상적 움직임 없이) • 뒷짐지기 수행(보상적 움직임 없이)	0	1	2
견관절 굴곡 0~90° (주관절 0°/ 회내-회외 0°)	• 즉각적인 외전 혹은 주관절 굴곡 • 수행하는 과정에 외전 혹은 주관절 굴곡 • 견관절의 외전 혹은 주관절의 굴곡 없이 90° 굴곡 수행	0	1	2
회내-회외 (주관절 90°/ 견관절 0°)	• 수행하지 못함, 준비자세 유지하지 못함 • 제한적 회내/회외, 준비자세 유지 가능 • 완전한 회내/회외, 준비자세 유지 가능	0	1	2
점수 III (6점 만점)				

VI. 협동근의 도움 없는 수의적 움직임		수행 못함	부분적 수행	수행 가능
견관절 외전 0~90° (주관절 0°/전완 회내상태)	• 즉각적인 회외 혹은 주관절 굴곡 • 수행하는 과정에 회외 혹은 주관절 굴곡 • 신전과 회내를 유지하면서 외전 90°	0	1	2
견관절 굴곡 90°-180° (주관절/회내-회외 0°)	• 즉각적인 외전 혹은 주관절 굴곡 • 수행하는 과정에 외전 혹은 주관절 굴곡 • 견관절의 외전 혹은 주관절의 굴곡 없이 180° 굴곡	0	1	2

회내/회외 (주관절 0°/ 견관절 30°~90° 굴곡)	• 수행하지 못함, 준비자세 유지 못함 • 제한적 회내/회외, 준비자세 유지 가능 • 완전한 회내/회외, 준비자세 유지 가능	0	1	2
	점수 IV (6점 만점)			
V. 정상적 운동 반사 **(4번 문항에서 6점을 획득한 경우에만 시행; 건측과 비교)**		0(IV), 과항진	항진	정상
상완이두근, 삼두근, 수지 굴곡근	• 세 개중 두개의 반사가 과하게 항진 되어있거나 4번 문항이 0점 • 하나의 반사가 과하게 항진되어 있거나 최소 두개의 반사가 경도로 항진 • 최대 하나의 반사가 경도로 항진, 과항진된 반사 없음	0	1	2
	점수V (2점 만점)			
	총점 A (36점 만점)			
B. 손목(준비자세 유지를 위해서 주관절에 지지대 적용 가능, 손목에는 지지대 적용 불가, 검사 전 손목의 수동적 관절 운동 범위 확인)		**수행 불가**	**부분적 수행**	**수행 가능**
손목 신전(등쪽굽힘) 15°에서 안정성 (주관절 90° 굴곡, 전완 회내, 견관절 0°)	• 능동적으로 신전 15° 도달하지 못함 • 배측 굴곡 15° 저항에 유지하지 못함 • 저항에도 배측 굴곡 유지	0	1	2
반복적 신전/굴곡 (주관절 90° 굴곡, 전완 회내, 견관절 0° 약간의 수지 굴곡)	• 수행하지 못함 • 관절가동범위의 제한이 나타남 • 관절가동범위의 제한 없이 수행 가능함	0	1	2
손목 신전(등쪽굽힘) 15°에서 안정성 (주관절 0°, 전완 회내, 약간의 견관절 굴곡/외전)	• 능동적으로 신전 15° 도달하지 못함 • 배측 굴곡 15° 저항에 유지하지 못함 • 저항에도 배측 굴곡 유지	0	1	2
반복적 신전 / 굴곡 (주관절 0°, 전완 회내, 약간의 견관절 굴곡/외전)	• 수행하지 못함 • 관절가동범위의 제한이 나타남 • 관절가동범위의 제한 없이 수행 가능함	0	1	2
회전 운동 (주관절 90° 굴곡, 전완 회내, 견관절 0°)	• 수행하지 못함 • 불완전하거나 부드럽게 수행하지 못함 • 부드럽고 완전하게 수행함	0	1	2
	총점 B (10점 만점)			
C. 손(주관절 굴곡 900 유지를 위해서 주관절에 지지대 적용 가능, 손목에는 지지대 적용 불가, 건측과 비교, 물건은 검사자가 적용, 잡는 동작은 능동적으로 수행)		**수행 불가**	**부분적 수행**	**수행 가능**
전체적 굴곡운동 수동 혹은 능동적 완전 신전상태에서 시작		0	1	2
전체적 신전운동 수동 혹은 능동적 완전 굴곡 상태에서 시작		0	1	2
잡기				
a. 고리 잡기 근-원 수지간 관절 굴곡(제2~5수지) 중수지 관절 신전 (제2~5수지)	• 수행하지 못함 • 약하지만 자세를 유지할 수 있음 • 저항에도 자세를 유지함	0	1	2

b. 엄지의 내전 제1 수근중수관절, 중수지관절, 수지간 관절 0°, 엄지와 제2 중수지 관절 사이에 종이	• 수행하지 못함 • 종이를 잡을 수 있으나 당기면 버티지 못함 • 당겨도 종이를 잡을 수 있음	0	1	2
c. 손끝 잡기 엄지 검지의 바닥을 모이게 한다. 연필, 위로 당김	• 수행하지 못함 • 연필을 잡을 수 있으나 당기면 버티지 못함 • 당겨도 연필을 잡고 있음	0	1	2
d. 원통 잡기 원통 모양의 물건 (작은 캔), 위로 당김, 엄지와 손가락으로 잡음	• 수행하지 못함 • 원통을 잡을 수 있으나 당기면 버티지 못함 • 당겨도 원통을 잡고 있음	0	1	2
0. 구형 잡기 수지의 외전/굴곡, 엄지 모음 테니스 공, 위로 당김	• 수행하지 못함 • 공을 잡을 수 있으나 당기면 버티지 못함 • 당겨도 공을 잡고 있음	0	1	2
	총점 C (14점 만점)			
	총점 A-D (66점 만점)			
D. 협응운동/속도 **(앉은 자세에서 시행, 양팔로 일차 시도 후 시행, 눈은 감은상태, 검지 끝을 무릎에서 코로 이동, 최대한 빠르게 5회 반복)**		**고도**	**경도**	**없음**
떨림	최소 한 동작을 완전하게 수행함	0	1	2
운동조절이상(dysmetria) 최소한 동작을 완전하게 수행함	• 뚜렷하거나 비체계적으로 나타남 • 약하게 나타나거나 체계적으로 나타남 • 조절이상 없음	0	1	2
		≥6s	2 -5s	<2s
속도 시작과 끝에 손은 무릎 위에 위치	• 건축보다 최소 6초 이상 느림 • 건측보다 2~5초 느림 • 건축과의 차이가 2초 미만	0	1	2
	총점 D (6점 만점)			

J. 수동적 관절 가동 범위, 상지 (앉은 자세에서 시행, 건축과 비교)				**J. 관절의 통증 (상지의 수동 운동)**		
	고도의 제한 (견관절에서 10° 미만)	제한	정상	운동 중 뚜렷한 통증을 호소하거나 가동범위 끝에서 매우 심한 통증을 호소	약간의 통증	통증 없음
견관절						
굴곡(0°~180)	0	1	2	0	1	2
외전(0~90)	0	1	2	0	1	2
외회전	0	1	2	0	1	2
내회전	0	1	2	0	1	2
주관절						
굴곡	0	1	2	0	1	2
신전	0	1	2	0	1	2

전완 회내 회의	 0 0	 1 1	 2 2	 0 0	 1 1	 2 2
손목 굴곡 신전	 0 0	 1 1	 2 2	 0 0	 1 1	 2 2
수지관절 굴곡 신전	 0 0	 1 1	 2 2	 0 0	 1 1	 2 2
총점 (24점 만점)				**총점 (24점 만점)**		

A. 상지	/36
B. 손목	/10
C. 손	/14
D. 협응운동/속도	/6
총점 A-D (운동 기능)	/66
H. 감각	/36
J. 수동적 관절 가동 범위	/10
J. 관절의 통증	/14

E. 하지

I . 운동반사(앙와위)	없음	있음
굴곡근 : 슬관절 굴곡근	0	2
신전근 : 슬개건, 아킬레스건(최소 한부위)	0	2
점수 I (4점 만점)		

II. 단일 협동군 (야 시너지) 내에서의 수의적 움직임 (앙와위)		수행 못함	부분적 수행	수행 가능
굴곡 협동: 고관절의 최대 굴곡(외전/외회전), 슬관절과 족관절의 최대 굴곡(근육 말단을 측지 하여 능동적 슬관절 굴곡을 확인)	고관절 굴곡 슬관절 굴곡 족관절 등쪽굴곡	0 0 0	1 1 1	2 2 2
신전 협동: 굴곡 협동에서 고관절 신전/내전으로 이동, 슬관절 신전과 족관절 바닥쪽 굴곡. 능동적 움직임을 확인하기 위해서 저항을 적용, 움직임과 근력을 모두 측정. (건측과 비교)	고관절 신전 내전 슬관절 신전 족관절 바닥쪽 굴곡	0 0 0 0	1 1 1 1	2 2 2 2
점수 II (14점 만점)				

III. 혼합 협동군 내에서의 수의적 움직임 (앉은 자세, 무릎이 침대/의자 모서리에서 100m 떨어지도록 위치)		수행 못함	부분적 수행	수행 가능
슬관절 굴곡, 수동 혹은 능동적으로 신전된 상태에서 시작	• 움직임 없음 • 90° 미만의 능동적 굴곡, 슬건을 촉지 • 90° 이상의 능동적 굴곡	0	1	2
족관절 등쪽굴곡 건축과 비교	• 움직임 없음 • 제한적인 굴곡 • 완전한 굴곡	0	1	2
점수 III (4점 만점)				

VI. 협동근의 도움없는 수의적 움직임 (기립자세, 고관절 0°)		수행 못함	부분적 수행	수행 가능
슬관절 90° 굴곡 고관절 0°, 균형을 잡기 위한 도움은 허용됨	• 움직임 없음 혹은 즉각적인 고관절의 굴곡이 동반 • 90° 미만의 굴곡 그리고/혹은 움직임 동안에 고관절 굴곡 발생 • 최고 90°의 굴곡이 고관절의 굴곡 없이 가능함	0	1	2
족관절 등쪽굴곡 건축과 비교	• 움직임 없음 • 제한적인 굴곡 • 완전한 굴곡	0	1	2
	점수 IV (4점 만점)			
V. 정상적 운동 반사 (앙와위, 4번 문항에서 4점을 획득한 경우에만 시행; 건측과 비교)		0(IV) 과항진	항진	정상
운동 반사 슬건, 슬개건, 아킬레스 건	• 세 개중 두개의 반사가 과하게 항진 되어있거나 4번 문항이 0점 • 하나의 반사가 과하게 항진되어 있거나 최소 두개의 반사가 경도로 항진 • 최대 하나의 반사가 경도로 항진 과항진된 반사 없음	0	1	2
	점수V (2점 만점)			
	총점 E (28점 만점)			

F. 협응운동/속되앙와위, 양하지로 일차 시도 후 시행, 눈은 감은 상태' 발뒤꿈치를 반대편 무릎에 두고 시작, 최대한 빠르게 5회 반복)		고도	경도	없음
떨림	최소한 동작을 완전하게 수행함	0	1	2
운동조절이상(dysmetria) 최소한 동작을 완전하게 수행함	• 뚜렷하거나 비체계적으로 나타남 • 약하게 나타나거나 체계적으로 나타남 • 조절이상 없음	0	1	2
		≥6s	2 –5s	<2s
속도 시작과 끝에 손은 무릎 위에 위치	• 건측보다 최소 6초 이상 느림 • 건축보다 2~5초 느림 • 건축과의 차이가 2초미만	0	1	2
	총점 F (6점 만점)			

H. 감각 검사, 하지 (눈은 감은 상태, 건측과 비교)		무감각	감각저하 혹은 이상감각	정상
가벼운 촉각	다리 발바닥	0 0	1 1	2 2
		3개미만을 인지/ 인지 못함	3개를 인지/ 건축과 차이가 명확함	4개를 인지/ 건축과 차이가 거의 없음
위치감각 관절 위치의 작은 변화	고관절 슬관절 족관절 엄지 발가락(지간관절)	0 0 0 0	1 1 1 1	2 2 2 2
			총점 H (12점 만점)	

J. 수동적 관절 가동 범위, 하지(앙와위, 건측과 비교)				J. 관절의 통증 (하지의 수동 운동)		
	고도의 제한	제한	정상	운동 중 뚜렷한 통증을 호소하거나 가동범위 끝에서 매우 심한 통증을 호소	약간의 통증	통증 없음
고관절						
굴곡	0	1	2	0	1	1
외전	0	1	2	0	1	1
외회전	0	1	2	0	1	1
내회전	0	1	2	0	1	1
슬관절						
굴곡	0	1	2	0	1	1
신전	0	1	2	0	1	1
족관절						
회내	0	1	2	0	1	1
회외	0	1	2	0	1	1
발						
회내	0	1	2	0	1	1
회외	0	1	2	0	1	1
			총점 (20점 만점)			총점 (20점 만점)

E 하지	28
F. 협응운동/속도	/6
총점 E-F (운동 기능)	/34
H. 감각	/12
J. 수동적 관절 가동 범위	20
J. 관절의 통증	20

2) B번역

E. 하지				
I. 반사 반응(누운 자세에서)		움직임 없음		반사 반응 있음
무릎 굽힘근		0		2
무릎 폄근 혹은 발목 바닥쪽 굽힘근(최소 무릎 혹은 발목 둘 중에 하나는 테스트해야 함)		0		2
항목 I 소계(최대 4)				
II. 시너지를 이용한 수의적인 움직임 (누운 자세에서)		움직임 없음	부분적인 움직임	온전한 움직임
굽힘 시너지: 고관절 최대 굽힘, 벌림 및 바깥돌림, 무릎 및 발목 관절 최대 굽힘 (무릎굽힘근이 수축하는 지를 확인하면서 시행)	• 고관절 굽힘	0	1	2
	• 무릎관절 굽힘	0	1	2
	• 발목관절 등쪽 굽힘	0	1	2
폄 시너지: 상기 묘사한 대로 하지 가 굽혀진 상태에서 최초 해부학적 자세로 돌아오는 것. 필요시 저항을 가해도 됨 (건측 다리와 비교하면서 시행)	• 고관절 폄	0		2
	모음	0		2
	• 무릎관절 폄	0		2
	• 발목관절 발바닥쪽 굽힘	0		2
항목 II 소계 (최대 14)				

III. 복합 시너지를 이용한 수의적인 움직임(무릎이 의자나 침대의 끝부분에서 100m 떨어지게끔 걸터 앉은 자세에서)		움직임 없음	부분적인 움직임	온전한 움직임
수의적으로 혹은 불수의적으로 펴진 무릎을 굽힘	• 움직임 없음 • 90° 미만의 수의적인 무릎굽힘 (함스트링건의 수축을 확인) • 90° 이상의 수의적인 무릎 굽힘	0	1	2
발목관절 등쪽 굽힘 (건측 발목과 비교하면서 시행)	• 움직임 없음 • 제한적인 움직임 • 온전한 등쪽 굽힘	0	1	2
	항목 III 소계 (최대 4)			
IV. 시너지가 거의 없는 수의적인 움직임(서있는 자세에서 고관절 각도를 0도를 유지하면서)		**움직임 없음**	**부분적인 움직임**	**온전한 움직임**
고관절을 0°로 유지하면서 무릎을 90° 굽힘 (필요시 균형유지를 위해 도와주어도 됨)	• 움직임 없음 • 90도 미만의 무릎굽힘(고관절 굽힘을 동반하거나 동반하지 않아도 됨) • 90도 이상의 무릎굽힘(고관절 굽힘을 a동반하지 않음)	0	1	2
발등쪽 굽힘	• 움직임 없음 • 제한된 움직임 • 온전한 움직임	0	1	2
	항목 IV 소계 (최대 4)			
V. 정상 반사 반응(누운자세에서 시행, 항목 IV에서 4점을 받은 경우에만 시행)		**과도한 반응**	**정상에 가까움**	**정상 반응**
무릎 굽힘, 무릎 폄, 발목 바닥쪽 굽힘, 등의 반사반응 측정	• IV 항목에서 0점을 받았거나 좌측 세 개의 반사반응 중 두개가 과도한 반응일 경우 • 1개의 반사반응은 과도하고 두 개의 반사반응이 정상에 가까울 때 • 과도한 반응은 없고 1개 정도의 반사가 정상에 가까울 때	0	1	2
	항목 V 소계 (최대 2)			
	항목 E 합계 (최대 28)			
F. 협응 및 속도(누운 자세에서, 한 번의 연습 후에, 눈을 감은 상태에서, 한쪽 다리의 뒷굼치를 반대쪽 다리의 슬개골로 가져가는 동작, 최대한 빠른 속도로 5회 실시)		**현저함**	**약간**	**정상**
떨림	적어도 한번의 성공적인 움직임	0		2
움직임 거리를 예측하지 못함 (적어도 한번의 완성된 움직임)	• 현저하게 못하거나 건축 환측이 비대칭적임 • 약간 못하거나 비대칭적임 • 문제 없음	0	1	2
시간 (무릎에 손이 닿는 것으로 시작과 끝을 정함)	• 건측에 비해 6초 이상 늦음 • 건축에 비해 2~5초 늦음 • 건측에 비해 2초미만 늦음	0	1	2
	항목 F 합계 (최대 6)			

H. 감각 (눈 감은 상태에서, 건측과 비교하여)		무감각	저감각 혹은 이상감각	정상
가벼운 터치	종아리	0	1	2
	발바닥	0	1	2
		무감각 75% 미만정도의 감각	75% 이상 정상	정상
관절의 위치	고관절	0	1	2
	무릎	0	1	2
	발목	0	1	2
	엄지발가락	0	1	2
	항목 H 합계 (최대 12)			

		J. 수동 관절가동 범위			J. 관절 통증		
		많이 감소	감소	정상	움직임 간에 심한 통증	약간의 통증	통증 없음
고관절	굽힘	0	1	2	0	1	2
	벌림	0	1	2	0	1	2
	바깥돌림	0	1	2	0	1	2
	안쪽돌림	0	1	2	0	1	2
무릎	굽힘	0	1	2	0	1	2
	폄	0	1	2	0	1	2
발목	등쪽굽힘	0	1	2	0	1	2
	발바닥 쪽 굽힘	0	1	2	0	1	2
발목	안쪽돌림	0	1	2	0	1	2
	바깥돌림	0	1	2	0	1	2
				합계 (최대 20)			합계 (최대 20)

E. 하지	총 28 중
F. 협응 및 속도	총 6 중
항목 E, F 합계 (움직임 기능)	총 34 중
H 감각	총 12 중
J. 수동 관절가동 범위	총 20 중
J. 관절 통증	총 20 중

A. 상지 (앉은 자세에서 수행)				
I. 반사 반응				있음
굽힘근: 두갈래근, 손가락굽힘근 중 적어도 한개 테스트		0 0		2 2
항목 I 소계 (최대 4)				
II. 협동작용 (시너지)를 이용한 수의적인 움직임 (중력의 도움 없이)		움직임 없음	부분적인 움직임	온전한 움직임
굽힘근 협동작용 (시너지): 손이 반대쪽 무릎위에 놓여진 상태에서, 어깨 벌림 및 바깥 돌림, 팔꿉굽힘, 아래팔 바깥 돌림을 통해서 동측 귀에 닿도록 움직인다.	어깨 뒤당김 올림 벌림(90도) 팔꿉 바깥돌림 아래팔 굽힘 뒤침	0 0 0 0 0 0	1 1 1 1 1 1	2 2 2 2 2 2
평근 협동작용 (시너지): 손이 동측 귀에 놓여진 상태에서 시작하여 반대쪽 무릎에 닿도록 움직임	어깨 모음 및 안쪽돌림 팔꿉 폄 아래팔 엎침	0 0 0	1 1 1	2 2 2
항목 II 소계 (최대 18)				
III. 복합 협동작용 (시너지)를 이용한 수의적인 움직임(보상 작용 없이)		불가능	부분적으로 가능	온전한 움직임
한 손을 무릎 위에 놓은 상태에서 다른 한 손을 요추에 닿게 하기	• 수행할 수 없거나 골반까지 가는 것이 가능함 • 요추에 닿지는 않지만 골반을 넘어가는 것까지 가능함 • 손이 요추에 닿음	0	1	2
팔꿉을 구부리지 않고 어깨를 90도까지 굽힘시킴	• 수행할 수 없고, 어깨 벌림 혹은 팔꿉 굽힘의 동작이 있음 • 어깨 벌림 혹은 팔꿉 굽힘 동작을 통한 어깨 굽힘이 가능 • 보상작용 없이 어깨 굽힘 가능	0	1	2
아래팔 엎침 및 뒤침(팔꿉을 90도 구부린 상태에서)	• 불가능 • 제한된 움직임이 가능 • 가능	0	1	2
항목 III 소계 (최대6)				
IV. 시너지가 거의 없는 수의적인 움직임		불가능	부분적으로 가능	온전한 움직임
어깨 벌림 (팔꿈치는 0도 굽힘, 아래팔은 안쪽돌림된 상태에서)	• 즉각적인 뒤침 혹은 팔꿉의 굽힘이 있으나 움직임은 없음 • 아래팔의 뒤침 및 팔꿉의 굽 힘의 도움으로 인해 움직임 가능 • 보상작용 없이 움직임 가능	0	1	2

어깨 90도에서 180도까지 굽힘(팔꿈치 0도 굽힘, 아래팔 안쪽돌림 및 바깥돌림없는 상태에서)	• 어깨 벌림 혹은 팔꿉 굽힘의 보상작용이 있으나 동작은 못함 • 보상작용과 함께 움직임 가능 • 보상작용 없이 움직임 가능	0	1	2
아래팔 안쪽돌림 및 바깥돌림 (팔꿉을 0도 구부리고 어깨를 30~90도 구부린 상태에서)	• 움직임 없음 • 제한된 움직임 가능 • 움직임 가능	0	1	2
	항목 IV 소계 (최대 6)			
V. 정상 반사 반응 (항목 IV에서 6점을 맞은 경우에만 실세		과도함	정상에 가까움	정상
이두박근, 삼두박근, 손가락 굽힘근	• 3개 근육중 2개의 반사반응이 비이상적으로 과도하거나 항목 IV에서 0점을 맞은 경우 • 1개의 반사가 과도하고 나머지 2개는 정상에 가까움 • 1개가 정상에 가깝고 나머지는 정상	0	1	2
	항목 V소계 (최대 2)			
	항목 A 합계 (최대 36)			
B. 손목 (필요하다면, 손목이 잘 움직일 수 있도록 아래팔 부위를 지지해 줄 수 있음)		**불가능**	**부분적으로 가능**	**온전한 움직임**
팔꿉을 90도, 아래팔 안쪽돌림 시킨 상태에서 15도 등쪽 굽힘의 안정성 검사	• 15도 미만의 등쪽굽힘 가능 • 15도 등쪽굽힘 가능하지만 저항을 이길 수 없음 • 15도 등쪽굽힘 상태에서 저항을 이길 수 있음	0		
등쪽굽힘 손바닥쪽 굽힘을 반복함 (팔꿉을 90도 구부린 상태에서, 어깨는 0도 손가락은 약간 굽힌 상태에서)	• 수의적으로 할 수 없음 • 제한된 관절가동범위 • 자연스럽게 가능함		0	
팔꿉을 0도, 아래팔 안쪽돌림, 약간의 어깨 굽힘 및 벌림이 있는 상태에서 손목 등쪽 굽힘 15도를 유지하는 안정성 검사	• 15도 미만의 등쪽굽힘 가능 • 15도 등쪽굽힘 가능하지만 저항을 이길 수는 없음 • 15도 등쪽굽힘 가능하고 저항도 이길 수 있음		0	
등쪽굽힘 손바닥쪽 굽힘을 반복함 (팔꿉을 0도 구부린 상태에서, 아래팔은 안쪽돌림, 어깨는 약간 굽힘 및 벌림 상태에서)	• 불가능 • 제한된 관절가동범위 • 자연스럽게 가능함		0	
회향운동 (팔꿉을 90도, 아래팔은 안쪽돌림, 어깨는 0도 굽힌 상태에서)	• 불가능 • 부자연스런 혹은 불완전한 움직임 • 자연스럽게 가능함		0	
	항목 B 합계 (최대 10)			

C. 손 (필요하다면 손 움직임에 지장을 주지 않는 범위에서 아래팔 지지를 도울 수 있음)		불가능	부분적으로 가능	온전한 움직임
주먹 쥐기		0	1	2
주먹 펴기		0	1	2
잡기				
a. 고리 잡기(MCP 관절은 펴고 PIP and DIP 관절만 구부려서)	• 불가능 • 할 수 있으나 약함 • 가능	0	1	2
b. 엄지 모음 (엄지와 첫 번째 CMC 관절로 종이 잡기)	• 불가능 • 할 수 있으나 약함 • 가능	0		2
c. 엄지 및 검지 손가락 끝으로 연필 잡기	• 불가능 할 수 있으나 약함 • 가능	0		2
d. 엄지손가락 및 나머지 네 손가락으로 컵 잡기	• 불가능 • 할 수 있으나 약함 • 가능	0		2
e. 엄지손가락 이용하여 테니스공 잡기	• 불가능 할 수 있으나 약함 • 가능	0		2
	항목 C 합계 (최대 14)			

D. 협용 및 속도 (앉은 자세에서, 검지 손가락으로 무릎과 코를 번갈아 가면서 터치하기, 최대한 빠른 속도록 5회 반복)		현저함	약간	없음
떨림	적어도 한번의 움직임이 필요	0		2
움직임 거리를 예측하지 못함(적어도 한번의 완성된 움직임)	• 현저하게 못하거나 비대칭 • 약간 못하거나 약간 비대칭 • 문제없음	0		2
시간(무릎에 손이 닿은 것으로 시작과 끝을 정함)	• 건축에 비해 6초 이상 늦음 • 건측에 비해 2~5초 이상 늦음 • 건축에 비해 2초 미만으로	0		2
	항목 D 합계 (최대 6)			
	항목 A-D 합계 (최대 66)			

H. 감각		무감각	저감각 이상감각	정상
가벼운 터치	상완, 아래팔 손바닥	0 0	1 1	2 2
		무감각 혹은 75% 미만 정도의 감각	75% 이상 정상	정상
관절의 위치	어깨 팔꿈치 손목 엄지손가락	0 0 0 0	1 1 1 1	2 2 2 2
	항목 H 합계 (최대 12)			

J. 수동 관절가동 범위				J. 관절 통증		
	많이 감소		정상	움직임 간에 심한 통증	약간의 통증	통증 없음
어깨						
굽힘 (0~180°)	0	1	2	0	1	2
벌림 (0~90°)	0	1	2	0	1	2
바깥돌림	0	1	2	0	1	2
안쪽돌림	0	1	2	0	1	2
팔꿈치						
굽힘	0	1	2	0	1	2
폄	0	1	2	0	1	2
아래팔						
안쪽돌림	0	1	2	0	1	2
바깥돌림	0	1	2	0	1	2
손목						
굽힘	0	1	2	0	1	2
폄	0	1	2	0	1	2
손가락						
굽힘	0	1	2	0	1	2
폄	0	1	2	0	1	2
			항목 J 합계 (최대 24)			**항목 J 합계 (최대 24)**

A. 상지	총 36 중
B 손목	총 10 중
C. 손	총 14 중
D. 협응 및 속도	총 6 중
항목 A-D 합계 (움직임 기능)	총 66 중
H. 감각	총 12 중
J. 수동 관절가동 범위	총 24 중
J. 관절 통증	총 24 중

한국어판 한국어판 Fugl-Meyer평가의 측정당법 표준화 및 임상적용 2019 보건복지부 국립재활원에서 A형 번역

	동작평가항목	AOU	QOM
①	책/신문/잡지를 가지고 읽다		
②	수건을 사용하여 얼굴과 몸을 닦다		
③	잔을 들어올리다		
④	칫솔을 들고 이를 닦다		
⑤	면도기/화장을 하다		
⑥	동반자를 써서 문을 열다		
⑦	편지를 쓰다 / 타이프를 치다		
⑧	안정된 입지를 유지하다		
⑨	옷소매에 손을 대다		
⑩	물건을 손으로 움직이다		
⑪	포크나 스푼을 움켜쥐고 식사를 하다		
⑫	머리를 솔이나 빗으로 빗다		
⑬	손잡이를 잡고 컵을 들다		
⑭	옷의 앞 단추를 잠그다		
	합계		
	평균(합계÷해당 동작 항목 수)		

◆ **평가척도**

AOU (amount of use : 사용 빈도)

0. 환측은 전혀 사용하지 않음(미사용: 발병 전 0% 사용)
1. 경우에 따라 환측을 사용하는데 극히 드물다(발병 전 5% 사용)
2. 간혹 환측을 사용하지만 대부분의 경우는 건측만을 사용(발병 전의 25% 사용)
3. 뇌졸중 발병 전 사용 빈도의 절반 정도, 환측을 사용(발병 전 50% 사용)
4. 뇌졸중 발병 전과 거의 같은 빈도로 환측을 사용(발병 전의 75% 사용)
5. 뇌졸중 발병 전과 같은 빈도로 환측을 사용(발병 전과 마찬가지: 100% 사용)

QOM(quality of movement: 동작의 질)

0. 환측은 전혀 사용하지 않았다(미사용)
1. 동작 과정에서 환측을 움직이지만, 동작에 도움은 되지 않는다(매우 불충분)
2. 동작에 환측을 다소 사용하고 있는데, 건강측에 의한 돌봄이 필요하거나 동작이 완만하거나 곤란(미흡)
3. 동작에 환측을 사용하고 있는데 움직임이 약간 완만하거나 힘이 불충분(약간 정상)
4. 동작에 환측을 사용하고 있으며, 움직임도 거의 정상이지만 속도와 정확성이 떨어진다(거의 정상)
5. 뇌졸중 발병 전과 마찬가지로 동작에 환측을 사용(정상)

(다카하시 카요코, 도멘 카즈히사, 사노 쿄코, 그 외: 새로운 상지운동기능평가법 · 일본어판 Motor Activity Log의 신뢰성과 타당성 검토. 작업요법 28:628–636, 2009. 부터 인용)

Action Research Arm Test(ARAT)

득점 기준

3점: 가능
2점: 시간이 걸렸거나 어려움이 있었으나 가능
1점: 부분적으로 시행
0점: 불가능

과제	득점
1) grasp: 책상 위의 정해진 위치에서 37.5cm 높이의 선반으로 들어 올려 놓기	
① 나무로 된 10 cm 입방체	(①이 3점이면, 아래는 모두 3점)
② 나무로 된 2.5 cm 입방체	(①②가 모두 0점이면, 아래는 모두 0점)
③ 나무로 된 5.0 cm 입방체	
④ 나무로 된 7.5 cm 입방체	
⑤ 야구공, 직경 7.5 cm	
⑥ 연마석 10 × 2.5 × 1 cm 입방체	
	합계 /18
2) grip : 책상 위에서 이동시키기	
① 컵에서 컵으로 물을 옮기기: 물이 담긴 컵을 잡고 회전시켜 다른 컵으로 옮기기	(①이 3점이면, 아러는 모두 3점)
② 경금속관 직경 2.25 cm × 11.5 cm : 정해진 위치에서 30 cm 떨어진 위치로 이동시키기	(①②가 모두 0점이면, 아래는 모두 0점)
③ 경금속관 직경 cm × 16 cm : 정해진 위치에서 30 cm 떨어진 위치로 이동시키기	
④ 볼트를 통과한 직경 3.5 cm 와셔 : 정해진 위치에 있는 뚜껑 안의 와셔를 목표 위치로 이동시키기	
	합계 /12
3) pinch : 책상 위의 정해진 위치에 놓인 뚜껑 안의 물건을 37.5cm 높이의 선반 위에 있는 다른 뚜껑에 집어넣기	
① 6 mm 볼베어링 엄지손가락과 약지로 집기	(①이 3점이면, 아래는 모두 3점)
② 1.5 cm 구슬 엄지손가락과 집게손가락으로 집기	(①②가 모두 0점이면, 아래는 모두 0점)
③ 6 mm 볼베어링 엄지손가락과 중지로 집기	
④ 볼베어링 엄지손가락과 집게손가락으로 집기	
⑤ 1.5 cm 구슬 엄지손가락과 약지로 집기	
⑥ 1.5 cm 구슬 엄지손가락과 중지로 집기	
	합계 /18
4) gross movement : 상지의 큰 운동, 무릎 위에 놓인 손을 이동시키기	
① 손을 머리 뒤쪽으로	(①이 3점이면, 아래는 모두 3점)
② 손을 머리 위로	(①이 0점이면, 아래는 모두 0점)
③ 손을 입으로	
	합계 /9
	총합계 /57

(오바 히데키, 하라 죠유키, 신도 케이치로, 그 외: Action Research Arm Tes(tARAT)의 신뢰성, 타당성, 반응성의 검토, 종합 리허설 39:265–271, 2011.부터 인용)

찾아보기

한글

영문

I

J

L

M

N

O

P

▨ 번역자 소개

김형섭(金亨燮)

2000년 경북대학교 의과대학을 졸업하고, 자신의 운명을 시험하고자 서울로 상경, 삼성서울병원에서 수련의 과정 후에 지금은 없어진 20사단에서 군의관으로 복무 후, 연세대학교 세브란스병원에서 재활의학과 전공의 과정을 이수하였음. 2008년 전문의를 취득 후 국민건강보험 일산병원에서 재활의학과 전문의로 현재까지 근무 중이며, 2021년에 가톨릭대학교에서 재활의학전공으로 박사를 취득하였음. 주로 뇌졸중 및 뇌손상, 퇴행성 뇌질환(치매, 파킨슨) 질환, 보행 장애가 있는 환자를 진료하고 연구하고 있음.

백승화(白承和)

감수자인 재활의학 김형섭 박사와 다년간 검도를 같이 하는 검우(劒友)로서, 교검지애(交劍之愛)하다가, 일본의 물리치료사로서 다양한 임상 경험을 가진 다카하시(高橋) 검우(劒友)를 만나, 재활을 통한 삶의 회복에 조금이나마 도움이 되고자 하는 마음으로 김형섭 박사와 함께 번역 작업을 함. 고려대학교 일어일문학과를 졸업했으며, LG 등 기업인으로서 일본에서의 다년간의 주재생활 경험 및 일본 서적 번역 경험 등이 있음

알기쉬운 보툴리눔 톡신 재활치료

의사, 치료사를 위한 상지 · 하지 경직에 대한 실전 가이드

2025년 1월 5일 인쇄
2025년 1월 10일 발행

감 수 : 安保雅博(Abo Masahiro)
편 집 : 原 寛美(Hara Hiroyoshi)
高橋忠志(Takahashi Tadashi)
역 자 : 김형섭 · 백승화
한국어판 감수 : 김형섭

발 행 자 : 남 학 순
발 행 처 : 도서출판 **고 려 의 학**
(02880) 서울시 성북구 성북로9길 1 보문빌딩 3층
Tel. 765-0333, 0337
Fax. 743-2288
신고번호 : 제 2022-000006호

ISBN 979-11-92422-70-1

정가 55,000원